Kinderanästhesie

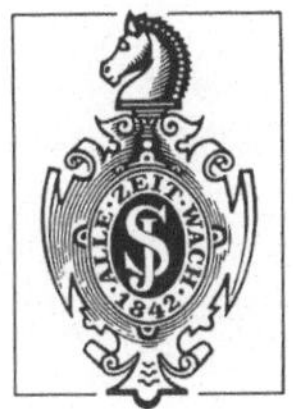

F.-J. Kretz K. Eyrich (Hrsg.)

Kinderanästhesie – Symposium

29./30. Mai 1987 – Klinikum Steglitz
der Freien Universität Berlin

Mit 118 Abbildungen und 71 Tabellen

Springer-Verlag
Berlin Heidelberg New York
London Paris Tokyo

Dr. Franz-Josef Kretz   Prof. Dr. Klaus Eyrich
Klinik für Anästhesiologie und operative Intensivmedizin
Klinikum Steglitz der Freien Universität Berlin
Hindenburgdamm 30, 1000 Berlin 45

ISBN-13:978-3-540-19143-8   e-ISBN-13:978-3-642-73582-0
DOI: 10.1007/978-3-642-73582-0

CIP-Kurztitelaufnahme der Deutschen Bibliothek
Kinderanästhesie-Symposium: 29./30. Mai 1987 – Klinikum Steglitz der
Freien Universität Berlin / F.-J. Kretz; K. Eyrich (Hrsg.).
Berlin; Heidelberg; New York; London; Paris; Tokyo: Springer, 1989
(Kinderanästhesie)
ISBN-13:978-3-540-19143-8

NE: Kretz, Franz-Josef [Hrsg.]

2119/3140-543210 – Gedruckt auf säurefreiem Papier

Vorwort

Die Besonderheiten der Anästhesie bei Kindern und Neugeborenen sind den Anästhesisten schon lange bekannt. In den letzten 25 Jahren, in denen sich das Fachgebiet Anästhesiologie stürmisch entwickelt hat, haben sich viele Anästhesisten mit Fragen der Lungenphysiologie und des Kreislaufs, der Narkose, den Besonderheiten der Beatmung, der Muskelrelaxation, der Regionalanästhesie und der speziellen Pharmakologie beschäftigt – kurzum, mit vielen wesentlichen Fragen der Anästhesie bei Kindern.

Das Symposium, das im Mai 1987 in Berlin stattfand, hatte einen Schwerpunkt im Bereich psychologischer und pharmakologischer Maßnahmen zur Vorbereitung der Kinder auf Narkose und Operation. Diese Probleme wurden von kinderpsychologischer, kinderpsychiatrischer und anästhesiologischer Seite beleuchtet. Besonderer Wert wurde auf Untersuchungen methodischer Schwierigkeiten bei der Überprüfung sedativ-hypnotischer und anxiolytisch wirksamer Medikamente bei Kindern gelegt. Auch die Frage der Applikationsart wurde eingehend behandelt. Darüber hinaus wurden neue Methoden der Überwachung einer adäquaten Oxygenierung des Organismus diskutiert. Ein weiterer Teil des Symposiums widmete sich der Problematik von Narkosen bei Kindern mit Vorerkrankungen.

Die Referate des Symposiums werden nunmehr der Öffentlichkeit übergeben, damit über den Kreis der zahlreichen Teilnehmer hinaus auch jene, die nicht teilnehmen konnten, Gelegenheit finden, sich über den aktuellen Stand dieser speziellen Problematik der Anästhesiologie zu orientieren. Während des Symposiums kamen viele Aspekte zur Sprache – das war Risiko und Chance zugleich. Die Herausgeber können sich nicht mit jedem Beitrag identifizieren, meinen jedoch, daß gerade die Veröffentlichung der Arbeiten dazu beiträgt, die geäußerten Auffassungen und Meinungen vertiefend zu diskutieren.

Wir wünschen dem Buch eine weite Verbreitung im Interesse unserer kleinen Patienten.

Berlin, im Juli 1988 *K. Eyrich und F.-J. Kretz*

Inhaltsverzeichnis

Verzeichnis
der erstgenannten Beitragsautoren

Dr. U. Bauer-Miettinen
Abteilung für Anästhesie, Kinderspital Basel, Römergasse 8,
CH-4005 Basel

Prof. Dr. J. Biscoping
Abteilung für Anästhesiologie und operative Intensivmedizin,
Klinikum der Justus-Liebig-Universität Gießen, Klinikstraße 29,
D-6300 Gießen

Dr. M. Braun
Klinik für Anästhesiologie und operative Intensivmedizin,
Klinikum Steglitz der FU Berlin, Hindenburgdamm 30,
D-1000 Berlin 45

Dr. L. Breitkopf
Institut für medizinische Psychologie, Ruhr-Universität Bochum,
Universitätsstraße 150, D-4630 Bochum 1

Dr. W. Büttner
Institut für Anästhesiologie und Schmerzklinik,
Ruhr-Universität Bochum, Marienhospital, Hölkeskampring 40,
D-4690 Herne 1

Dr. S. Burkhardt
Abteilung für Anästhesie, Städtisches Krankenhaus,
Am Engelberg 29, D-7988 Wangen

Dr. C. Drost
Institut für Anästhesiologie und operative Intensivmedizin,
Stadtkrankenhaus, Leimenstraße, D-6450 Hanau/M.

Dr. M. Eckrich
Institut für Anästhesiologie und operative Intensivmedizin,
Stadtkrankenhaus, Leimenstraße, D-6450 Hanau/M.

Dr. K. Engels
Institut für Anästhesiologie, Städtisches Krankenhaus,
D-7700 Singen/Hohentwiel

Prof. Dr. K. Eyrich
Klinik für Anästhesiologie und operative Intensivmedizin,
Klinikum Steglitz der FU Berlin, Hindenburgdamm 30,
D-1000 Berlin 45

Dr. T. Fösel
Zentrum für Anästhesiologie, Klinikum der Universität Ulm,
Steinhövelstraße 9, D-7900 Ulm

Dr. U. Frucht
Klinik für Anästhesiologie und operative Intensivmedizin,
Klinikum Steglitz der FU Berlin, Hindenburgdamm 30,
D-1000 Berlin 45

Dr. V. Gottschall
Abteilung für Anästhesie, Städtisches Krankenhaus,
D-7850 Lörrach/Baden

Dr. J. Goecke
Klinik für Anästhesiologie und operative Intensivmedizin,
Klinikum Steglitz der FU Berlin, Hindenburgdamm 30,
D-1000 Berlin 45

Dr. P. Heine
Klinik für Anästhesiologie und operative Intensivmedizin,
Klinikum Steglitz der FU Berlin, Hindenburgdamm 30,
D-1000 Berlin 45

Dr. R. Hildebrandt
Frauenklinik und Poliklinik, Klinikum Steglitz der FU Berlin,
Hindenburgdamm 30, D-1000 Berlin 45

Dr. P. Hoffmann
Abteilung für Anästhesiologie und Intensivmedizin,
Allgemeines Krankenhaus Barmbek, D-2000 Hamburg 60

Dr. U. Hofmann
Anästhesieabteilung der Kinderchirurgischen Klinik der
Universität München, Lindwurmstraße 4, D-8000 München 2

Dr. H. Huttarsch
Institut für Anästhesiologie, Universität zu Köln,
Joseph-Stelzmann-Straße 9, D-5000 Köln 41

Dr. G. Kraus
Institut für Anästhesiologie der Universität Erlangen,
Maximiliansplatz, D-8520 Erlangen

Dr. F.-J. Kretz
Klinik für Anästhesiologie und operative Intensivmedizin,
Klinikum Steglitz der FU Berlin, Hindenburgdamm 30,
D-1000 Berlin 45

Dr. E. Kuse
Klinik für Abdominal- und Transplantationschirurgie,
Medizinische Hochschule Hannover,
Konstanty-Gutschow-Straße 8, D-3000 Hannover 61

Dr. B. Kuss
Klinik für Anästhesiologie und operative Intensivmedizin,
Klinikum Steglitz der FU Berlin, Hindenburgdamm 30,
D-1000 Berlin 45

Dr. D. l'Allemand
Königin-Auguste-Viktoria-Haus, Kinderklinik und Poliklinik,
Klinikum Charlottenburg der FU Berlin, Heubnerweg 6,
D-1000 Berlin 19

Dr. C. Linge
Abteilung für Anästhesie und Intensivtherapie,
Knappschaftskrankenhaus/Ruhr-Universität Bochum,
In der Schornau 23–25, D-4630 Bochum-Langendreer

Priv.-Doz. Dr. J. Link
Klinik für Anästhesiologie und operative Intensivmedizin,
Klinikum Steglitz der FU Berlin, Hindenburgdamm 30,
D-1000 Berlin 45

Dr. G. Michaelis
Abteilung für Anästhesiologie und operative Intensivmedizin,
Klinikum der Justus-Liebig-Universität Gießen, Klinikstraße 29,
D-6300 Gießen

Dr. H. Munkel
Anästhesieabteilung, St. Joseph-Hospital, Wienerstraße 1,
D-2850 Bremerhaven

Prof. Dr. H. Rauh
Institut für Psychologie der FU Berlin, Habelschwerdter
Allee 45, D-1000 Berlin 33

Priv.-Doz. Dr. P. Reinhold
Klinik und Poliklinik für Anästhesiologie und operative
Intensivmedizin, Westfälische Wilhelms-Universität,
Albert-Schweitzer-Straße 33, D-4400 Münster

Dr. J. Schäffer
Zentrum für Anästhesiologie, Medizinische Hochschule
Hannover, Konstanty-Gutschow-Straße 8, D-3000 Hannover 61

Dr. W. Schaffartzik
Klinik für Anästhesiologie und operative Intensivmedizin,
Klinikum Steglitz der FU Berlin, Hindenburgdamm 30,
D-1000 Berlin 45

Dr. H. Schmitt
Institut für Anästhesiologie der Universität Erlangen,
Maximiliansplatz, D-8520 Erlangen

Prof. Dr. P. Schmucker
Abteilung für Anästhesiologie, Deutsches Herzzentrum Berlin,
Augustenburgerplatz 1, D-1000 Berlin 45

Dr. B. Schockenhoff
Klinik für Anästhesiologie der Medizinischen Fakultät der
RWTH Aachen, Pauwelsstraße, D-5100 Aachen

D. Schweitzer
Klinik für Anästhesiologie und operative Intensivmedizin,
Klinikum Steglitz der FU Berlin, Hindenburgdamm 30,
D-1000 Berlin 45

Dr. S. Stehr-Zirngibl
Institut für Anästhesiologie der Universität Erlangen,
Maximiliansplatz, D-8520 Erlangen

Prof. Dr. Dr. phil. H.-C. Steinhausen
Kinder- und Jugendpsychiatrischer Dienst des Kantons Zürich,
Psychiatrische Universitäts-Poliklinik für Kinder und
Jugendliche, Freiestraße 15, CH-8028 Zürich

Dr. H. W. Striebel
Klinik für Anästhesiologie und operative Intensivmedizin,
Klinikum Steglitz der FU Berlin, Hindenburgdamm 30,
D-1000 Berlin 45

Prof. Dr. W. Tolksdorf
Klinik für Anästhesiologie der Medizinischen Fakultät der
RWTH Aachen, Pauwelsstraße, D-5100 Aachen

Dr. E. Weber
Anästhesieabteilung, Krankenhaus Mariahilf,
Stader Straße 203 c, D-2100 Hamburg 90

Dr. C. Wick
Zentrum für Anästhesiologie, Klinikum der Universität Ulm,
Steinhövelstraße 9, D-7900 Ulm

Geschichte der Kinderanästhesie

K. Eyrich

1846 begann mit dem ersten operativen Eingriff in Äthernarkose durch Warren in dem dadurch berühmt gewordenen Hörsaal des Massachusetts General-Hospital, dem heutigen Ätherdom in Boston, die moderne Anästhesie. Die analgetische Wirkung des Äthers hatten Jackson und wenig später Long [3] offensichtlich als erste erkannt, Jackson unterrichtete 5 Jahre später Morton davon, der dann die berühmt gewordene Narkose – "that's no humbug" – durchgeführt hat [9]. 1847 narkotisierten sich Simpson und 2 seiner Freunde mit Chloroform [20], und ab diesem Zeitpunkt lagen 2 potente Anästhetika in Konkurrenz, ergänzt durch Lachgas, über das allerdings Mikulicz, ein Anhänger des Äthers, schrieb: „Was die Narkose mit Lustgas betrifft, so ist sie heute wohl allgemein außer Gebrauch gekommen" [16]. Das war 1905.

Damals galt schon die Erkenntnis, daß man mit solchen Substanzen Narkosen durchführen kann, sie aber keine idealen Narkotika darstellen. Es begann ein unermüdliches Suchen nach anderen, geeigneten Substanzen. Einige zeigten sich bis dahin bekannten überlegen, brachten aber auch wieder neue Schwierigkeiten mit sich. Dies gilt bis in die Neuzeit. Ich erinnere an die Neuroleptanalgesie mit der Gefahr des unbemerkten "silent death" oder an das Halothan, nach dessen Anwendung Leberzellnekrosen bis hin zum völligen Organuntergang beobachtet werden können – ohne daß bis heute Ursache oder Mechanismus dieses Geschehens abgeklärt werden konnte.

Schwieriger noch als in der Erwachsenenanästhesie war die Suche nach dem brauchbarsten Narkotikum und mehr noch – parallel dazu – den geeignetsten Narkosesystemen für Eingriffe an Früh- und Neugeborenen, Säuglingen, Kleinkindern und Kindern. In diesem Bereich gilt es, den anatomischen, physiologischen, biochemischen und auch pharmakologischen Voraussetzungen der Kinder, vor allem der Kleinkinder, gerecht zu werden und gleichzeitig auch eine Traumatisierung der kindlichen Psyche zu verhindern. Wird kindliches Vertrauen einmal enttäuscht, bleibt das Arzt-Patienten-Verhältnis auch auf diesem Feld gestört.

Die Entwicklung der Kinderchirurgie – und hier vor allem die fortschreitende operative Korrektur kongenitaler Vitien oder plastische Eingriffe im Kiefer-Gaumen-Bereich – stellte zunehmende Anforderungen an Kenntnis und Können der die Narkose Durchführenden. Es mag interessant sein, aus Anlaß eines Fragen der Kinderanästhesie gewidmeten Symposiums diesen Entwicklungen nachzuspüren.

Der erste mir bekannte Bericht über eine Kindernarkose stammt von Heyfelder aus dem Jahr 1847, der über eine Äthernarkose eines nicht sehr kräftigen

10 Monate alten Bauernknaben für die Operation einer Lippen-Kiefer-Gaumen-
spalte schrieb [11]. Simpson beschrieb ebenfalls 1847 eine Chloroformnarkose
bei einem ca. 5jährigen Jungen zu einem operativen Eingriff am Unterarm [20].
1849 befaßte sich Forget [8] mit der Anwendung von Narkotika bei Kindern und
1850 schrieb Snow, daß sich Kinder aufgrund ihrer kurzen Kreislaufzeit und
ihrer höheren Atemfrequenz rascher von den Wirkungen des Chloroforms erhol-
ten als Erwachsene [21].

Forget [8] betonte bereits die Notwendigkeit, die kleinen Patienten während
der Äther- oder Chloroforminhalation sorgfältig zu überwachen. Er empfahl, die
Operation schon im Analgesiestadium zu beginnen, um die benötigte Menge an
Narkosemitteln möglichst gering zu halten. Probeweise wurde das Narkotikum –
als zusätzliche Sicherheitsmaßnahme – einige Tage vor dem Eingriff verabreicht.
Wurden hierbei Anzeichen einer Unverträglichkeit festgestellt – nervöse Unruhe,
Krampfneigung, Hyperämie im Gesichtsbereich u. ä. – wurde auf die weitere Anwendung des Narkosemittels verzichtet und die Operation ohne Narkose durch-
geführt.

Ob Äther oder Chloroform die günstigere Substanz sei, war lange heftig umstritten. Ende 1875 kam bei einer Umfrage durch das *British Medical Journal*
heraus, daß zumeist Äther als Narkotikum verwendet wurde [6]. Für Kinder und
Kleinkinder benutzte die Mehrheit der Narkotiseure jedoch Chloroform, da man
festgestellt hatte, daß die Einwirkung von Äther bei diesen Patienten häufig
Schleimhautirritationen der oberen Luftwege mit daraus resultierenden respiratorischen Schwierigkeiten hervorrief, während Chloroform vergleichsweise besser toleriert wurde. Demme hatte 4 Jahre zuvor berichtet: „Seit ich den Kindern
einige Zeit vor dem Beginn der Anaesthesierung etwas Cognac, starken Wein
oder einige Tropfen anisierten Salmiakgeistes in einem Eßlöffel Wasser verabreichen lasse, habe ich störende und gefahrbringende Vorkommnisse während der
Chloroformierung ungleich seltener beobachtet" [5].

Derartige Erfahrungen führten zur Annahme, daß Kinder für (kardio-)toxi-
sche Wirkungen weniger empfänglich seien als Erwachsene. Dies war ein Irr-
tum, denn es zeigte sich, daß die während einer Chloroformnarkose beobachteten Zwischenfälle (plötzliche Atem- oder Kreislaufstillstände) wesentlich gefährlicher waren als beim Äther.

Immerhin ist eine Äußerung von Giraldes überliefert, der 1867 anläßlich einer
Diskussion über Chloroform bemerkte: „Ich möchte dagegen protestieren, daß
man Kindern eine Immunität gegenüber Narkosezwischenfällen zuschreibt, die
aus der Anwendung von Chloroform resultieren, eine solche Immunität existiert
nicht" [10]. Daß Narkosezwischenfälle etwas mit der Dosierung zu tun haben
können, wurde schon in diesen Jahren erkannt. So schrieb Demme 1870: „Mit
3–4% Chloroform gemischte Luft kann verhältnismäßig lange und gefahrlos inhaliert werden, während mehr Chloroform haltende Luft sofort die Veranlassung zu gefährlichen Zufällen, ja zu tödtlichem Ausgange der Narkose durch
Lähmung des Herzens geben kann" [5]. 1889 gab es eine Kommissionssitzung in
Hyderabad (Indien), die sich mit der Frage der Sicherheit des Chloroforms beschäftigte und die Richtlinien zur sicheren Durchführung von Chloroformnarkosen erarbeitete, immerhin mit einem 14-Punkte-Katalog [12].

1893 wehrt sich Garre in Deutschland dagegen, Kinder von der Äthernarkose auszuschließen: „Kinder jeden Alters, selbst in den ersten Lebensmonaten, ertragen den Äther ganz leicht". Einen Atemstillstand tolerierte er ohne Bedenken, weil die Herzaktion nicht verändert wird. „Es bedarf nur eines kräftigen Hautreizes, um sofort wieder die Respiration in Gang zu bringen". Als weitere Gegenmaßnahmen wurden Aussetzen des Äthers und kalte Waschungen des Gesichts empfohlen, um die Atmung wiederherzustellen [9].

Obwohl bekannt wurde, daß die narkoseinduzierte Letalität von Chloroform diejenige von Äther deutlich übertraf, war Chloroform um die Jahrhundertwende mit das am häufigsten verwendete Narkotikum für Anästhesien im Kindesalter. Dies änderte sich nur langsam in den folgenden Jahren. Interessant ist in diesem Zusammenhang, daß Garre 1893 Letalitätszahlen der Äthernarkose und der Chloroformnarkose publizierte, immerhin Erfahrungen aus ca. 350 000 Äther- und fast 525 000 Chloroformnarkosen [9]. Bei Äther war mit 1:14 000, bei Chloroform mit 1 zu etwas über 3000 Narkosen mit einem Todesfall zu rechnen, also in einer Relation von 1:4/1:5. Dennoch wurde bis in die 30er Jahre Chloroform verwendet, obwohl bereits 1894 Chloräthyl – immerhin auch seit 1847 als Narkotikum bekannt – in das Spektrum der Anästhetika eingereiht worden war, das als Narkoseeinleitungsmittel eine Äthernarkose zwar nicht risikoärmer, aber doch wenigstens angenehmer machte.

Ein lange Zeit nicht richtig gelöstes Problem war die Frage der Zufuhr dieser Inhalationsanästhetika. In der Anfangsphase wurde das Narkotikum auf einen Schwamm oder ein Stück Stoff – ein Handtuch, ein Taschentuch, eine Kompresse – geschüttet oder gesprüht, um damit dann Mund und Nase des Patienten zu bedecken. Verständlicherweise war dies kein ideales Verfahren und so wurden allerlei Inhalationsapparaturen entwickelt.

Zunächst bestanden diese aus einem Trichter bzw. einem Behältnis zur Aufnahme eines narkotikumgetränkten Schwamms. Manche derartige Konstruktionen hatten schon In- und Exspirationsventile. Aber Demme bemerkte zu Recht: „Kinder werden durch die Annäherung von Apparaten mit wenigen Ausnahmen aufgeregt und erschreckt und sind überdies häufig nur sehr schwer zu tiefen und regelmäßigen Inspirationen beim Gebrauch der sogenannten Inhalers zu veranlassen" [5].

Einen gewissen Durchbruch brachte das Verfahren der Tropfnarkose. Hierzu wurde eine Maske benutzt, die mehr oder weniger vollständig das Gesicht des Patienten bedeckte. Diese Masken waren korb- oder siebartige Drahtgeflechte, die mit mehrfachen Mullagen bedeckt wurden. Anfangs wurden noch mit Narkotikum getränkte Schwämme eingelegt. Die bekannteste derartige Maske, zumindest in Deutschland, war die des Berliners Schimmelbusch. Für Kleinkinder und Säuglinge wurden wegen des kleinen Totraums kurzerhand Teesiebe genommen.

Das Inhalationsnarkotikum wurde auf die Maske getropft, von wo es sofort verdampfte und inhaliert wurde. Eine Konzentrationserhöhung war nicht durch mehr Narkotikum pro Zeiteinheit zu erreichen – dies führte durch die entstehende Verdunstungskälte lediglich zur Vereisung der Gazelage –, sondern durch das Anbringen eines sog. Schornsteins, ein entsprechend gelegtes gefaltetes Handtuch. Zu beachten war bei diesen Masken der Atemwegswiderstand. Je mehr Gaze, desto höher der Widerstand, je weniger Gaze allerdings – bei Kleinstkindern –, desto kleiner die Verdunstungsfläche und die Maskengröße. Ein zu großer Totraum führte zur CO_2-Akkumulation. Unter die Maske geleiteter Sauerstoff hatte einen günstigen Spüleffekt und die Erhöhung der Sauerstoffkonzentration zur Folge.

Diese Narkosemethode hielt sich lange in Deutschland und wurde mehr oder weniger geschickt auch variiert. Ich kann mich noch gut an die Anfangszeit des Halothans erinnern. Es hieß damals Fluothane und wurde einfach auf einen kleinen Tupfer aufgetropft. Auf diese Weise konnten auch längere Narkosen durchgeführt werden. Voraussetzung war allerdings immer eine erhaltene Spontanatmung.

Trotz der Praktikabilität dieser Methoden wurde weiterhin nach anderen Substanzen und anderen Verfahren gesucht. Hierbei gab es 2 Erkenntnisse: Der Äther konnte zunächst nicht ersetzt werden, er war und blieb ein relativ sicheres Narkotikum mit einer günstigen therapeutischen Breite, die Überdosierungen zu vermeiden half. Ersatzversuche durch rektale Applikation verschiedener Substanzen führten nicht weit, lediglich Avertin (Tribromäthylalkohol) konnte sich gegen Ende der 20er Jahre für Kinder durchsetzen.

Die andere Erkenntnis war, daß Äther oder Chloroform nicht nur getropft, sondern auch insuffliert werden konnte. Dies führte zur Entwicklung verschiedener Spatel zur Anwendung v.a. im HNO- bzw. kieferchirurgischen Bereich bzw. zu Kreuzungen zwischen Spatel und Mundsperrer wie z.B. dem Boyle-Davis-Spatel oder dem Mundsperrer von Mason. Das Narkosegasgemisch wurde bei diesen Insufflationsnarkosen oropharyngeal, nasopharyngeal und auch intratracheal in die Luftwege eingebracht. Elsberg [7] schob 1909 sogar Katheter bis in Bifurkationsnähe. Mit diesen Techniken erhielt der Operateur bessere Arbeitsbedingungen, notwendig wurde aber manchmal ein relativ großer Gasstrom, der mittels eines Handgebläses erzeugt werden konnte. Relativ einfach war das Einlegen eines Güdel-Tubus, durch den hindurch ein kleiner Katheter in den Larynx geschoben wurde. Diese Methode bewährte sich z.B. für Schieloperationen an Kindern. Voraussetzung war aber nach wie vor die Spontanatmung des Patienten, und es bestand die Möglichkeit der Gasinsufflation in den Magen genauso wie die Gefahr der Aspiration von Schleim oder Blut. Außerdem mußte die Narkose relativ tief gehalten werden, da der kalte Inhalationsstrom Laryngeal- und Hustenreflexe auslösen konnte.

Etwa ab 1920 begann die Entwicklung weiterer Anästhesiemethoden für Kinder, so das Waters-Pendelsystem von 1924 [23]. Hier wurde erstmals das Kohlendioxid in einem Atemkalkbehälter absorbiert, und es wurde eine künstliche Beatmung möglich. Derartige Pendelsysteme bewährten sich aber nicht, weil aus dem Absorber mitgeführte Kalkpartikel schwere Tracheobronchitiden auslösen konnten. Der Totraum war zu groß, das Gerät unhandlich und durch die exotherme Absorptionswärme des Kohlendioxids bestand die Gefahr der Überwärmung der narkotisierten Kinder.

Einen entscheidenden technischen Fortschritt gab es 1937, als Ayre sein berühmt gewordenes Ayre-T-Stück [1, 2] einführte, das in verschiedensten Varianten weiterentwickelt wurde und das Ihnen allen als viel verwendetes Kuhn-System geläufig ist.

Das Ayre-T-Stück und alle seine Varianten waren Spülsysteme. Dem Vorteil eines geringen Totraums und niederen Atemwiderstandes stand der Nachteil eines hohen Gasflusses gegenüber. Dieser konnte nach Einführung des teuren und explosiven, allerdings sehr rasch wirkenden Cyclopropans nicht mehr toleriert werden und so wurden Systeme entwickelt, die durch Ventile die unerwünschte Kohlendioxidrückatmung vermieden, z. B. von Leigh [14] bzw. Stephen und Slater [22].

Der eigentliche Durchbruch gelang mit der Einführung der Intubation. Diese war an sich schon lange bekannt. 1895 teilte van Nes seine Erfahrungen „Zur Intubation bei Diphtherie" mit, betonte aber dabei, daß „Kinder in den beiden ersten Lebensjahren von der Intubation auszuschließen sind" [17]. Kuhn führte seine Tierversuche erst 10 Jahre später durch, propagierte nachdrücklich die perorale Intubation zur Narkose und publizierte seinen Leitfaden zum Erlernen dieser Methode 1911 bei Karger in Berlin [14]. 1937 empfahl dann Ayre die endotracheale Intubation für Babys [1]. Allerdings hatten die meisten damaligen Kindertuben einen zu hohen Atemwiderstand, das Lumen war zu eng und es bestand die Gefahr der Stenoseatmung. Eine gewisse Besserung brachte der von Cole entwickelte Tubus, dessen Vorteil eine Verringerung des Atemwegswiderstands, dessen Nachteil aber die Gefahr der leicht möglichen Dislokation war, abgesehen von damals noch wenig verträglichem Material [3, 4].

Diese Probleme sind heute gelöst, die "To-and-fro"-Systeme überwunden und die künstliche Beatmung auch von Säuglingen tägliche Routine. Die anfänglich umständlichen Kreissysteme wurden weiter entwickelt, ebenso wie das Monitoring, das heute bis zur perkutanen Überwachung von Blutgasen geht, während früher der prüfende Blick des Anästhesisten, die Hand am Puls und ein aufgeklebtes präkordiales Stethoskop ausreichende Narkoseüberwachung darstellten.

Ungelöst sind aber noch andere Probleme. Wer kennt nicht eine Narkoseeinleitung „unter Anwendung von Gewalt an dem sich unter Aufbietung aller seiner Kräfte verzweifelt wehrenden Kind" – ein Zitat von 1931 [19]. Oder: „unter heißen Tränen bettelnd, schreiend oder tobend treten die Kinder ihren Weg in die Narkose an" – Dieses Zitat stammt von 1959 [18]. Wer ehrlich ist, wird zugestehen müssen, daß auch aus den heutigen Operationssälen Kindergeschrei tönt, nicht nur eine hervorragende Lungenfunktion demonstrierend!

Trotz der Entwicklung gut steuerbarer, in gewissen Grenzen auch gut verträglicher Substanzen, die wir in der heutigen Anästhesie tagtäglich anwenden – Hypnotika, Sedativa, Analgetika, Relaxanzien – und hervorragender technischer Hilfsmittel zur Narkosedurchführung – Narkoseapparate, Monitore aller Art – sind noch viele anästhesiologische Fragen offen oder zumindest weiter perfektionierbar. Um hierüber nachzudenken, gute – und vielleicht auch schlechte, nicht nachahmenswerte – Erfahrungen mitzuteilen, um Lösungen zu ringen und gemeinsam zu lernen, sind Sie unserer Einladung nach Berlin gefolgt. Wir freuen uns, daß sie dies so zahlreich getan haben. Vergessen Sie aber bitte, wenn Sie – wie ich hoffe und wünsche – mit guten Eindrücken aus unserer Klinik und unserer Stadt, die ja gerade 750 Jahre alt geworden ist – wieder nach Hause zurückkehren, nicht, was Mikulicz 1905 gesagt hat: „In der Tat müssen wir die Narkose als eine der feinsten ärztlichen Kunstleistungen bezeichnen, die nicht nach einem Schema durchgeführt werden kann, sondern zu der man Beobachtungsgabe, Geschick und Übung und ein hohes Mass von Gewissenhaftigkeit besitzen muß" [16].

Literatur

1. Ayre P (1937) Endotracheal anesthesia for babies: With special reference to hare lip and cleft palate operations. Anesth Analg 16:330
2. Ayre P (1937) Anesthesia for hare lip and cleft palate operations on babies. Br J Surg 25:131
3. Cole F (1945) A new endotracheal tube for infants. Anesthesiology 6:87
4. Cole F (1945) An endotracheal tube for infants. Anesthesiology 6:627
5. Demme R (1870/71, 1871/72) Über die Anästhesierung der Kinder, namentlich die Chloroformnarkose derselben. Jahrb Kinderheilkd Phys Erziehung 4:140, 5:72
6. Duncum BM (1947) The development of inhalation anaesthesia. Oxford Univ Press, London New York Toronto
7. Elsberg CA (1910) The value of continuous intratracheal insufflation of air in thoracic surgery: With description of an apparatus. Med Rec 77:493
8. Forget A (1849, 1880) De l' emploi des agents anesthésiques, chez les enfants: de leur mode d' action et des précautions qu'ils exigent. Union Med 3:450 (Index-Cataloque of the library of the Surgeron-General's Office, U.S. Army, vol I, Washington)
9. Garre C (1893) Die Äthernarkose. Beitr Klin Chir 11:1
10. Giraldes (1867) Bul Soc Chir Paris (siehe Duncum 1947)
11. Heyfelder (1847) Die Versuche mit dem Schwefeläther. Heyder, Erlangen
12. Hyderabad Chloroform Commission (1890) Report of the second Hyderabad chloroform commission. Lancet I:149
13. Keys TE (1968) Die Geschichte der chirurgischen Anaesthesie. Springer, Berlin Heidelberg New York (Anaesthesiologie und Wiederbelebung, Bd 23)
14. Kuhn F (1911) Die perorale Intubation. Karger, Berlin
15. Leigh MD, Kester HA (1948) Endotracheal anesthesia for operations of cleft lip and cleft palate. Anesthesiology 9:32
16. Mikulicz JV (1905) Über die Narkose. In: von Leyden, Klemperer (Hrsg) Die Deutsche Klinik am Eingange des zwanzigsten Jahrhunderts. Urban & Schwarzenberg, Berlin Wien
17. Nes van (1896) Zur Intubation bei Diphtherie. Dtsch Z Chir 42:165
18. Ressel GJ (1959) Die Anaesthesie im Säuglings- und Kleinkindesalter. In: Oberniedermayr (Hrsg) Lehrbuch der Chirurgie und Orthopädie des Kindesalters, Bd 1. Springer, Berlin Göttingen Heidelberg, S 120
19. Sievers R (1931) Die Betäubungsmethoden im Kindesalter. Fortschr Ther 7:653, 684
20. Simpson JY (1847) On a new anaesthetic agent more efficient than sulfuric ether. Lancet 549
21. Snow J (1850) On narcotism by the inhalation of vapours. London Med GAZ 11:749
22. Stephen CR, Slater HM (1948) A nonresisting, nonrebreathing valve. Anesthesiology 9:550
23. Waters RM (1924) Clinical scope and utility of carbon dioxide filtration in inhalation anesthesia. Anesth Analg 3:20

Entwicklungspsychologische Aspekte
in der Diskussion um Prämedikation
und Narkoseeinleitung im Kindesalter

H. Rauh

Entwicklungspsychologie und Kinderanästhesie

Es mag zunächst überraschend erscheinen, in einem Band zur Kinderanästhesie, insbesondere zur Prämedikation und Narkoseeinleitung, einen entwicklungspsychologischen Beitrag zu finden, werden doch gerade unter der Hand des Anästhesisten Bewußtsein, Erleben und Verhalten, die Forschungsinhalte des Psychologen, auf ein Minimun reduziert, um den Patienten operieren oder intensiv untersuchen zu können. Die speziellen psychologischen Beiträge zur Anästhesie, etwa zum Angstmanagement bei der Narkoseeinleitung oder zur Akzeptanz von Spritzen, Tabletten oder Masken durch die kleinen Patienten, finden sich außerdem eher in den medizinischen als in psychologischen Fachzeitschriften. Außerdem ist die Autorin selbst nicht in einem Krankenhaus tätig. Daher geht es hier eher darum, aus der Perspektive der Psychologie, speziell der Entwicklungspsychologie, Probleme aufzudecken und Fragen neu zu stellen, die möglicherweise in der Hektik der Praxis übersehen werden, aber dennoch zum Verständnis des Erlebens und Verhaltens des jungen Patienten notwendig sind.

Welchen Beitrag kann die Entwicklungspsychologie leisten?

Die Entwicklungspsychologie befaßt sich mit den lebenslaufbezogenen Veränderungen im Verhalten und Erleben eines Menschen von der Geburt (einschließlich der vorgeburtlichen Zeit) bis zum Lebensende. Als Grundlagenwissenschaft erstellt und erprobt sie Beschreibungsmodelle für Veränderungsmuster und deren Gesetzmäßigkeiten, etwa im Bereich des kognitiven, des sozialen und des emotionalen Verhaltens. Sie untersucht aber auch die Konstanten im Entwicklungsgeschehen und frühe Anzeichen für interindividuelle Unterschiede, z.B. frühe Temperamentsunterschiede und Strategien im Umgang mit Belastungssituationen. Weiterhin sucht sie nach den inneren und äußeren Einflußfaktoren auf die Entwicklung, etwa biologisch begründete Prozesse oder Wirkungen des Erfahrungs- und Erziehungsumfeldes (Sozialisationsprozesse). Schließlich befaßt sie sich sowohl mit der Frage nach besonders sensiblen Veränderungszeiten als auch mit historisch auszumachenden soziokulturellen Kontexten für Entwicklung. Sie ist in ihrer Herangehensweise daher sowohl mit der Biologie verwandt als auch mit den Sozialwissenschaften und der Geschichte.

Von der Entwicklungspsychologie als anwendungsbezogener Wissenschaft erwartet man daher eine Orientierung über den Lebenslauf sowie spezifische Lebensalterportraits, etwa des 3jährigen oder 10jährigen. Worin unterscheiden sie sich in einer belastenden Situation? Reagieren sich unterschiedlich? Wenn ja, wie und mit welchen längerfristigen Konsequenzen? Außer vom „durchschnittlichen" Kind eines bestimmten Alters erwartet man Informationen zu Kindern mit atypischen Entwicklungsbedingungen und -geschichten, etwa zu behinderten Kindern, Kindern mit chronischen Erkrankungen, frühgeborenen Kindern, Kindern aus spezifischen kulturellen und sozialen Milieus etc. Entwicklungspsychologie kann auch zur Bewertung von Entwicklungsbedingungen beitragen, etwa zur Frühdiagnose von psychologischen Risiken für eine weitere Entwicklung oder zum Auffinden protektiver Faktoren. Ist die frühe oder wiederholte Erfahrung mit Narkose und Operation ein potentielles Risiko für die psychische Entwicklung von Kindern? Welcher Kinder und welcher nicht? Wie läßt sich ein potentielles Risiko eindämmen? Schließlich kann die Entwicklungspsychologie auch bei der Auswahl und Begründung von Interventionsmaßnahmen sowie bei ihrer Evaluation mithelfen; solche Interventionsmaßnahmen könnten im Bereich der Kinderanästhesie von der Gestaltung der Krankenzimmer bis zur Strukturierung des Tagesablaufs, von der Beratung der Eltern und des Pflegepersonals bis zur Gestaltung der „Aufklärung" des Kindes selbst und zur „Nachbehandlung" des Krankenhauserlebnisses gehen.

Aus dieser Perspektive erscheint es nicht mehr so absurd, einem Band zur Kinderanästhesie einen allgemeinen entwicklungspsychologischen Beitrag voranzustellen. Zugleich wird deutlich, daß – zumindest für den Entwicklungspsychologen – Prämedikation und Narkoseeinleitung in einem umfassenderen Geschehensablauf eingebettet sind und daß man nur unter Beachtung dieses Ablaufes das Verhalten und Erleben eines Kindes in einer konkreten Situation verständlich machen kann. Im folgenden werde ich daher anhand eines prototypischen Geschehensablaufs bei einer Erkrankung mit Krankenhausaufenthalt und Operation auf einige im Zusammenhang mit der Anästhesie auftauchende entwicklungspsychologische Fragen sowie auf einige dieser Disziplin angebotene empirisch belegte Erklärungsmodelle eingehen. Da es nur sehr wenige entwicklungspsychologische Untersuchungen speziell zur Kinderanästhesie gibt, werde ich mich zur Hypothesengenerierung auf Erkenntnisse aus psychologisch analogen Situationen beziehen, deren Übertragbarkeit allerdings noch der Überprüfung bedarf.

Ablauf eines Krankenhausaufenthalts aus entwicklungspsychologischer Sicht

Wenn ein Kind, insbesondere ein Kleinkind, ins Krankenhaus muß, ist das für alle Beteiligten, die Eltern, das Kind und offensichtlich auch die Ärzte und Schwestern, eine schwierige Situation. Aus der Perspektive des Kindes sind diesem zentralen Ereignis aber schon andere Ereignisse vorausgegangen, die es – oft unvorbereitet – hat bewältigen müssen; und es folgen in der Regel weitere ungewohnte Ereignisse nach.

Ereignisse sind neue Situationen, die nicht mit der gewohnten Routine erledigt werden können, sondern neue Anpassungen, oft auch regelrechte Problemlösungen verlangen. Sie stellen zudem emotionale Herausforderungen dar und versetzen das Kind in mehr oder minder große Unsicherheit. Größere, altersbezogene Ereignisse werden, da sie oft einen ganzen Entwicklungsabschnitt charakterisieren, als „Entwicklungsaufgaben" bezeichnet. Die Einschulung ist etwa ein solches Ereignis, aber auch der Eintritt in die Pubertät; das erste ist von außen, durch die Gesellschaft gesetzt, das letzte weitgehend biologisch determiniert. Nach Bronfenbrenner u. Crouter (1983) und Bronfenbrenner (1986) lassen sich von außen bestimmte Ereignisse häufig als Ortswechsel beschreiben. Mit dem physikalischen Ort wechseln i.allg. auch die Gegenstände, die Personen, die Handlungsmöglichkeiten, die jeweils herrschenden Regeln und die Erwartungen an das Kind. Kindergarten- und Schulbesuch, beispielsweise, verlangen einen regelmäßigen Wechsel zwischen 2 verschiedenen sozialen und psychologischen Welten. Daß dies für die Kinder zumindest anfänglich eine erhebliche Belastung darstellt, zeigt die Tatsache, daß manche Kinder eine ganze Weile brauchen, bis sie sich in beiden „Welten" oder „Settings" sicher zurechtfinden und den – am Wochenende unterbrochenen – regelmäßigen Wechsel verkraften. Ereignisse lassen sich aber außer als Settingwechsel auch als Veränderungen im jeweils bestehenden Setting beschreiben. Wenn das Kind sich unwohl fühlt oder krank wird, verändern sich sein Verhalten zu Hause, seine Tätigkeiten, die Art seiner Interaktion mit Eltern und Geschwistern und der gesamte übliche Tagesablauf. Dies geschieht zum großen Teil in Anpassung an die durch die Erkrankung bedingten Handlungseinschränkungen des Kindes. Die Erkrankung des Kindes wirkt sich allerdings auch auf Bereiche außerhalb des kindlichen Lebensbereiches aus, nämlich die Berufswelt der Eltern, in Bronfenbrenners Terminologie das „Makrosystem". Die Doppelanforderung an die Eltern, sich um das kranke Kind kümmern zu müssen und zugleich den beruflichen Anforderung nachzukommen, kann sich als erhöhte Nervosität und Gereiztheit der Eltern wiederum dem Kind mitteilen.

Tabelle 1 stellt einen exemplarischen Ablauf einer Erkrankung mit Krankenhausaufenthalt und Operation dar, der natürlich je nach Art der Erkrankung Abwandlungen erfahren kann. In der ersten Spalte sind die Ortswechsel eingetragen, die das Kind im Zusammenhang mit der Erkrankung erfährt, und in der zweiten Spalte einige Merkmale oder Veränderungen innerhalb einer Situation. Bei einigen Ortswechseln wird das Kind von zumindest einer vertrauten Person begleitet, bei anderen finden Trennungen z.B. von den Eltern statt; manchmal muß das Kind die Situation ganz allein bewältigen. In meinem Ablaufschema habe ich für das Modellkind mindestens 14 solcher Settingwechsel innerhalb eines Krankheitsablaufs mit einer Zeiterstreckung von etwa 2–6 Wochen ausgezählt. Mindestens 9 dieser Orte sind ihm fremd mit ihm unvertrauten Verhaltensregeln und unvertrauten Personen, die zudem zu seinem körperlichen und psychischen „Intimbereich" einen Zugang verlangen, wie es dies sonst nur seinen vertrautesten Betreuungspersonen gewährt. Diese Zudringlichkeit fremder Erwachsener wird zumindest von jüngeren Kindern meist als Bedrohung erlebt, gegen die sich das Kind wehrt oder die es passiv und aufgebend über sich ergehen läßt. Wenn der Anästhesist das Kind trifft, hat es schon mindestens 4 solcher Wechsel hinter sich; es ist also schon erheblich belastet und verunsichert. Aber die schlimmsten Anfordungen stehen dem Kind noch bevor, da es nicht nur weitere Settingwechsel in dichter Folge vor sich hat, sondern durch die Operation möglicherweise erst richtig krank und geschwächt wird, jedenfalls nach

Tabelle 1. Krankheitsablauf mit Operation

Phase	Setting/Settingwechsel	Veränderung im Setting
1	Zu Hause, Schule	Unwohlsein, Krankheitssymptome
2	Wegfall von Kindergarten- und Schulbesuch	Veränderung des Tagesablaufs und Betätigungsfelds
3	Arztbesuch (evtl. mit EKG und Blutabnahme)	Mit Eltern
4	Krankenhausaufnahme	Mit Eltern
5	Medizinische Untersuchung im Krankenhaus	Mit Eltern
6	Einweisung auf Station	Mit Eltern, Trennung von Eltern, erste Übernachtung
7		Psychologische Vorbereitung durch Arzt und Schwester
8		Elternbesuch, Prämedikation
9	Vorbereitungsraum	Trennung von Eltern
10	Operationssaal	Anästhesieeinleitung, Operation
11	Aufwachraum	
12	Intensivpflege	
13	Normalstation	
14	Entlassung nach Hause	Rekonvaleszenz, Gesundung
15	Erneuter Besuch von Kindergarten oder Schule	
16	Ärztliche Nachuntersuchung	

seinem eigenen Verständnis. Somit sinkt auch seine physische Kraft für die von ihm verlangten Anforderungen. Im Unterschied zur Erkrankung zu Hause hat es sich in diesem physisch und psychisch geschwächten Zustand zudem den Rahmenbedingungen der Institution Krankenhaus anzupassen, dem dortigen Zeitraster, den Personen, dem Essen, den anderen Kindern; selbst seine eigenen Eltern benehmen sich ihm gegenüber in einer solchen Situation anders. Die schwierige Aufgabe des Anästhesisten ist es nun, dem kindlichen Patienten zumindest den schwierigsten Teil seines Krankenhausaufenthalts, den operativen Eingriff, physisch und psychisch zu erleichtern und die Mitarbeit des Kindes zu sichern. Dabei ist er darauf angewiesen, die geistigen, emotionalen und sozialen Fähigkeiten des Kindes anzusprechen und zu mobilisieren, damit das Kind sie sinnvoll, gezielt und kräftesparend einsetzen kann.

Verarbeitungsmöglichkeiten der Kinder

Welche psychologischen Ressourcen hat das Kind, um diesen vielfältigen Anforderungen gerecht zu werden? Wieviel Einsicht in die Notwendigkeiten, Vorwegnahme von Ereignissen und Kooperationen kann man von ihm erwarten? Wie geht es mit Verunsicherung und Angst um, und wie kann man ihm dabei helfen?

Erwachsenen und Jugendlichen kann man eine jeweils bevorstehende Situation beschreiben und erklären und in gewissen Grenzen darauf vertrauen, daß sie aus dem so gewonnenen Verständnis auch mit kleineren Abweichungen von dem prognostizierten Ereignis fertigwerden. Außerdem kann man ihnen die momentanen Schmerzen mit zukünftiger Schmerzfreiheit und Gesundheit „versüßen". Wenngleich auch bei Jugendlichen und Erwachsenen schlechte Vorerfahrungen sich emotional auswirken, kann doch mit einer gewissen Verhaltenskontrolle gerechnet werden. Viele dieser Verstehens- und Selbstkontrollmöglichkeiten können beim Kind im Schulalter nur begrenzt und beim Kind im Vorschulalter fast gar nicht erwartet werden. Das Verständnis für Zeiteinheiten und Zeitabläufe, aber auch für kausale und logische Zusammenhänge entsteht erst allmählich in den ersten 10–12 Lebensjahren. Dieses Gerüst der physikalischen und logischen Ordnung unserer Umwelt gibt uns Erwachsenen auch in völlig neuen Situationen ein erhebliches Maß an Sicherheit und Handlungsfähigkeit. Worauf baut das kleine Kind seine Sicherheit?

Es sind zum einen feste Routineabläufe, die sich immer wieder wiederholen. Selbst der Säugling lernt sie, hat daran sein Vergnügen und reagiert befremdet, wenn ein Ereignis zu sehr vom gewohnten Schema abweicht. In einigen Theorien wird auch das Fremdeln als erlebte Diskrepanz vom vertrauten Schema erklärt (Kagan 1984; Rauh 1982). Mit dem Aufkommen des Symbolspiels (ab etwa 2 Jahren) wird deutlich, daß das Kind vertraute Situationen nicht nur aktuell wiedererkennt, sondern sie auch gezielt hervorrufen und darstellen kann. Routinemäßige, konkrete Situationsabläufe werden in der Psychologie, in Anlehnung an das Theater, Skripte genannt (Schank u. Abelson 1977; Mandler 1983). Das Ankleiden, Essen, Abwaschen, Einkaufengehen und das Einschlafzeremoniell sind solche oft recht komplexen Skripte, auf deren präzise Einhaltung ein Kind um so mehr drängt, je jünger es ist. Für die vielen verschiedenen Situationen im Verlaufe der operativen Krankheitsbehandlung hat das Kind kaum eingeschliffene Skripte zur Verfügung, und die häufigen Settingwechsel erschweren zudem jede Übertragbarkeit von Gelerntem. Während Schulkinder mit einem schon etwas ausgereifteren Zeit- und Handlungsverständnis auch etwas allgemeinere Skripte, genannt Pläne, verstehen und somit unwichtigere Abwandlungen dieses allgemeinen Planes in der konkreten Durchführung verkraften können, hängt das kleine Kind an jedem konkreten Schritt. Für seine emotionale Sicherheit ist es wichtig, daß alles ganz genau so abläuft, wie es ihm zuvor von seinen Eltern, vom Anästhesisten oder der Krankenschwester gesagt worden ist; ein Videofilm, der auf seine Situation nicht genau paßt, kann es möglicherweise mehr verwirren als ihm helfen. Je jünger das Kind, desto wichtiger ist es für es, die Abläufe mehrfach konkret, evtl. mit Puppen, durchspielen zu können. Solche Ablaufroutine hat für Säuglinge übrigens eine ebensolche Bedeutung wie für das Kleinkind; nur ist ihr Wahrnehmungshorizont eingeschränkter: sie reagieren möglicherweise nicht so sehr auf räumliche und situative Veränderungen als vielmehr auf Veränderungen der Personen oder Änderungen des ihnen vertrauten Umgangs.

Die zweite wichtige Sicherheitsquelle für ein kleines Kind sind die ihm vertrauten Personen, und zwar unabhängig davon, ob sie nach unserem Verständnis mit dem Kind „gut" umgehen. In der 2. Hälfte des 1. Lebensjahres entwickelt eigentlich jedes Kind, das ein Minimun an Kontakt zu konstanten Pflegepersonen hat, eine personenspezifische Bindung (i. allg. zu seinen Eltern); die Qualität seiner Bindung an die Eltern bzw. die Pflegeperson hängt jedoch mit der Qualität seiner bisherigen Erfahrungen mit diesen Menschen zusammen (Ainsworth et al. 1978). So wird zwischen verschiedenen Formen sicherer, unsicherer und ambivalenter Bindung, neuerdings auch einer klinisch bedeutsamen Form der disorganisierten Beziehung (Main et al. 1985) unterschieden. In allen Fällen bilden die Bindungspersonen den mehr oder minder verläßlichen Ausgangspunkt für die Explorationen des Kindes und das Rückzugsgebiet bei Belastung. Bereits das halbjährige Baby schaut in verunsichernden Situationen nach seinen Eltern, um aus ihrer Mimik und ihrer Stimme eine Bewertung der Situation zu erhalten (Campos u. Barrett 1984; Campos et al. 1983). Dies gilt in entsprechend komplexerer Form auch für die älteren Kinder.

Außer entwicklungsbezogenen gibt es bei Kindern, wie bei Erwachsenen auch, interindividuelle Unterschiede darin, bis zu welchem Belastungsgrad sie auf diese kognitiven und emotionalen Ressourcen zurückgreifen können. Diese Unterschiede werden zum einen mit dem Konstrukt des Temperaments (Campos et al. 1983), zum anderen mit dem der Vulnerabilität (Garmezy 1981; Werner u. Smith 1982) beschrieben. In der Temperamentsforschung unterscheidet man zum einen sog. „leichte" Kinder, deren Verhalten gut rhythmisiert ist und rasch wieder in Balance kommt; sie haben ziemlich sichere Schlaf- und Essensrhythmen und sind überwiegend ausgeglichener und heiterer Stimmung. Als „schwierig" werden dagegen Kinder mit schwer erkennbaren Tagesrhythmen und sehr empfindlicher Stimmung bezeichnet; solche Unterschiede machen sich bereits im 1. Lebensjahr bemerkbar und zeigen eine ziemliche Stabilität. Als „vulnerabel" werden Kinder bezeichnet, die nur ein geringes Maß an Belastungen verarbeiten können und bei denen zusätzliche Belastungen zu negativen Folgewirkungen führen. Als vulnerabel müssen gesundheitlich beeinträchtigte Kinder gelten, jedenfalls während der Situation ihrer Erkrankung (Parmelee 1986), aber auch gesundheitlich vorgeschädigte Kinder (z.B. Frühgeborene) sowie Kinder aus chaotischem oder feindseligem familiären Milieu (Rauh 1984). Längsschnittuntersuchungen haben gezeigt, daß sie sich zwar kaum in spielerischen und routinisierten Alltagssituationen, wohl aber in mäßigen Belastungssituationen von relativ gesunden und emotional stabilen Kindern erheblich unterscheiden.

Empirische Befunde zu Angst und Medikamentenwirkung

Über die psychologischen Bedingungen und Wirkungen von Prämedikation und Anästhesie bei Kindern ist wenig bekannt. Wegen ihrer Einbettung in den komplexen Ablauf des gesamten Krankheits- und Krankenhausgeschehens läßt sich die spezifische Wirkung dieser beiden Aspekte auch kaum isolieren. Eine Hilfskonstruktion stellt daher der Vergleich mit anderen Situationen dar, die einige Teilkomponenten mit einer Operation im Krankenhaus teilen. Hierzu gehört z.B. der ambulante diagnostische Eingriff unter Narkose, bei dem die Hospitalisierung und evtl. auch die nachfolgende physische Schwäche entfällt; beim Krankenhausaufenthalt bei schwerer innerer Erkrankung entfallen dagegen Narkose und Operation, bei einem Beobachtungsaufenthalt i.allg. zusätzlich das Krankheitsgefühl und bei einem Kuraufenthalt weitere Spezifika der Krankenhausatmosphäre. Parmelee (1986) verwies außerdem auf die Bedeutung, die das Miterleben einer schweren Erkrankung bei einem Familienmitglied für das Kind haben kann. In Tabelle 2 sind einige Situationen aufgelistet, die einige Komponenten mit einem chirurgischen Krankenhausaufenthalt teilen und deren empirische Befunde dazu dienen können, den spezifischen Stellenwert von Prämedikation und Narkose einzukreisen. Diese Übersicht ist keineswegs vollständig; auch gibt es nicht zu allen aufgeführten Situationen detaillierte Untersuchungen. Sie ist eher als ein Raster für die Einordnung von Befunden aus der Forschungsliteratur und als ein heuristisches Schema für künftige Untersuchungen zu verstehen.

Zwei solcher Situationen sollen im folgenden exemplarisch herausgegriffen werden: der Zahnarztbesuch, da es sich bei der Zahnbehandlung um einen ambulanten operativen Eingriff handelt, und die Geburt, da hier das Neugeborene u. U. an den Analgetika der Mutter partizipiert.

Die Behandlung beim Zahnarzt kann eine Reihe von Komponenten beinhalten, die sich mit denen einer Mandeloperation vergleichen lassen: vorausgehende starke Schmerzen, eine Entscheidung über den Termin des Eingriffs, einen Behandlungsraum, der manche Ähnlichkeiten mit einem Operationsraum hat, Teilaspekte einer ärztlichen Untersuchung (z. B. Röntgen), die Betäubungsspritze. Allerdings dürften Vollnarkosen selten sein. Es findet keine Hospitalisierung statt, und auch die Fürsorge und Besorgtheit der Eltern hält sich in Grenzen. In seiner zusammenfassenden Übersicht über die Forschungsliteratur berichtet Winer (1982), daß bereits ab 4 oder 5 Jahren viele Kinder beim Zahnarzt ungeheuer kooperativ mitmachen. Wie üblich, korrelieren allerdings die verschiedenen in der Forschung eingesetzten Angstmaße nur mäßig. Bei Kindern im Vorschulalter weist die Herzschlagfrequenz einen deutlichen Zusammenhang mit der auch im Verhalten ausgedrückten Furcht auf. Bei den älteren Kindern sinkt diese Korrelation allerdings wieder; offensichtlich sind sie besser in der Lage, ihren Gefühlsausdruck zu kaschieren. Zur Vorpubertät hin scheint die Angst vor dem Zahnarzt jedoch wieder zuzunehmen, sei es aufgrund kumulierter Erfahrungen, sei es, daß umfassendere Gesichtspunkte, wie etwa Fragen der Schönheit und Probleme des Selbstbildes, die Angst nähren.

Das Thema Furcht und Angst ist im übrigen entwicklungspsychologisch sehr komplex (Campos et al. 1983; Lewis u. Michalson 1983; Rauh 1982). Furcht und Angstausdruck können bei Kindern erst ab etwa einem halben Jahr beobachtet werden, und auch dann oft nicht sehr präzise. Bald zeigen sich dann bereits kulturelle Überblendungen und interindividuelle Unterschiede. So berichten Campos et al. (1983) von einer vergleichenden Untersuchung bei amerikanischen und japanischen Jungen in einer angstauslösenden Fernsehsituation, daß beide Kindergruppen ähnlichen Angstausdruck in der vermeintlich unbeobachteten Situation zeigten, die kleinen Japaner aber, wenn sie sich beobachtet glaubten, ihren Angstausdruck mit Lächeln überblendeten. Auf Impfungen reagieren Kleinkinder zwischen 8 und 19 Monaten übrigens eher mit Wut (engl. "anger") als mit Angst, die jüngeren mit Kummer ("distress"). Ein wütendes Gesicht zeigen Säuglinge bei körperlichen Einschränkungen bereits mit einem Monat (Campos et al. 1983). Theoretisch ungelöst ist zudem für die frühe Kindheit die Frage, ob Kinder erst dann auch die jeweiligen Emotionen haben, wenn sie sie

Tabelle 2. Psychologisch analoge Situationen

Situationen	Teilkomponenten							
	Verun-sicherung der Eltern	Besondere Fürsorge durch Eltern	Schmerzen	Physische Schwäche	Ärztliche Unter-suchung	Hospitali-sierung	Prämedi-kation Anästhesie	Chirur-gischer Eingriff
Mandeloperation	+	+	+	+	+	+	+	+
Diagnostischer Eingriff	+	(+)	(+)	(+)	+	(+)	+	+
Schwere innere Er-krankung	+	+	(+)	+	+	+	−	−
Leichte Erkrankung	−	+	(+)	+	(+)	−	−	−
Verletzung	(−)	+	+	(−)	(+)	(−)	(−)	(+)
Zahnbehandlung	−	−	+	−	+	−	+	+
Kontrolluntersu-chung beim Arzt	−	−	−	−	+	+	−	−
Quarantäne	+	−	−	−	+	+	−	−
Kur-/Heimaufenthalt	−	−	−	−	(+)	+	−	−
Krankheit der Eltern oder Geschwister	+ (Miterleben bei den anderen)		−	−	−	−	−	−
Geburt	−	−	−	−	(+)	(+)	+	−

im Ausdrucksverhalten zeigen, oder ob ihnen zuvor nur der „passende" Gesichtsausdruck fehlte; ebenso strittig ist die Frage, ob vom gleichen Gesichtsausdruck auf die gleiche Emotion geschlossen werden kann. Auf jeden Fall kann ein erhöhtes Erregungsniveau bei potentiell bedrohlichen oder streßhaften Reizen von früh an beobachtet werden. Ausgeprägte Angstreaktionen zeigen Kinder gegen Ende des ersten Jahres. Das, wovor sie Angst haben, verändert sich allerdings mit ihren geistigen Möglichkeiten. Die Angst sollte jedoch nicht die einzige Emotion sein, auf die der Anästhesist zu achten hat. Gefühle der Verunsicherung und ängstlichen Anspannung ("wariness"), der Wut, aber auch alle Anzeichen für Depression sind mindestens ebenso bedeutsam.

Außerdem sei darauf hingewiesen, daß wir kaum wissen, was Kinder von einem wirklich angstauslösenden, einschneidenden Ereignis oder gar einem „kritischen Lebensereignis", wie einem Krankenhausaufenthalt, langfristig behalten. Das was sie spontan später erzählen, ist sicherlich nur ein geringer Ausschnitt dessen, was bei ihnen bei entsprechenden Auslösesituationen bewußt wird oder nur als emotionale Reaktionsweise „hochkommt". Zu wenig wissen wir, wie sie solche emotionalen Erlebnisse für sich verarbeiten. Zumindest sollte man aber den Trugschluß vermeiden, daß Säuglinge nichts erinnern, nur weil sie nicht in der Lage sind, sich Vergangenes aktiv ins Gedächtnis zu rufen (das beginnt erst mit 8–10 Monaten). Neueste Untersuchungen zum Gedächtnis zeigen, daß selbst 6monatige Kinder so harmlose Ereignisse wie visuelle Muster oder Melodien noch nach Tagen „erinnern", wenn sie dem gleichen Ereignis wiederbegegnen (Hayne et al. 1986; Greco et al. 1986).

Zur langfristigen Wirkung von Anästhesie- und Schmerzlinderungsmitteln gibt es kaum Untersuchungen, zumal sie i.all. mit einer Reihe anderer Faktoren konfundiert sind. Bedenkenswert sind jedoch die Befunde bei Neugeborenen, die an den ihren Müttern unter der Geburt verabreichten Gaben partizipiert haben (Aleksandrowicz u. Aleksandrowicz 1974, 1976; Bowes et al. 1970; Field 1980; Friedman et al. 1978; Hollenbeck et al. 1984, 1985; Horowitz et al. 1977; Moreau u. Birch 1974; Murray et al. 1981). Ohne hier auf Einzelheiten einzugehen, die in der Literatur nachgelesen werden können, stimmen die verschiedenen Untersuchungen im wesentlichen in den folgenden Ergebnissen überein: Analgetika, Anästhetika und nach der Geburt der Mutter verabreichte Medikamente beeinflussen sowohl das Verhalten des Neugeborenen als auch die Art der Mutter-Kind-Interaktion. Die Untersuchungen stammen sowohl aus der Zeit, in der schmerzstillende Medikamente unter der Geburt recht freizügig verabreicht wurden, als auch aus neuerer Zeit, in der die Vergabe solcher Medikamente recht vorsichtig gehandhabt wurde. Selbst leichte Gaben, z.B. bei der Epiduralanästhesie, wirken sich, unter Kontrolle anderer möglicher Einflußfaktoren, so aus, daß die neugeborenen Kinder in den ersten Tagen größere Schwierigkeiten bei der autonomen Regulation (Kreislauf, Temperatur), am 4. und 5. Tag in der Orientierung, Habituation, Zustandskontrolle und Motorik zeigen, und einige dieser Schwierigkeiten bis zum 10. Tag anhalten sollen (Lester et al. 1982). Eine Reihe von Untersuchungen fand Auswirkungen unterschiedlicher Dosen und Arten perinataler Medikation der Mutter im Aufmerksamkeitsverhalten des Kindes bis zu 1 Monat nach der Geburt und Brackbill (1977) sogar bis 8 Monate nach der Geburt. Dort zeigte es sich im Orientierungs- und Habituationsverhalten unangenehmen oder streßerzeugenden Tönen gegenüber; Kinder, die unter der Geburt Medikamente abbekommen hatten, reagierten mit Herzfrequenzzunahme als einem Indiz für streßhafte Verarbeitung. Inwieweit diese Langzeitwirkungen auf die Pharmaka direkt oder auf ihre Metaboliten (ungenügende Verarbeitung in der Leber) oder sekundär auf die verminderte Sauerstoffversorgung unter der Geburt oder gar tertiär auf das durch die Medikamente beeinflußte Verhalten der Mütter oder auf alle 3 Aspekte zurückgeführt werden muß, ist nach Brackbill noch eine offene Frage. So beeindruckend diese Studien sind, so zeigt eine genauere Analyse auch hier immer noch die Gefahr einer Konfundierung zu vieler Aspekte, so daß eindeutige Schlußfolgerungen noch nicht gezogen werden können (Kraemer et al. 1987).

Das kindliche Verständnis von Schmerzen, Krankheit und Tod

Für das aufklärende Vorgespräch mit den Kindern ist es wichtig zu wissen, ob die Kinder mit den Begriffen Schmerz und Krankheit in der vom Erwachsenen erwarteten Weise umgehen können, und welche Phantasien sie bezüglich des Zusammenhangs von Krankheit und Tod haben (Varni u. Thompson 1986). Eine der frühesten Untersuchungen zu kindlichen Vorstellungen von Krankheiten, Tod und Seele wurde bereits 1933 veröffentlicht (Becker 1933). Krankheit ist danach für jüngere Kinder eine Art Fremdkörper, der sich in den eigenen Körper setzt und daher Schmerzen verursacht. Auch die schon naturwissenschaftlich anmutende Erklärung von 10jährigen mit Bazillen als Krankheitsursachen ist dieser Vorstellung nahe. Krankheitsmerkmale sind für kleine Kinder meist nur solche, die eindeutig sinnlich wahrnehmbar sind. Krankheiten werden für Kinder von außen verursacht (Varni u. Thompson 1986), aber das Wie bleibt oft unklar bis magisch. Über das physiologische Geschehen in ihrem Körper haben die Kinder lange keine oder nur sehr vage Vorstellungen; daher haben sie auch große Schwierigkeiten, ihre eigenen Schmerzen zu lokalisieren. Wegen der unspezifischen Verursachungszuschreibung nach außen liegt ihnen auch eine Verquickung mit Ungehorsam und Schuld nahe. Ältere Kinder (um die 10 Jahre) beziehen dagegen Krankheit und Schmerzen auf innere Ereignisse. Ihre Vorstellung von Tod oder gar endgültigem Lebensende ist wenig entwickelt und ihre Angst auch möglicherweise kaum darauf bezogen. Kaum ein Drittel der Erstkläßler in einer Untersuchung von White et al. (1978) und erst dreiviertel der Viertkläßler waren von der Universalität des Todes überzeugt, aber nur 40% der ältesten Kinder hielten ihn auch für unwiderruflich. Dabei sind kulturelle Unterschiede im Ausmaß und Tempo zu beachten, wie „wissenschaftliche" Erklärungen von den Kindern übernommen und verstanden werden, wie eine Studie in Israel bei jüdischen, christlichen, drusischen und islamischen 10jährigen zeigte (Florian u. Kravetz 1985). Mit ihrem besseren Verständnis von dem, was Tod meint, steigt auch ihre Angst davor (Orbach et al. 1985). Auch solche Phänomene wie Schlafen und Träumen, die möglicherweise zur Erklärung der Narkose herangezogen werden, können vom Kind anders verstanden werden (Kohlberg 1973). Für viele Kinder im Vorschulalter sind Träume reale Geschehen, die auch von anderen als dem Träumenden selbst gesehen werden können. Deshalb ist es auch nicht notwendig, den Traum ausführlich zu beschreiben. Erst im Laufe des Schulalters begreifen die Kinder, daß Träume und Gedanken ihre eigenen geistigen Produkte und von anderen nicht wahrgenommen sind. Entsprechend unterscheiden sich die kindlichen Vorstellungen von Gehirn und Verstand von denen des Erwachsenen (Johnson u. Wellman 1982). Für 5jährige aufgeschlossene Kinder ist das Gehirn als Organ des Verstandes zwar für geistige Handlungen wie Denken, Behalten, Erinnern „zuständig". Eine Beziehung zu sensomotorischen Handlungen können sie nicht erkennen. Dieser Funktionszusammenhang ist sehr kompliziert und selbst für Grundschulkinder kaum verständlich. Diese Verstehensaspekte sind natürlich eng an den allgemeinen geistigen Entwicklungsstand des Kindes gebunden. Bei geistigbehinderten Jugendlichen muß man daher mit einer Auffassungsweise rechnen, die eher der von älteren Kindergarten-Kindern entspricht (Sternlicht 1980). Dies sind nur einige, unmittelbar auf Krankheit bezogene Begriffe, die zeigen sollen, daß das, was der Arzt oder die Krankenschwester oder die Eltern dem Kind sagen und erklären, und das, was das Kind davon versteht, auseinanderklaffen kann. Manche Erklärung kann sogar die Sorge und Angst des Kindes steigern. Nur erwähnt werden soll, daß sich das kindliche Verständnis von Zeit und von geographischen Räumen wie etwa einem Krankenhaus oder einer Stadt, erst langsam im Laufe der Schulzeit entwickelt. Man stelle sich nur vor, wie ausgeliefert man sich fühlen würde, wenn einem Raum- und Zeitvorstellungen abhanden gingen! Dies zeigt, wie eng auch kognitive Aspekte mit Gefühlen, besonders Gefühlen der Angst, verbunden sind.

Zusammenfassung

In diesem Beitrag sollte entlang den Ereignissen, die ein Kind im Zusammenhang mit Krankheit, Krankenhausaufenthalt, Anästhesie und Operation erlebt und zu bewältigen hat, aufgezeigt werden, wo entwicklungspsychologische Erklärungsmodelle und empirische Forschungen Fragen präzisieren und vielleicht auch beantworten helfen können. Zunächst wurde ein psychologisch-ökologisches Modell vorgestellt, das das Ausmaß der vom erkrankten Kind zusätzlich zu leistenden Anpassungen verdeutlichen soll. Sodann wurden die Möglichkeiten von Kindern unterschiedlichen Alters zur kognitiven und emotionalen Verarbeitung dieser vielen Ereignisse diskutiert. Speziell zur psychologischen Situation der Prämedikation und zur Wirkung von Anästhesie wurde auf Analysen und Befunde aus verwandten Situationen verwiesen, die mit dem chirurgischen Eingriff eine Reihe von Komponenten gemeinsam haben. Das Beispiel der Zahnarztbehandlung wurde insbesondere in Hinsicht auf Angst und Angststeuerung beim Kind ausführlicher dargestellt, und am Beispiel der Geburt wurden die möglichen Langzeitwirkungen von an Mütter verabreichte Analgetika beim Säugling diskutiert. Abschließend wurde auf Untersuchungen zum kindlichen Verständnis von Krankheit, Schmerz, Gehirn, Tod und ähnlichen Begriffen eingegangen, die Erwachsene verwenden, wenn sie dem Kind mit Erklärungen helfen wollen.

Literatur

Ainsworth M, Blehar M, Waters E, Wall S (1978) Patterns of attachment. Erlbaum, Hillsdale NJ

Aleksandrowicz MK, Aleksandrowicz DR (1974) Obstetrical pain-relieving drugs as predictors of infant behavior variability. Child Dev 45:935–945

Aleksandrowicz MK, Aleksandrowicz DR (1976) Obstetrical pain-relieving drugs as predictors of infant behavior variability: A reply to Federman and Yang's critique. Child Dev 47:297–298

Becker E (1933) Untersuchungen zur kindlichen Theorienbildung. Barth, Leipzig; Z Psychol 129:43–120

Bowes WA Jr, Brackbill Y, Conway E, Steinschneider A (1970) The effects of obstetrical medication of fetus and infant. Monographs of the Society for Research in Child Development 35 4, Serial No 137

Brackbill Y (1977) Long-term effects of obstetrical anesthesia on infant autonomic function. Dev Psychobiol 10:529–535

Bronfenbrenner U (1986) Ecology of the family as a context for human development: Research perspectives. Dev Psychol 33:723–742

Bronfenbrenner U, Crouter AC (1983) The evolution of environmental models in development research. In: Kessen W (ed) History, theory, and methods. Wiley, New York (Handbook of child psychology, 4th edn, vol I, pp 357–414)

Bronson GW, Pankey WB (1977) On the distinction between fear and wariness. Child Dev 48:1167–1183

Campos JJ, Barrett KC (1984) A new understanding of emotions and their development. In: Izard CE, Kagan J, Zajonc RB (eds) Emotions, cognition and behavior. Univ Press, Cambridge, pp 229–263

Campos JJ, Barrett KC, Lamb ME, Goldsmith HH, Stenberg C (1983) Socioemotional development. In: Haith MM, Campos JJ (eds) Infancy and developmental psychobiology. Wiley, New York (Handbook of child psychology, 4th edn, vol. II, pp 783–915)

Field TM (1980) Developmental follow-up of infants delivered by Caesarean section and general anesthesia. Infant Behav Dev 3:253–264

Florian V, Kravetz S (1985) Children's concept of death: A cross-cultural comparison among Muslims, Druze, Christians, and Jews in Israel. J Cross Cultural Psychol 16:174–189

Friedman SL, Brackbill Y, Caron A, Caron RF (1978) Obstetric medication and visual processing in 4- and 5-month-old infants. Merrill Palmer Q 24:11–128

Garmezy N (1981) Children under stress: Perspectives on antecedents and correlates of vulnerability and resistance to psychopathology. In: Rabin AI, Aronoff J, Barclay AM, Zucker RA (eds) Future explorations in personality. Wiley Interscience, New York, pp 196–269

Greco C, Rovee-Collier C, Hayne H, Griesler R, Earley L (1986) Ontogeny of early event memory I: Forgetting and retrieval by 2- and 3-month-olds. Infant Behav Dev 9:441–460

Hayne H, Greco C, Earley L, Griesler P, Rovee-Collier C (1986) Ontogeny of early event memory II: Encoding and retrieval by 2- and 3-month-olds. Infant Behav Dev 9:461–472

Hollenbeck AR, Gewirtz JL, Sebris SL, Scanlon JW (1984) Labor and delivery medication influences parent-infant interaction in the first post-partum month. Infant Behav Dev 7:201–209

Hollenbeck AR, Smith RF, Edens ES, Scanlon JW (1985) Early trimester anesthetic exposure: Incidence rates in an urban hospital population. Child Psychiatry Hum Dev 16:126–134

Horowitz FD, Ashton J, Culp R, Gaddis E, Levin S, Reichmann B (1977) The effects of obstetrical medication on behavior of Israeli newborn infants and some comparisons with Uruguayan and American infants. Child Dev 48:1607–1623

Izard CE, Kagan J, Zajonc RB (eds) (1984) Emotions, cognition and behavior. Univ Press, Cambridge

Johnson CN, Wellman HM (1982) Children's developing conceptions of the mind and brain. Child Dev 53:222–234

Kagan J (1984) The idea of emotion in human development. In: Izard CE, Kagan J, Zajonc RB (eds) Emotions, cognition and behavior. Univ Press, Cambridge, pp 38–72

Kohlberg L (1973) Stufe und Sequenz. In: Kohlberg L (Hrsg) Zur kognitiven Entwicklung des Kindes. Suhrkamp, Frankfurt am Main, S 7–255

Kraemer HC, Korner A, Anders T, Jacklin CN, Dimiceli S (1987) Obstetric drugs and infant behavior: A reevaluation. In: Chess S, Thomas A (eds) Annual progress in child psychiatry and child development. Bruner/Mazel, New York, pp 587–594

Lester BM, Als H, Brazelton TB (1982) Regional obstetric anesthesia and newborn behavior: a reanalysis toward synergistic effects. Child Dev 53:687–692

Lewis M, Michalson L (1983) Children's emotions and moods. Developmental theory and measurement. Plenum, New York

Main M, Kaplan N, Cassidy J (1985) Security in infancy, childhood, and adulthood: A move to the level of representation. In: Bretherton I, Waters E (eds) Growing points of attachment theory and research. Monographs of the Society for Research in Child Development 50(1–2), Serial No 209:66–104

Mandler JM (1983) Representation. In: Flavell JH, Markman EM (eds) Cognitive development. Wiley, New York (Handbook of child psychology, 4th edn, vol IV)

Moreau T, Birch HG (1974) Relationship between obstetrical general anesthesia and rate of neonatal habituation to repeated stimulation. Dev Med Child Neurol 16:612–619

Murray AD, Dolby RM, Nation RL, Thomas DB (1981) Effects of epidural anesthesia on newborns and their mothers. Child Dev 52:71–82

Orbach I, Gross Y, Glaubman H, Berman D (1985) Children's perception of death in humans and animals as a function of age, anxiety and cognitive ability. J Child Psychol Psychiatry 26:453–463

Parmelee AH (1986) Children's illnesses: Their beneficial effects on behavioral development. Child Dev 47:1–10

Rauh H (1982) Frühe Kindheit. In: Oerter R, Montada L (Hrsg) Entwicklungspsychologie. Ein Lehrbuch. Urban & Schwarzenberg, München, S 124–194

Rauh H (1984) Frühgeborene Kinder. In: Steinhausen HC (Hrsg) Risikokinder. Ergebnisse der Kinderpsychiatrie und -psychologie. Kohlhammer, Stuttgart, S 11–35

Schank RC, Abelson (1977) Scripts, plans and understanding. Erlbaum, Hillsdale NJ

Sternlicht M (1980) The concept of death in preoperational retarded children. J Genet Psychol 137:157–164

Varni JW, Thompson KL (1986) Biobehavioral assessment and management of pediatric pain. In: Krasnegor NA, Arasteh JD, Cataldo MF (eds) Child health and behavior. A behavioral pediatrics perspective. Wiley, New York, pp 371–393

Werner EE, Smith RS (1982) Vulnerable but not invincible: A study of resilient children. McGraw-Hill, New York

White E, Elsom B, Pravat R (1978) Children's conception of death. Child Dev 49:307–310

Winer GA (1982) A review and analysis of children's fearful behavior in dental settings. Child Dev 53:1111–1133

Wittkowski J, Schnell H (1981) Strukturen der Todesvorstellungen bei 8–14jährigen. Z Entwicklungspsychol Päd Psychol 13:304–311

Kinderpsychiatrisch-psychologische Aspekte der Narkose und Operation im Kindesalter

H.-C. Steinhausen

Die psychologischen Risiken, die aus Narkose und Operation im Kindesalter resultieren, können nicht isoliert betrachtet werden, sondern gehören in den Kontext der durch die Krankenhausaufnahme gesetzten Beeinträchtigungen wichtiger primärer Beziehungen innerhalb der Familie. Mit dieser allgemeinen Thematik befaßt sich die psychologische Deprivationsforschung, die in ihren Grundlinien und in ihrer Bedeutung für die vorliegende Thematik in einem ersten Abschnitt skizziert werden soll. Im Anschluß sollen einige spezielle psychologische Aspekte der Anästhesie und Operation bei Kindern erörtert und schließlich Erkenntnisse der empirischen Forschung über die Prävention psychischer Fehlverarbeitungen von Krankenhauserlebnissen bei Kindern dargelegt werden.

Die Krankenhausaufnahme stellt nur einen paradigmatischen Fall von Deprivationen dar; andere Beispiele sind die Unterbringung in Heimen oder verschiedene Formen von intrafamiliärer Deprivation, die z. B. im Syndrom der Gedeihstörung oder des psychosozialen Minderwuchses zu erheblichen Beeinträchtigungen gleichermaßen der psychischen wie auch der körperlichen Entwicklung führen können (vgl. Steinhausen 1981, 1985a, 1988). Die in der Krankenhausaufnahme implizierte Trennung von Eltern und Kind enthält trotz veränderter Betreuungs- und Arbeitsbedingungen im Krankenhaus in der jüngeren Vergangenheit nach wie vor das Risiko von entweder kurzfristigen oder länger andauernden psychischen Störungen bei Kindern, wobei dieses Risiko – wie zu zeigen sein wird – nicht gleichmäßig verteilt ist. Gleichwohl fällt bei einer Betrachtung von Beobachtungsstudien über einen Zeitraum von nunmehr 40 Jahren auf, daß insbesondere kleine Kinder auf die Trennung von den Eltern im Krankenhaus mit einem sehr ähnlichen Bild reagieren (Wolkind u. Rutter 1985). In einer ersten Phase des Protestes reagiert das Kind mit Weinen, Schreien und Unruhe. Es folgt eine Phase des traurigen, apathischen Rückzugs, die bei längerer Unterbrechung der Kontakte schließlich in eine Auflösung der Bindung zu den Eltern übergehen kann. Auch nach der Rückkehr in die Familie können Verhaltensänderungen in Form von Vermeidung und Ignorieren der Eltern oder exzessiver Suche nach Nähe auftreten und sich mit vielfäligen Symptomen wie heftigen Wutausbrüchen oder Rückfällen in nicht altersgemäße Verhaltensweisen einschließlich Verlust einer Entwicklungsfunktion wie der bereits erzielten Sauberkeit verbinden können.

Dieses Bild läßt sich nicht uniform beobachten, sondern zeigt beträchtliche individuelle Variationen. Für die Wahrscheinlichkeit der Entwicklung von Verhaltensauffälligkeiten bzw. psychischen Symptomen lassen sich eine Reihe von Risikoelementen identifizieren. Die Verunsicherung des Kindes wird einerseits wesentlich durch *Störfaktoren im Krankenhaus* bedingt, zu denen in erster Linie die mangelnde kindgerechte Aufklärung über medizinische Maßnahmen im Rahmen von Diagnostik und Therapie gehören. Hierzu zählt selbstverständlich auch die Aufklärung über Narkose und Operation. Zusätzlich sind aber auch Aspekte der Betriebsrationalität und der Arbeitsroutine bedeutsam, zumal restriktive Festlegungen der Besuchszeiten oder mangelnde personale Kontinuität in der Betreuung durch Krankenschwestern im Rahmen des Schichtdienstes und schließlich auch ein wenig kindzentrierter, autoritärer Umgang von Ärzten und Krankenhauspflegepersonal das Gefühl des Ausgeliefertseins und der Verlassenheit verstärken.

Ein weiteres Bedingungeelement ist in *persönlichen Faktoren des Kindes* begründet. Hier hat zunächst das Alter des Kindes für die Entwicklung von Deprivationsschäden eine besondere Bedeutung. Ergebnisse empirischer Forschungen belegen unzweideutig, daß vor allem Säuglinge und Kleinkinder bedroht sind. In dieser Gruppe der Risikokinder im Alter von 6 Monaten bis 4 Jahren sind die Früh- und Mangelgeburten noch einmal besonders durch längere und früh einsetzende Deprivationen gefährdet. Andere an das Kind gebundene Risikoelemente sind die Art seiner Krankheit, der somatische Allgemeinzustand, seine Position in der Familie, vorausgegangene traumatische Trennungserfahrungen, die Qualität seiner Bindungen und Beziehungen und frühere Krankheitserfahrungen. Nachgewiesenermaßen steigt mit multiplen Hospitalisierungen das Risiko psychischer Störungen. Damit sind besonders chronisch kranke und behinderte Kinder von der Entwicklung eines zusätzlichen Deprivationsschadens bedroht (vgl. Steinhausen 1985b).

Schließlich zählt zu den *elterlichen Bedingungen* neben der Qualität ihrer Bindung und Beziehung zum Kind auch das Ausmaß und die Qualität der Vorbereitung auf den Krankenhausaufenthalt, ihre Anwesenheit im Krankenhaus sowie schließlich ihre Fähigkeit, adäquat mit den Belastungsreaktionen des Kindes im Krankenhaus umzugehen und dem Kind bei der Bewältigung der Krankheitserfahrungen und seiner psychischen Reaktionen zu helfen.

Eingebettet in diesen allgemeinen Kontext von Deprivationsfaktoren im Rahmen von Krankenhausaufnahmen bei Kindern stellt sich nunmehr die Frage nach den spezifischen Aspekten, die mit Narkose und Operation als besonders eingreifenden Maßnahmen verbunden sind. Sie läßt sich einerseits in den Aspekt der Erlebnisverarbeitung und andererseits den der Wertigkeit bestimmter Risikogruppen von Patienten differenzieren. Die Verarbeitung von Narkose und Operation ist sehr wesentlich von dem kognitiven und sozial-emotionalen Entwicklungsstand des Kindes abhängig. Da Krankheitseinsicht und -verständnis sich erst mit zunehmendem Alter entwickeln (vgl. Beitrag Rauh, S. 7 ff.) kann der behandelnde Arzt nicht mit einem gleichen Verständnis- und Einsichtsgrad bei Kindern rechnen, sondern muß sich vielmehr um eine jeweils alters- und entwicklungsgerechte Vermittlung und Vorbereitung der durchzuführenden Maßnahmen bemühen. Das kleine Kind bis zum Grundschulalter verfügt noch nicht über die kognitive Reife, um die Notwendigkeit von medizinischen Maßnahmen zu verstehen. Es verarbeitet Ankündigungen und Maßnahmen eher ängstlich-

irrational und nimmt beispielsweise Fehldeutungen wie die vor, daß es mit Injektionen und Schmerzen für sein Fehlverhalten bestraft werde, oder beschuldigt
seine Eltern, es nicht nur verlassen zu haben, sondern auch Schuld an der
Krankheit und der stationären Behandlung einschließlich schmerzvoller Maßnahmen zu haben. Eingreifende, zum Teil verstümmelnde Operationen (z. B. bei
malignen Tumoren) stellen auf jeder Stufe des Kindesalters eine schwere Beeinträchtigung des kindlichen Bedürfnisses nach körperlicher Integrität und damit
eine massive Bedrohung des Selbstwertgefühls dar. Von daher sind hier in jedem
Fall präventive psychologische Maßnahmen geboten, auf die noch einzugehen
sein wird.

Die weitergehende Frage nach potentiellen Risikogruppen für die Durchführung von Narkosen läßt sich auf einer empirischen Grundlage nur sehr begrenzt
beantworten. Aus kinderpsychiatrischer Sicht ist hier in erster Linie an alle Störungen mit einer hirnorganischen Genese bzw. Symptomatik zu denken. Dies
umschließ alle Formen chronischer organischer Psychosyndrome, d. h. die Resi-
dualzustände nach Schädel-Hirn-Traumen sowie Infektionen und Tumoren des
ZNS, die leichteren frühkindlich erworbenen Hirnfunktionsstörungen, Zustände
von Intelligenzminderung mit hirnorganischer Beteiligung (also vor allem
schwere Grade einer geistigen Behinderung) und die hyperkinetischen Syndrome. An dieser Stelle ist bei einer Analyse der wissenschaftlichen Literatur das
beklagenswerte Fazit zu ziehen, daß wenig mehr als die bekannte Feststellung
von der Gefährdung eines vorgeschädigten Hirns durch die Narkose existiert. Es
fehlt bedauerlicherweise an sorgfältigen empirischen Untersuchungen an Kindern mit organischen Psychosyndromen über die Auswirkungen verschiedener
anästhetischer Vorgehensweisen. Derartige Untersuchungen müßten eine sorgfältige Evaluation mit Messungen vor und nach der Maßnahme in kontrollierten
Untersuchungsplänen unter Verwendung geeigneter neuropsychologischer, -psy-
chiatrischer und -physiologischer Maße bei jeweils diagnostisch eindeutig cha-
rakterisierten Patientengruppen vornehmen. Sofern derartige Studien nur schwer
zu realisieren sind, ist zumindest eine sorgfältige Analyse von Komplikationen
bei hirnorganisch geschädigten Patienten durch Narkosen und eine wissenschaftliche Dokumentation derartiger Befunde zu fordern. Auch derartige Mitteilungen scheinen bei Durchsicht der wissenschaftlichen Literatur kaum exi-
stent.

Eine Ausnahme bilden eine kleine Anzahl amerikanischer Studien über die
Auswirkungen operativer Techniken bei kongenitalen Herzfehlern im Kindesalter. Trotz der methodischen und inhaltlichen Grenzen läßt sich feststellen, daß
der extrakorporale Kreislauf über die Herz-Lungen-Maschine keine schädigen-
den Auswirkungen hat (Whitman et al. 1973). Hingegen sind die Feststellungen
über Folgen der Hypothermie unter der Operation kontrovers. Hier gibt es einerseits mehrheitlich Nachweise fehlender neurologischer Störungen und eines im
Norm- bzw. Erwartungsbereichs liegenden geistigen Entwicklungsstandes der
untersuchten Kinder (Dickinson u. Sambrooks 1979; Haka-Ikse et al. 1978; Stevenson et al. 1974), andererseits aber auch einen warnenden Hinweis auf neurologische Zeichen, die auf die Hypothermie bezogen wurden (Brunberg et al.
1982). Angesichts methodischer Grenzen der vorliegenden Studien stehen die
entscheidenden und beweiskräftigen Untersuchungen noch aus. Diese könnten

sich an mehrdimensional angelegten Untersuchungsplänen wie in der Studie von O'Dougherty et al. (1983) orientieren, in der neben anderen Risikovariablen auch das Versagen der Palliativoperationen hinsichtlich einer Verbesserung der Hypoxie als einziger operationsbezogener Variable identifiziert wurde.

Entsprechend diesem begrenzten Erkenntnisstand über die spezifischen Auswirkungen von Narkose und Operation auf Kinder müssen sich die abschließenden Anmerkungen über die Prävention psychischer Störungen wieder in den eingangs abgesteckten Rahmen stellen. Die Frage lautet also, welche Maßnahmen zur Verhinderung von Deprivationsschäden durch Krankenhausaufenthalte im Kindesalter getroffen werden können. Hinweise auf die Notwendigkeit von Präventionsmaßnahmen ergeben sich nicht nur aus den eingangs skizzierten Zusammenhängen, sondern werden auch durch ein zunehmendes Bewußtsein für entsprechende Programme wiedergespiegelt. Eine 1981 von Azarnoff u. Woody publizierte Umfrage in den USA an 2911 Kinderkliniken bzw. Abteilungen ergab bei einem Rücklauf von 29%, daß in 468 Kliniken bzw. Abteilungen (d.h. 33% der antwortenden 1427 Einrichtungen) Vorbereitungsprogramme etabliert waren. Über die Situation in deutschen Kliniken liegen keine Daten vor.

Eine systematische Übersicht der in der Zwischenzeit beträchtlich angewachsenen Forschung durch Elkins u. Roberts (1983) zeigt, daß sich die Prävention auf 5 zentrale Themen erstreckt, nämlich 1) Aufklärung und Information des Kindes, 2) Ermutigung zum Ausdruck von Emotionen, 3) Aufbau einer vertrauensvollen Beziehung, 4) Vorbereitung der Eltern und 5) Vermittlung von Bewältigungsstrategien. In der Umsetzung dieser Themen können ganz unterschiedliche Methoden eingesetzt werden, zu denen a) die persönliche verbale Kommunikation, b) der Einsatz von Spielmaterialien, c) Krankenhausführungen für gesunde Kinder bzw. vor der Aufnahme, d) gedruckte Materialien und e) audiovisuelle Medien wie Diaserien und Filme gehören. Die Verfügbarkeit derartiger Strategien bedeutet aber keineswegs, daß jede Maßnahme bei jedem Kind eingesetzt und zugleich präventiv wirksam werden kann. Vielmehr sind eine Vielzahl von Fragen offen und damit zugleich Gegenstand empirischer Forschung. Sie beziehen sich z. B. auf den Zeitpunkt und die Dauer der Vorbereitung, differentielle Patientenmerkmale, die berücksichtigt werden müssen, und die Möglichkeit einer primären Prävention bei gesunden Kindern.

Trotz derartiger offener Fragen ist die Notwendigkeit der Prävention von Deprivationsschäden unstrittig. Hinsichtlich der Durchführung erscheint die Integration von Kinderpsychiatern und -psychologen in Teams von Pädiatern, Anästhesisten oder anderen mit Kindern befaßten Berufsgruppen geboten. Eine derartige Kooperation kann sich auf die Entwicklungen in der verhaltenswissenschaftlich orientierten Pädiatrie ("behavioural pediatrics") und der Liaisonkinderpsychiatrie stützen, welche den vielfältigen Problemen und Aufgaben in der Betreuung kranker Kinder mit psychologischen Methoden nachgehen. Diese beiden Spezialgebiete haben sich in den USA zu nahezu eigenständigen Disziplinen entwickelt.

Das kranke Kind bedarf also nicht nur einer sorgfältigen und seinem Entwicklungsstand gerechten Vorbereitung auf die Krankenhausbehandlung vor der Aufnahme, sondern auch einer Vorbereitung auf diagnostische und therapeutische Maßnahmen – wie z. B. die Narkose (vgl. Beitrag Schweitzer, S. 25 ff.) und

Operation – während des Krankenhausaufenthaltes in einer möglichst kindgerecht gestalteten Krankenhausumwelt (Olds 1978) begleitet von einer möglichst kindgerecht gestalteten Organisation der Arbeitsabläufe. Eine großzügige Besuchsregelung für die Eltern mit möglichst täglichen Besuchsmöglichkeiten und ggf. die Mitaufnahme einer primären Bezugsperson dienen ebenfalls der Prävention psychischer Auffälligkeiten. Bei dennoch längerfristig anhaltenden psychischen Störungen sollte die Hilfe von Kinderpsychiatern und -psychologen in Anspruch genommen werden.

Literatur

Azarnoff P, Woody PD (1981) Preparation of children for hospitalization in acute care hospitals in the United-States. Pediatrics 68:361–368

Brunberg JA, Reilly EL, Doty DB (1982) Central nervous system consequences in infants of cardiac surgery using deep hypothermia and circulatory arrest. Circulation 49/50:60–66

Elkins PD, Roberts MC (1983) Psychological preparation for pediatric hospitalization. Clin Psychol Rev 3:275–295

Dickinson DF, Sambrooks JE (1979) Intellectual performance in children after circulatory arrest with profound hypothermia in infancy. Arch Dis Child 54:1–6

Haka-Ikse K, Blackwood MJA, Steward DJ (1978) Psychomotor development of infants and children after profound hypothermia during surgery for congenital heart disease. Dev Med Child Neurol 20:62–70

O'Dougherty M, Wright FS, Garmezy N, Loewenson RB, Torres F (1983) Later competence and adaptation in infants who survive severe heart defects. Child Dev 54:1129–1142

Olds AR (1978) Psychological considerations in humanizing the physical environment of pediatric outpatient and hospital settings. In: Gellert E (ed) Psychosocial aspects of pediatric care. Grune & Stratton, New York, pp 111–131

Steinhausen H-C (1981) Die Gedeihstörungen des Säuglings- und Kleinkindalters. In: Steinhausen H-C (Hrsg) Psychosomatische Störungen und Krankheiten bei Kindern und Jugendlichen. Kohlhammer, Stuttgart

Steinhausen H-C (1985a) Psychosozialer Minderwuchs. In: Remschmidt H, Schmidt MH (Hrsg) Kinder- und Jugendpsychiatrie in Klinik und Praxis. Thieme, Stuttgart New York

Steinhausen H-C (1985b) Chronisch kranke Kinder und Jugendliche. In: Steinhausen H-C (Hrsg) Risikokinder. Kohlhammer, Stuttgart

Steinhausen H-C (1988) Psychische Störungen bei Kindern und Jugendlichen – Lehrbuch der Kinder- und Jugendpsychiatrie. Urban & Schwarzenberg, München

Stevenson G, Stone EF, Dillard PH, Morgan BC (1974) Intellectual development of children subjected to prolonged circulatory arrest during hypothermic open heart surgery in infancy. Circulation 49/50:54–59

Whitman V, Drotar D, Lambert S, Heeckeren DW van, Borkat G, Ankeney J, Liebman J (1973) Effects of cardiac surgery with extracorporal circulation on intellectual function in children. Circulation 58:160–163

Wolkind ST, Rutter M (1985) Separation, loss and family relationships. In: Rutter M, Hersov L (eds) Child psychiatry – Modern approaches, 2nd edn. Blackwell, Oxford

Psychologische Vorbereitung des Kindes auf Narkose und Operation

D. Schweitzer

Bei dem Stichwort „Narkosevorbereitung" denken Anästhesisten als erstes an medikamentöse Vorbehandlung und Prämedikation. Dabei ist gerade bei Kindern die psychische, nichtmedikamentöse Betreuung ein entscheidender Teil der Vorbereitung auf die Narkose und die Operation. Auch eine kleine, harmlose Operation bedeutet für das betroffene Kind eine fremde, angsteinflößende Situation, für die ihm keine Bewältigungsstrategie zur Verfügung steht. Man muß davon ausgehen, daß ein solches Erlebnis, wenn es nicht adäquat verarbeitet werden kann, zu einem psychischen Trauma führt, das sich schlimmstenfalls in Verhaltensstörungen äußert. Seit etwa 40 Jahren ist in Untersuchungen immer wieder das Auftreten von Verhaltensstörungen nach Krankenhausaufenthalten, Narkosen und Operationen zum Teil bis zu 100% nachgewiesen worden. Kooperatives, kontrolliertes Verhalten der jungen Patienten während der Streßpunkte des Krankenhausaufenthaltes wie Blutabnahme, Narkoseeinleitung und Aufwachphase würde nicht nur für Kinder und Eltern, sondern auch für die beteiligten Schwestern und Ärzte die Situation erheblich angenehmer gestalten.

In den letzten Jahrzehnten ist vieles verändert worden, um die Krankenhausverhältnisse den Bedürfnissen eines Kindes anzupassen. Dazu gehören kindgerechte Räume und Einrichtungen, Möglichkeit zum Spielen und Kontakt zu anderen Kindern und großzügige Besuchsmöglichkeiten für Eltern. Erst unter diesen Voraussetzungen kann eine individuelle Vorbereitung auf Narkose und Operation sinnvoll wirksam sein.

Welche Ängste sind bei unseren kleinen Patienten zu erwarten? Die Trennung von den Eltern spielt eine große Rolle. Für viele kleinere Kinder ist es das erste Mal in ihrem Leben, daß sie in einer fremden Umgebung alleingelassen werden, dazu in einer recht bedrohlich wirkenden Situation. Häufig ist Kindern schon einmal mit Krankheit als Strafe für Ungehorsam gedroht worden. Es ist durchaus denkbar, daß ein Kind dann den ganzen Krankenhausaufenthalt als Strafe fehldeutet.

Was ihr Verhalten anbetrifft, sind unsere kleinen Patienten sehr viel abhängiger von den Maßstäben und der Zustimmung ihrer Umgebung als ein Erwachsener. Die Ungewißheit, ob es die Erwartungen der Erwachsenen in dieser Hinsicht erfüllen kann, ist daher für ein Kind unter Umständen beunruhigend.

Die fremde Umgebung mit immer anderen unbekannten Menschen wirkt erschreckend. Immer wieder gerät das Kind in neue, unangenehme Situationen, auf die es nicht gefaßt war, auf die es sich nicht einstellen konnte, in denen es nicht weiß, wie es sich verhalten soll.

Dazu kommen die Ängste, die auch Erwachsene vor einer Operation haben: Angst vor Schmerzen, vor entstellenden Narben, vor Verstümmelung, die Angst vor Kontrollverlust während der Narkose und schließlich die Angst, nicht wieder aufzuwachen.

Der Inhalt der Narkosevorbereitung für Kinder unterscheidet sich erheblich von der Aufklärung Erwachsener, wobei Alter und Entwicklungsstand der jungen Patienten besonders berücksichtigt werden müssen. Aufklärung über den Ablauf der Operation oder der OP- und Narkoserisiken ist sicher eher beängstigend und überflüssig. Das Kind muß sich aber vorstellen können, was es bei den bevorstehenden Ereignissen erleben und fühlen wird. Dazu ist eine Beschreibung unserer OP-Kleidung, -Mützen und -Gesichtsmasken genauso hilfreich wie der Hinweis auf verwendete Geräte wie EKG und Blutdruckmanschette. Die Art der Einleitung, Injektion oder Maske mit eventuell unangenehm riechendem Narkosegas, sollte erwähnt werden. Ebenso die Prämedikationsspritze, die Wunde, ein Verband oder Schmerzen postoperativ. Auch wie lange die Eltern anwesend sein werden und wann sie wiederkommen, muß besprochen werden. Dem Kind dürfen also nicht die unangenehmen Dinge verschwiegen werden, sondern es muß durch die Vorbereitung davon überzeugt sein, daß es die Situation bewältigen kann. Dabei sollte man sich davor hüten, falsche Versprechungen zu machen oder Hoffnungen zu wecken, die nicht erfüllt werden können.

Bei den verschiedenen Methoden der Narkosevorbereitung, die jetzt besprochen werden sollen, werden unterschiedliche Schwerpunkte gesetzt:

- Man kann besonderen Wert auf das Vertrauensverhältnis des Kindes zum behandelnden Arzt und zu seinen Bezugspersonen legen, seien dies die Eltern oder eine neue Bezugsperson aus dem Krankenhausbereich.
- Die Vermittlung von Information kann in den Vordergrund gestellt werden.
- Dem Kind können Möglichkeiten gegeben werden, seine Gefühle und Ängste auszudrücken und dabei abzureagieren.
- Man kann dem kleinen Patienten Verhaltensweisen zeigen, mit denen er die Situation besser bewältigen kann, und diese mit ihm einüben.

Ein großer Schritt vorwärts in dem Bemühen, Krankenhäuser kindgerechter zu gestalten und der Gefahr des psychischen Hospitalismus zu begegnen, war die Einführung großzügiger oder unbegrenzter Besuchsmöglichkeiten für Eltern und die Möglichkeit des „Rooming in". Löschenkohl zeigte 1981, daß Kinder in Begleitung einer vertrauten Bezugsperson in viel höherem Maße bereit sind, sich einer fremden Umgebung zuzuwenden und sie zu erforschen.

Verschiedene Untersuchungen, zum Beispiel von Melamed 1985, haben allerdings auch gezeigt, daß Kinder ängstlicher Eltern die Narkoseeinleitung schlechter tolerierten und mehr weinten als andere Kinder.

Es gilt also, die Eltern rechtzeitig und gründlich aufzuklären und ihnen ihre Befürchtungen zu nehmen. Das kann im persönlichen Gespräch, auf Elternabenden, zum Teil auch mit Hilfe von Merkblättern geschehen. Die Eltern müssen in der Regel unseren jungen Patienten auch den größten Teil der Informationen über den Krankenhausaufenthalt vermitteln. Daher sollten sie auch beraten werden, wann und in welcher Form sie das tun können.

In vielen Städten haben sich diesen Aufgaben Aktions- oder Selbsthilfegruppen angenommen. Wenn auch die Aufklärung dann vielleicht nicht immer in unserem Sinne stattfindet, zeigt sich darin doch deutlich ein Bedürfnis vieler Eltern nach mehr Information und Beteiligung.

Das Vertrauen eines Kindes zu gewinnen, noch dazu in einem so kurzen Zeitraum, wie er vor einer Operation in der Regel zur Verfügung steht, ist ein schwieriges Unterfangen. Es ist dafür wichtig, daß das Kind Kontakt zu einer festen, nicht wechselnden Bezugsperson aufnehmen kann. Wenn diese dem kleinen Patienten in möglichst allen Streßsituationen des Krankenhausaufenthaltes beisteht, kann sie die Mutter teilweise vertreten.

Modellhaft schildern dieses Vorgehen Veeneklaas 1975 in seinem Buch *Kind im Krankenhaus* und Plank 1973 in *Hilfen für Kinder im Krankenhaus*. Die "observatrice" bei Veeneklaas und der "childcareworker" bei Plank, beide mit psychologischer Zusatzausbildung, gehören in diesen Konzepten fest zum Betreuerteam eines Kindes. Ihre Aufgabe ist die psychische Betreuung des kleinen Patienten und seiner Eltern sowie die Vertretung seiner emotionalen Bedürfnisse gegenüber dem hauptsächlich an der somatischen Erkrankung interessierten Personal.

Dennoch ist es wichtig, daß auch die behandelnden Ärzte dem Kind ihr Interesse an seiner ganzen Person deutlich zeigen – eine sehr ins Negative verzerrtes Arztbild könnte sonst die Folge dieser Aufgabenteilung sein.

Schon im Kindergartenalter ist der entscheidende Teil der Vorbereitung auf Narkose und Operation die Vermittelung von klaren Informationen über die bevorstehenden Ereignisse. In einer vergleichenden Untersuchung zeigten zum Beispiel Visintainer u. Wolfer 1975, daß auch bei 3- bis 6jährigen Kindern Information eine effektivere Vorbereitung ist als emotionale Unterstützung allein. Entscheidend ist dabei, die Kinder auf eine Art anzusprechen, die ihrem Alter und Entwicklungsstand entspricht. Ein Prämedikationsgespräch, wie man es mit Erwachsenen führt, wird sicher bei den meisten Kindern wenig Wirkung zeigen. Dagegen bietet eine Geschichte über die Operation eines anderen Kindes, ein Spiel mit Kasperlepuppen oder sogar mit Stofftieren auch dem jüngeren Kind eine nicht so beängstigende Möglichkeit, sich mit dem Thema zu beschäftigen und sich nach und nach mit der Patientenrolle zu identifizieren.

Von vielen Kliniken werden inzwischen mit Erfolg verschiedene Medien wie Bücher, Photos, Dias oder Filme eingesetzt, um die Vorstellungen der kleinen Patienten von Narkose und Operation zu konkretisieren. Mal- oder Rätselbücher geben dem Kind Gelegenheit, selbst aktiv zu werden und sich gründlicher mit den bevorstehenden Ereignissen auseinanderzusetzen.

Wenn die Informationen in Form einer Geschichte über andere Personen angeboten werden, ergibt sich noch eine zusätzliche Möglichkeit. Dem kleinen Patienten können Verhaltensweisen gezeigt werden, die sinnvoll sind, um die auf ihn zukommenden Situationen zu meistern. Dies ist zur Bewältigung der bevorstehenden Probleme hilfreich, weil den meisten Kindern erprobte, erfolgversprechende Verhaltensweisen nicht zur Verfügung stehen. Wirkungsvoller als souverän die Lage meisternde Vorbilder zu zeigen, ist es, die zu erwartenden Schwierigkeiten wie Punktionen oder Narkoseeinleitung zu benennen und Lösungsmöglichkeiten zu erarbeiten. Denkbar sind Hinweise, daß man zwar stillhalten muß, aber ruhig weinen, sich festhalten oder zum Trost reden darf. Auch gezielte Ablenkungsmanöver und natürlich Atem- oder Entspannungstechniken können eingesetzt werden. Dann wäre es durchaus vorstellbar, daß Kinder sie auch später in schwierigen Situationen wieder anwenden.

Eine Kindern angemessene Form, ihre Gefühle auszudrücken und Probleme zu verarbeiten, ist das Spiel. Sowohl im Spiel mit Puppen und Puppenkrankenhaus oder Kasperlepuppen als auch im Rollenspiel mit den Eltern oder anderen Kindern können Arzt und Patientenrolle vorab ausprobiert werden. Der Doktorkoffer ist dabei ein jedem Kind vertrautes Spielzeug. Aber auch mit Gegenständen aus dem OP-Bereich wie OP-Mützen und Gesichtsmasken, OP-Kleidung, Beatmungsschläuchen und -beuteln, Masken und Spritzen können Kinder im Spiel vertraut gemacht werden. Wenn die kleinen Patienten dabei sich selbst und ihrer Phantasie überlassen bleiben, könnte es sein, daß sich vorhandene Ängste nicht abbauen, sondern verstärken. Um dieser Gefahr zu begegnen, müssen Kinder während des Spiels immer wieder richtige Informationen über die Krankenhaussituation erhalten.

Nur erwähnt werden sollen andere Ausdrucksmöglichkeiten wie Malen, Basteln oder Kneten, die zur Verarbeitung von Emotionen beitragen können.

Nach diesem Überblick über verschiedene Vorbereitungsmethoden stellt sich die Frage, wie man sie zweckmäßigerweise einsetzen kann. Beim Lesen von vergleichenden Arbeiten stellt man fest, daß auch unter Studienbedingungen eine durchgehende Trennung verschiedener Verfahren kaum möglich ist. Einige Autoren kommen aber auch zu dem Schluß, daß die Vorbereitung deutlich effektiver wird, wenn mehrere Methoden miteinander verknüpft werden. Grundlage jeder Vorbereitung auf Narkose und Operation ist eine gründliche Information. Diese wird wirkungsvoller in Gegenwart einer festen Bezugsperson und durch emotionale Unterstützung während des Krankenhausaufenthaltes. Zusätzliche Möglichkeiten, Emotionen abzureagieren, wie Rollenspiele oder gestalterische Ausdrucksformen, helfen bei der Auseinandersetzung mit den bevorstehenden Problemen. Das Angebot von Verhaltensstrategien und Einüben von Verhaltensmustern in Verbindung mit Informationen fördert ebenfalls kooperatives und kontrolliertes Verhalten.

Alle geschilderten Formen der Vorbereitung erfordern erheblich mehr zeitlichen und personellen Aufwand als ein herkömmlich geführtes Prämedikationsgespräch. Es bleibt jedoch zu bedenken, ob sich dieser Aufwand nicht lohnen würde, denn diese ersten Erfahrungen unserer jungen Patienten im Krankenhaus sind grundlegend für ihren späteren Umgang mit Krankheit und Gesundheitsinstitutionen.

Zudem werden Verhaltensweisen für die Bewältigung von Streßsituationen auch im sonstigen Leben des Kindes eingeübt.

Krankenhausaufenthalt, Narkose und Operation können mit solcher Unterstützung zu einer positiv erlebten Situation werden, die zwar problematisch für die Kinder ist, aber bewältigt werden kann.

Literatur

Basler HD, Biskup K-H, Brunschön D (1979) Grenzen der individuellen Prävention des psychischen Hospitalismus. Med Psychol 5:181–193
Becker A, Niggemeyer E (1972) Ich bin jetzt im Krankenhaus. Ravensburger, Ravensburg
Bierich JR (1982) Kind im Krankenhaus – Ethische und humanitäre Fragen in der allgemeinen klinischen Kinderheilkunde. Monatsschr Kinderheilkd 130:62–65

Biermann G, Biermann R (1973) Gabi geht ins Krankenhaus. Reinhardt, München
Breitkopf L: Die klinisch-ambulante Operation aus medizinpsychologischer Sicht. In: Büttner W (Hrsg) Klinisch-ambulantes Operieren aus anaesthesiologischer Sicht. INA Thieme, Stuttgart New York
Breitkopf L, Büttner W (1986) Die Effekte früherer Operationen auf Narkose- und Operationsängste bei Kleinkindern. Anaesthesist 35:30–35
Eckenhoff JE (1953) Relationship of anesthesia to post operative personality changes in children. Am J Dis Child 86:587–591
Freud A, Bergmann T (1972) Kranke Kinder. Ein psychoanalytischer Beitrag zu ihrem Verständnis. Fischer, Frankfurt am Main
Gabriel HP, Danilowicz D (1978) Postoperative responses in „prepared" children after cardiac surgery. Br Heart J 40:1046–1051
Hain WR (1983) Peer modelling and pediatric anaesthesia. Anaesthesia 38:158–161
Jackson K (1951) Psychologic preparation as a method of reducing the emotional trauma of anesthesia in children. Anesthesiology 12:293–300
Kohlsaat F, Arnold K (1981) David und das Krankenhaus. Ellermann, München
Levy E (1959) Children's behaviour under stress and its relation to training by parents to respond to stress situations. Child Dev 30:307–324
Löschenkohl E (1981) Umweltbewältigung bei Kindern im Krankenhaus. Psychologie in Erziehung und Unterricht. 28:161–173
Löschenkohl E, Erlacher G (1981) Kinder an chirurgischen Stationen: Überprüfung eines kognitiv orientierten Interventionsprogramms zur Reduktion von Verhaltensstörungen. Prax Kinderpsychol Kinderpsychiatr 30:81–91
Melamed BG (1985) Psychologische Operationsvorbereitung bei Kindern. Monatsschr Kinderheilkd 133:371–374
Melamed BG, Dearborn M (1983) Necessary considerations for surgery preparation: Age and previous experience. Psychosom Med 45:517–525
Melamed BG, Siegel LJ (1975) Reduction of anxiety in children facing hospitalization and surgery by use of filmed modelling. J Consult Clin Psychology 43:511–521
Peterson I, Shigetomi C (1981) The use of coping techniques to minimize anxiety in hospitalized children. Behav Ther 12:1–14
Peterson L, Shigetomi C (1982) One-year follow-up of elective surgery child patients receiving preoperative preparation. J Pediatr Psychol 7:43–48
Plank EN (1973) Hilfen für Kinder im Krankenhaus. Reinhardt, München
Schandl V, Löschenkohl E (1980) Kind im Krankenhaus: Evaluierung eines Interventionsprogramms bei Verhaltensstörungen. Prax Kinderpsychol Kinderpsychiatr 29:252–258
Schulman JI, Foley JM, Vernon DTA, Allan D (1967) A study of the effect of the mother's presence during anesthesia induction. Pediatrics 39:111–114
Schwartz BH, Albino JE (1983) Effects of psychological preparation on children hospitalized for dental operations. J Pediatr 102:634–638
Steffen H, Brösse-Strauß I, Brands D (1977) Psychologische Vorbereitung auf körperverändernde Operationen im Kindesalter. Monatsschr Kinderheilkd 125:22–27
Steward DJ (1986) Psychology of the pediatric surgical patient. (Proceedings of the First European Congress of Pediatric Anaesthesia)
Troschke J von (1974) Das Kind als Patient im Krankenhaus. Reinhardt, München
Trouten F (1981) Psychological preparation of children for surgery. Dimens Health Serv 9–13
Twardosz S, Weddle K, Borden L, Stevens E (1986) A comparison of three methods of preparing children for surgery. Behav Ther 17:14–25
Veeneklaas GMH, Gobee JIA, van der Kloot Meijburg WJ (1975) Kind im Krankenhaus. Psychosoziale Betreuung am Krankenbett. Thieme, Stuttgart New York
Vernon DTA, Schulman JL, Foley JM (1966) Changes in children's behaviour after hospitalization. Am J Dis Child 111:581–593
Vernon DTA, Bailey WC (1974) The use of motion pictures in the psychological preparation of children for induction of anesthesia. Anesthesiology 40:68–72
Visintainer MA, Wolfer JA (1975) Psychological preparation for surgical pediatric patients: The effect on children's and parents' stress responses and adjustment. Pediatrics 56:187–202
Zoeller J (1984) Mehr wissen, mehr verstehen. Krankenhaus. Reich, Luzern

Zur Evaluation der Prämedikation aus medizinpsychologischer Sicht

L. Breitkopf

Einleitung

Die Prämedikation ist eine medikamentöse Intervention in einer – im Vergleich zur gesamten Krankenkarriere des Patienten – sehr kurzen und begrenzten Phase. Als wichtigstes Ziel der Prämedikation gilt die sog. „Anxiolyse" (vgl. Tolksdorf 1985, 1986). Bei der Evaluation der Prämedikation ist somit u. a. die Frage zu beantworten, ob eine (bestimmte) Prämedikation dieses Ziel erreicht oder nicht.

Nun ist „Anxiolyse" ein Begriff, der *in der psychologischen Angstforschung unbekannt* ist. Nach Durchsicht der anästhesiologischen Literatur zu den Effekten der Prämedikation kann als Resümee festgestellt werden, daß der Begriff der „Anxiolyse" in der Mehrzahl der Publikationen in einer vagen und unpräzisen Bedeutung verwendet wird. Sofern er näher definiert wird, kann er sich auf 2 strikt unterschiedliche Bedeutungen beziehen:

– auf einen *Zustand* („Anxiolyse" = „Angst*freiheit*") oder
– auf einen Prozeß („Anxiolyse" = Angst*lösung*").

Indem diese beiden Bedeutungen verknüpft werden, wird unter „Anxiolyse" im folgenden Text die *Veränderung eines ängstlichen Zustandes in der zeitlichen Folge der Applikation eines Medikaments* verstanden. Darüber hinaus wird definiert, daß von „Anxiolyse" nur dann gesprochen wird, wenn die Veränderung im Sinne einer *Angstreduktion* auftritt.

Der Begriff „Anxiolyse" wird mithin auf eine Zeitachse bezogen, auf der (mindestens) 3 Ereignisse abgetragen werden:

Ereignisse:	1) Registrierung eines Zustands „vorher" (Prämessung)	2) Applikation eines Medikaments	3) Registrierung eines Zustands „nachher" (Postmessung)
Zeitachse:			t (Zeitachse)

Der Begriff „Anxiolyse" wird in dieser Arbeit nur dann verwendet, wenn sich bei der Registrierung „nachher" im Vergleich zur Registrierung „vorher" ein vergleichsweise niedrigerer Zustand der Ängstlichkeit ergibt. Es wird demnach festgelegt, daß ein Ziel der Prämedikation ein vergleichsweise niedrigerer Meßwert für „Angst" ist.

Diese Definition von „Anxiolyse" kann auf die Ergebnisse von 3 empirischen Studien angewendet werden. Sie werden als Studie I, Studie II und Studie III bezeichnet. Die beiden ersten Studien wurden am Marienhospital Herne in Zusammenarbeit mit Büttner durchgeführt; Studie I diente u. a. der Entwicklung eines Meßinstruments zur Messung des Zustands der Ängstlichkeit von Kindern im Vorschulalter; Studie II diente u. a. zur Evaluation einer psychologischen Intervention mit dem Ziel der zusätzlichen Reduktion präoperativer Ängste von Vorschulkindern; Studie III wurde multizentrisch in Zusammenarbeit mit Kretz (Berlin), Tolksdorf (Mannheim), Bause (Hamburg), Kraus (Erlangen) und Büttner (Herne) durchgeführt; sie diente u. a. zum Vergleich zweier Meßkonzepte zur Erfassung des Prämedikationseffekts. Aus der Fülle interessanter Befunde seien jedoch aus Platzgründen nur diejenigen Ergebnisse genannt, die der Evaluation der Prämedikation mit der weiteren Einschränkung auf den Aspekt der Anxiolyse dienen.

Empirischer Teil

Methodische Vorbemerkungen

Vorgestellt werden Befunde aus 3 unabhängigen Untersuchungen zum *Angstausdrucksverhalten* von Vorschulkindern. Alle Kinder wurden wegen einer nichtakuten Operationsindikation prämediziert, waren zum Zeitpunkt der Aufnahme schmerzfrei und zeigten keine sonstigen neurologischen Störungen. In Studie I und in Studie II war eine weitere Bedingung für die Aufnahme in die Stichprobe, daß die Muttersprache Deutsch sein sollte (die begleitende Mutter sollte einen Fragebogen ausfüllen). Eine Selektion nach der Muttersprache der Mutter war in Studie III nicht vorgesehen. Gemeinsam ist allen 3 Studien ferner, daß ein Prä-/Postdesign eingesetzt wurde, d. h. daß das Angstausdrucksverhalten des Kindes in einer *Prämessung vor* Applikation der Prämedikation und in einer *Post*messung *nach* der Prämedikation erfaßt wurde.

Zu berichten sind Ergebnisse der Messungen des Angstausdrucksverhalten mit dem Kinderbeobachtungsbogen von Breitkopf u. Büttner (in Vorbereitung); das Verhalten des Kindes wird zunächst in einem ereignisabhängig definierten Beobachtungszeitraum (BZR) durch Fremdbeobachter systematisch beobachtet und anschließend auf dem 9-Item-Kinderbeoachtungsbogen durch die erwähnten Beobachter skaliert. Die Items entstammen einem größeren Itempool, der zum Zweck der Beurteilung von Prämedikationswirkungen am Marienhospital erarbeitet und bereits an anderer Stelle vorgestellt wurde (Büttner 1982). Eine teststatistische Analyse wurde jedoch erst im Zusammenhang mit Studie I durchgeführt: Die Items aus Studie I wurden faktorenanalytisch, itemanalytisch und im Hinblick auf Beoabachterunterschiede untersucht (Kurz, in Vorbereitung; s. auch Breitkopf u. Büttner 1986). Es zeigte sich, daß 5 der 9 Items zu einer Skala des Angstausdrucksverhaltens zusammengefaßt werden können. Die Ergebnisse der statistischen Analysen konnten an den Daten aus Studie II und aus Studie

III repliziert werden. Detaillierte Angaben zur Testkonstruktion und zu validierenden Studien sollen in einer separaten Publikation erfolgen (Breitkopf u. Büttner, in Vorbereitung). Die ursprüngliche 9-Item-Version ist im Beitrag von Kretz (s. S. 52 f.) zu finden; die 5-Item-Version besteht aus den Items „Atemfrequenz", „Gesichtsfarbe", „paraverbaler Emotionsausdruck", „Zittern" und „gezieltes Abwehrverhalten". Jedes der 5 Items hat 3 Stufen, so daß sich nach Summation eine theoretische Variationsweite des Summenscores zwischen dem theoretischen Minimum „5" und dem theoretischen Maximum von „15" ergibt. Da auf diese Weise *jedem* beobachteten Kind ein Wert zugewiesen wird, muß zusätzlich noch ein Grenzwert bestimmt werden, bei dessen Überschreiten die gemessene Angst als „schlimm" zu bewerten ist. Grundsätzlich muß dieser Grenzwert im Rahmen von Validitätsuntersuchungen empirisch bestimmt werden. Da entsprechende Untersuchungen noch nicht vorliegen, wurde aus Gründen des pragmatischen Erkenntnisinteresses der Median aus Studie I als vorläufiger Grenzwert festgelegt und es wird in dieser Arbeit ein Kind mit einem Summenscore zwischen 5 und 7 Punkten als „angstfrei" und ein Kind mit einem Score zwischen 8 und 15 Punkten als „ängstlich" bezeichnet.

Aus ähnlichen pragmatischen Gründen wird der Begriff „Anxiolyse" in dieser Arbeit nur dann verwendet, wenn sich ein vorher „ängstliches" Kind nach der Prämedikation als „angstfrei" erweist. Den Hintergrund für die Einführung dieses Sprachgebrauchs bildet die Überlegung, daß es bei der Evaluation der Prämedikation primär *nicht* um den Nachweis einer Medikamentenwirkung etwa im Sinne einer Angstreduktion von „sehr starker" zu nur „starker Angst" geht, sondern daß das Ziel der Prämedikation stets das „angstfreie" Kind ist. Von daher scheint es sinnvoll, ein Verfehlen des Ziels der Intervention auch sprachlich als Verfehlen zu bezeichnen und diesen Mißerfolg nicht durch einen Ausflug in Termini der Pharmakologie zu „verschleiern".

Ergebnisse aus Studie I

In Studie I wurden 66 Kinder im Marienhospital Herne unmittelbar vor der Prämedikation (2,5 mg/kg KG Ketanest und 0,1 mg/kg KG Atropin) und unmittelbar vor der Narkoseeinleitung beobachtet. Beobachter bei der Prämessung waren 3 eigens trainierte Medizinstudenten (K. Kurz, L. Esser und H. Lohölter), Beobachter bei der Postmessung waren die diensttuenden Anästhesisten. Ort der Beobachtung bei der Prämessung war je nach Station entweder das eigens verwendete Prämedikationszimmer oder das Zimmer des Kindes. Das Alter der Kinder lag zwischen 2,0 und 6,0 Jahren.

Ein Teil der Ergebnisse aus Studie I ist bereits publiziert (Breitkopf u. Büttner 1986): die gemessene Ängstlichkeit der Kinder nimmt vom Zeitpunkt vor der Prämedikation zum Zeitpunkt vor der Narkoseeinleitung hin in einem hochsignifikanten Ausmaß ab (varianzanalytischer Haupteffekt: $p = 0{,}0062$) und es zeigt sich, daß bei verschiedener Indikation Wiederholtoperierte stärkere Angst zeigen als Erstoperierte (regressionsanalytischer Effekt: $p = 0{,}035$).

Diese Daten wurden nun reanalysiert: sie wurden am Median dichotomisiert und es wurde die o. e. Unterscheidung zwischen „angstfrei" und „ängstlich" getroffen. Die Ergebnisse der Kreuztabellierung nach Ängstlichkeit („angstfrei" oder „ängstlich") und Beobachtungszeitpunkt („Prä" oder „Post") sind in Tabelle 1 aufgeführt.

Wie aus Tabelle 1 ersichtlich ist, wurden rund 53% der Kinder als angstfrei sowohl vor als auch nach der Prämedikation klassifiziert. 9% sind vorher und bleiben nachher ängstlich. Bei 14% ergibt sich sogar, daß ihre Ängstlichkeit *zunimmt*. Lediglich bei 24% der Kinder kann von einem anxiolytischen Effekt der Prämedikation gesprochen werden.

Obwohl die parametrische Analyse einen signifikanten Effekt ergibt, sind die Ergebnisse der Prämedikation in Studie I insgesamt eher ernüchternd:

- „Anxiolyse" in dem Sinne, daß kontingent mit dem Ereignis „Applikation von Ketanest" eine Umgruppierung von der Gruppe der Ängstlichen in die Gruppe der Angstfreien einhergeht, kann nur bei rund einem Fünftel (24%) beobachtet werden.
- Bei mehr als der Hälfte der Kinder kann das Ziel „Anxiolyse" allein deshalb nicht erreicht werden, weil diese Kinder bereits angstfrei sind. Wenn Anxiolyse das alleinige Ziel der Prämedikation wäre, dann wäre im Nachhinein festzustellen, daß bei mehr als der Hälfte der Kinder die Prämedikation „überflüssig" war.

Ergebnisse aus Studie II

Studie II wurde an 52 Kindern wiederum im Alter zwischen 2 und 6 Jahren im Marienhospital Herne vorgenommen. Die Selektionskriterien für die Aufnahme in die Stichprobe waren dieselben wie in Studie I. Die Kinder wurden zweigestuft prämediziert: zunächst mit 0,5 mg/kg KG Midazolam rektal (maximal

Tabelle 1. Häufigkeiten durch Fremdbeobachter skalierter ängstlicher Verhaltensweisen in den beiden Beobachtungszeiträumen der Studie I (%-Werte gerundet; Prämedikation zwischen den beiden Beobachtungszeiträumen mit 2,5 mg/kg KG Ketanest + 0,1 mg/kg KG Atropin)

Beobachtungszeitpunkt		*Vor* der Prämedikation			
		Angstfreie Kinder	Ängstliche Kinder		
Nach der Prämedikation	Angstfreie Kinder	53% (n=35)	24% (n=16)	77%	
	Ängstliche Kinder	14% (n=9)	9% (n=6)	23%	
		67%	33%	100% (n=66)	

15 mg), danach in einem Zeitabstand von 5–10 min mit Ketanest (2,0 mg/kg KG i. m.) und Atropin (0,01 mg/kg KG i. m.).

Der Kinderbeobachtungsbogen wurde bei jedem Kind 3mal eingesetzt: *vor* der Prämedikation mit Midazolam, *vor* der Prämedikation mit Ketanest/Atropin und *vor* der Narkoseeinleitung. Zwischen der ersten und der zweiten Beobachtung fand *kein* Transport des Kindes statt; Beobachterin war bei *beiden* Gelegenheiten eine von zwei Psychologiestudentinnen (A. Menger oder M. Marquardt), die zuvor eigens geschult worden waren. Die dritte Beobachtung wurde nach dem Tranport des Kindes im Narkosevorbereitungsraum durch den jeweils diensttuenden Anästhesisten durchgeführt.

In einer Varianzanalyse mit wiederholten Messungen ergab sich ein hochsignifikanter Haupteffekt für den Wiederholungsfaktor (p = 0,003), der inhaltlich besagt, daß die Angstscores von der ersten über die zweite hin zur dritten Beobachtung abnehmen.

Die Befunde aus Studie II sollen nun in 2 Abschnitten dargestellt werden. In beiden wird der Begriff „angstfrei" wiederum für Scores zwischen „5" (dem Minimum) und „7" und der Begriff „ängstlich" für Scores zwischen „8" und „15" (dem Maximum) verwendet. Wiederum beziehen sich die dargestellten Ergebnisse auf dichotomisierte Daten.

Im 1. Abschnitt werden die Ergebnisse aus dem Vergleich der 1. Beobachtung mit der 2. dargestellt: da kein Transport stattfand und zudem die Beobachterin jeweils dieselbe war, handelt es sich um Ergebnisse zur „reinen" Anxiolyse. Um einen Vergleich mit den Befunden aus Studie I in Tabelle 1 zu ermöglichen, werden die Ergebnisse des 1. Abschnitts auf die Gesamtstichprobe bezogen.

Im 2. Abschnitt dieses Kapitels werden die Ergebnisse dargestellt, die sich bei Berücksichtigung einer vorausgegangenen psychologischen Intervention ergeben. Bei 32 der 52 Kinder wurde nämlich ca. 10 Tage vor der Operation – nach der Vorstellung des Kindes in der kinderchirurgischen Ambulanz – von einer der beiden Psychologiestudentinnen zusammen mit Mutter und Kind eine sog. „Krankenhaustour" unternommen (Peterson u. Shigetomi 1982, 1984); angemerkt sei, daß die Beobachtung des präoperativen Angstverhaltens des Kindes dann von der jeweils anderen Studentin durchgeführt wurde, die zudem blind gegenüber der psychologischen Intervention war, mithin nicht wußte, ob sie ein Kind aus der Interventionsgruppe oder aus der Kontrollgruppe beobachtete. Bei den 20 Kindern der Kontrollgruppe wurde keine psychologische Intervention durchgeführt. Bei der Krankenhaustour wurden Mutter und Kind auf die Station begleitet, der Mutter dann – in Anwesenheit des Kindes – die wichtigsten Örtlichkeiten gezeigt und erläutert (Toilette, Schwesternzimmer, OP-Schleuse u. a.) und es wurde dann der vermutliche Ablauf des Op.-Tages geschildert; die Intervention zielte allein auf die Mutter, das Kind wurde zu keinem Zeitpunkt aktiv angesprochen und es wurde auch kein systematischer Blickkontakt mit dem Kind aufgenommen; dem Kind gegenüber wurden allenfalls kurze und sachbezogene Fragen beantwortet. Eine ausführliche Darstellung der Intervention liegt bei Marquardt (1987) und bei Menger (1987) vor. An dieser Stelle soll der Hinweis genügen, daß es sich bei der Krankenhaustour um eine systematische verhaltenstherapeutische Ausgestaltung von Kommunikations- und Lernprozessen handelt, die unsystematisch ohnehin im Marienhospital Herne statt-

Tabelle 2. Häufigkeiten durch Fremdbeobachter skalierter ängstlicher Verhaltensweisen in den ersten beiden Beobachtungszeiträumen der Studie II (%-Werte gerundet; Prämedikation zwischen den beiden Beobachtungszeiträumen mit 0,5 mg/kg KG Midazolam, maximal 15 mg)

Beobachtungszeitpunkt		Vor der Prämedikation				
		Angstfreie Kinder		Ängstliche Kinder		
Nach der Prämedikation	Angstfreie Kinder	54%	(n = 28)	19%	(n = 10)	73%
	Ängstliche Kinder	8%	(n = 4)	19%	(n = 10)	27%
		62%		38%		100% (n = 52)

finden und für deren Durchführung jedenfalls nicht grundsätzlich eine jahrelange Therapieausbildung erforderlich ist. Aus diesem Grund wird im folgenden auch der Ausdruck „Effekt einer psychologischen Intervention" synonym mit dem Ausdruck „Effekt einer verbesserten Organisation" verwendet.

In Tabelle 2 ist zunächst die Kreuztabelle aus den Angstscores mit den Stufen „ängstlich" und „angstfrei" und aus den beiden ersten Beobachtungszeiträumen dargestellt. Es ist ersichtlich, daß 54% aller Kinder sowohl *vor* der rektalen Applikation von Midazolam als auch *nach* ihr (= *vor* der Applikation von Ketanest) als angstfrei klassifiziert werden. 19% der Kinder sind und bleiben ängstlich. Bei 8% der Kinder aus Studie II ist eine Zunahme der Ängstlichkeit zu registrieren. Bei 19% der Kinder zeigt sich eine Anxiolyse.

Dies bedeutet, daß bei veränderter Prämedikation und bei Kontrolle wichtiger Quellen von Fehlervarianz (kein Beobachterwechsel und kein Transport) wiederum mehr als die Hälfte der Kinder keinerlei Zeichen von Angst erkennen läßt und nur bei rund einem Fünftel der Kinder Anxiolyse beobachtet werden kann.

Interessanter im Hinblick auf die Evaluation der Prämedikation sind die Ergebnisse des nun folgenden zweiten Abschnitts dieses Kapitels, die in Tabelle 3 zusammengefaßt sind. Es sind wiederum gerundete Prozentzahlen dargestellt, wobei sich die 100% aber auf die Gesamtheit der Gruppe – Interventionsgruppe oder Kontrollgruppe – beziehen.

Da die in Tabelle 3 dargestellte 4fache Kontingenztafel möglicherweise nicht auf Anhieb verständlich ist, sei sie am Beispiel der Kontrollgruppe (obere Hälfte) kurz erläutert. Im ersten Beobachtungszeitraum („BZR 1"), also vor Applikation der ersten Prämedikation, werden 50% der Kinder als „angstfrei", die anderen 50% als „ängstlich" klassifiziert. Im zweiten Beobachtungszeitraum („BZR 2") zeigt sich, daß von den 50% derjenigen, die im BZR 1 „angstfrei" waren, 40% „angstfrei" bleiben, 10% numehr aber als „ängstlich" zu klassifizieren sind. Ferner zeigt sich im BZR 2, daß von den 50% derjenigen, die im BZR 1 „ängstlich" waren, nunmehr 20% als „angstfrei", 30% aber weiterhin als „ängstlich" eingestuft werden. Im dritten Beobachtungszeitraum („BZR 3") nun zeigt sich, daß diejenigen 40%, die sowohl im BZR 1 als auch im BZR 2 „angstfrei" waren, dies auch im BZR 3 bleiben; diejenigen 10%, die zwar im BZR 1 „angstfrei", aber im BZR 2 „ängstlich" waren, sind im BZR 3 (wieder) „angstfrei"; von denjenigen 20%, die zwar im BZR 1 „ängstlich", aber im BZR 2 als „angstfrei" klassifiziert wurden,

Tabelle 3. Häufigkeiten durch Fremdbeobachter skalierter ängstlicher Verhaltensweisen in den 3 Beobachtungszeiträumen (= BZR) der Studie II (%-Werte gerundet; getrennte Darstellungen der %-Werte für die beiden Gruppen mit und ohne vorausgegangene psychologische Intervention)

<table>
<tr><td>Beobachtungs-
zeitraum</td><td colspan="7">Kontrollgruppe (ohne psychologische Intervention)</td></tr>
<tr><td rowspan="2">BZR 1</td><td rowspan="2"></td><td colspan="2">Angstfrei</td><td colspan="2">Ängstlich</td><td colspan="2" rowspan="2">100%</td></tr>
<tr><td colspan="2">50%</td><td colspan="2">50%</td></tr>
<tr><td rowspan="2">BZR 2</td><td>Angstfrei</td><td>40%</td><td></td><td>20%</td><td></td><td colspan="2" rowspan="2">100%</td></tr>
<tr><td>Ängstlich</td><td></td><td>10%</td><td></td><td>30%</td></tr>
<tr><td rowspan="3">BZR 3</td><td>Angstfrei</td><td>40%</td><td>10%</td><td>13%</td><td>20%</td><td>83%</td><td rowspan="2">100%</td></tr>
<tr><td>Ängstlich</td><td>0%</td><td>0%</td><td>7%</td><td>10%</td><td>17%</td></tr>
<tr><td></td><td>40%</td><td>10%</td><td>20%</td><td>30%</td><td>100%</td><td></td></tr>
<tr><td></td><td colspan="7">Interventionsgruppe (mit psychologischer Intervention)</td></tr>
<tr><td rowspan="2">BZR 1</td><td rowspan="2"></td><td colspan="2">Angstfrei</td><td colspan="2">Ängstlich</td><td colspan="2" rowspan="2">100%</td></tr>
<tr><td colspan="2">77%</td><td colspan="2">23%</td></tr>
<tr><td rowspan="2">BZR 2</td><td>Angstfrei</td><td>72%</td><td></td><td>18%</td><td></td><td colspan="2" rowspan="2">100%</td></tr>
<tr><td>Ängstlich</td><td></td><td>5%</td><td></td><td>5%</td></tr>
<tr><td rowspan="3">BZR 3</td><td>Angstfrei</td><td>72%</td><td>0%</td><td>13%</td><td>0%</td><td>85%</td><td rowspan="2">100%</td></tr>
<tr><td>Ängstlich</td><td>0%</td><td>5%</td><td>5%</td><td>5%</td><td>15%</td></tr>
<tr><td></td><td>72%</td><td>5%</td><td>18%</td><td>5%</td><td>100%</td><td></td></tr>
</table>

verbleiben im BZR 3 13% „Angstfreie", während 7% wiederum als „ängstlich" anzusehen sind; die 30%, die sowohl im BZR 1 als auch im BZR 2 „ängstlich" waren, zerfallen im BZR 3 in eine Gruppe von „Angstfreien" (20%) und in eine Gruppe „Ängstlichen" (10%). Insgesamt sind in der Kontrollgruppe im BZR 3 83% „angstfrei", 17% ängstlich.

In der Zusammenschau zeigt sich in Tabelle 3, daß in der Folge einer Krankenhaustour, mithin in der Folge einer „verbesserten Organisation", initial 77% der Kinder angstfrei sind, ohne Krankhaustour aber „nur" 50%. Anders ausgedrückt: Im Rahmen einer „verbesserten Organisation" muß initial mit 23% Ängstlichen, bei einer normalen Organisation mit 50% Ängstlichen gerechnet werden. Am Ende der Prämedikationsphase, unmittelbar vor der Narkoseeinleitung und nach einer zweigestuften Prämedikation, ergibt sich eine Quote Angstfreier von 85% bzw. 83%, mithin der ungefähr gleiche Prozentsatz. Im Rahmen einer „verbesserten Organisation" lassen sich 72% als zu allen 3 Beobachtungs-zeiträumen angstfrei klassifizieren, ohne vorausgegangene Krankenhaustour sind und bleiben nur 40% angstfrei. Eine Anxiolyse im Sinne einer Angstreduktion zu irgendeinem Zeitpunkt kann in der Interventionsgruppe daher nur bei 13% ($=85-72\%$), in der Kontrollgruppe hingegen bei 43% ($=83-40\%$) beobachtet werden.

Die in Tabelle 3 dargestellten Befunde besagen (eine Replikation vorausgesetzt), daß eine „verbesserte Organisation" aus der Sicht des im OP diensttuenden Anästhesisten den gleichen Effekt hat wie eine Prämedikation: über 80% Angstfreie!

In einer zweifaktoriellen Varianzanalyse mit wiederholten Messungen auf dem letzten Faktor ergab sich in der parametrischen Analyse übrigens ein signifikanter Haupteffekt für den Faktor „Intervention" ($p=0,023$), sowie eine signifikante Interaktion „Intervention × Wiederholungsmessung" ($p=0,022$) neben dem bereits erwähnten Haupteffekt für den Wiederholungsfaktor. Inhaltlich besagen diese Resultate, daß nach einer verhaltenstherapeutischen Intervention per Krankenhaustour (synonym mit „bei verbesserter Organisation") im Vergleich mit einer Kontrollgruppe ohne Intervention (synonym mit „bei normaler Organisation") *sämtliche* Angstscores niedriger ausfallen, daß aber der Unterschied zwischen Interventions- und Kontrollgruppe von der ersten bis zur letzten Beobachtung sich vermindert.

Ergebnisse aus Studie III

Die Durchführung von Studie III wurde im Rahmen eines Expertengesprächs in Mannheim beschlossen (vgl. Kretz 1986). Es war vorgesehen, in einer multizentrischen Studie in mehreren Kliniken die Effekte der Prämedikation mit 2 Datensätzen zu erfassen:

- mit 5 visuellen Analogskalen (VAS), die aus 100 mm langen Linien mit benannten Polen bestehen; eine Besonderheit dieses Datensatzes liegt darin, daß bei 3 VAS das Verhalten zu 7 verschiedenen Zeitpunkten wiederholt erfaßt werden sollte: bezogen auf den Zeitpunkt der Prämedikation ($= 0$) bei -5, 0, 5, 10, 15, 20 und 30 min.
  Ferner sollten die Effekte der Prämedikation erfaßt werden
- mit dem Kinderbeobachtungsbogen zu 2 verschiedenen Zeitpunkten: unmittelbar vor Applikation der Prämedikation und vor der Narkoseeinleitung.

Beim Verfassen dieses Beitrags lagen Daten von Kretz (Berlin), Tolksdorf (Mannheim), Kraus (Erlangen), Büttner (Herne) und Bause (Hamburg) vor. Eine vollständige Publikation ist nach Abschluß der Datenerhebung in noch anderen Zentren vorgesehen. Die im folgenden berichteten Ergebnisse ergaben sich im Rahmen von Auswertungsvorbereitungen durch den Verfasser (Kontrolläufe der erstellten Auswertungsprogramme) und werden nur so weit dargestellt, wie sie sich auf den Aspekt der Anxiolyse beziehen.

In die Stichprobe aufgenommen werden sollten Kinder im Vorschulalter, die wegen einer nichtakuten Indikation hospitalisiert wurden, zum Zeitpunkt der

Aufnahme schmerzfrei waren und keine neurologischen Störungen zeigten. Weiterhin waren den Zentren nur noch Vorgaben zur Person des Beurteilers gemacht worden: es sollte sich stets um dieselbe Person handeln und diese sollte „erfahren" sein; als „erfahren" galt (als Faustregel), wer in den letzten 2 Jahren mindestens 100 Kinder in vergleichbaren Situationen beobachten konnte.

Die vorläufige Auswertung bezieht sich auf 183 Kinder im Durchschnittsalter von 53 Monaten (Median; Range 4–93 Monate). Im Hinblick auf die Prämedikation ist dem Verfasser nur bekannt, daß sich die Zentren unterscheiden; die hierdurch bedingte erhöhte Varianz in den Daten ist im Hinblick auf den angestrebten Studienzweck (Vergleich von Evaluationsverfahren) aber durchaus wünschenswert.

Für den Angstscore des Kinderbeobachtungsbogens wurde wiederum eine Dichotomisierung in Angstfreie (5–7 Punkte) und in Ängstliche (8–15 Punkte) vorgenommen; eine Dichotomisierung am Median der Stichprobe hätte übrigens die selbe Aufteilung ergeben. In Tabelle 4 sind die Ergebnisse der Kreuztabellierung der dichotomisierten Scores und der beiden Beobachtungszeitpunkte („Vorher" vs. „Nachher") dargestellt.

Aus Tabelle 4 kann entnommen werden, daß mehr als die Hälfte der Kinder (52%) zu keinem der erfaßten präoperativen Zeitpunkte irgendein Zeichen von Angst zu erkennen gibt. 19% der Kinder sind vor der Prämedikation ängstlich und bleiben dies auch. Bei 13% der Kinder zeigt sich eine Zunahme der Angst. Anxiolyse (vorher ängstlich, nachher angstfrei) zeigt sich bei 16% der Kinder: unter Berücksichtigung des Vertrauensintervalls also bei rund einem Fünftel.

Diese Befunde besagen, daß *wiederum* mehr als die Hälfte der Kinder vor der Prämedikation angstfrei ist und dies auch bleibt, und daß *wiederum* Anxiolyse nur bei rund einem Fünftel der Kinder beobachtet werden kann.

Somit können die Ergebnisse aus Studie I und aus Studie II als im Wesentlichen repliziert gelten.

Von Interesse sind auch die Ergebnisse, die sich bei der Auswertung der visuellen Analogskalen ergaben. Bevor diese dargestellt werden, sei in einem Exkurs auf die Validität der Daten hingewiesen. In Tabelle 5 sind die Interskalenkorre-

Tabelle 4. Häufigkeiten durch Fremdbeobachter skalierter ängstlicher Verhaltensweisen in den beiden Beobachtungszeiträumen der Studie III (%-Werte gerundet; verschiedene, jeweils zentrentypische Prämedikationen

Beobachtungszeitpunkt		*Vor* der Prämedikation		
		Angstfreie Kinder	Ängstliche Kinder	
Nach der Prämedikation	Angstfreie Kinder	52% (n = 94)	16% (n = 30)	68%
	Ängstliche Kinder	13% (n = 23)	19% (n = 36)	32%
		65%	35%	100% (n = 183)

Tabelle 5. Produkt-Moment-Korrelationen zwischen 3 in Studie III eingesetzten Skalen zur Messung des Angstausdrucksverhaltens (Einzelheiten im Text)
„Angst" = Score des Kinderbeobachtungsbogens von Breitkopf u. Büttner (1986);
„Verhalten" = Wert der Analogskala „Verhalten" mit den Polen „schreiend/tobend" ($\hat{=}$0) und „ruhig" ($\hat{=}$10). (Nach Kretz (1986));
„Stimmung" = Wert der Analogskala „Stimmung" mit den Polen „panisch" ($\hat{=}$0) und „euphorisch" ($\hat{=}$10). (Nach Kretz (1986))

Beobachtungszeitraum (BZR)	Variable	BZR 1			BZR 2		
		„Angst"	„Verhalten"	„Stimmung"	„Angst"	„Verhalten"	„Stimmung"
BZR 1	„Angst"	1,00	−0,83	−0,62	0,43	−0,42	−0,22
	„Verhalten"		1,00	0,65	−0,37	0,44	0,21
	„Stimmung"			1,00	−0,26	0,24	0,50
BZR 2	„Angst"				1,00	−0,74	−0,41
	„Verhalten"					1,00	0,49
	„Stimmung"						1,00

lationen zwischen dem Score aus dem Kinderbeobachtungsbogen (*nicht* dichotomisiert) und von 2 VAS dargestellt, und zwar für die Beobachtungen *vor* der Prämedikation (linker oberer Quadrant) und für die Beobachtung vor der Narkoseeinleitung (rechter unterer Quadrant). Der Diagonale des rechten oberen Quadranten können die empirisch ermittelten Retestreliabilitätskoeffizienten entnommen werden. Von den Analogskalen wurden die Skalen „Verhalten" (mit den Polen „schreiend/tobend" und „ruhig") und „Stimmung" (mit dem Polen „panisch" und „euphorisch") verrechnet.

Wie aus Tabelle 5 entnommen werden kann, ist die konvergente Validität (Campbell u. Fiske 1959) gegeben. Unter konvergenter Validität wird der empirisch zu ermittelnde Grad des Zusammenhangs zwischen einem „Test" (hier z. B. den Scores des Kinderbeobachtungsbogens) und einem an der selben Stichprobe erhobenen „Validitätskriterium" (hier die VAS) verstanden. Da diese Beziehung zwischen „Test" und „Kriterium" bei der konvergenten Validität auch umgekehrt gilt, besagen die Interskalenkorrelationen der Tabelle 5 nicht nur etwas über die Validität des Kinderbeobachtungsbogens, sondern auch etwas über die Validität der visuellen Analogskalen. Von daher ist es legitim, deskriptive Ergebnisse aus den visuellen Analogskalen darzustellen und als valide zu betrachten.

Um Mißverständnissen vorzubeugen sei darauf hingewiesen, daß die Retestreliabilitätskoeffizienten in Tabelle 5, da sie sich auf Emotionsmessungen beziehen, als Indikatoren für die „Stabilität des gemessenen Merkmals", bzw. umgekehrt für das Ausmaß der „Merkmalsfluktuation", zu interpretieren sind und nicht, wie bei Leistungstest, als Kennwert für die Präzision der Messung.

In Tabelle 6 sind die Prozentzahlen für ausgewählte Extremwerte der visuellen Analogskalen „Stimmung" und „Verhalten" dargestellt.

Bei der VAS „Stimmung" ist jeweils die prozentuale Häufigkeit angegeben, mit der zum angegebenen Zeitpunkt bei den durchgeführten Beobachtungen der

Tabelle 6. Häufigkeiten von Extremwerten der Analogskalen „Stimmung" („panisch" – „euphorisch") und „Verhalten" („schreiend/tobend" – „ruhig") in Studie III zu verschiedenen Beobachtungszeitpunkten (Angabe gerundeter %-Werte)

Zeitpunkt (in min prä/post)		(Prämedikation) ↓						
Analogskala	Dargestellter Pol	−5	0	5	10	15	20	30
„Stimmung"	„panisch"	3%	10%	3%	1%	2%	3%	1%
„Verhalten"	„ruhig"	58%	34%	46%	54%	61%	65%	69%

Extremwert für „panisch" notiert wurde. Bei der VAS „Verhalten" ist jeweils die prozentuale Häufigkeit angegeben, mit der zum angegebenen Zeitpunkt bei den durchgeführten Beobachtungen der Extremwert für „ruhig" notiert wurde. Bei der Berechung wurden fehlende Werte ausgeschlossen.

Die Zahlen der Tabelle 6 besagen, daß *vor* der Prämedikation sich mehr als die Hälfte der Kinder (58%) „ruhig" verhält. Ob die Kinder bei einer Zweitmessung aber wiederum als „ruhig" bezeichnet werden, hängt offenbar von Zeitpunkt der Zweitmessung ab: zunächst führt die Applikation der Prämedikation ungefähr zu einer Halbierung der Quote „ruhiger" Kinder. Erst 10 min nach der Prämedikation sind Aussagen von der Mehrheit „ruhiger" Kinder wieder zulässig.

Weiterhin stellt man fest, daß vor der Prämedikation sich nur sehr wenig Kinder „panisch" verhalten (3%). Die Applikation der Prämedikation führt dann zu einer Verdreifachung der „Panisch"-Reaktionen. Danach sinkt die Quote extremer Reaktionen ungefähr wieder auf das Niveau, das vor der Prämedikation beobachtet wurde.

Berücksichtigt man, daß den Daten des Kinderbeobachtungsbogens bei den VAS der der Zeitachse nach erste und der letzte Wert entspricht, dann bestätigen die Ergebnisse mit den VAS die Befunde mit dem Kinderbeobachtungsbogen. Darüber hinaus weisen die Ergebnisse aus dem Einsatz der visuellen Analogskalen auf eine Zwischenphase erhöhter Ängstlichkeit bzw. verminderter Ruhe hin, die mit dem Kinderbeobachtungsbogen nicht erfaßt wurde und die möglicherweise als Begleiterscheinung der Applikation aufzufassen ist.

Die Befunde aus Studie III und aus der Auswertung der visuellen Analogskalen besagen, daß mehr als die Hälfte der beobachteten Kinder *vor* der Prämedikation angstfrei ist und etwa 10 min nach der Prämedikation diesen Zustand auch wieder erreicht, der Prozentsatz extremer „Panisch"-Reaktionen selten zu sein scheint, eine Anxiolyse tatsächlich nur bei einer Minderheit der Kinder beobachtet werden kann, insbesondere wenn das Verhalten *vor* der Prämedikation mit dem Verhalten *10 min nach* der Prämedikation verglichen wird und das Verhalten *bei* der Prämedikation dabei ignoriert wird.

Diskussion und Ausblick

Die in dieser Arbeit vorgestellten Befunde beziehen sich auf das Angstausdrucksverhalten von Vorschulkindern mit nichtaktuter Operationsindikation. In 3 unabhängigen empirischen Untersuchungen zeigte sich ein konsistentes Ergebnis: mehr als die Hälfte der untersuchten Kinder ist *vor* der Prämedikation angstfrei und ist dies auch in einer Postmessung unmittelbar vor der Narkoseeinleitung. Wenn die Prämedikation eine medikamentöse Intervention sein soll, bei der auf medikamentöse Wege ein Angstreduktions*prozeß* initiiert wird mit dem eindeutigen End- und Ziel*zustand* der Angstfreiheit, dann besagen die vorgelegten Daten nichts anderes, als daß die Prämedikation in mehr als der Hälfte aller Fälle sich allein deshalb als „überflüssig" herausstellte, weil der Zielzustand bereits vorher erreicht war.

Diese Befunde bestätigen zunächst die an anderer Stelle vom Autor berichteten Beobachtungen (Breitkopf 1985 a, b), wonach etwa seit 1979 vermehrt positive Effekte von Krankenhausaufenthalten (mit Operationen) in der Literatur berichtet werden. Die früher dominierende und von psychoanalytischen Ansätzen geprägte Auffassung, wonach jedes Kind im Falle einer Operation einem Trauma unterliege, kann daher in dieser pauschalen Form nicht mehr aufrechterhalten werden. Ebensowenig ist es von jetzt an zulässig, die Prämedikation als *Standardmaßnahme,* die *routinemäßig* bei *jedem* Kind zu treffen ist, vorzusehen.

Die Befunde aus Studie III besagen, daß es jedenfalls bei einem Teil der Kinder besser gewesen wäre, die Prämedikation wegzulassen: Mehr als die Hälfte der Kinder ist *vor* der Prämedikation und *vor* der Narkoseeinleitung angstfrei, es kommt aber zwischen diesen Zeitpunkten zu einer Halbierung der Quote „ruhiger" Kinder, bzw. zu einer Verdreifachung extremer „panisch"-Reaktionen. In pointierter Formulierung: Die Prämedikation ist bei einem Teil der Kinder nicht nur überflüssig, sondern induziert erst die Effekte, zu deren Reduktion sie gedacht ist.

Dennoch kann beim gegenwärtigen Erkenntnisstand *nicht* die Schlußfolgerung gezogen werden, es sei besser, *routinemäßig keine* Prämedikation vorzusehen oder sie nur in extremen Fällen einzusetzen. Zunächst sei betont, daß es in dieser Arbeit nur um anxiolytische Effekte geht: Aspekte der Sedation, der Amnesie und der Erleichtung der Narkoseeinleitung wurden nicht thematisiert; der Verfasser kann nicht ausschließen, daß die vorgelegten Befunde lediglich dazu führen, daß bei der Begründung zukünftiger Prämedikationen der Aspekt der Anxiolyse einen anderen (geringeren) Stellenwert bekommt. Weiter sei betont, daß die vorgelegten Daten unter „optimalen" Bedingungen bei Kindern mit nichtakuten Indikationen erhoben wurden: Es liegen keinerlei Hinweise dafür vor, ob und wie weit die hier vorgelegten Befunde auf Kinder mit *akuten* Indikationen (Notfälle) generalisiert werden können, insbesondere wenn die Kinder mit der gefürchteten „Hektik" des Teams sich auseinandersetzen müssen. Ferner sei betont, daß die vorgelegten Daten möglicherweise nicht repräsentativ sind, da sie sich durchweg auf spezielle kinderchirurgische Operationen bezogen, die beteiligten Anästhesisten sich durchweg schon längere Zeit mit Fragen der Kinderanästhesie beschäftigen und auf diesem Hintergrund unterstellt werden muß, daß die beteiligten Kliniken in Herne, Hamburg, Berlin, Mannheim und Erlangen überdurchschnittlich kinderfreundlich sind.

Gegen sofortige praktische Schlußfolgerungen aus den dargestellten Befunden spricht vor allem, daß keinerlei Erkenntnisse darüber vorliegen, welches Ausmaß an Angstausdrucksverhalten unter den Bedingungen einer Narkoseeinleitung auftreten würde, wenn die Prämedikation tatsächlich weggelassen würde. Beim gegenwärtigen Erkenntnisstand kann nicht die Möglichkeit ausgeschlossen werden, daß die Prämedikation zwar kaum mit einer Anxiolyse einhergeht, daß sie aber den angstfreien Kindern ermöglicht, angstfrei zu bleiben.

Obwohl daher nicht ausgeschlossen werden kann, daß die berichteten Befunde ein zu günstiges Bild der deutschen Realität liefern, können die 3 Studien doch hergezogen werden, um den zukünftigen methodischen Standard zu skizzieren.

Empirische Untersuchungen von Prämedikationseffekten *ohne* wiederholte Messungen entsprechen ab sofort nicht mehr dem methodischen Standard, insbesondere wenn sie sich auf Anxiolyse beziehen. Nur bei Verwendung eines Design mit wiederholten Messungen (mit mindestens einer Messung *vor* der Applikation des Medikaments) kann demonstriert werden, daß ein erreichter Endzustand auf eine Veränderung des Ausgangszustandes zurückzuführen ist.

Ebenfalls entsprechen empirische Untersuchungen ohne Kontrollgruppen (und zwar eine Placebokontrollgruppe zur Kontrolle des Effektes der Wirksubstanz *und* eine Kontrollgruppe ohne Intervention zur Kontrolle von Applikation und Wirksubstanz) nicht mehr dem Standard methodischer Sauberkeit: nur im Rahmen eines Kontrollgruppendesign kann geprüft werden, welche Wirkung eine Prämedikation hat. Damit bezieht sich der Verfasser auf die bislang nicht untersuchte Möglichkeit, daß die in den 3 hier vorgelegten Studien verwendeten Substanzen (Ketanest und Midazolam) zwar zu einer enttäuschend geringen Anxiolyse (Angst*reduktion* nur bei einem Fünftel der Kinder) geführt haben, aber einem Großteil der Kinder die Aufrechterhaltung des Zustands der Angstfreiheit ermöglichten; da im Nachhinein nicht gesagt werden kann, was *ohne* Ketanest oder Midazolam passiert wäre, sind nur Spekulationen über diese Wirkvariante möglich.

Literatur

Breitkopf L (1985a) Die klinisch-ambulante Operation aus medizinpsychologischer Sicht. In: Büttner W (Hrsg) Klinisch-ambulantes Operieren aus anästhesiologischer Sicht. Thieme, Stuttgart New York, S 1–30
Breitkopf L (1985b) Das Kleinkind auf der chirurgischen Station – Ein medizinpsychologisches Forschungsfeld. Verhaltensther Psychosoz Prax 17/3:400–411
Breitkopf L, Büttner W (1986) Die Effekte früherer Operationen auf Narkose- und Operationsängste bei Kleinkindern. Anaesthesist 35:30–35
Büttner W (1982) Grundlagen der Verwendung von Ketaminen in der Prämedikation von Säuglingen und Kleinkindern. (3. Internat. Symposium über Anästhesie-, Reanimations-, Intensivbehandlungsprobleme. 6. 2.–13. 2. 1982. Zürs)
Campbell DT, Fiske DW (1959) Convergent and discriminant validation by the multitrait-multimethod matrix. Psychol Bull 56:81–105

Kretz FJ (1986) Zur Beurteilung sedativ-hypnotisch und anxiolytischer Wirkungen von Pharmaka im Kleinkindesalter – Ergebnisse eines Expertengesprächs. In: Tolksdorf W, Kretz FJ, Prager J (Hrsg) Neue Wege in der Prämedikation – Die Prämedikation im Kindesalter mit Midazolam. Roche, Basel

Marquardt M (1987) Psychologische Intervention zur Reduzierung präoperativer elterlicher Ängste in der Kinderchirurgie. Psychol. Diplomarbeit, Ruhr Universität Bochum

Menger A (1987) Effekt einer psychologischen Intervention zur Reduzierung präoperativer Angst der Eltern auf das zu operierende Kind. Psychol Diplomarbeit, Ruhr Universität Bochum

Peterson L, Shigetomi C (1982) One-year follow-up elective surgery patients receiving preoperative preparation. Pediatr Psychol 7:43–48

Peterson L, Shigetomi C (1984) Comparison of three modelling procedures on the presurgical and postsurgical reactions of children. Behav Ther 15:197–203

Tolksdorf W (1985) Der präoperative Streß. Springer, Berlin Heidelberg New York Tokyo

Tolksdorf W (1986) Die Prämedikation im Kindesalter mit Midazolam – Einführung in das Thema. In: Tolksdorf W, Kretz FJ, Prager J (Hrsg) Neue Wege in der Prämedikation – Die Prämedikation im Kindesalter mit Midazolam. Roche, Basel

Kritische Fragen zur Prämedikation bei Kindern

W. Büttner

Die Qualität der Prämedikation bei Säuglingen und Kleinkindern ist nur zu beurteilen, wenn die angestrebten Ziele der Prämedikation definiert sind und wenn das Ausmaß, wie weit man sich diesen Zielen genähert hat, mit reproduzierbaren, validen und reliablen Maßstäben gemessen wird. Es ist heute ernsthaft zu fragen, ob diese beiden Bedingungen bei der immer wiederholten Diskussion um die Prämedikation von Kindern auch eingehalten werden.

Den bereits 1976 von Collins genannten Zielen der Prämedikation bei Säuglingen und Kleinkindern wird gerne zugestimmt [4]: danach soll die Prämedikation geistig und emotional entspannen, Sinneswahrnehmungen einschränken, den Stoffwechsel herabsetzen und nachhaltige Reaktionen des autonomen Nervensystems verhindern. Nicht alle diese Ziele halten jedoch heute noch einer kritischen Prüfung stand.

Es gibt zum Beispiel keinen Beweis für die Behauptung, daß ein Kind jeden Lebensalters für die Zeit zwischen Prämedikationsgabe und Narkoseeinleitung notwendigerweise geistig entspannt werden soll. Diese Forderung impliziert, daß in jedem Fall und bei jedem Kind die Erlebnisse dieser Phase so verarbeitet werden, daß immer ein Schaden für das Kind entsteht. Wir wissen heute, daß dem nicht so ist. Jedes Erlebnis enthält für ein Kind nicht nur die Möglichkeit der positiven und negativen Verarbeitung, sondern tatsächlich profitieren Kinder aller Altersklassen beim Erlernen von Bewältigungsprozessen auch von unangenehmen und störenden Erlebnissen. Heute ist daher zu fragen, ob es möglich ist zu entscheiden, bei welchen Kindern eine geistige Entspannung durch eine Prämedikation sinnvoll ist. Jeder in der Kinderanästhesie Erfahrene kennt Kinder mit häufigen Wiederholungsnarkosen und weiß daher um die beträchtlichen individuellen Unterschiede in der Führung dieser Kinder in der Zeit vor Narkosebeginn. Ist demnach das Ziel der geistigen Entspannung durch eine Prämedikation bei Kindern aufrechtzuerhalten? Vielleicht – und möglicherweise nur unter dem Aspekt, daß eine geistige Entspannung denjenigen Kindern nicht schadet, die sie eigentlich nicht nötig hätten, aber einigen nützt. Aber welche Kinder sind das? Jedenfalls gibt es bisher keinen Beleg dafür, daß sie jedem Kinde nutzt.

Das Ziel der emotionalen Entspannung durch die Prämedikation ist ähnlich kritisch zu bewerten. Zum einen ist zu fragen, ob die bedeutendste emotionale Qualität in diesem Zusammenhang – die Angst – in jedem Fall und bei jedem Kind als schädlich zu bewerten ist, und zum zweiten, ob die physiologischen Reaktionen der Ängste eine Gefährdung bei der Narkoseeinleitung oder -führung beinhalten. Nach den Mitteilungen von Sigurdssen et al. wissen wir, daß Morphin in der Prämedikation bei Kleinkindern den intra- und postoperativen Plasma-ACTH und Kortisolgehalt senkt und daß über eine morphin- und skopolamininduzierte Sympathikusdämpfung die Inzidenz von intraoperativen Rhythmusstörungen gesenkt werden kann [7, 8]. Aber ob damit tatsächlich und nicht nur theoretisch eine Verringerung von anästhesiebedingten Schäden erreicht werden kann, ist nicht belegt.

Es ist auch bemerkenswert, daß eine Prämedikation bei weitem nicht bei jedem Kind die Ängstlichkeit bis zum Narkosebeginn senkt, wie Breitkopf belegt hat [1]. Bei einem relevanten Anteil aller Kinder – er kann bei über 50% liegen – wird durch die Prämedikation überhaupt keine Reduktion der Ängstlichkeit erreicht. Mit anderen Worten: Bei diesen Kindern wäre eine Prämedikation möglicherweise nicht nötig gewesen. Das Ziel, mit Hilfe einer Prämedikation Säuglinge und Kleinkinder emotional zu entspannen, ist daher in Frage zu stellen. So überzeugend, wie der Satz „wenn ein Kind vor der Narkose weint, dann haben wir schon etwas falsch gemacht" klingt, so irreleitend ist er auch. Er führt auf direktem Wege in die Richtung des Glaubenssatzes, daß die anxiolytische Komponente der Prämedikation wichtig ist und eine sanfte und ruhige Narkoseeinleitung garantiert. Hier ist der Wunsch und der Komfort des Anästhesisten und nicht die nachweisbare Notwendigkeit für das Kind der Vater des Gedankens.

Auch aus bisher vorliegenden Studien über die geistige und emotionale Beeinflussung durch den gesamten Krankenhausaufenthalt zu operativen Zwecken bei Kleinkindern läßt sich nicht ableiten, daß die Prämedikation oder die Narkosevorbereitung und -einleitung einen Stellenwert besitzen, der *über* der Tatsache der Operation und der nachfolgenden Schmerzen oder der einer Trennung aus gewohnter Umgebung anzusiedeln ist. Die Hoffnung ist sicher zu hoch angesetzt, mit Hilfe einer Prämedikation die geistigen und emotionalen Anforderungen an das Kind spürbar und nachweisbar zu senken oder dem Kind damit bessere Möglichkeiten der Verarbeitung aller Umstände der Operation zu verschaffen. Zumindest besteht bis heute kein Nachweis, daß eine Prämedikation dies auch erreicht.

Das dritte Ziel der Prämedikation, die Einschränkung der Sinneswahrnehmung, enthält die eigentliche Konsequenz aus dem bisher Abgeleiteten: Es ist sicherlich fehl am Platz, gegenüber der Tatsache gleichgültig zu bleiben, daß vor der Narkose jedes Kind einen Umgebungswechsel erlebt (Transport in den Narkoseeinleitungsraum, Operationsraum oder ähnliches mehr), dabei mit vielen fremden Personen konfrontiert wird, nüchtern bleiben muß, eventuell ein Zäpfchen oder ein orales Medikament oder gar eine Spritze bekommt oder von der Mutter getrennt wird. Alle diese Geschehnisse können unter Umständen unvermeidlich sein. Ein Sinn, daß sie vom Kind bewußt erlebt und verarbeitet werden müssen, ist jedoch nicht zu entdecken. Jedenfalls muß kein Vorteil für ein Kind entstehen, wenn es diese Abläufe bewußt miterlebt; es entsteht kein Nachteil, wenn seine Sinneswahrnehmung dabei getrübt oder weitgehend aufgehoben ist. Somit ist es konsequent, in der pränarkotischen Phase alle vermeidbaren Irritationen zu unterlassen und darüber hinaus medikamentös die Wahrnehmung aller Maßnahmen, die zur Narkoseeinleitung unvermeidlich sind, weitgehend auszuschalten.

Wenden wir uns nun der Beurteilung der Prämedikationsergebnisse zu. Auch sie unterliegt einigen Kriterien, die zuverlässig einzuhalten sind. Als erstes ist hier zu nennen, daß die Beurteilung mindestens zu 2 Zeitpunkten zu erfolgen hat: vor und nach der Prämedikation. Es gibt bisher nur die Veröffentlichung von Breitkopf u. Büttner [2], in der es um die Frage der Ängstlichkeit von erst- und wiederholtoperierten Kindern geht, bei der dieses Kriterium beachtet wurde. Alle anderen Veröffentlichungen geben bisher nur den Zustand der Kinder nach erfolgter Prämedikation wieder und lassen daher keine Rückschluß darauf zu, ob es sich um besonders ängstliche oder vielleicht weitgehend angstfreie Kinder gehandelt hat. Da, wie bereits erwähnt, ein Großteil der Kinder vor der Prämedikation ein Ausmaß von Ängstlichkeit zeigt, das durch eine Prämedikation nicht weiter zu reduzieren ist, ist heute in einer Studie eine doppelblind geplante Placebogruppe nur zu umgehen, wenn diese Vorher-Nachher-Erfassung durchgeführt wird.

Der nächste kritische Punkt bei der Erfassung von Prämedikationsergebnissen besteht in der Auswahl der geeigneten Parameter. 2 Entscheidungen sind dabei vorrangig zu treffen: 1. die Frage, wie eine Ängstlichkeit bei Kindern erfaßt werden kann, und 2. wie der Bewertungsmaßstab eindeutig und reproduzierbar gestaltet werden kann. Von allen möglichen Parametern, die sich theoretisch für die Erfassung einer Prämedikationswirkung bei Säuglingen und Kleinkindern eignen, sind nur solche verwendungsfähig, die durch eine Fremdeinschätzung zu erheben sind.

Denn bei Kindern entfällt die Möglichkeit der Selbsteinschätzung oder Selbstbeurteilung. Daneben müssen die auszuwählenden Parameter und Beobachtungsmethoden ökonomisch sein, d.h. sie dürfen nicht viel Zeit kosten. Sie dürfen nicht reaktiv sein, d.h. die Beobachtung oder Meßmethoden dürfen die Meßergebnisse nicht beeinflussen. Hier ist als negatives Beispiel eine Blutentnahme zu nennen, die vor einer Prämedikation sicher eine Stimmungsänderung herbeiführt. Die Erfassung muß reliabel sein, d.h. wenn 2mal unter den gleichen Bedingungen gemessen wird, müssen die gleichen Ergebnisse entstehen. Und sie müssen valide sein, d.h. die Beobachtungen müssen eine Aussage darüber ermöglichen, was sie zu messen vorgeben, und zwar auch oder gerade, weil es sich um Fremdbeurteilungen handelt.

Unter diesen Kriterien entfällt ein großer Teil der möglichen Parameter. Es muß hier betont werden, daß es zwar seit den ersten Veröffentlichungen zu diesem Thema von Doughty [5] mehrere Zusammenstellungen von angeblich geeigneten und praktikablen Parametern gibt, daß bisher aber keine eine gesicherte Überprüfung auf Validität und Reliabilität mit Hilfe testanalytischer Verfahren enthält. Eine erste Überprüfung unserer eigenen vorgeschlagenen Parameter haben Breitkopf u. Büttner [2] geliefert. Danach sind itemanalytisch untersuchte und abgesicherte Parameter zur Erfassung der Prämedikationswirkungen bei Säuglingen und Kleinkindern neben Pulsfrequenz und Blutdruck: die Atemfrequenz, die Gesichtsfarbe, der Emotionsausdruck, Zittern und die Wachheit. Palmares Schwitzen, Salivation und die Pupillenweite haben sich dabei als nicht valide oder nicht reliabel herausgestellt (Tabelle 1). Ein Replikationsversuch anhand einer Beobachtungsserie von 52 Kindern ergab ebenfalls, daß diese letzten Parameter ungeeignet sind. Dieser Replikationsversuch erfolgte bei 52 Kindern

Mögliche Parameter für die Erfassung einer Prämedikationswirkung bei Säuglingen und Kleinkindern

---

Physiologie

Atemfrequenz
Pulsfrequenz
Blutdruck
Hautwiderstand
Adrenalinkonzentration
Thrombozytenadhäsivität
Hautfarbe (Gesicht/Stamm)
Pupillenweite
Schweißproduktion (Gesicht, Stamm, palmar)
Salivation

Wahrnehmung und Reaktion

Vigilanz
Blickverfolgung
gezielte Abwehr (wogegen?)
ungezielte Abwehr
motorische Agilität
Zittern

Emotion

Weinen, Schreien
Lachen
Indifferenz
Aggressivität (provoziert?)

Tabelle 1. Itemanalytisch untersuchte Parameter zur Erfassung der Prämedikationswirkung bei Säuglingen und Kleinkindern

---

Pulsfrequenz/
Blutdruck

Atemfrequenz	Stark erhöht	Erhöht	Normal	Reliabel
Gesichtsfarbe	Blaß	Unauffällig	Rot	und
Emotionsausdruck	Schreien	Weinen	Ruhig	valide
	Aggressiv	Jammernd		
Zittern	Stark	Leicht	Gar nicht	
Wachheit	Schlafend Unweckbar	Schlafend Weckbar	Schläfrig Dösend	Völlig wach

Schwitzen				Nicht
Hand, palmar	Stark	Mäßig	Unauffällig	reliabel
Salivation	Stark	Mäßig	Unauffällig	oder nicht
Pupillen	Weit	Mittel	Eng	valide

zwischen 2 und 6 Jahren mit einem Durchschnittsalter von 3,9 Jahren. Die 8 vorgeschlagenen ungetesteten Beobachtungsparameter wurden erneut vor und nach einer gestuften Prämedikation mit Midazolam 0,5 mg/kg KG rektal und Ketamin 2 mg/kg KG i.m. bei jedem Patienten insgesamt 3mal erfaßt. Anschließend erfolgte mit dem vollständigen Datensatz eine Hauptkomponentenanalyse. Die 2faktorielle Faktorenanalyse ergab essentielle Ladungen auf folgenden Items: Emotionsausdruck, Abwehrverhalten, Atemfrequenz, Gesichtsfarbe und Zittern. Dabei erreichte das Item Gesichtsfarbe nach Midazolam alleine die niedrigste Ladung mit a = 0,52, alle anderen Items zeigten eine Ladung von mindestens a = 0,76. Für die Items palmares Schwitzen, Salivation und Pupillengröße fanden sich erneut keine essentiellen Ladungen. Diese Items entfallen daher für die Erfassung der Ängstlichkeit von Kleinkindern vor und/oder nach einer Prämedikation.

Wie in Tabelle 1 zu erkennen ist, geben die Parameter mit Hilfe vorgegebener Bewertungsgrenzen ein grobes Raster wieder. Kretz hat für eine feinere Auflösung die Anwendung von visuellen Analogskalen vorgeschlagen [6]. Ihre Eignung muß jedoch in Zweifel gezogen werden, wie ein einfacher Replikationsversuch zeigt. Wir haben die von Kretz vorgeschlagenen Analogskalen benutzt und um den Item Wachheit erweitert. Mit diesem Datensatz von 8 Parametern haben wir gleichzeitig von 2 Personen je ein Kind zum Zeitpunkt unmittelbar vor der Narkoseeinleitung beurteilt. Die 2 Personen bestanden aus je einem Arzt und einer Schwester, beide sehr erfahren in der Bewertung von Prämedikationsergebnissen bei Kindern. Wir bildeten je 2 solcher Diaden und ließen von ihnen je 14 Kinder beurteilen. Das Ergebnis ist in Tabelle 2 wiedergegeben. Es zeigt keine befriedigende Übereinstimmung der beiden Bewerter und darüber hinaus große Unterschiede zwischen den Korrelationskoeffizienten beider Bewertungsdiaden.

In den Beurteilungsrahmen einer Prämedikation gehören auch Qualifizierung und Quantifizierung von Nebenwirkungen:

- Atmung (zentral, muskulär);
- Herz;
- Gefäßsystem;

Tabelle 2. Vergleich der Beobachterübereinstimmung bei visuellen Analogskalen nach Kretz in 2 Teams bei gleichzeitiger Beobachtung derselben Kinder (n = 14/Team)

Visuelle Analogskala	0 = ?	100 = ?	Team 1	Team 2
„Zittern"	Gar nicht	Stark	0,99	0,41
„Toleranz Maske"	Massive Gegenwehr	Kooperation	0,88	0,79
„Vigilanz"	Wach	Tief schlafend	0,77	0,37
„Emotion"	Schreiend, tobend	Ruhig	0,64	0,13
„Stimmung"	Panisch	Gelassen	0,63	0,29
„Gesichtsfarbe"	Blaß	Rot	0,56	0,21
„Salivation"	Exzessiv	Keine	0,51	0,03
„Palmares Schwitzen"	Trocken	Sehr feucht	0,39	0,09

- Anaphylaxis - Allergie;
- Salivation;
- Defäkation;
- additive Effekt auf Narkotika;
- Analgetika, Relaxanzien;
- lokale Verträglichkeit;
- Spezifika.

Wenn man nur die möglichen Nebenwirkungen beachtet, wird bereits deutlich, wie entscheidend diese trotz sonstiger positiver Eigenschaften eines Prämedikationsverfahrens dessen generelle Eignung beeinflussen können. Die Erörterung der Probleme der Quantifizierung der Nebenwirkungen sprengt den gesetzten Rahmen dieses Beitrags. Es muß nur auf die Tatsache hingewiesen werden, daß es medikamentenspezifische Wirkungen gibt, die nicht zu vernachlässigen sind, wie z. B. Salivation, Singultus, postoperatives Erbrechen u. ä. m.

Abschließend wäre somit in Zweifel zu ziehen, ob eine Aussage über die Qualität einer Prämedikation nur anhand der Kriterien über den Anteil befriedigender oder unbefriedigender Ergebnisse zulässig ist. Vielmehr ist zu fordern, daß eine solide Bewertung einer medikamentösen Prämedikation bei Kleinkindern nur möglich ist, wenn folgende Aussagen vorliegen:

1) Bewertung der pharmakologischen und pharmakokinetischen Eigenschaften bei oraler, rektaler, intramuskulärer und intravenöser Applikation, wobei Kenntnisse über die Altersabhängigkeit vorliegen müssen; daß ein Medikament in den unterschiedlichen Altersklassen ein sehr differentes Wirkprofil ergeben kann, ist gesichert [3].
2) Bewertung der Qualität der Medikamenteneinwirkung in bezug auf die Wachheit, die Ängstlichkeit, die Analgesie, die Einschränkung der akustischen und optischen Wahrnehmung, einer Amnesie, der Stimmung des Kindes sowie den Einfluß auf seinen Stoffwechsel und die Streßreaktion. Dazu gehört auch die Erfassung der postoperativen Phase.

Schließlich möchte ich in Erinnerung rufen, daß auch die Akzeptanz durch das Kind zu berücksichtigen ist.

Legt man diese ganzen Kriterien als Maßstab an die bisherige Literatur über die Prämedikationsmethoden und Medikamente für Kleinkinder, so entdeckt man große weiße Felder reinen Unwissens. Die Diskussion über die Beurteilung einer Prämedikation bei Säuglingen und Kleinkindern ist daher z. Z. bei weitem nicht abgeschlossen.

Literatur

1. Breitkopf L (1987) Die Wertung der Prämedikation aus medizinpsychologischer Sicht. (Kinderanästhesie-Symposium 29.-30. 05. 1987, Berlin)
2. Breitkopf L, Büttner W (1986) Die Effekte früherer Operationen auf Narkose- und Operationsängste bei Kleinkindern. Anaesthesist 35:30
3. Büttner W (1982) Grundlagen der Verwendung von Ketamin in der Prämedikation von Säuglingen und Kleinkindern. (3. Internat. Symposium Anaesthesie-Reanimation-Intensivbehandlungsprobleme 06.-13. 02. 1981, Zürs)

4. Collins VJ (1976) Principles of anesthesiology, 2nd edn. Lea & Febiger, Philadelphia
5. Doughty AG (1959) The evaluation of premedication in children. Proc R Soc Med 52:823
6. Kretz FJ (1986) Die Beurteilung sedativ-hypnotisch und anxiolytischer Wirkungen von Pharmaka im Kleinkindesalter. (Expertengespräch 01. 03. 1986, Mannheim)
7. Sigrudsson G, Lindahl S, Norden N (1982) Influence of premedication on plasma ACTH and cortisol concentrations in children during adenoidectomy. Br J Anaesth 54:1075
8. Sigurdsson G, Lindahl S, Norden N (1983) Premedication, catecholamines and ventricular arrhythmias in children during halothane anaesthesia. Anesthesiology 59:A451

Konzepte zur Beurteilung sedativ-hypnotisch und anxiolytisch wirksamer Medikamente bei Kleinkindern

F.-J. Kretz, R. Niggemeyer und H. W. Striebel

Jedes Jahr erscheinen zahlreiche Artikel zum Problembereich Prämedikation und Narkoseeinleitung im Kindesalter. Dies weist auf die Brisanz und Aktualität des Themas hin. Eine Vergleichbarkeit der Studienergebnisse ist dabei jedoch meist nicht gewährleistet, da sich die Konzepte zur Beurteilung der medikamentösen Effekte sehr unterscheiden. Die zentraleuropäische Anästhesie hat im übrigen das Kind unter diesem Aspekt erst Anfang der 80er Jahre entdeckt, während man sich im angloamerikanischen Bereich mit dieser Thematik schon beschäftigte, als es in Deutschland noch keine selbständige Anästhesie gab. Möglicherweise ist die ungeklärte Methodenfrage eine Ursache der zahlreichen Arbeiten, die sich mit dieser Problematik befassen.

Der vorliegende Beitrag möchte dazu beitragen, zukünftige Arbeiten miteinander vergleichbar zu machen. Die Erörterungen in diesem Beitrag beziehen sich ausschließlich auf das Kleinkindalter.

Die bisherigen Konzepte sind zu ungenau definiert, z. B.:

- Was ist eine leichte, schwere, zu schwere Sedierung [7, 8]?
- Wer ist – wenn die Narkoseeinleitung als zufriedenstellend bezeichnet wird – zufrieden? Der Anästhesist, die Narkoseschwester, die Eltern – oder das Kind [3]?
- Was ist eine gute, mäßige oder schlechte Prämedikation, was sind echte Versager [11]?

Es gibt nur wenige Arbeiten, die sich mit der Frage der Beurteilung von Prämedikation und Narkoseeinleitung beschäftigen. Die älteste Arbeit stammt von Doughty [5], der sich bereits 1959 mit der Frage beschäftigte, auf welche Weise man die Eignung von Pharmaka zur Prämedikation im Kleinkindalter überprüfen kann.

Das Schema von Lindgren et al. [9] bezieht sich vordergründig auf das Verhalten der Kinder, vermengt jedoch Vigilanz (schläfrig, schlafend), Stimmung (schreiend/ängstlich) und Verhalten (ruhig/unruhig), so daß eine Differenzierung erheblich erschwert wird. So werden Kinder, die strampeln und unruhig sind, aber dennoch angstfrei erscheinen, von diesem Schema ebensowenig erfaßt wie ruhige Kinder, die sehr ängstlich sind.

Das Schema von Biscoping u. Seidelmayer [1] beschreibt nicht die Wirkungskomponenten von Medikamenten, sondern orientiert sich am Verhalten der Kinder an anästhesiologischen Brennpunkten wie Applikation der Prämedikation,

Trennung von der Bezugsperson und der Einleitung der Narkose. Diese sehr an der Praxis orientierte Methode ist relativ kompliziert in der Auswertung und der Darstellung der Methode.

Der Beobachtungsbogen von Breitkopf u. Büttner [4] ist sehr aktuell (Abb. 1). Der anfänglich aus 9 Items bestehende Bogen, der Symptome wie Emotion, Wachheit, Abwehrverhalten und vegetative Symptome wie Pupillenmotorik, Schwitzen und Hypersalivation enthielt, wurde nach einer Faktorenanalyse auf die 5 Merkmale Wachheit, Emotion, Atemfrequenz, Zittern und Gesichtsfarbe reduziert. Diese Merkmale werden mit jeweils 3 Ratingmöglichkeiten erfaßt, das Merkmal Wachheit mit 4 Ratingmöglichkeiten. Gegenüber den visuellen Analogskalen (VAS) ist dieser Beobachtungsbogen ökonomischer in der Auswertung.

Name des Patienten (o.Code): ___________________________

Geschlecht des Patienten: 0 männlich   0 weiblich

Alter des Patienten: ________Jahre________Monate <u>oder</u> Geburtsdatum: ________

Beobachtungszeitraum: Beobachter/Beurteiler:
(Bitte ankreuzen!)

(1)   <u>Vor</u> Prämedikation   ___________________

(2)   <u>Nach</u> Prämedikation,
       <u>vor</u> Narkoseeinleitung   Uhrzeit: __________Uhr
                                         (bei der Beobachtung)

Wenn im Beobachtungszeitraum gemessen: Herzfrequenz _______________/Min.
                                        Blutdruck _______/_______

Bitte beurteilen Sie das Verhalten des Kindes im <u>festgelegten</u> Beobachtungszeitraum. Orientieren Sie sich nur an dem, was Sie im Beobachtungszeitraum
definitiv <u>beobachtet</u> haben. Wenn also z.B. ein ansonsten sehr ängstliches
Kind sich <u>während</u> des Beobachtungszeitraumes <u>ruhig</u> verhalten hat, dann
müssen Sie es als ruhig beurteilen; wenn also z.B. ein ansonsten ruhiges
Kind sich <u>während</u> des Beobachtungszeitraumes <u>ängstlich</u> verhalten hat
(aus welchem Grunde auch immer), dann müssen Sie es als <u>ängstlich</u> beurteilen!
Bitte den zutreffenden Kasten deutlich markieren: ... ⊠
Was haben Sie <u>beobachtet</u>?

ATEMFREQUENZ	stark erhöht	erhöht	normal	
GESICHTSFARBE	blaß	unauf- fällig	rot	
SCHWITZEN (Hand/palmar)	stark	mäßig	unauf- fällig	
SALIVATION	stark	mäßig	unauf- fällig	
PUPILLEN	weit	mittel	eng	
EMOTIONSAUSDRUCK (paraverbal)	Schreien, aggressiv	Weinen, jammernd	ruhig	
ZITTERN	stark	leicht	gar nicht	
ABWEHRVERHALTEN (gezielt)	stark	leicht	gar nicht	
WACHHEIT	schlafend, unweckbar	schlafend, weckbar	schläfrig, dösend	völlig wach

Abb. 1. Beobachtungsbogen. (Nach [4])

Zahlreiche andere Autoren beziehen sich auf Scores, die eine Modifikation der oben genannten darstellen, ohne daß dazu eine wissenschaftliche Absicherung durchgeführt wurde.

Allen aufgeführten Untersuchungsschemata ist es eigen, daß der Einfluß des Entwicklungsstandes des Kindes und die Angst der Mutter oder einer anderen Bezugsperson in die Beurteilung der Prämedikation nicht miteingehen. Auch fehlt es an Follow-up-Untersuchungen, wobei die Wertigkeit dieser Untersuchungen noch diskutiert werden muß.

In dem nun darzustellenden Konzept wird vorgeschlagen, die Wirkung von Medikamenten anhand von visuellen Analogskalen zu beschreiben, sowie den Einfluß der Angst von Bezugspersonen auf das kindliche Verhalten zu berücksichtigen.

Die Angst der Bezugsperson ist nach klinischen Erfahrungen ein bedeutsamer Faktor im Gesamtzusammenhang von Prämedikation und Narkoseeinleitung. Die Angst der Mutter sollte möglichst in der sehr belastenden Situation kurz vor der Operation durch Fremdeinschätzung erfolgen, z. B. durch VAS. Für eine Selbsteinschätzung der Mutter bieten sich die Erlanger Angstskala (EAS) [6] oder Spielbergers State-Trait-Anxiety-Inventory (STAI) [10] an. Bei der EAS handelt es sich um eine Selbstbeurteilungsskala zur Erfassung situationsbedingter Ängste in der Fassung EAS-S und der habituellen Angst in der Version EAS-H. Er ist aus 24 kurzen Fragen aufgebaut, die jeweils mit einer 4stufigen Ratingskala verbunden sind. Die Validität auf Operationsängste ist belegt [6]. Bei Spielbergers Angstfragebogen wird die Zustandsangst mit der Version X_1 erfaßt.

Die Beschreibung der Medikamentenwirksamkeit soll nach dem vorliegenden Konzept mit Hilfe visueller Analogskalen erfolgen. VAS zur Selbstbeurteilung [2] sind in der Neuropsychopharmakologie des Erwachsenenalters etablierte Meßinstrumente – allerdings zur Selbstbeurteilung. Die Möglichkeit zur Selbstbeurteilung ist aber an Sprache und Verständigung gebunden. VAS zur Selbstbeurteilung sind daher erst ab dem Schulkindalter (etwa 10. Lebensjahr) anwendbar. VAS zur Fremdbeurteilung unterliegen subjektiven Fehlern bei der Einschätzung durch den Untersucher. Im Rahmen einer einzelnen Untersuchung ist das von untergeordneter Bedeutung. Damit ein Vergleich mehrerer Untersuchungen möglich wird, müssen die VAS mit detaillierten, anwendungsorientierten Informationen versehen werden. Außerdem muß ermittelt werden, unter welchen Bedingungen subjektive Fehler am geringsten gehalten werden.

In einer eigenen Studie sollte untersucht werden, wie weit sich Fremdbeurteilungen anhand visueller Analogskalen bei verschiedenen Beobachtern unterscheiden.

Patienten, Materialien und Methodik

Dazu wurden 15 Kinder, die Midazolam (Dormicum) in einer Dosierung von 1 mg/kg KG im Rahmen der Prämedikation rektal erhielten, mit einer Videokamera aufgezeichnet und anschließend von 5 verschiedenen Beobachtern gleichzeitig beurteilt. Die Videoaufnahmen erfolgten zu festgesetzten Zeitpunkten:

1) vor Applikation bei Anwesenheit der Mutter oder einer anderen Bezugsperson,
2) 10 min nach der Applikation,
3) sofort nach Trennung von der Mutter,
4) während der Einleitung mit der Narkosemaske.

Die Aufzeichnung wurde mit einer Hitachi-Videokamera (System VHS) durchgeführt, die mit einem Mikrophon und Zoomobjektiv ausgestattet ist und keine weiteren Lichtquellen benötigt. So wurden weitere Irritationen der Patienten durch die Methode weitgehend ausgeschlossen, zumal die Kinder auch aus einer Entfernung von 3–5 m beobachtet werden konnten.

Diese so entstandenen Aufnahmen wurden einem Facharzt, einem Assistenzarzt der Anästhesie, einer erfahrenen Anästhesiepflegeperson, einem Krankenpflegeschüler und einem medizinischen Laien zur Beurteilung auf einem 64er Bildschirm mit Ton vorgeführt.

Die Untersucher bewerteten die Kinder anhand der visuellen Analogskalen zu Vigilanz, Stimmung und Verhalten, des Beobachtungsbogens „Kinder" nach Breitkopf u. Büttner sowie der Bewertungsschemata nach Doughty und Lindgren.

In dem Score nach Doughty [5] sind die Verhaltensmerkmale „schläfrig", „fröhlich" und „ernst" unter zufriedenstellend subsummiert. „Besorgt", „weinend" und „schreiend" werden als unbefriedigend charakterisiert.

Bei Lindgren [9] wird das Verhalten des Kindes mit schreiend oder strampelnd (0), ruhig (1), sediert (2), schläfrig (3) oder schlafend, nicht erweckbar (4) bewertet. Neben dem Verhalten des Kindes geht auch die Reaktion auf die Venenpunktion in den Score ein [schreiend (0), weinend (1), wegziehen der Hand (2), keine Reaktion (3)]. Aus beiden Werten wird nun eine Summe gebildet. Jene Kinder, die eine Punktzahl von 1–2 erreichen, werden als schlecht, jene, die 2–4 erhielten, als befriedigend, jene mit 4–6 als gut und jene mit 6–7 als exzellent prämediziert bezeichnet.

Die visuellen Analogskalen sind horizontale Linien mit einer definierten Länge von 100 mm, an deren Enden jeweils ein Extremwert angeführt ist, zwischen denen der Patient oder in unserem Fall der Untersucher die Befindlichkeit des Kindes einschätzt.

Ergebnisse

Mit dem Schema nach Doughty werden die Kinder in der Phase der Prämedikation uneinheitlich eingeschätzt (Abb. 2, 3). Nur Assistenzarzt und Laie zeigen ein annähernd einheitliches Beurteilungsverhalten. Dies gilt auch für den Meßpunkt nach der Prämedikation. Ansonsten zeigt sich eine weitgehend inkongruentes Beurteilungsbild. So sind für den examinierten Pfleger 45% aller Kinder besorgt, der Pflegeschüler sieht keines der Kinder als besorgt. Einheitlicher wird das Bild, wenn die Midazolamwirkung zum Tragen kommt. Hier werden dann die Kinder überwiegend als schläfrig beurteilt (s. Abb. 4 und 5).

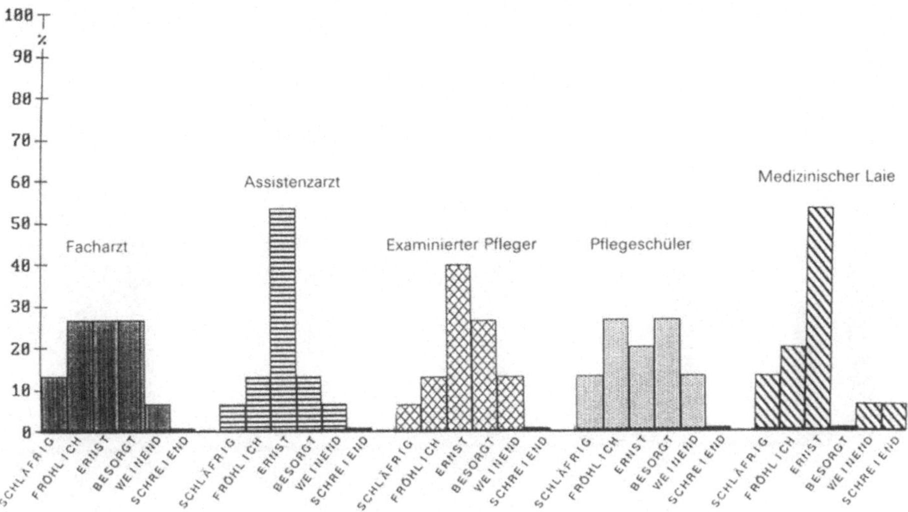

Abb. 2. Schema nach Doughty (vor der Prämedikation)

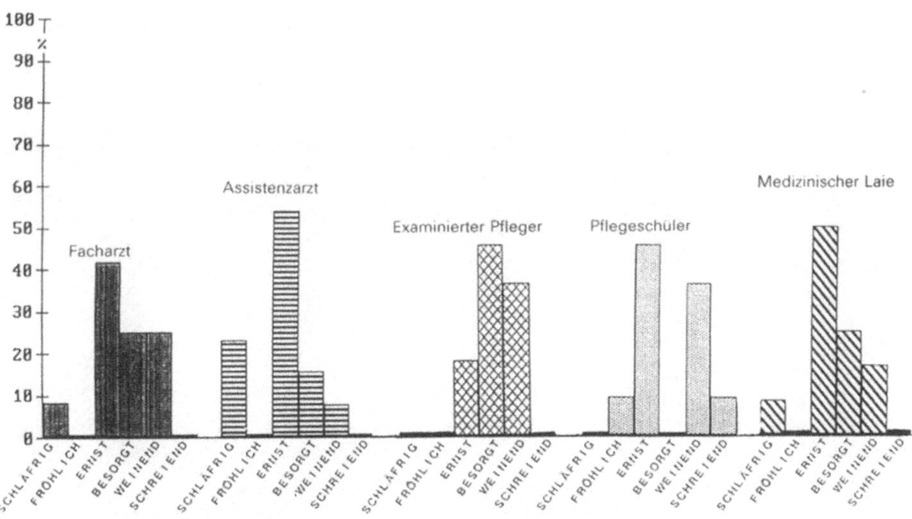

Abb. 3. Schema nach Doughty (10 min nach der Prämedikation)

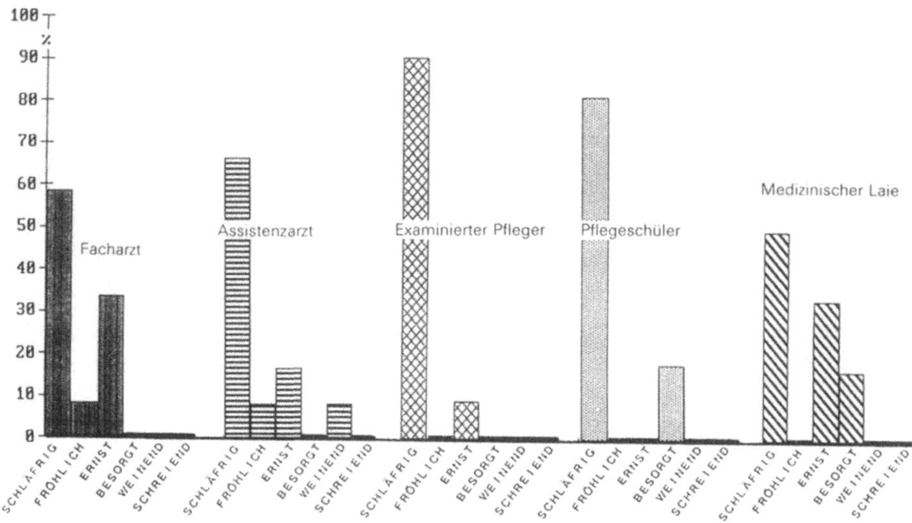

Abb. 4. Schema nach Doughty (Trennung von der Mutter)

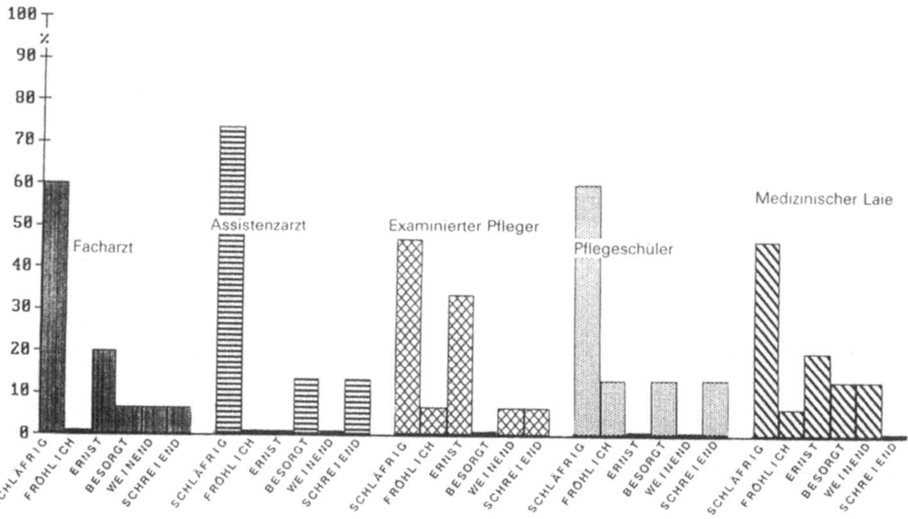

Abb. 5. Schema nach Doughty (Narkoseeinleitung)

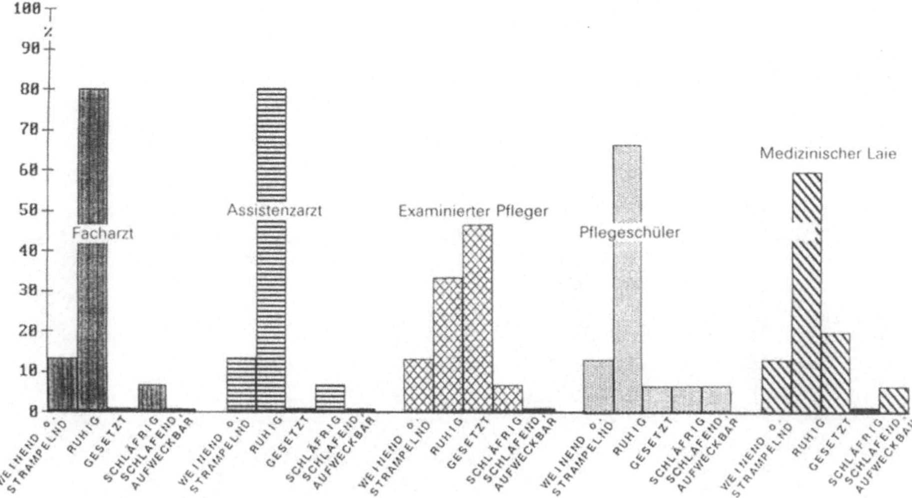

Abb. 6. Schema nach Lindgren (vor der Prämedikation)

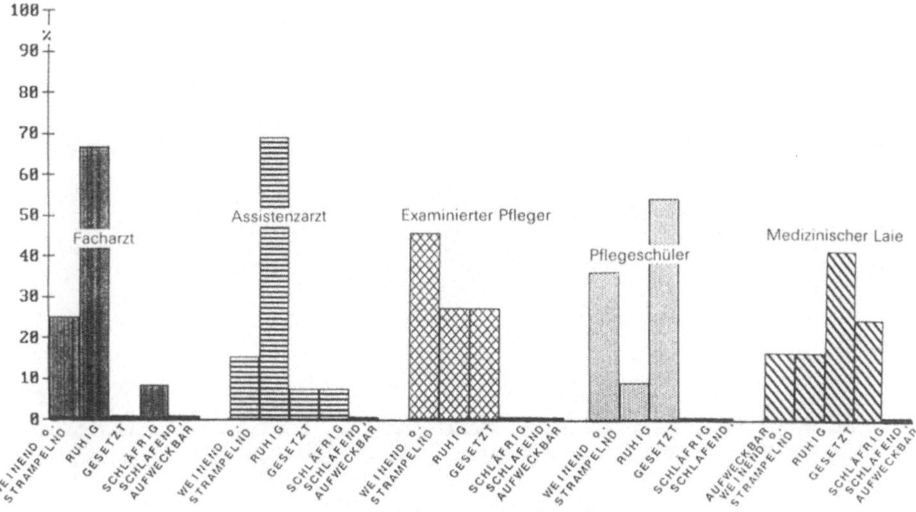

Abb. 7. Schema nach Lindgren (nach der Prämedikation)

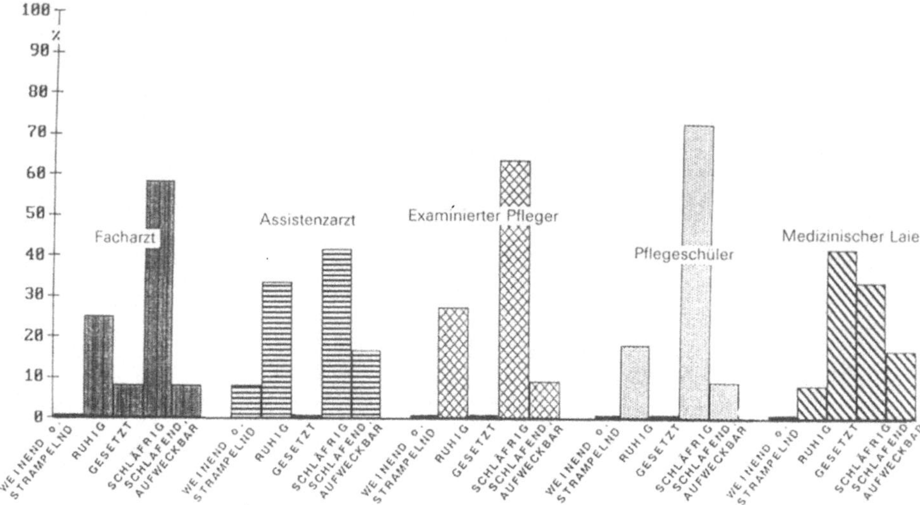

Abb. 8. Schema nach Lindgren (Trennung von der Mutter)

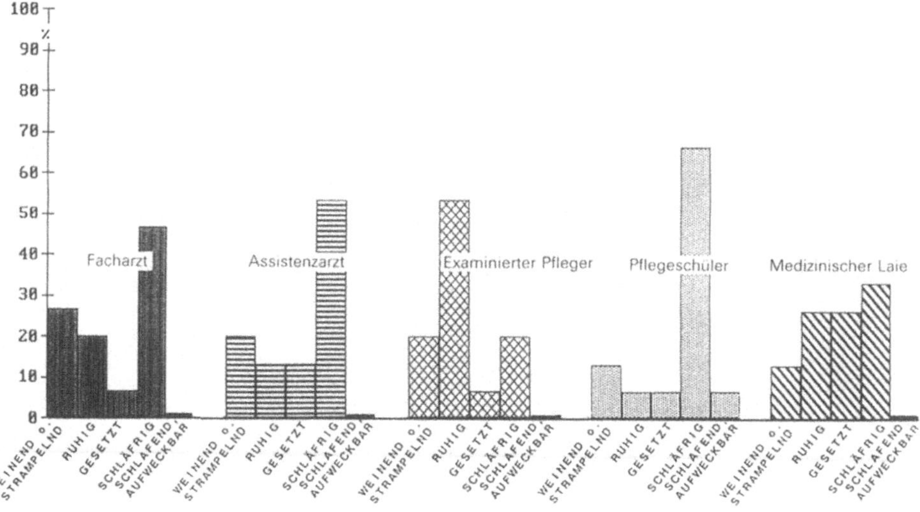

Abb. 9. Schema nach Lindgren (Narkoseeinleitung)

Bei Lindgren ist die Einschätzung vor der Prämedikation eindeutiger (Abb. 6). Als weinend, strampelnd werden von allen Untersuchern jeweils 15% der Kinder eingeschätzt. Auch was die ruhigen Kinder betrifft, so ist die Beurteilung recht klar – mit Ausnahme des examinierten Pflegers, der deutlich weniger Kinder als ruhig einstuft, dafür aber 50% der Kinder als gesetzt bezeichnet. Diese einheitliche Beurteilung verliert sich dann bei der Beurteilung nach Eintritt der Medikamentenwirkung (Abb. 7–9).

Die VAS zeigen, besonders was die Stimmung anbetrifft, eine enge Übereinstimmung (Abb. 10). Das Verhalten wird dagegen nicht so einheitlich bewertet (Abb. 11). Das gleiche gilt für die Vigilanz (Abb. 12).

Diskussion

Die Beurteilung der Wirksamkeit sedativ-hypnotischer Medikamente bei Kleinkindern ist seit langem ein ungelöstes Problem. Das Beurteilungsschema nach Doughty ergibt kein einheitliches Bild, bei Lindgren vermißt man eine eindeutige Differenzierung der Merkmale „Wachheit", „Stimmung" und „Verhalten." Mit dem Lindgren-Score würde beispielsweise ein Kind, das wach und euphorisch ist, überhaupt nicht – oder nur schlecht – zu beurteilen sein. Die sehr gute Beobachtungsübereinstimmung bei den VAS läßt dagegen auf ein Meßinstrument hoffen, das eine differenzierte Beurteilung ermöglicht. Die hier dargestell-

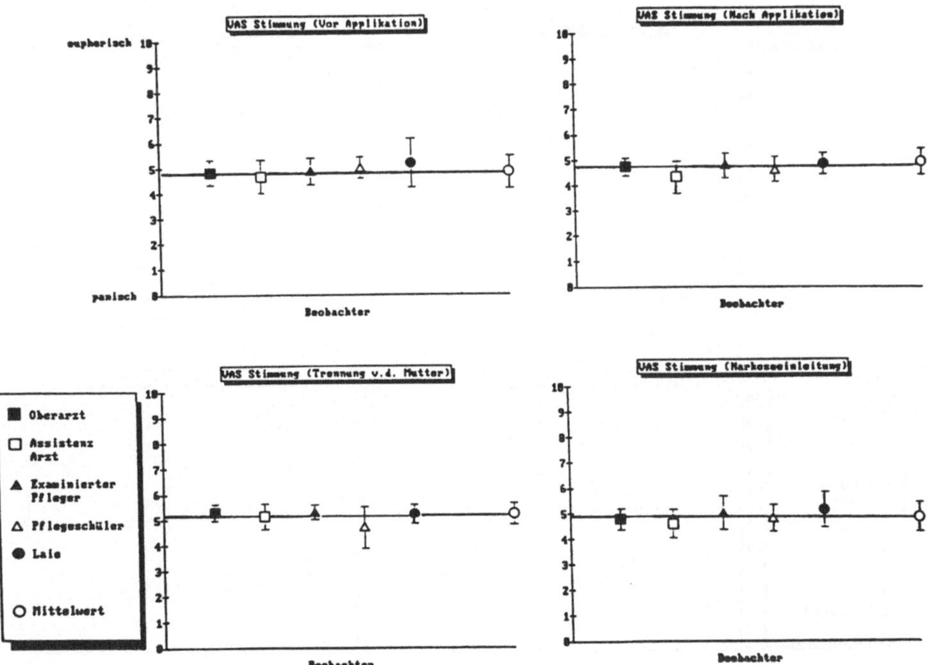

Abb. 10. Visuelle Angstskala „Stimmung"

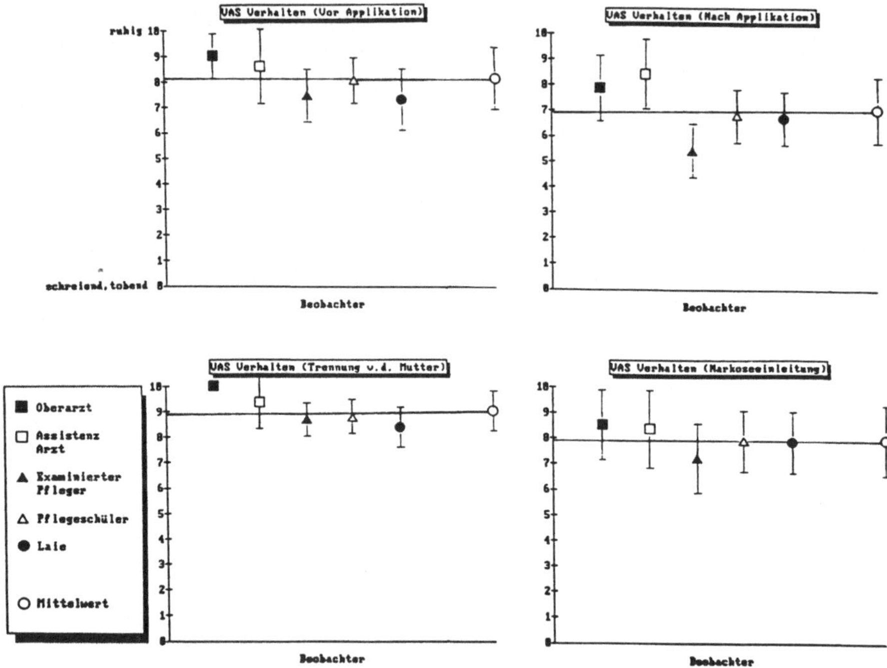

Abb. 11. Visuelle Angstskala „Verhalten"

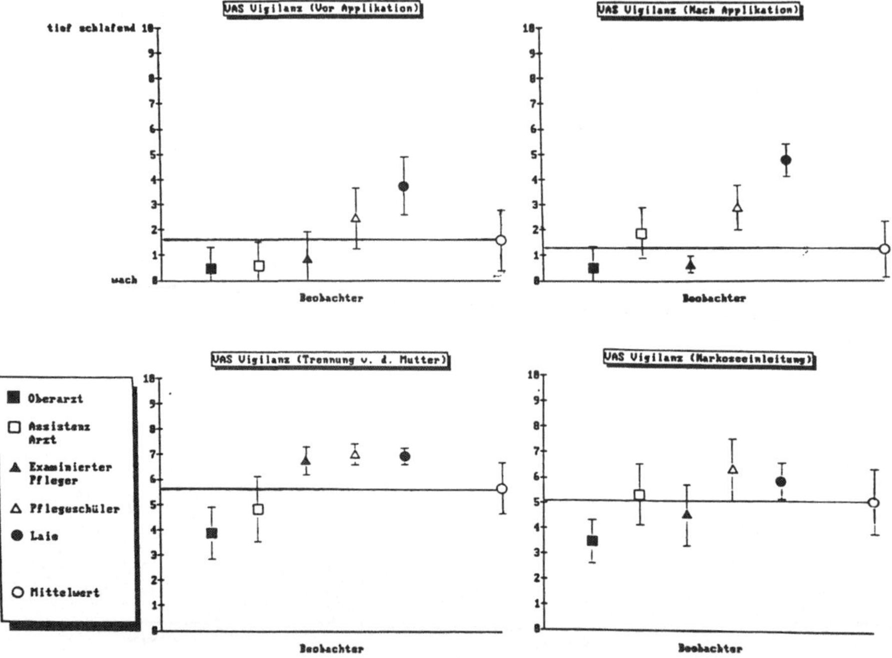

Abb. 12. Visuelle Angstskala „Vigilanz"

ten Ergebnisse lassen eine weitergehende Aussage nicht zu. Jetzt, bei Drucklegung, liegen genug Daten vor, die in Kürze ausgewertet werden und die wir in Bälde publizieren werden.

Literatur

1. Biscoping J, Seidelmayer E (1984) Vergleichende Untersuchungen bei oraler und intramuskulärer Prämedikation bei Kindern. Anästh Intensivmed 8:296–300
2. Bond A, Lader M (1974) The use of analogue scales in rating subjective feelings. Br J Med Psychol 47:211–218
3. Booker PD, Chapman DH (1979) Premedication in children undergoing day-care surgery. Br J Anaesth 51:1083
4. Breitkopf L, Büttner W (1986) Die Effekte früherer Operationen auf Narkose- und Operationsängste bei Kleinkindern. Anaesthesist 35:30–35
5. Doughty AG (1959) The evulation of premedikation in children. Proc R Soc Med 52:823
6. Galster JV, Spörl G (1986) Erlanger Angstskala. Internationale Skalen für Psychiatrie. Beltz, Weinheim
7. Idvall J, Holaasek J, Stenberg P (1083) Rectal ketamine for induction of anaesthesia in children. Anaesthesia 38:60–64
8. Lindahl S, Ollson A-K, Thomson D (1981) Rectal premedication in children. Use of diazepam, morphine and hyoscine. Anaesthesia 36:376–379
9. Lindgren L, Saarnivaara L, Himberg JJ (1979) Comparison of i.m. pethidine, diazepam and flunitrazepam as premedicants in children undergoing otolaryngological surgery. Br J Anaesth 51:321–327
10. Spielberger C, Gorsuch D, Lushene RE (1966) State-trait anxiety inventory. Internationale Skalen für Psychiatrie. Beltz, Weinheim
11. Suess H (1982) Alternative Prämedikation im Kindesalter: Die orale Applikation. Anästh Intensivmed 23:144–147

Biochemische Streßparameter im Kindesalter

D. l'Allemand, A. Grüters und H. Helge

Akuter Streß ist nach Selye [26] definiert als eine durch Angst oder Schmerz hervorgerufene unspezifische Antwort des Organismus zur Bereitstellung von Energieträgern für die Erhöhung der Reaktionslage. Systematische Untersuchungen der Hormone und des Intermediärstoffwechsels liegen hauptsächlich über körperliche Streßauslöser, wie Operation, vor [1]. Die Zahl der systematischen kontrollierten Studien zur altersabhängigen hormonellen Streßreaktion im Kindesalter ist aus ethischen und praktischen Gründen äußerst begrenzt. Meist werden Tiermodelle verwandt, da laborchemische Mikromethoden für Hormone und Transmitter nur in geringem Umfang verfügbar sind. Aufgrund klinischer Erfahrungen und weniger Studien an Kindern [2, 20, 27] kann jedoch davon ausgegangen werden, daß in der physiologischen Streßantwort vom Kindesalter an keine qualitativen Unterschiede zu Erwachsenen bestehen. Mit Ausnahme der Nebenniere sind bei der Geburt die endokrinen Organe morphologisch komplett angelegt, aber der funktionelle Feedbackmechanismus im Hypothalamus-Hypophysen-System ist meist noch nicht ausgereift. Allerdings kann der durch Streß bedingte Katabolismus bei Kindern lange anhalten, während die metabolischen Reserven insbesondere bei Früh- und Neugeborenen begrenzt sind [2, 6, 15, 17].

Daher sollen die biochemischen Streßparameter exemplarisch anhand einer randomisierten, kontrollierten Studie an Frühgeborenen erläutert werden [3]. Die in dieser Studie untersuchten Hormone [28] werden gleichzeitig an einem allgemein gültigen Streßschema rekapituliert und Besonderheiten bei Neugeborenen und Kinder hervorgehoben (Abb. 1).

Zur Ligatur des persistierenden Ductus arteriosus wurde 16 Frühgeborenen der durchschnittlich 28. Schwangerschaftswoche im Alter von 2 Wochen als Anästhesie nur Lachgas 50% und 0,5 mg/kg KG Curare verabreicht. 8 dieser Frühgeborenen erhielten zusätzlich 12 µg/kg KG Fentanyl. Diese Untersuchung wurde als Doppelblindstudie bis 24 h postoperativ durchgeführt. Präoperativ unterschieden sich beide Gruppen nicht hinsichtlich Behandlung, Gewicht, Stoffwechselmetaboliten und Hormonen. Für alle Untersuchungen werden nicht mehr als 1,5 ml Blut benötigt. Im Urin wurde die 3-Methidylhistidinausscheidung, bezogen auf Kreatinin, bis zum 3. postoperativen Tag gemessen.

Als unmittelbare Streßfolge werden Katecholamine ausgeschüttet (Abb. 1). Bis zum 2. Lebensjahr wird Noradrenalin, vorwiegend aus extramedullärem chromaffinen Gewebe, den paravertebralen Ganglien, freigesetzt [10]. Diese Ganglien atrophieren später, während das Nebennierenmark bis zum 3. Lebensjahr im

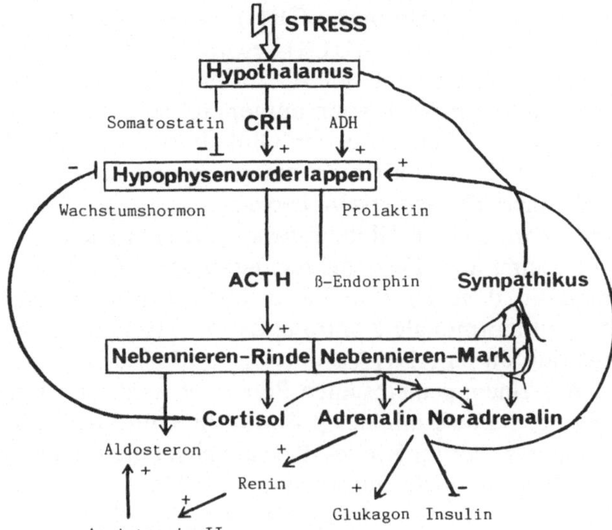

Abb. 1. Schema der endokrinen Streßregulation: *CRH* „Corticotropin-Releasing Hormone", *ACTH* adrenocorticotropes Hormon = Corticotropin

Wachstum begriffen ist. Aus der Fülle teilweise widersprüchlicher Daten zur Reifung des sympathischen Systems ist hervorzuheben, daß die Innervation der Medulla durch sympathische Splanchnikusfasern erst nach der Geburt stattfindet [29]. Dennoch verfügt auch das Frühgeborene über eine vollständige sympathoadrenerge Streßreaktion, wie Experimente an Kälbern [8] und die Messung der Katecholaminspiegel bei Neugeborenen [12] zeigen konnten.

Für die Bildung von Adrenalin ist außerdem das Vorhandensein ausreichender Mengen an Kortisol erforderlich, welches die enzymatische Umwandlung von Noradrenalin zu Adrenalin stimuliert [5]. Nach Hypophysektomie oder bei Anenzephalie ist die Aktivität des Enzyms Phenyletehanolamin-N-methyltransferase herabgesetzt. In der erwähnten Studie [28] zeigen die nicht mit Fentanyl behandelten Frühgeborenen (NFG = Nichtfentanylgruppe) unmittelbar postoperativ eine beträchtliche Katecholaminausschüttung. In der Fentanylgruppe (FG) ist dagegen selektiv die adrenomedulläre Streßantwort blockiert, was bisher nur bei Erwachsenen bekannt war [23]. Der Noradrenalinanstieg hält in der Fentanylgruppe möglicherweise als Folge der besseren, aber unvollständigen Analgesie signifikant kürzer an.

Adrenalin bewirkt eine rasche direkte Freisetzung von Glukagon und hemmt die Insulinsekretion. Grundsätzlich ist bei Neugeborenen die Antwort auf Stimuli der B-Zellen geringer als bei älteren Säuglingen [9, 14]. Die Glukagonstimulierbarkeit scheint dagegen zu überwiegen [31]. Die Nichtfentanylgruppe zeigt am Operationsende eine gegenüber der Fentanylgruppe signifikant erhöhte Glukagonsekretion. Mit und ohne Fentanyl erfolgt in beiden Gruppen aufgrund der streßinduzierten Hyperglykämie eine leichte gesteigerte Insulinantwort. Das molare Verhältnis von Insulin zu Glukagon sowie von Insulin zu Blutzucker ist in der NFG als Zeichen des erhöhten Stresses erniedrigt.

Die zweite wesentliche Streßwirkung betrifft die langsamere Freisetzung von Glukokortikoiden. Aus dem Hypothalamus erfolgt die Sekretion von Kortikotropin-Releasing-Hormon (CRH), welches seinerseits die Ausschüttung von Adrenokortikotropin (ACTH) bewirkt. Die basalen ACTH-Spiegel sind bei Neugeborenen und Kleinkindern eher hoch [34]. Die zirkadiane Rhythmik ist noch nicht wie bei Erwachsenen ausgeprägt [36]. ACTH stimuliert hauptsächlich die Synthese und Sekretion der Glukokortikoide. Die Nebennierenrinde ist zum Zeitpunkt der Geburt morphologisch und enzymatisch unreif: die fetale Zone wird innerhalb der ersten Lebensmonate zurückgebildet, während die permanente Zone sich zu Glomerulosa, Fasciculate und Reticularis differenziert. Kortisol hemmt über Feedbackregulation die ACTH-Sekretion. Adrenalin und Noradrenalin dagegen stimulieren über β_2-Rezeptoren die ACTH-Ausschüttung. Die multihormonale Kontrolle der ACTH-Freisetzung (Abb. 1) schließt eine Stimulation durch ADH-Vasopressin und eine Hemmung durch Somatostatin ein [5]. Aus einem gemeinsamen Präkursor wird β-Endorphin zusammen mit ACTH freigesetzt. Die Rolle des β-Endorphins und der anderen endogenen Opiate als Streßparameter im Kindesalter läßt sich anhand der vorliegenden widersprüchlichen Befunde nicht interpretieren [5, 22].

In der Nichtfentanylgruppe bieten die Frühgeborenen [28] den streßbedingten Glukokorticoidanstieg. Während die Kortisolantwort in beiden Gruppen vergleichbar ist, sind Kortikosteron und 11-Desoxykortisol in der NFG signifikant erhöht. Auch die Mineralokortikoide sind nach dem Streßereignis erhöht [28]. Der Unterschied zwischen den Gruppen ist jedoch nur für die Vorstufe 11-Desoxykortikosteron signifikant. Bei den nicht mir Fentanyl behandelten Frühgeborenen wird ein postoperativ anhaltender Hyperaldosteronismus nachweisbar, der möglicherweise durch Osmolaritäts- und Volumenerhöhung ausgelöst ist. Das Steroidmuster nach Streß ist Ausdruck der perinatalen Unreife der Steroidbiosynthese [30], aufgrund derer Frühgeborene eher Vorstufen der adrenalen Steroide als Endprodukte wie Kortisol und Aldosteron produzieren.

Auch Wachstumshormon [21] wird durch α-adrenerge Stimulation aus der Hypophyse freigesetzt. Im Kohlenhydratstoffwechsel wirkt es vor allem verzögert als Insulinantagonist durch die Herabsetzung der peripheren Glukoseutilisation. Zusammen mit der Hormonwirkung von Katecholaminen, Glucagon und Kortisol wird nach der Operation durch Steigerung von Glycogenolyse und Gluconeogenese sowie durch Herabsetzung der Glukoseaufnahme in periphere Gewebe eine Hyperglykämie erzeugt. Die Glukosespiegel liegen jedoch in der NFG 3fach höher und halten länger an [3]. Die Glykogenreserven der Neugeborenen sind nach 4 bis 8 h verbraucht, so daß dann für die Gluconeogenese Aminosäuren aus der Proteolyse bereitgestellt werden. Diese ist meßbar an einer erhöhten Ausscheidung von 3-Methidylhistidin, einer aus Muskelfasern stammenden Aminosäure [25]. Am 2. und 3. postoperativen Tag wird diese Aminosäure vermehrt ausgeschieden, jedoch in der NFG signifikant höher als in der FG [28]. Aus der streßinduzierten Beschleunigung von Glykolyse, Lipolyse und Proteolyse entstehen Laktat, Pyruvat, Glyzerin und Alanin. Diese Substrate der Gluconeogenese sind in der Nichtfentanylgruppe postoperativ erhöht als Zeichen des gesteigerten Katabolismus sowie des erhöhten Glukoseumsatzes. 6–12 h später sind diese Substrate in der nicht mit Fentanyl behandelten Gruppen signifikant erniedrigt aufgrund der Erschöpfung metabolischer Reserven [3]. Im Streß wird also durch das zeitlich gestaffelte Zusammenspiel von vorwiegend katabolen

Hormonen eine mindestens 6 h anhaltende Hyperglykämie mit relativer Insulinresistenz induziert. Innerhalb von 12–24 h können die metabolischen Reserven verbraucht werden [6, 17, 19]. Durch die Substratbereitstellung aus der Lipolyse steigen bei nicht mit Fentanyl behandelten Frühgeborenen Ketonkörper und Glyzerin am Operationsende signifikant an [2]. Zwar kann das Neugeborene im zerebralen Energiestoffwechsel Ketone wie auch Laktat verwenden, jedoch führen diese Metaboliten zu einer Azidose.

Vor der Diskussion der klinischen Komplikationen der Streßanwort sollen in einem Exkurs die Streßhormone vorgestellt werden, die in anderen Studien untersucht wurden.

Gerade bei Neugeborenen wird bei emotionalem Streß und Schmerzen aus der Hypophyse Prolaktin freigesetzt [16]. Seine physiologische Bedeutung im Kindesalter ist jedoch völlig unklar.

Dagegen wird Thyreotropin (TSH) im Streß nicht vermehrt ausgeschüttet [11]. Eine Studie zur Schilddrüsenhormonsekretion bei Säuglingen unter standardisierter Lärmbelastung auf einer kinderchirurgischen Station fand keine einheitliche Änderung von Thyroxin und Trijodthyronin [24]. Ein eher chronischer Streß beeinflußt dagegen die Schilddrüsenfunktion. Während schwerer Allgemeinkrankheiten und nach Operationen kommt es bei Kindern mehr noch als bei Erwachsenen zu einer drastischen Reduktion der Schilddrüsenhormone ohne konsekutiven TSH-Anstieg [13, 35]. Bei Frühgeborenen mit Sepsis und Atemnotsyndrom schien die Mortalität mit der Erniedrigung der Schilddrüsenhormone zu korrelieren. Es wurden daher Therapieversuche mit Schilddrüsenhormonen unternommen [18]. Eine kontrollierte Doppelblindstudie an Thyroxin- bzw. Placebo-behandelten Frühgeborenen, die eine T4-Erniedrigung ohne TSH-Erhöhung aufwiesen, zeigte keine Vorteile der Behandlung mit Thyroxin [7]. Insgesamt scheint dieses euthyroid sick syndrome einer Adaptation des Körpers zur Verringerung des streßbedingten Katabolismus zu entsprechen [33].

Die Hormone des Wasser- und Elektrolythaushaltes reagieren geringer und langsamer auf Streß. Die ADH-Auschüttung wird auch bei Kindern durch Streß sowie durch Hyperosmolarität bedingt. Bei beatmeten Frühgeborenen blieb die ADH-Sekretion auch bei Flüssigkeitsbelastung und Senkung der Plasmaosmolarität bestehen [32]. Nicht gestreßte Frühgeborene konnten dagegen bei Flüssigkeitsbelastung die ADH-Sekretion adäquat supprimieren.

Mit der streßbedingten Hyperosmolarität aus dem Kohlenhydratstoffwechsel beginnt für Frühgeborene ein gefährlicher Teufelskreis. Die Plasmareninaktivität wird durch Katecholamine und indirekt durch Hyperosmolarität gesteigert (Abb. 1). Aufgrund der nachfolgend erhöhten Angiotensin-II-Wirkung und Aldosteronsekretion (Abb. 1) entstehen Blutdruckschwankungen und Flüssigkeitsretention, die die Gefahr von Hirnblutungen steigern [4]. Tatsächlich zeigte sich in der vorgestellten Untersuchung eine höhere postoperative Komplikationsrate in der nicht analgetisch behandelten Gruppe [3]. Sie umfaßte Atmungs- und Kreislaufinstabilität, Azidose und Hirnblutung. Zusammenfassend ist zu sagen, daß

1) Schmerzen bei Frühgeborenen zu einer Streßreaktion führen, deren hervorstechende Merkmale Hyperglykämie und Katabolismus bis zur Proteolyse sind;

2) daß diese Betrachtung infolge des erhöhten Hirnblutungsrisikos vitale Bedeutung hat und daß

3) Fentanyl neben der analgetischen eine durchaus wünschenswerte suppressive Wirkung auf das Nebennierenmark hat.

Inzwischen wird die Anästhesie von Frühgeborenen allein mit Lachgas und einem Muskelrelaxans und ohne ausreichende Analgesie als medizinisch und ethisch unvertretbar angesehen.

Literatur

1. Altemeyer KH, Dick W, Grünert H (1977) Aspekte des posttraumatischen Stoffwechsels im Kindesalter. In: Ahnefeld FW, Bergmann H, Burri C, Dick W, Halmágyi M, Rügheimer E (Hrsg) Grundlagen der Ernährungsbehandlung im Kindesalter. Springer, Berlin Heidelberg New York (Klinische Anästhesiologie und Intensivtherapie, Bd 16, S 21 ff.)
2. Anand KJS, Brown MJ, Bloom SR, Aynsley-Green A (1985) Studies on the hormonal regulation of fuel metabolism in the human newborn infant undergoing anaesthesia and surgery. Horm Res 115–128
3. Anand KJS, Sippell WG, Aynsley-Green A (1987) Randomized trial of fentanyl anaesthesia in preterm babies undergoing surgery: Effects on stress response. Lancet I:62–66
4. Arant BS, Gooch WM (1978) Effects of acute hyperglycemia on the central nervous system of neonatal puppies. Pediatr Res 12:549–551
5. Axelrod J, Reisine TD (1984) Stress hormones: Their interaction and regulation. Science 224:452–459
6. Chaussain JL, Parker ML, Reisner SH, Forbes AE, Daughaday WH (1977) Glycemic response to 24h-fast in normal children. III. Influences of age. J Pediatr 91:711–714
7. Chowdhry P, Scanlon JW, Auerbach R, Abbassi V (1984) Results of controlled double-blind study of thyroid replacement in very-low-birth-weight premature infants with hypothyroxinemia. Pediatrics 73:301–305
8. Comline RS, Silver M (1966) The development of activity in the adrenal medulla in foetal and newborn calf. J Physiol 183:305–340
9. Cornblath M, Schwartz R (1976) Disorders of carbohydrate metabolism in infancy and childhood. Saunders, Philadelphia
10. Coupland RE (1965) The natural history of the chromaffin cell. Longman, London
11. Dewhurst KE, El Kabir DJ, Harris GW, Mandelbrote BM (1968) A review of the effect of stress on the activity of the central nervous-pituitary-thyroid in animals and man. Confinia Neurol 30:161–196
12. Eliot RJ, Law R, Leake RD (1980) Plasma catecholamine concentrations in infants at birth and during the first 48 hours of life. J Pediatr 96:311–316
13. Franklin R, O'Gready C (1985) Neonatal thyroid function: Effects of nonthyroidal illness. J Pediatr 107:599–602
14. Grasso S, Messina A, Distefano F, Vigo R, Reitano G (1973) Insulin secretion in the premature infant. Response to glucose and aminoacids. Diabetes 22:349–353
15. Greengard O (1970) The developmental formation of enzymes in rat liver. In: Litwork G (ed) Biochemical actions of hormones. Academic Press, London, pp 53–87
16. Guyda HJ, Friesen HG (1973) Serum prolactin levels in the human from birth to adult life. Pediatr Res 7:534–538
17. Haymond MW et al (1982) Differences in circulating gluconeogenic substrates during short term fasting in men, women and children. Metabolism 31:33–42
18. Klett M, Bohnert R, Schönberg D (1981) Schilddrüsenfunktion und neonatale Mortalität. Monatsschr Kinderheilkd 129:56–57
19. Lea MA, Walker DG (1967) Glycogenolysis in the guinea pig liver during development. Dev Biol 15:51–61

20. Lindahl S, Charlton AJ, Hatch DJ, Norden NE (1085) Endocrine response to surgery in children after premedication with amidazolam or papaveretum. Eur J Anaesthesiol 2:369–377
21. Martin JB (1973) Neural regulation of growth hormone secretion. Engl J Med 288:1384–1393
22. Nieber K, Oehme P (1985) Streß, Streßmodell und endogene Opiodpeptide. Z Ges Inn Med 40:61–65
23. Pathak KS, Anton AH, Sutheimer CA (1985) Effects of low-dose morphine and fentanyl infusions on urinary and plasma catecholamine concentrations during scoliosis surgery. Anesth Analg 64:509–514
24. Petrykowski W von, Welbers de Liddle I, Kapitel L, Gädicke R (1982) Urinary free T4 and T3 in healthy infants during noise exposure. Horm Res 16:56–60
25. Seashore JH, Huszar GB, Davis EM (1980) Urinanry 3-methidyl-histidine excretion and nitrogen balance in healthy and stress premature infants. J Pediatr Surg 14:400–404
26. Selye H (1973) The evolution of the stress concept. Am Sci 61:692–703
27. Sigurdsson G, Lindahl S, Norden N (1982) Influence of premedication on plasma ACTH and Cortisol concentrations in children during adenoidectomy. Br J Anaesth 54:1075–1080
28. Sippell WG, Anand KJS, Aynsley-Green A (im Druck) Stressantwort von Frühgeborenen auf Ligatur des persistierenden Ductus arteriosus: eine randomisierte Studie mit Fentanyl-Anaesthesie. Monatsschr Kinderheilkd
29. Slotkin TA, Smith PG, Lau C, Bareis DL (1980) Functional aspects of development of catecholamine biosynthesis and release in the sympathetic nervous system. In: Parvez H, Parvez S (eds) Biogenic amines in development. Elsevier North Holland New York, pp 29–48
30. Solomon S, Bird CE, Ling W, Iwamiya M, Young PCM (1967) Formation and metabolism of steroids in the fetus and placenta. Recent Prog Horm Res 23:197–347
31. Sperling MA, Grajwer LA, Leake T, Gisher DA (1976) Role of glucagon in perinatal glucose homeostasis. Metabolism 85:1385–86
32. Stegner H, Henkel R, Commentz JC, Hellwege, Willig RP (1986) Water metabolism im preterm infants and its regulation by Arginine-Vasopressin. (Eur Soc Ped Endocr Zürich, Abstr 19)
33. Wartofski L, Burman KD (1982) Alterations in thyroid function in patients with systemic illness: „The euthyroid sick syndrome". Endocr Rev 3:164–217
34. Winters AJ, Oliver C, Colston C, McDonald PC (1974) Plasma ACTH levels in the huan fetus and neonate as related to age and parturition. J Clin Endicrinol Metab 39:269–73
35. Zucker AR, Chernow B, Fields AI, Hung W, Burman KD (1985) Thyroid function in critically ill children. J Pediatr 107:552–554
36. Zurbrügg RP (1976) Hypothalamic-pituitary-adrenocortical regulation: a contribution to its assessment, development, and disorders in infancy and childhood with special reference to plasma circadian rhythm. Karger, Basel (Monographs in pediatrics 7)

Die Streßreaktion des Kleinkindes bei Anwendung unterschiedlicher Operationsvorbereitungen

W. Tolksdorf, K. Hettrich, M. Hartung und J. Pfeiffer

Einleitung

Die Anästhesie zur Operation von Kindern im Alter von 6 Monaten bis etwa 4–6 Jahren ist auch deshalb problematisch, da diese kleinen Patienten nicht oder nur unzureichend in der Lage sind, ihre Situation adäquat zu erfassen. Insbesondere die präoperative Situation mit ihren befremdlichen Begleiterscheinungen (Anlegen fremder Kleidung, Nüchternheitsgebot, fremde Umgebung, Trennung von der Bezugsperson u. v. a. m.) belastet die Kinder. Eine medikamentöse Prämedikation oder vorgezogene Anästhesieeinleitung ist unseres Erachtens notwendig.

Am Institut für Anästhesiologie und Reanimation werden Kinder, die sich unterschiedlichsten operativen Eingriffen in der kinderchirurgischen Klinik unterziehen müssen, mit Diazepam rektal am frühen Morgen und Pethidin i. m. auf Abruf prämediziert. Obgleich die Anwesenheit der Mutter bei der Prämedikation und, unter bestimmten Voraussetzungen (vor allem emotionale Stabilität), auch bei der Anästhesieeinleitung über Maske angestrebt wird, erschien das Vorgehen insgesamt suboptimal.

Beeindruckt von den Ergebnissen der Prämedikation mit Midazolam wurde deshalb die rektale Prämedikation nach den Angaben von Kretz et al. [13] in die klinische Routine bei HNO-Operationen am Klinikum Mannheim erprobt. Es war nun von Interesse, die unterschiedlichen Operationsvorbereitungen in beiden Kliniken anhand eines einheitlichen Patientenkollektivs, Kinder zwischen 3 und 6 Jahren, zu vergleichen. Die Methodik wurde im Rahmen eines Kinderprämedikationssymposiums in Mannheim als Resultat eines anschließenden Expertengesprächs festgelegt [11]. Der vorliegenden Studie übergeordnet sollten die Erfahrungen mit visuellen Analogskalen und dem Beobachtungsbogen von Breitkopf und Büttner als Fremdbeurteilungsinstrumente überprüft werden [4].

Fragestellungen

Die Fragestellungen für die vorliegende Studie waren folgende:

1. Bestehen Unterschiede bei der Prämedikation mit Midazolam (rektal) und Pethidin (i. m.) nach vorheriger Gabe von Diazepam (rektal) bei den folgenden Parametern: Blutdruck systolisch und diastolisch, Herzfrequenz, Stimmung, Verhalten, Toleranz, Toleranz der Maske, Emotion und Abwehr?

2. Inwieweit beeinflußt die Anwesenheit der Mutter in der präoperativen Phase die Emotion, die Abwehr, die Stimmung und das Verhalten der Kinder?
3. Bestehen Unterschiede in der Sedation zwischen Midazolam und Pethidin/ Diazepam?
4. Beeinflußt der Operationszeitpunkt (07.00 bis 09.00, 09.00 bis 11.00, 11.00 bis 13.00 Uhr) die Emotion und die Abwehr der Kinder?

Material

Beschreibung der Stichprobe

Das Untersuchungskollektiv bestand aus 60 Kleinkindern im Alter zwischen 3 und 6 Jahren, die zwischen dem 16. 07. 1986 und 18. 09. 1986 im Klinikum der Stadt Mannheim operiert wurden.

Davon wurden 41 Kinder in der Kinderchirurgie (KCH) und 19 Kinder in der Hals-Nasen-Ohren-Klinik (HNO) einem operativen Eingriff unterzogen (Tabellen 1, 2). Wegen der häufig vorkommenden Eingriffe im Genitalbereich (z. B. Phimose) überwiegt das männliche Geschlecht in der KCH.

Einschlußkriterien:

- männlich und weiblich,
- Alter zwischen 3 und 6 Jahren,
- nichtakute Operationsindikation,
- stationärer und ambulanter Aufenthalt.

Tabelle 1. Geschlechtsverteilung

	HNO	KCH
Kinder insgesamt	19	41
m.	10	33
w.	9	8

Tabelle 2. Anzahl der Kinder mit/ohne Mutter

	KCH/HNO	KCH	HNO
mit Mutter	43	32	11
ohne Mutter	17	9	8
Gesamt	60	41	19

Meßverfahren

Visuelle Analogskalen (VAS)

Insbesondere zur Beurteilung sedativ und hypnotisch wirksamer Medikamente haben sich für Erwachsene VAS bewährt. Sie sind für psychopharmakologische Untersuchungen und für die klinische Psychologie in Gebrauch [2].

Die VAS bestehen aus 100 mm langen, horizontalen Linien, auf denen vom Patienten die Stelle zu markieren ist, auf der er sich seiner subjektiven Einschätzung nach zwischen 2 angegebenen Extremen zu befinden glaubt.

Beispiel:

Verhalten

---

schreiend/tobend   ruhig

Das besondere Problem bei Kleinkindern besteht darin, daß diese aufgrund ihrer geistigen Fähigkeiten frühestens ab dem dritten Lebensjahr in der Lage sind, Selbstbeurteilungen durchzuführen. Aus dem gleichen Grund können die noch anspruchsvolleren VAS frühestens bei Kindern ab dem zehnten Lebensjahr angewandt werden. Somit verbietet sich die Anwendung der VAS im Bereich der Kinderanästhesie. Möglich ist jedoch die Anwendung der VAS als Fremdbeurteilungsskalen. Dies ist ein Ergebnis des Expertengesprächs vom 01. März 1986 in Mannheim. Erfahrungen liegen noch keine vor.

Die VAS wurden vom Ende der Linie bis zur markierten Stelle ausgemessen (1–100 mm). Für die Beurteilung von Stimmung und Verhalten mit dem 4-Feldertest wurden 2 Gruppen gebildet.

Stimmung:	eher heiter-euphorisch	= 1– 50 mm
	eher panisch	=51–100 mm
Verhalten:	eher ruhig	= 1– 50 mm
	eher schreiend-tobend	=51–100 mm

Beobachtungsbogen von Breitkopf und Büttner

Bei diesem Beobachtungsbogen handelt es sich um ein ökonomisches, nichtreaktives Fremdbeurteilungsinstrument, das sich auf psychische, motorische und vegetative Parameter bezieht. Die Skalierung basiert auf 8 angstrelevanten, 3stufigen Items, die aus einem am Marienhospital Herne bewährten, bislang itemanalytisch nicht untersuchten Pool von Items zur Beurteilung von Medikamentenwirkungen stammen [4–6].

Die Items lauten:

- Atemfrequenz (normal/erhöht/stark erhöht),
- Gesichtsfarbe (blaß/unauffällig/rot),
- Schwitzen, palmar (unauffällig/mäßig/stark),

- Salivation (unauffällig/mäßig/stark),
- Pupillen (eng/mittel/weit),
- Emotion (ruhig/weinen-jammern/schreien-aggressiv),
- Zittern (gar nicht/leicht/stark),
- Abwehr, gezielt (gar nicht/leicht/stark).

Weiterhin war vom Beobachter zu beurteilen:

- schlafend/unweckbar (ja/nein),
- schlafend/weckbar (ja/nein),
- schläfrig/dösend (ja/nein),
- völlig wach (ja/nein),
- kataleptisch (ja/nein),
- Spritze gesehen (ja/nein).

Kreislaufparameter

Der Blutdruck wurde nach Riva-Rocci (mm Hg) gemessen.
Die Pulsfrequenz wurde durch Auszählung während 15 s bestimmt und mit 4 multipliziert.

Durchführung der Untersuchung

In der HNO-Klinik wurden die 19 Kinder unmittelbar vor dem Transport in den Narkosevorbereitungsraum mit Midazolam (0,5 mg/kg/KG) + Atropin (0,025 mg/kg/KG) rektal prämediziert. In den kinderchirurgischen Stationen erfolgte die Prämedikation der 41 Kinder routinemäßig mit einer i.m.-Mischinjektion aus Pethidin/Atropin (Dosierungsschema Tabelle 3) [14]. Außerdem wurde hier ca. 2 h vor dem Beginn der Operation Diazepam (Rektaltube) verabreicht.

Durchgeführte Eingriffe

HNO-Klinik:

- Parazentese,
- Tympanoplastik,
- Adenotonsillektomie,
- Tonsillotomie,
- Epipharynxröhrchenentfernung.

Kinderchirurgische Klinik:

- Phimose,
- Leistenhernie,
- Hämangiom,

Tabelle 3. Dosierungsschema in der Kinderchirurgie

Alter	Diazepam [mg]	Atropin [mg] ($\widehat{=}$ ml)	Pethidin [mg] ($\widehat{=}$ ml)	Gewicht [kg]
Neugeborene				
–4 Wochen	–	0,05 (0,1)	–	3
6–8 Wochen	–	0,10 (0,2)	–	4
3 Monate	2,0	0,10 (0,2)	–	6
6 Monate	2,0	0,15 (0,3)	–	8
1 Jahr	2,5	0,15 (0,3)	5 (0,1)	10
2 Jahre	5,0	0,15 (0,3)	5 (0,1)	13
3 Jahre	5,0	0,20 (0,4)	5 (0,1)	15
4 Jahre	5,0	0,20 (0,4)	10 (0,2)	17
5 Jahre	5,0	0,25 (0,5)	10 (0,2)	20
6 Jahre	7,5	0,25 (0,5)	15 (0,3)	22
7 Jahre	7,5	0,30 (0,6)	20 (0,4)	25
8 Jahre	7,5	0,35 (0,7)	20 (0,4)	27
9 Jahre	10,0	0,35 (0,7)	25 (0,5)	30
10 Jahre	10,0	0,35 (0,7)	30 (0,6)	32
12 Jahre	10,0	0,40 (0,8)	40 (0,8)	40
14 Jahre	10,0	0,50 (1,0)	50 (1,0)	50

- Hydrozele,
- Frenulotomie,
- Metallentfernung,
- Zystoskopie,
- Frakturreposition,
- Drahtentfernung,
- Retentio testis,
- Strecksehnenplastik am Zeigefinger,
- Nierensteinentfernung,
- Welsh-Plastik,
- Nabelhernie.

Durchführung und zeitlicher Ablauf der Beobachtung

Die präoperative Visite erfolgte am Tag vor der Operation. Das Kind wurde – wenn möglich im Beisein eines Elternteils – vom Anästhesisten besucht. Die Eltern wurden über das Anästhesieverfahren aufgeklärt.

Die Kinder konnten zwischen der Narkoseeinleitung durch eine Maske oder durch Venenpunktion wählen. Die meisten Kinder (86,7%) entschieden sich für die Einleitung der Narkose durch die Maske.

Am Operationstag wurde das Kind vom Beobachter aufgesucht und vor, während und nach der Verabreichung der Prämedikation beurteilt.

Die Kinder wurden im 5-min-Takt bis zur Einleitung der Narkose beobachtet, wobei der erste Beobachtungszeitraum (BZR 1) 5 min vor der Prämedikation lag

Tabelle 4. Beobachtungszeiträume (BZR)

BZR 1: 5 min vor der Prämedikation $(-5) = t_1$
BZR 2: Zeitpunkt der Prämedikation $(0) = t_2$
BZR 3: 5 min nach der Prämedikation $(5) = t_3$
BZR 4: 10 min nach der Prämedikation $(10) = t_4$
BZR 5: 15 min nach der Prämedikation $(15) = t_5$
BZR 6: 20 min nach der Prämedikation $(20) = t_6$
BZR 7: 30 min nach der Prämedikation $(30) = t_7$

(Beobachtungszeiträume siehe Tabelle 4). Bei jedem BZR wurden die VAS und der Beobachtungsbogen ausgefüllt sowie Blutdruck und Puls gemessen.

Infolge des unterschiedlichen Zeitpunktes der Narkoseeinleitung konnte nicht in jedem Fall eine Beobachtung bis 30 min nach der Prämedikation (BZR 7) erfolgen.

In der HNO-Klinik war eine Begleitung der Kinder zum Operationstrakt durch die Eltern aus klinikhistorischen Gründen nicht möglich. In der kinderchirurgischen Klinik wurde das Kind vom Beobachter und – falls anwesend – von den Eltern von der Station zum Operationstrakt begleitet. Die Eltern hatten die Möglichkeit, während der Einleitung der Narkose durch Maske bei ihrem Kind zu bleiben. Im Falle der Einleitung durch eine Venenpunktion wurde das Kind nur vom Beobachter weiterbegleitet.

Statistik

Die statistische Beratung erfolgte am Institut für Biomathematik und Statistik an der Fakultät für Klinische Medizin Mannheim der Universität Heidelberg (Direktor: Prof. Dr. U. Feldmann).

Für die deskriptive Statistik wurden Mittelwerte, Standardabweichungen, Minimalwerte, Maximalwerte, Varianzen und Variationskoeffizienten errechnet.

Zur Unterschung der Zusammenhänge zwischen den Parametern (Emotion, Abwehr, Stimmung, Verhalten, mit/ohne Mutter) wurde der χ^2-Test mit 4-Felder-Tafeln und 6-Felder-Tafeln angewandt.

Die Unterschiede zwischen den beiden Gruppen, bei den in Fragestellung 1 genannten Parametern, wurde mit dem U-Test für unverbundene Stichproben von Wilcoxon, Mann und Whitney geprüft.

Eine Irrtumswahrscheinlichkeit von 5% wird als Tendenz, von 1% als statistisch signifikant und von 0,1% als statistisch hochsignifikant angesehen.

Ergebnisse

Beobachtungsbogen von Breitkopf und Büttner

Sedation: Zum Meßzeitpunkt t_1 waren alle Kinder gleichermaßen wach. Dies kann als Zeichen dafür interpretiert werden, daß die rektale Gabe von Diazepam bei den Kindern der Kinderchirurgie (Diazepam/Pethidin) nur unzureichend wirksam war. Nach der Prämedikation (t_2) kam es zur Sedation bei Kindern, die Midazolam erhalten hatten, nicht jedoch nach Pethidin. Die Unterschiede waren zu den Meßzeitpunkten t_4–t_6 hochsignifikant ($p \leq 0,001$). Da bereits 20 min nach der Prämedikation 14 Kinder der HNO-Klinik narkotisiert waren, ist ein Gruppenvergleich zu den weiteren Meßzeitpunkten nicht mehr sinnvoll (Abb. 1).

Emotion (ruhig/weinend-jammernd/schreiend-aggressiv): Die Kinder der Kinderchirurgie (Diazepam/Pethidin) waren zum Zeitpunkt der Prämedikation mit Pethidin i.m. signifikant häufiger schreiend-aggressiv als die Kinder bei rektaler Prämedikation mit Midazolam ($p \leq 0,01$). Der Unterschied war noch 5 min nach der Prämedikation auffällig ($p \leq 0,05$; vgl. Abb. 2).

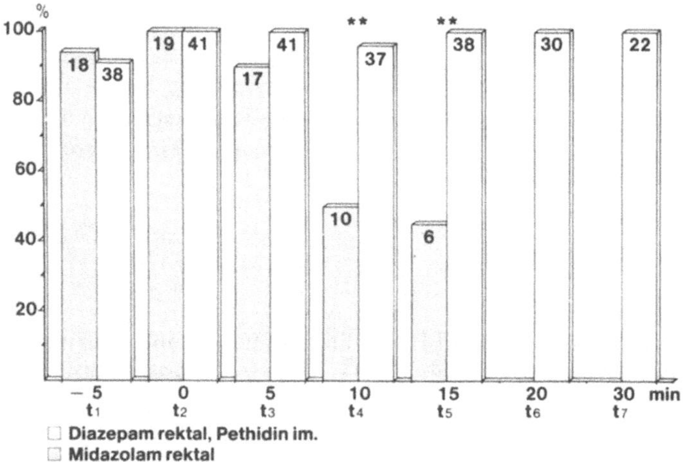

Abb. 1. Absoluter und prozentualer Anteil der wachen, d.h. nicht sedierten Kinder

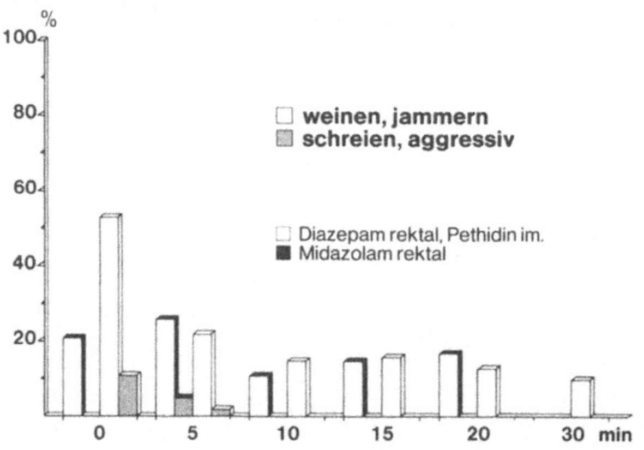

Abb. 2. Prozentuale Darstellung der Ergebnisse zum Faktor Emotion

Abwehr (gar nicht/leicht/stark): Die i. m.-prämedizierten Kinder wiesen bei der Prämedikation hochsignifikant häufiger ein abwehrendes Verhalten auf als die rektal mit Midazolam prämedizierten Kinder ($p \leq 0{,}001$). Zu den späteren Meßzeitpunkten waren keine Unterschiede erkennbar (Ausnahme: Maskentoleranz; vgl. Abb. 3).

Visuelle Analogskalen

Stimmung (eher heiter-euphorisch/eher panisch): Zum Zeitpunkt der Prämedikation waren die rektal mit Midazolam prämedizierten Kinder hochsignifikant besser gestimmt als die intramuskulär mit Pethidin prämedizierten ($p \leq 0{,}001$; Abb. 4).

Verhalten (eher ruhig/eher schreiend-tobend): Die rektal mit Midazolam prämedizierten Kinder waren zum Zeitpunkt der Prämedikation hochsignifikant häufiger ruhig als die intramuskulär mit Pethidin prämedizierten (häufiger schreiend/tobend; Abb. 5).

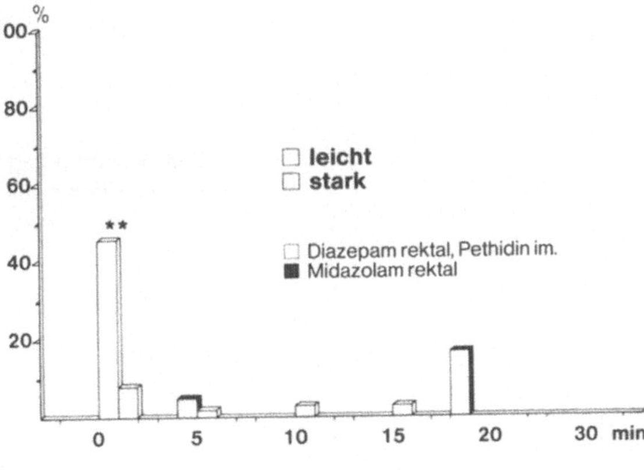

Abb. 3. Prozentuale Darstellung der Ergebnisse zum Faktor Abwehr. Mittelwerte und Standardabweichungen der Ergebnisse der visuellen Analogskala Stimmung zu den Meßzeitpunkten t_1, t_2 und t_4

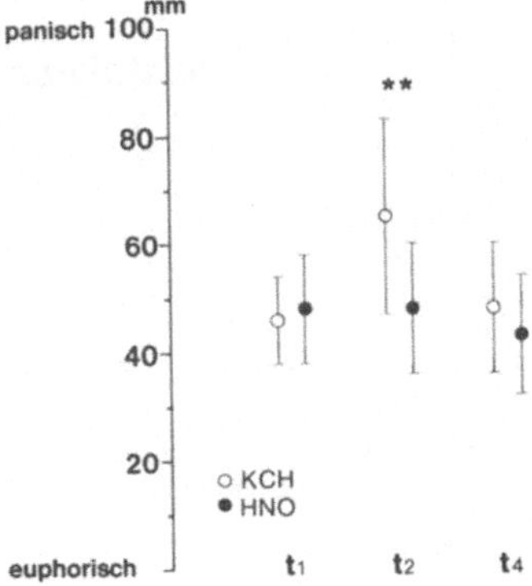

Abb. 4. Mittelwerte und Standardabweichungen der Ergebnisse der visuellen Analogskala Stimmung zu den Meßzeitpunkten t_1, t_2 und t_4

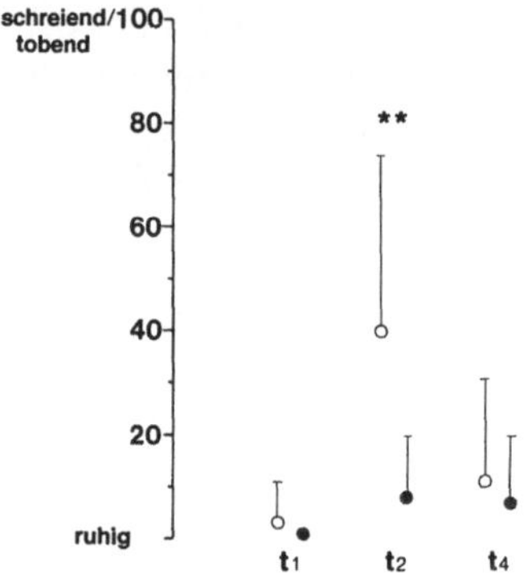

Abb. 5. Mittelwerte und Standardabweichungen der Ergebnisse der visuellen Analogskala Verhalten zu den Meßzeitpunkten t_1, t_2 und t_4

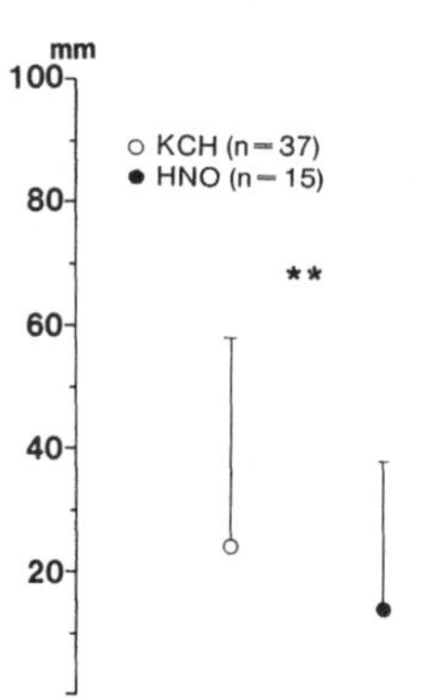

Abb. 6. Mittelwerte und Standardabweichungen der Ergebnisse der visuellen Analogskala Maskentoleranz

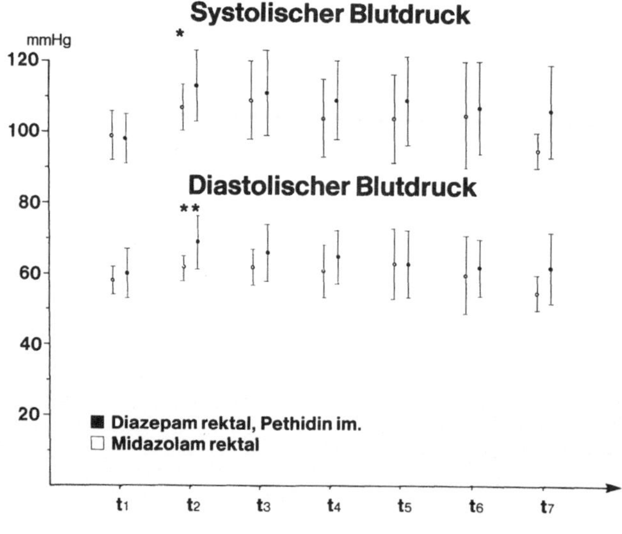

Abb. 7. Mittelwerte und Standardabweichungen des systolischen und diastolischen Blutdrucks zu den Meßzeitpunkten t_1 bis t_7

Maskentoleranz: Die Kinder der HNO-Klinik (rektale Midazolamprämedikation) wiesen eine hochsignifikant bessere Maskentoleranz bei Narkoseeinleitung auf als die mit Diazepam (rektal) und Pethidin (i. m.) prämedizierten Kinder der kinderchirurgischen Klinik (Abb. 6).

Blutdruck- und Herzfrequenzverhalten: Bei vergleichbaren Ausgangswerten stiegen der systolische und diastolische Blutdruck bei der i. m.-Prämedikation mit Pethidin signifikant höher an als bei der rektalen Prämedikation mit Midazolam ($p \leq 0,01$; $p \leq 0,001$; Abb. 7).

Der Herzfrequenzanstieg in der KCH-Gruppe (Pethidin i. m.) war hochsignifikant ausgeprägter als in der HNO-Gruppe (Midazolam rektal Abb. 8).

Einfluß der Anwesenheit der Mutter bei der Prämedikation: Die Anwesenheit der Mutter hatte keinen Einfluß auf die Reaktionen der Kinder bei der Prämedikation (Abb. 9).

Einfluß des Operationszeitpunkts auf das emotionale- und Abwehrverhalten der Kinder: Die Ergebnisse der Studie zeigen, daß das emotionale und Abwehrverhalten der Kinder um so negativer wird, je später der Operationszeitpunkt liegt (Abb. 10).

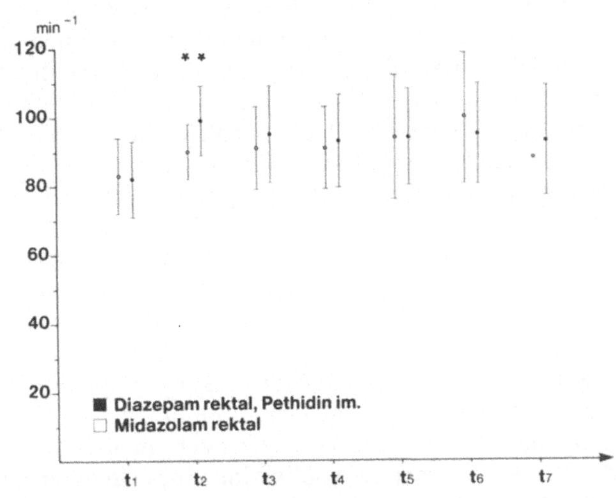

Abb. 8. Mittelwerte und Standardabweichungen der Herzfrequenz zu den Meßzeitpunkten t_1 bis t_7

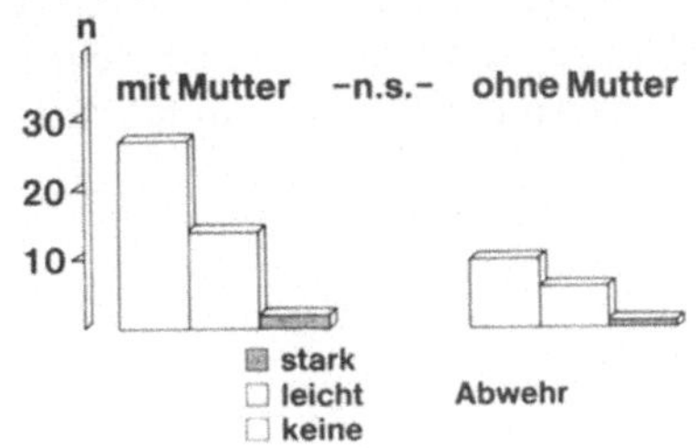

Abb. 9. Abwehrverhalten der Kinder bei der Prämedikatin in Abhängigkeit von der Anwesenheit der Mutter *(n. s. nicht signifikant)*

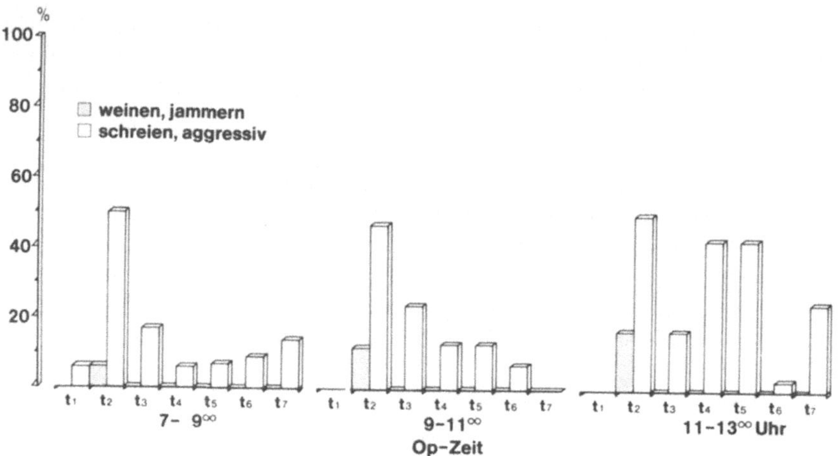

Abb. 10. Prozentuale Darstellung der Ergebnisse des Faktors Emotion in Abhängigkeit vom Operationszeitpunkt

Diskussion

Geht man vom grundsätzlichen Nutzen einer Prämedikation im Kindesalter aus, was von Beeby und Desjardines in Frage gestellt wurde, so sind 3 Applikationsarten denkbar: Die rektale, orale und i. m.-Prämedikation [1, 7].

Vergleicht man die rektale mit der i. m.-Prämedikation, so ist die rektale, aufgrund der geringeren Schmerzempfindlichkeit, vorzuziehen. Außerdem ist den Kindern diese rektale Medikamentengabe durch frühere Erfahrungen mit Fieberzäpfchen bekannt. In den 50er und 60er Jahren wurde die rektale Prämedikation meist mit Thiopental durchgeführt, das sich jedoch u. a. aufgrund seiner langen Nachschlafdauer nicht bewährte. Mit der Entwicklung von Midezolam, einem seit 1984 zur Verfügung stehenden Präparat der Benzodiazepinreihe, erfuhr die rektale Prämedikation eine Wiedergeburt [10, 13, 15]. Außerdem kommen auch andere Autoren zu dem Schluß, daß intramuskuläre Injektionen nicht die optimale Art der Prämedikation darstellen [3, 8].

Schon der Hinweis, daß die rektale Applikation nicht schmerzt, eher vergleichbar ist mit Fiebermessen, übte bei vielen Kindern eine beruhigende Wirkung aus. Andererseits konnte jedoch auch festgestellt werden, daß etwa 20% der Kinder die rektale Applikation eines Medikamentes ablehnen [13].

In der vorliegenden Untersuchung konnte diese negative Einschätzung nicht bestätigt werden. Von den insgesamt 19 Kindern, die rektal prämediziert wurden, zeigte keines eine Abwehrhaltung. Lediglich der Faktor Emotion stieg bei 4 Kindern (21%) von „ruhig" auf „weinen/jammern" an.

Sedation

Gute Sedierungsergebnisse bei Kleinkindern (93%) fanden Julia et al. nach rektaler Gabe von 0,4 mg/kg KG Midazolam [10]. Ähnlich positiv berichteten auch Kretz et al. und Saint-Maurice et al., welche bei Kindern zufriedenstellende Sedierungseffekte nach rektaler Gabe von 0,35 bzw. 0,5 mg/kg KG Midazolam beobachteten [11, 15].

In der vorliegenden Studie zeigte sich, daß nach der rektalen Gabe von Midazolam sehr schnell eine ausreichende Sedierung eintrat. Dieser schnelle Wirkungseintritt macht eine „Prämedikation auf Abruf" möglich und trägt entscheidend zu einer kindgerechten Organisation des Operationsablaufs bei.

Die vollständig fehlende sedierende Wirkung von Diazepam rektal und Pethidin unterstreicht die Unwirksamkeit diese Prämedikationsregimes. Es belastet durch Schmerzhaftigkeit und führt nicht zum Erfolg.

Physiologische Parameter

Kretz et al. [13] stellen fest, daß nach der rektalen Applikation von Midazolam (0,5 mg/kg KG) die kardiovaskulären Parameter und die Atemfrequenz im Normbereich lagen. Dies kann auch in der vorliegenden Studie bestätigt werden. Die Messung der Kreislaufparameter zu verschiedenen Zeitpunkten zeigte bei beiden Gruppen ein annähernd gleichförmiges Verhalten. Es ist festzuhalten, daß die Kreislaufparameter bei der intramuskulären prämedizierten Gruppe durchweg auf einem höheren Niveau verlaufen, obwohl die Werte vor der Applikation etwa gleich waren.

Ein Vergleich der systolischen Blutdruckwerte zwischen beiden Gruppen zum Zeitpunkt der Prämedikation zeigt im U-Test einen signifikanten Unterschied auf dem 1%-Niveau (p = 0,01). Die diastolischen Blutdruckwerte und die Herzfrequenz weisen zum Zeitpunkt der Prämedikation einen hochsignifikanten Unterschied auf dem 0,1%-Niveau (p = 0,001) auf.

Dieses Ergebnis zeigt, daß die i. m.-Injektion einen weitaus größeren Stressor darstellt als die rektale Midazolamapplikation. Mit aller Vorsicht kann das höhere Blutdruck- und Pulsniveau in der Diazepam-Pethidin-Gruppe als Symptom einer mangelhaften Streßdämpfung interpretiert werden.

Stimmung

Midazolam führt nach etwa 7–10 min bei 80% der Kinder zu einem Stimmungsumschwung von ängstlich-traurig zu heiter-gelöst [13]. Weiterhin kam es zu spontanem Lachen, einer verwaschenen Sprache und atakischen Bewegungen. Diese Phänomene können auch in der vorliegenden Studie grundsätzlich bestätigt werden. Ein statistischer Nachweis ist jedoch nicht möglich, weil die dieser Studie zugrundeliegenden Erhebungsbogen (Visuelle Analogskalen und Beobachtungsbogen von Breitkopf und Büttner) das Erfassen von Faktoren wie verwaschene Sprache, atakische Bewegungen u. ä. nicht vorsahen. Um Verletzungen zu vermeiden, müssen die Kinder nach der Prämedikation beaufsichtigt werden. Bei der Gegenüberstellung der beiden Gruppen zum Zeitpunkt der Prämedikation ergab der U-Test hinsichtlich des Faktors „Stimmung" einen hochsignifikanten Unterschied auf dem 0,1%-Niveau (p = 0,001) zugunsten der Midazolamgruppe. Auch dieses Ergebnis belegt die Überlegenheit der rektalen Midazolamprämedikation. 10 min nach der Prämedikation konnte kein signifikanter Unterschied mehr ermittelt werden.

Verhalten

Wie der Faktor „Stimmung" wurde auch der Faktor „Verhalten" nur zum Zeitpunkt der Prämedikation und 10 min danach auf Signifikanz überprüft. Bei der Prämedikation weist der Faktor „Verhalten" zwischen den beiden Gruppen einen hochsignifikanten Unterschied auf dem 0,1%-Niveau (p = 0,001) auf. 10 min nach der Prämedikation war die Irrtumswahrscheinlichkeit größer als 5%. Auch dies muß als Beleg der schlechten Akzeptanz einer i.m.-Prämedikation angesehen werden.

Emotion und Abwehr

Der Faktor „Emotion" zeigt zum Zeitpunkt der Prämedikation, daß in der rektal prämedizierten Gruppe 15 von 19 Kindern (79%) ruhig waren und 4 Kinder (21%) weinend/jammernd. In der i.m.-Gruppe waren bei der Prämedikation 15 von 41 Kindern (36%) ruhig, 22 Kinder (53%) weinend/jammernd und 4 Kinder (11%) schreiend/aggressiv.

Der χ^2-Test zeigt zu diesem Zeitpunkt einen signifikanten Unterschied auf dem 1%-Niveau (p = 0,01).

Auch Schou ist der Meinung, daß die intramuskuläre Prämedikation im Kindesalter die Ausnahme sein sollte [16]. Die vorliegenden Ergebnisse der untersuchten Gruppen bestätigen eindringlich diese Auffassung.

Auch beim Faktor „Abwehr" wird deutlich, daß es zwischen der Rektalapplikation und der Spritze unterschiedliche Reaktionen bei den Kindern gibt. Die Kinder mit Midazolam (rektal) zeigten bei der Prämedikation kein Abwehrverhalten. In der Pethidin-Diazepam-Gruppe kam es bei 3 Kindern (8%) zu starker Abwehr, bei 19 Kindern (46%) zu leichter und bei 19 Kindern (46%) zu gar keiner Abwehrreaktion. Dieses Ergebniss ist günstiger als das von Kretz mit 20% Ablehnung angegeben [13].

An- bzw. Abwesenheit der Mutter

In der vorliegenden Studie wurde weiterhin untersucht, ob die An- bzw. Abwesenheit der Mutter auf die Faktoren „Emotion", „Abwehr", „Stimmung" und „Verhalten" zum Zeitpunkt der Prämedikation einen Einfluß hat. Ein Vergleich der Gruppen miteinander und untereinander ergab statistisch keine signifikanten Unterschiede. Die Irrtumswahrscheinlichkeit lag über 5%.

Auch wenn der Unterschied nicht signifikant ist, kann die Anwesenheit einer
Bezugsperson in besonderen Fällen günstig sein. Eine entsprechende Aufklärung der Mutter bzw. der Eltern ist jedoch erforderlich, damit es diesem Personenkreis gelingt, seine Reaktionen zu kontrollieren und Ängste nicht auf das
Kind zu übertragen.

Operationszeitpunkt

Skubella hat in seiner Studie festgestellt, daß Patienten, wenn sie die Wahl hätten, sich lieber morgens als mittags operieren lassen würden [17].

Das Angstniveau zum präoperativen Meßzeitpunkt lag deutlich über dem des
morgendlichen Meßzeitpunkts.

In der vorliegenden Studie wurden die Faktoren „Emotion" und „Abwehr" in 3
Zeiträumen untersucht:

- 07.00–09.00 Uhr,
- 09.00–11.00 Uhr,
- 11.00–13.00 Uhr.

Diese Aufteilung wurde für jeden Meßzeitpunkt (t_1 bis t_7) getroffen. Über den
Faktor „Abwehr" läßt sich in der Kinderchirurgie (i. m. prämediziert) sagen, daß
bei der Prämedikation die Zahl der Kinder ohne Abwehr gegen Mittag abnimmt
und die mit „leichter/starker" Abwehr zunimmt.

In der HNO-Klinik (rektal prämediziert) kann hier keine Aussage getroffen
werden, weil sich nur ein Kind wehrte, und zwar frühmorgens, 5 min nach der
Prämedikation.

Der Faktor „Emotion" zeigt bei beiden Gruppen, daß die Zahl der „Ruhigen"
gegen Mittag abnimmt und die Zahl der „Weinend/Schreienden" zunimmt. Je
länger Kinder warten müssen, desto mehr Gedanken machen sie sich darüber,
warum sie nichts essen und trinken dürfen (Nüchternheitsgebot). Sie tolerieren
Wasser- und Nahrungsentzug schlechter als Erwachsene. Die Stimmung einzelner Kinder überträgt sich auf andere. Anfänglich ruhige Kinder werden schnell
unruhig, wenn sie davon erfahren, daß vor der Operation Spritzen verabreicht
werden. Ängstliche Fragen an Krankenschwestern und/oder Elternteil resultieren aus dem Gehörten.

Toleranz der Maske

Eckenhoff beschrieb bereits im Jahre 1953, daß Kinder, die eine erzwungene
Narkoseeinleitung durchlebt hatten, postnarkotische Persönlichkeitsveränderungen davontragen können [9].

Nach einem unbefriedigenden Narkoseeinleitungsverfahren zeigten 40% der 2- bis 3jährigen, 25% der 4jährigen und 15% der 5jährigen zu Hause Alpträume und Furchtreaktionen vor Dunkelheit und Gerüchen.

Ein Vergleich der Maskentoleranz der Midazolamgruppe mit der Pethidin-Diazepam-Gruppe zeigte im U-Test einen sehr signifikanten Unterschied auf dem 0,1%-Niveau (p = 0,001).

Die Maskeneinleitung wurde nach Midazolam besser toleriert als nach Pethidin/Diazepam, was wohl mit der besser sedierenden Wirkung von Midazolam zusammenhängt.

Mehrere andere Autoren [10, 13, 15] haben bei der rektalen Prämedikation mit Midazolam ebenfalls eine zufriedenstellende Sedation bei der Maskeneinleitung feststellen können. Durch Midazolam rektal wird somit in der Mehrzahl der Fälle eine ruhige Anästhesieeinleitung gewährleistet und einem möglichen psychischen Trauma durch erzwungene Anästhesieeinleitung vorgebeugt.

Schlußfolgerungen

Die rektale Prämedikation mit Midazolam wird von der überwiegenden Mehrheit der Kinder gut akzeptiert und ist im Sinne einer Streßdämpfung gut wirksam. Sie gewährleistet eine gute Maskentoleranz bei Narkoseeinleitung und läßt keine psychopathologischen Veränderungen erwarten, wie sie bei erzwungener Anästhesieeinleitung beschrieben wurden.

Die rektale Prämedikation von Diazepam ist weitgehend wirkungslos.

Die intramuskuläre Prämedikation mit Pethidin muß wegen der traumatisierenden Applikationsform und der Unwirksamkeit des Pethidins im Sinne einer Streßminderung abgelehnt werden.

Die Anwesenheit der Mutter bei der Prämedikation weist in der Regel keine Vorteile auf.

Die Gesamtbelastung der Kinder steigt mit zunehmender Wartezeit auf die Operation.

Literatur

1. Beeby DG, Morgan Hughes IO (1980) Behavior of usedated children in the anaesthesic room. Br J Anaesth 52:279
2. Bond A, Lader M (1974) The use of analogue scales in ration subjektive feelings. B. I. Med Psychol 47:211–218
3. Boyd JD, Manford MLM (1973) Premedication in children. Br J Anaesth 45:501
4. Breitkopf L, Büttner W (1986) Die Effekte früherer Operationen auf Narkose- und Operationsängste bei Kleinkindern. Anaesthesist 35:30–35
5. Büttner W (1982) Grundlagen der Verwendung von Ketaminen in der Prämedikation von Säuglingen und Kleinkindern (3. Internationales Symposium über Anästhesie-, Reanimations- und Intensivbehandlungsprobleme, 6. 2.–13. 2. Zürs/Österreich)
6. Büttner W, Schlosser G (1983) Sicherheitsrisiken bei der Prämedikation von Kindern mit Ketamine. In: Brückner JB (Hrsg) Kinderanaesthesie. Springer, Berlin Heidelberg New York Tokyo (Anaesthesiologie und Intensivmedizin, Bd 157, S 126–130)

7. Desjardins R, Ansara S, Charest J (1981) Pre-anaesthetic medication in pediatric day-care surgery. Can Anaesth Soc J 28:141
8. Doughty AG (1962) Oral premdication in children: A controlled clinical trial of pecazine, trimeprazine and methylpertynol. Br J Anaesth 34:80
9. Eckenhoff JE (1953) Relationship of anaesthesia to postoperative personality changes in children. Am J Dis Child 86:587–591
10. Julia JM, Rochette A, Richard C, Julien Y, Du Callar J (1984) Comparison du midazolam et du flunitrazépam en prémédication par voie rectale chez le nourisson. Ann Fr Anesth Réanim 3:185–188
11. Kretz FJ (1986) Zur Beurteilung sedativ-hypnotisch und anxiolytischer Wirkungen von Pharmaka im Kleinkindesalter – Ergebnisse eines Expertengesprächs. In: Tolksdorf W, Kretz FJ, Drager J (Hrsg) Neue Wege in der Praemedikation. Roche, Basel, S 47–56
12. Kretz FJ, Liegl M, Heinemeyer G, Eyrich K (1985) Die rektale Narkoseeinleitung bei Kleinkindern mit Diazepam und Midazolam. Anästh Intensivmed 26:343–346
13. Kretz FJ, Liegl M, Heinemeyer G (1985) Die rektale Narkoseeinleitung bei Kleinkindern mit Diazepam und Midazolam. Anaesth Intensivmed 26:343–346
14. Lutz H et al (1986) Anästhesiologische Praxis, 2., überarb. Aufl. Springer, Berlin Heidelberg New York Tokyo, S 507
15. Saint-Meurice C, Estève C, Holzer J, Carrier O, Rey E, de Lauture D, Bouvier d'Yvoire M (1984) Prémédication par le midazolam intrarectal. Recherche de la dose efficace en anesthésie pédiatrique. Ann Fr Anesth Reanim 3:181–184
16. Schou J, Afanassoff P (1986) Reämedikatin mit Midazolam in der Kinderanästhesie. Kinderarzt 17 3:326, 328–329
17. Skubella U (1983) Die vorgezogene anxiolytische Prämedikation mit Dikalium- Cholarazepat. In: Brückner JB (Hrsg) Kinderanaesthesie. Springer, Berlin, Heidelberg New York Tokyo (Anaesthesiologie und Intensivmedizin, Bd 157, S 141–144)

Die Auswirkungen verschiedener präoperativer Vorbereitungsmaßnahmen auf die perioperative Stoffwechsellage

S. Stehr-Zirngibl, U. Brandl und H.-J. Böhles

Einleitung

Die physiologischen und psychologischen Besonderheiten im Kindesalter erfordern spezielle präoperative Vorbereitungen, um das Ausmaß der kindlichen Traumatisierung so gering wie möglich zu halten. Lange Fastenperioden, die Trennung von den Eltern in Verbindung mit einer unbekannten Umgebung sowie Angst und Schmerz können die metabolischen und hormonellen Veränderungen infolge eines chirurgischen Eingriffs ganz erheblich verstärken.

Ziel unserer Studie war deshalb, die Auswirkung unterschiedlicher präoperativer Vorbereitungsmaßnahmen auf die perioperative Stoffwechsellage zu untersuchen.

Patientengut und Methode

Zur Beurteilung der metabolischen und hormonellen Veränderungen bestimmten wir bei 102 Kindern zwischen 2 und 10 Jahren präoperativ unmittelbar vor Intubation und postoperativ vor Extubation folgende Parameter: Glukose (enzymatisch, nach Beckmann), Triglyzeride (enzymatisch, Behringwerke AG), freie Fettsäuren (Überführung in Kobaltsalze und photometrische Bestimmung des Kobalts nach Novák), β-Hydroxybuttersäure (Umsetzung mit D-β-Hydroxybutyratdehydrogenase und NAD^+, fluorometrische Bestimmung des NADH nach Bergmeyer), Insulin (RIA), T_3 (EIA), STH (RIA) und Kortisol (RIA) unter Berücksichtigung der zirkadianen Schwankungen.

Je nach Fragestellung wurde das Gesamtkollektiv in statistisch vergleichbare Untergruppen aufgeteilt und alle Daten nach standardisierten methodischen Verfahren aufgearbeitet. Für Zweigruppenvergleiche kam der U-Test nach Mann und Whitney, für Mehrgruppenvergleiche der H-Test nach Kruskal-Wallis und für komplexe Interaktionen die ANOVA-Varianzanalyse zur Anwendung. Bestimmt wurden die jeweiligen Mittelwerte ± SEM.

Ergebnisse

Auswirkungen präoperativer Infusionstherapie

Eine Analyse der präoperativen Werte zeigte zunächst allgemeine Umstellungs-
reaktionen in Richtung Hungerstoffwechsel, die durch frühzeitige Zufuhr nie-
derkalorischer Elektrolytlösungen während der Fastenperiode deutlich abge-
schwächt wurden. Kinder, die präoperativ keine Infusion erhalten hatten, wiesen
im Vergleich niedrige Glukose- und Triglyceridspiegel auf. Die kompensatorisch
gesteigerte Lipolyse äußerte sich in einem stärkeren Anstieg der freien Fettsäuren und für die β-Hydroxybuttersäure fanden wir sogar hochsignifikant erhöhte
Plasmaspiegel (Tabelle 1).

Bei einem Vergleich der STH-Plasmaspiegel (Abb. 1) ergaben sich präoperativ
große Unterschiede zwischen nüchternen und mit Infusion vorbehandelten Kindern. Eine ebenso deutliche Differenz sahen wir auch noch postoperativ nach
kurzen, kleinen Eingriffen. Nach ausgedehnten Operationen hatten sich die

Tabelle 1. Der Einfluß frühzeitiger Infusionstherapie auf die metabolische Stoffwechsellage zu
Operationsbeginn (n = 90)

	Präoperative Infusion	Keine Infusion
Glukose (mg/100 ml) n.s.	96 ± 2,5	85 ± 2,5
Triglyzeride (mg/100 ml) $p < 0,01$	146,6 ± 18,3	97,6 ± 41
Freie Fettsäuren (mmol/l) $p < 0,05$	2,0 ± 0,3	2,9 ± 0,2
β-Hydroxybuttersäure (μmol/l) $p < 0,001$	219 ± 56	927 ± 103

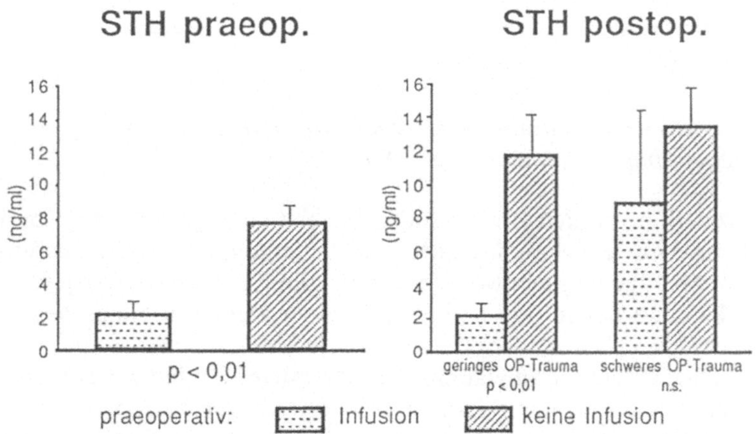

Abb. 1. Der Einfluß präoperativer Infusionstherapie auf die STH-Plasmaspiegel (n = 79)

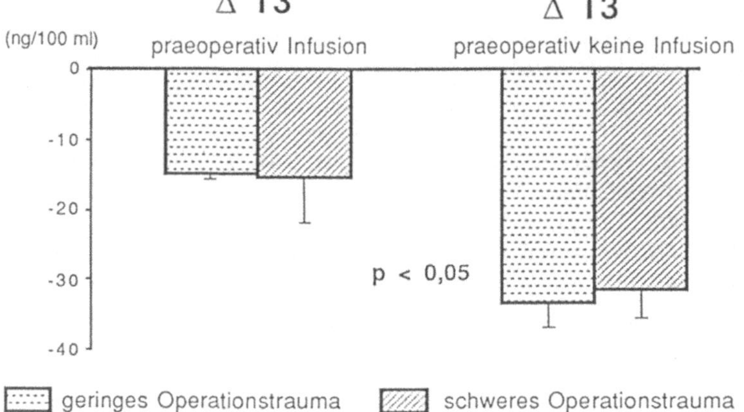

Abb. 2. Der Einfluß präoperativer Infusionstherapie auf den Abfall der T_3-Plasmaspiegel nach unterschiedlichem Operationstrauma (n = 60)

STH-Werte beider Gruppen einander genähert, möglicherweise durch eine Erschöpfung des STH-Sekretionspools. In diesem Zusammenhang ließe sich auch eine suppressive Wirkung der traumabedingten Kortikosteroid- und Glukosespiegel auf die STH-Freisetzung diskutieren (Wehrberg et al. 1983).

Längeres Fasten ist in der Regel aufgrund eingeschränkter peripherer Konversion von T_4 zu T_3 mit einem Absinken des Trijodthyroninspiegels verbunden. Narkoseeinleitung und operativer Eingriff verstärken diesen Abfall (Adam et al. 1978), wobei erniedrigte peritraumatische T_3-Spiegel mit signifikant erhöhten Katecholaminwerten einhergehen (Georgieff 1982). Zwischen dem Ausmaß des intraoperativen T_3-Abfalls und Dauer bzw. Schweregrad des chirurgischen Eingriffs konnten wir in unseren eigenen Untersuchungen keine Korrelation finden (Abb. 2). Nach präoperativer Infusionstherapie beobachteten wir jedoch eine deutliche Minderung des intraoperativen T_3-Abfalls. Eine demzufolge reduzierte Katecholaminausschüttung würde somit auch verbesserte Ausgangsbedingungen für den postoperativen Energiestoffwechsel bedeuten.

Auswirkungen ambulanter Operationsvorbereitung gegenüber stationärer Aufnahme

Weiterhin verglichen wir Kinder, die erst am Operationstag von ihren Eltern ins Krankenhaus gebracht wurden mit Patienten, die zumindest für eine Nacht stationär aufgenommen worden waren. Alle Kinder hatte 8 h gefastet, keine Prämedikation erhalten und mußten sich einer kleinen urologischen Operation unterziehen.

Hinsichtlich der metabolischen Parameter fanden wir erwartungsgemäß keine signifikanten Unterschiede. Ein Vergleich der perioperativen Kortisol-, STH- und T_3-Spiegel zeigte dagegen deutlich reduzierte Streßreaktionen bei den ambulanten Kindern (Abb. 3). Der leichte Kortisol- und STH-Abfall könnte als

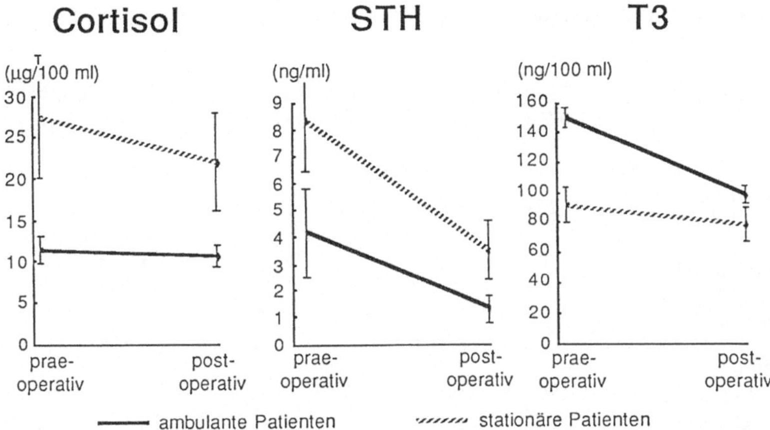

Abb. 3. Die intraoperativen Kortisol-, STH- und T_3-Plasmaspiegel bei ambulanten und stationären unprämedizierten Patienten mit geringem Operationstrauma (n = 12)

Hinweis interpretiert werden, daß die notwendigen Vorbereitungsmaßnahmen ohne vorhergehende Prämedikation eine größere Streßbelastung darstellen als der operative Eingriff per se.

Auswirkungen verschiedener Prämedikationsformen

Zur präoperativen Sedierung kamen folgende Medikamente zur Anwendung:

- Midazolam 0,5 mg/kg KG rektal;
- Flunitrazepam 0,075 mg/kg KG sublingual;
- Chlorproxithen 1 mg/kg KG oral.

Eine vierte Kontrollgruppe erhielt keine Prämedikation. Analog zu den Ergebnissen von Sigurdsson et al. (1982), die Prämedikationseffekte mit Hilfe von ACTH- und Kortisolbestimmungen untersuchten, fanden wir die höchsten Kortisolwerte in der medikamentös unvorbereiteten Patientengruppe. Die auffallend hohen Kortisolplasmaspiegel der Midazolamgruppe sind möglicherweise auf zu kurze Abstände zwischen rektaler Prämedikation und Narkosebeginn zurückzuführen, die sich gelegentlich aus organisatorischen Gründen nicht vermeiden ließen. Unter Umständen könnte aber auch eine Dosierung von 0,5 mg/kg KG speziell bei Kleinkindern keine ausreichende Wirkung erzielt haben, analog zu den erniedrigten Diazepam- und Flunitrazepamspiegeln, die Lindgren et al. (1980) bei Kindern unter 5 Jahren im Vergleich zu älteren Kindern fanden.

Nicht nur eine frühzeitige Infusionstherapie, sondern auch die Wahl der Prämedikation scheint die präoperativen Trijodthyroninspiegel und somit die Ausgangslage der perioperativen Katecholaminsekretion zu beeinflussen.

Ein Anstieg der freien Fettsäuren infolge gesteigerter Lipolyse kann unter vergleichbaren Voraussetzungen der Energiestoffwechsellage, wie in Tabelle 2 am Beispiel der Glukose- und Triglyceridspiegel belegt, als indirekter Parameter en-

Tabelle 2. Die Auswirkung verschiedener Prämedikationsformen auf die präoperative Stoffwechselsituation (n = 41)

	Midazolam 0,5 mg/kg KG rektal	Flunitrazepam 0,075 mg/kg KG	Chlorproxithen 1 mg/kg KG oral	Keine Prämedikation
Kortisol (µg/100 ml)	25,4 ± 7,9	21,8 ± 6,2	17,2 ± 2,1	27,1 ± 7,5
T_3 (ng/100 ml)	126,5 ± 7,2	113,2 ± 13,6	137,8 ± 5,5	91,0 ± 11,0
Freie Fettsäuren (mmol/l)	1,3 ± 0,2	1,6 ± 0,4	3,4 ± 0,4	3,7 ± 1,3
Glukose (mg/100 ml)	89,6 ± 4,1	91,0 ± 16,3	86,7 ± 4,8	78,3 ± 9,0
Triglyceride (mg/100 ml)	91,0 ± 23,3	102,0 ± 16,0	95,5 ± 15,6	90,7 ± 18,4

dogener Katecholaminwirkung herangezogen werden. Nach diesem Kriterium wurden die Kinder ohne Prämedikation vergleichsweise stärker durch Narkose- und Operationsvorbereitungen belastet als z. B. nach einer Sedierung mit Benzodiazepinen. Dies entspricht auch den Untersuchungen von Sigurdsson et al. (1983), die nach Diazepamprämedikation weniger katecholaminbedingte Arrhythmien unter Halothanwirkung fanden.

Die intraoperativen Stoffwechselveränderungen verfolgten wir an medikamentös unvorbereiteten sowie mit Midazolam oder Chlorproxithen sedierten Kindern, die alle ein vergleichbar geringfügiges chirurgisches Trauma erlitten hatten. Flunitrazepam setzen wir in Übereinstimmung mit Tolksdorf (1985) wegen seiner langen Halbwertzeit nur bei ausgedehnten Eingriffen ein.

Um nun aber Stoffwechselveränderungen durch unterschiedliche Ausmaße des chirurgischen Traumas auszuschließen, haben wir bei der Auswertung der postoperativen Daten auf die Rohypnolgruppe verzichtet.

Bei den übrigen nach Prämedikationsform unterschiedenen Gruppen entsprachen die postoperativen Plasmaspiegel im wesentlichen der präoperativen Ausgangslage unter Berücksichtigung traumabedingter Stoffwechselveränderungen. Die präoperativ ermittelten Kortisolwerte z. B. fanden sich in gleicher Konstellation auch postoperativ wieder, allerdings hatten sich letztere auf einem etwas erhöhten Niveau einander genähert (Abb. 4). Die zu Operationsbeginn beobachtete Differenz der T_3-Spiegel schlug sich ebenfalls in den postopertiven Ergebnissen nieder, da für alle Gruppen ein weitgehend identischer T_3-Abfall gemessen wurde (Abb. 4). Die Vorteile einer effektiven Prämedikation auf die hormonelle Ausgangssituation scheinen sich zumindest nach kurzen Eingriffen bis in die frühe Postaggressionsphase auszuwirken.

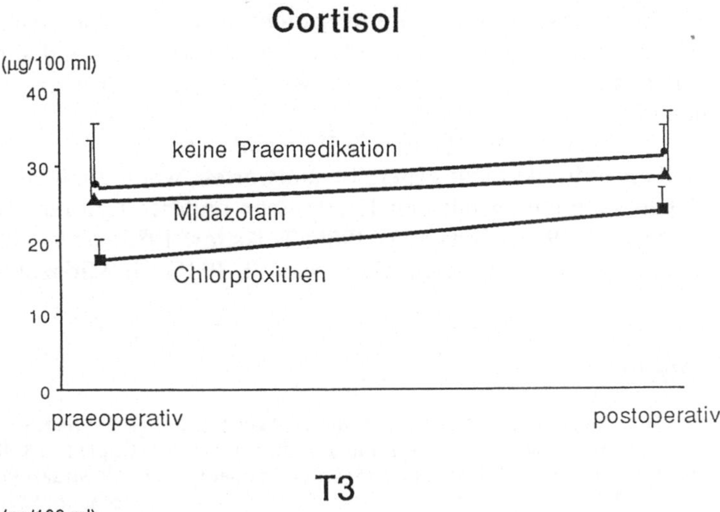

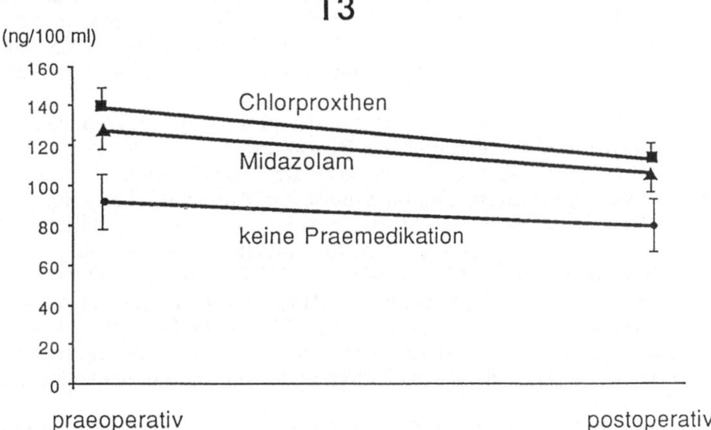

Abb. 4. Die Auswirkungen verschiedener Prämedikationsformen auf die intraoperativen Kortisol- und T_3-Spiegel (n = 34)

Zusammenfassung

Insgesamt läßt sich aus den Ergebnissen unserer Untersuchungen ein positiver Effekt verschiedener präoperativer Vorbereitungsmaßnahmen ableiten. Frühzeitige Infusionstherapie zur Vermeidung der hungerinduzierten Stoffwechselveränderungen sowie der u. U. gravierende Elektrolyt- und Flüssigkeitsverschiebungen kann zur Reduzierung des kindlichen Operationstraumas beitragen.

Der präoperativen Umgebungsfaktoren kommt vor allem im Vorschulalter eine entscheidende Bedeutung zu (Hoch 1986). Unter diesem Gesichtspunkt sind auch die Vorteile einer ambulanten Operationsvorbereitung zu werten, die wir durch unsere Daten bestätigt fanden.

Da aber in den meisten Fällen an eine optimale, kindgerechte Betreuung vor Operationsbeginn aus organisatorischen Gründen Konzessionen gemacht werden müssen, erscheint der Einsatz sedierenden und anxiolytischer Medikamente zur Vorbereitung sinnvoll und notwendig, wie wir auch an den positiven Auswirkungen auf die perioperative Stoffwechsellage in unserer Studie nachweisen konnten.

Die Frage nach der günstigsten Prämedikationsform läßt sich anhand der vorgestellten Befunde nicht generell beantworten, wenn auch eingie unserer Daten in Übereinstimmung mit den Ergebnissen anderer Autoren (Bause et al. 1985; Kertesz et al. 1985; Kretz et al. 1985; Tolksdorf 1985) sowie allgemeine pharmakokinetische Aspekte (Saint-Maurice et al. 1986) für Midazolam sprechen.

Literatur

Adam HO, Johansson L, Thoren L, Wide L, Akerström G (1978) Serum levels of TSH, T_3, T_4 and T_3-resin uptake in surgical trauma. Acta Endocrinol (Copenh) 88:482–489

Bause HW, Schöntag G, Beck H (1985) Orale Prämedikation mit Midazolam versus Flunitrazepam bei Kindern. In: Schulte am Esch J (Hrsg) Benzodiazepine in Anästhesie und Intensivmedizin, Workshop in Lüback-Travemünde, 27. und 28. Sept. 1985. Roche, Basel

Beeby DG, Hughes JO (1980) Behaviour of unsedated children in the anaesthetic room. Br J Anaesth 52:279–281

Georgieff M (1982) Theorie und Praxis der perioperativen Trauma-adaptierten parenteralen Nährstoffzufuhr. Z Ernährungswiss 21:279–298

Hoch HH (1986) Orale kontra intramuskuläre Prämedikation mit Atropin-Diazepam-Pethidin bei ambulanten Anaesthesien im Kindesalter. Anaesthesiol Reanim 11:191–199

Kertesz H, Tekulics A, Farago M, Boros M (1985) Verlauf von Plasma-Cortisol während Diazepam, Flunitrazepam und Midazolam. Anaesthesist 34:145–146

Kretz FJ, Heppe M, Liegl M, Gonzalez I (1985) Die rektale Applikation von Benzodiazepinen im Kindesalter. In: Schulte am Esch J (Hrsg) Benzodiazepine in Anästhesie und Intensivmedizin, Workshop in Lübeck-Travemünde, 27. und 28. Sept. 1985. Roche, Basel

Lindgren L, Saarnivaara L, Himberg JJ (1980) Comparison of oral triclofos, diazepam and flunitrazepam as premedicants in children undergoing otolaryngological surgerery. Br J Anaesth 52:283–290

Saint-Maurice C, Meistelmann C, Rey E, Esteve C, de Lauture D, Olive G (1986) The pharmacokinetics of rectal midazolam for premedication in children. Anesthesiology 65:536–538

Sigurdsson G, Lindahl S, Nordén N (1982) Influence of premedication on plasma ACTH and cortisol concentrations in children during adenoidectomy. Br J Anaesth 54:1075–1080

Sigurdsson G, Lindahl S, Nordén N (1983) Influence of premedication on the sympathetic and endocrine responses and cardiac arrhythmias during halothane anaesthesia in children undergoing adenoidectomy. Br J Anaesth 55:961–968

Tolksdorf W (1985) Intramuskuläre Prämedikation mit Benzodiazepinen. In: Schulte am Esch J (Hrsg) Benzodiazepine in Anästhesie und Intensivmedizin, Workshop in Lübeck-Travemünde, 27. und 28. Sept. 1985. Roche, Basel

Wehrenberg WB, Baird A, Ling N (1983) Potent interaction between glucocorticoids and growth hormone-releasing factor in vivo. Science 221:556–558

Die sublinguale Applikation von Lormetazepam (Noctamid) zur Prämedikation im Schulkindalter

M. Braun, G. Benesch und F.-J. Kretz

Einleitung

Die klassische intramuskuläre Prämedikation mit Atosil, Dolantin und Atropin ist auch für die Schulkinder die erste unangenehme Begegnung mit Narkose und Operation. Da diese Prämedikation aufgrund einer Latenzzeit von 30–40 min bis zum Wirkungseintritt bei der schnellen Operationsfolge im kinderchirurgischen Bereich auch nur selten effektiv ist, versuchen immer mehr Anästhesisten von einer intramuskulären Prämedikation abzukommen. Im Kleinkindalter erlebt die rektale Narkoseeinleitung eine Renaissance. Diese Form der Narkoseeinleitung ist jedoch im Schulkindalter weniger brauchbar. Eine orale Prämedikation sollte vermieden werden, weil dadurch das Tabu des Nüchternheitsgebots tangiert wird. Eine Alternative besteht in der sublingualen Applikation eines Sedativums oder Hypnotikums. In der vorliegenden Studie wird untersucht, ob durch die sublinguale Applikation von Lormetazepam eine ausreichende Anxiolyse, Sedation und Streßreduktion vor Narkose und Operation bei Schulkindern möglich ist.

Patienten, Material und Methoden

An dieser prospektiv randomisierten Doppelblindstudie nahmen 40 Kinder im Alter von 8 bis 16 Jahren teil (Durchschnittsalter: Verumgruppe: 11,15 Jahre, Plazebogruppe: 11,35 Jahre). Das mittlere Gewicht lag in der Verumgruppe bei 44,45 kg, in der Plazebogruppe bei 41,45 kg (Tabelle 1). Die mittlere Operationsdauer betrug in der Verumgruppe 56,39 min, in der Plazebogruppe 48,06 min.

Tabelle 1. Biometrische Daten von Schulkindern vor sublingualer Applikation von Lormetazepam bzw. Plazebo (n = 40)

	Alter [Jahre]	Gewicht [kg]	Dosis [mg]	Geschlecht	Krankenhausaufenthalt [Tage]
Verum (n = 20)	11,15 ± 1,93	44,45 ± 16,46	1,95 ± 0,22	♀ 4 ♂ 16	2,9 ± 1,58
Plazebo (n = 20)	11,35 ± 2,10	41,45 ± 10,04	– –	♀ 6 ♂ 14	2,80 ± 2,16

Nach Aufklärung und Einwilligung von Kind und Eltern wurde am Tag vor der Operation die Persönlichkeitsangst der Kinder mit einem Score eingeschätzt, dessen Fragen der bereichsspezifischen Angstskala für Kinder (BAK von Mack [1]), mit der Zusatzfrage nach der Angst vor Operationen ergänzt, entnommen wurden (Tabelle 2). Außerdem wurden Blutdruck, Puls und Atemfrequenz sowie vegetative Parameter (Schweißsekretion) registriert. Am Operationstag erhielten die Kinder Lormetazepam in Oblatenform in gewichtsadaptierter Dosierung (20–30 kg KG: 1 mg, über 30 kg KG: 2 mg) bzw. das Plazebo 1 h vor Operationsbeginn sublingual. Vor und eine Stunde nach der Applikation des Benzodiazepins wurde mit Hilfe einer verkürzten und modifizierten Version der State-Angstskala von Spielbergers State-Trait Anxiety Inventory (STAI X_1) [2] die situative Angst quantifiziert. Hier bedeutete, wie auch bei der Angstskala nach Mack ein hoher Wert viel Angst und ein niedriger Wert wenig Angst. Um die amnestische Wirkung des Benzodiazepin zu testen, wurde den Kindern vor der Prämedikation eine Bilderserie und 1 h nach der Prämedikation eine zweite Bilderserie gezeigt. Die 2 Serien wurden 7 h nach Prämedikation, d. h. postoperativ, abgefragt.

Nach Präcurarisierung mit 1–2 mg Alloferin erfolgte die Narkoseeinleitung durch intravenöse Applikation von Thiopental in einer Dosierung von 3–5 mg/kg KG. Danach wurden die Kinder mit Succinylcholin (Dosis: 1 mg/kg KG) relaxiert und intubiert. Es wurde eine Inhalationsnarkose mit Halothan und einem Lachgas-Sauerstoff-Gemisch im Verhältnis 2:1 durchgeführt. Nach Intubation wurde eine Magensonde geschoben, das Magensekret abgesaugt, die Magensekretmenge und der pH-Wert des Magensekrets mit Lackmuspapier bestimmt. Die Magensonde wurde vor Ende des Eingriffs gezogen. Unmittelbar nach Narkoseende erhielten die Kinder ben-u-ron als Suppositorium in einer Dosierung von 500–1000 mg.

Außerdem wurde die Beurteilung durch Anästhesist und Krankenpflegeperson eingeholt und die Einschätzung durch den Untersucher erfaßt. Die statistische Absicherung erfolgte mit dem Wilcoxon-Test. Für die Untersuchung lag die Zustimmung des Ethik-Komitees des Klinikums Steglitz vor. Die Kinder und Eltern wurden über die Ziele der Studie aufgeklärt und um Zustimmung gebeten.

Tabelle 2. Angsteinschätzung nach der bereichsspezifischen Angstskala für Kinder (BAK nach Mack), Blutdruck, Puls und Atemfrequenz am Abend vor der sublingualen Applikation von Lormetazepam bzw. Plazebo (n = 40)

	BAK	$RR_{syst.}$ [mmHg]	$RR_{diast.}$ [mmHg]	Puls [min^{-1}]	Atemfrequenz [min^{-1}]
Verum (n = 20)	15,2 ±2,91	124,5 ±14,91	76,3 ±10,2	75,20 ±9,1	19,35 ±2,76
Plazebo (n = 20)	14,10 ±2,68	129,5 ±15,1	79,8 ±11,2	78,90 ±11,82	19,90 ±3,37

Ergebnisse

Bezüglich Geschlechtsverteilung, Alter und Gewicht gab es zwischen Verum-
und Plazebogruppe keine signifikanten Unterschiede. Bei der Untersuchung am
Abend vor der Operation lag der Blutdruck in der Verum- sowie in der Plazebogruppe ebenso im Normbereich wie Puls und Atemfrequenz. Der Angstscore
nach der bereichsspezifischen Angstskala für Kinder nach Mack betrug am präoperativen Abend in der Plazebogruppe 14,1 und in der Verumgruppe 15,2. Am
Operationstag unmittelbar vor der sublingualen Applikation waren Blutdruck,
Puls und Atemfrequenz gegenüber der Untersuchung am Vorabend der Operation nicht erhöht. Die Angstscores nach STAI X_1 betrugen vor der Prämedikation in der Plazebogruppe 10,45 und in der Verumgruppe 10,85. 1 h nach der
Applikation betrug der Anstscore nach STAI X_1 in der Plazebogruppe 9,95 und
in der Verumgruppe 9,74 (Abb. 1).

Zur Absicherung der Ergebnisse wurde zusätzlich die Angst der Kinder auf
Visuellen Analogskalen mit den Extremen „heiter, gelassen" und „panisch, stark
ängstlich" mittels Selbst- und Fremdbeurteilung erfaßt. Dabei entsprach „heiter,
gelassen" dem Wert 0 und „panisch, stark ängstlich" dem Wert 10.

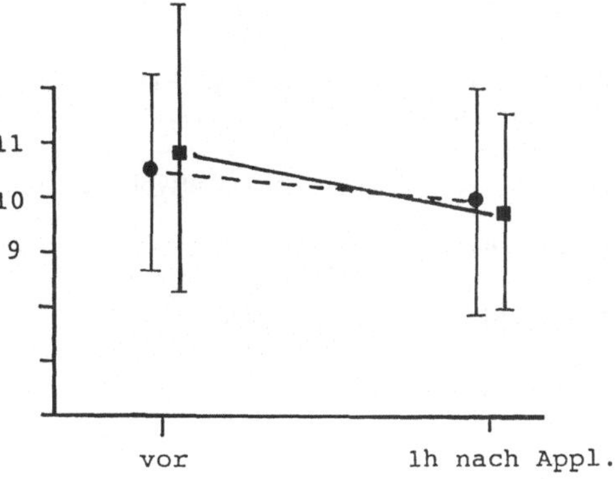

Abb. 1. Präoperative Angst, gemessen mit
einer stark modifizierten Version von
Spielbergers STAI X_1 vor und 1 h nach
sublingualer Applikation von Lormetazepam bzw. Plazebo bei Schulkindern
(n = 40); ■ Verum, ● Plazebo

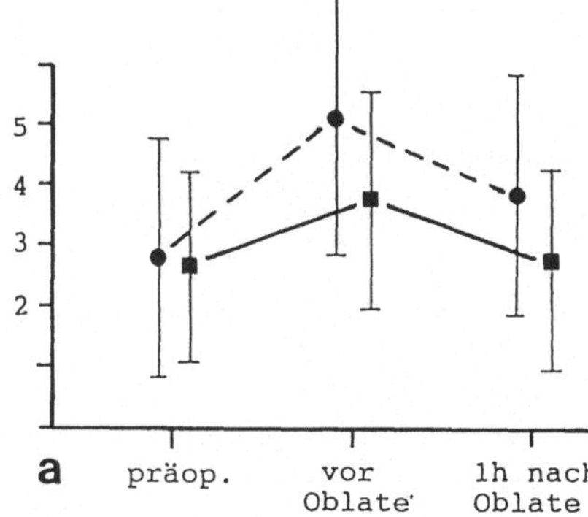

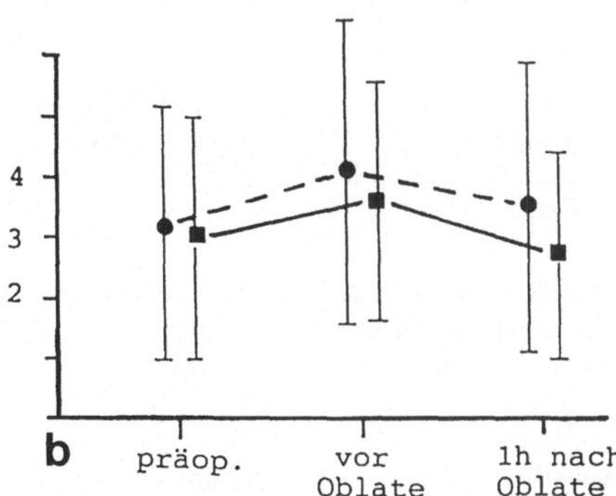

Abb. 2a, b. Präoperative Angstbeurteilung bei Schulkindern mit Hilfe Visueller Analogskalen
(VAS) vor und 1 h nach sublingualer Applikation von Lormetazepam bzw. Plazebo (n = 40),
■ Verum, ● Plazebo. a Selbstbeurteilung, b Fremdbeurteilung

Bei der Selbstbeurteilung betrug der Wert in der Verumgruppe am Vortag der Operation 2,92, unmittelbar vor Oblateneinnahme stieg er auf 3,61, 1 h danach sank er auf 2,86. In der Plazebogruppe stieg der Wert von 3,08 am Vortag auf 4,19 vor Oblateneinnahme und sank 1 h danach auf 3,48 (Abb. 2a).

Bei der Fremdbeurteilung betrug der Wert in der Verumgruppe am Vortag 2,67, vor Oblateneinnahme 3,77 und 1 h danach 2,79. In der Plazebogruppe stieg der Wert von 2,84 am Vortag auf 5,12 vor Oblateneinnahme und sank 1 h danach auf 3,89 (Abb. 2b).

In der Plazebogruppe wurde ein Magensaftvolumen bis zu 98 ml gemessen, bei 3 Kindern konnte kein Magensekret gewonnen werden. Die pH-Werte lagen zwischen 1,0 und 4,0. In der Verumgruppe wurden Magensaftvolumina bis zu 75 ml abgesaugt, der pH-Wert lag zwischen 1,5 und 4,5 (Tabelle 3). 45% der Kinder in der Verumgruppe hatten ein anterograde Amnesie, in der Plazebogruppe dagegen nur 10% (Tabelle 4).

Bei der Bewertung der Prämedikation durch Anästhesist und Krankenpflegeperson ergaben sich in Verum- und Plazebogruppe fast identische Werte. Der Anästhesist schätzte 78% der Verumgruppe und 79% der Plazebogruppe als adäquate Prämedikation ein, die Krankenpflegeperson 88% der Verumgruppe und 80% der Plazebogruppe (Tabelle 5). Dazu ist allerdings anzumerken, daß die

Tabelle 3. Magensaftvolumen und pH-Wert nach sublingualer Applikation von Lormetazepam bzw. Plazebo bei Schulkindern (n = 40)

	Magensaftvolumen [ml]	pH-Wert
Verum (n = 20)	17,24 ± 19,22	2,08 ± 0,33
Plazebo (n = 20)	24,56 ± 25,95	2,31 ± 0,8

Tabelle 4. Anterograde Amnesie nach sublingualer Applikation von Lormetazepam bzw. Plazebo (n = 40)

	Anterograde Amnesie
Verum (n = 20)	28/60 (3 Bilder/Patient = 3 × 20 = 60)
Plazebo (n = 20)	6/60 (3 Bilder/Patient = 3 × 20 = 60)

Tabelle 5. Anästhesisten- und Schwesternbewertung nach sublingualer Prämedikation mit Lormetazepam bzw. Plazebo (n = 40)

	Verum	Plazebo
Anästhesisten- bewertung	Adäquat 78%	Adäquat 79%
Schwestern- bewertung	Adäquat 88%	Adäquat 80%

Zeitdauer zwischen Prämedikation und Narkosebeginn teilweise sehr lang war (60–400 min, im Durchschnitt 140 min).

In 95% der Fälle lag der Untersucher mit der Einschätzung, ob ein Plazebo oder Verum vorliegt, richtig. An unerwünschten Wirkungen wurden in der Verumgruppe Doppelsehen in einer Häufigkeit von 25%, Halluzinationen in einer Häufigkeit von 5%, Übelkeit in einer Häufigkeit von 15% und Erbrechen in einer Häufigkeit von 20% registriert. Bei 30% der Kinder kam es zu einer psychomotorischen Unruhe. In der Plazebogruppe wurden in 2% Doppelsehen registriert, in 10% Übelkeit, in 35% Erbrechen, 10% der Kinder zeigten psychomotorische Unruhe.

Diskussion

Der Hersteller des Benzodiazepins Lormetazepam (Noctamid) bietet seit kurzem dieses Medikament auf einer Oblate an. Die Oblate besteht aus Zellulose, die mit dem Benzodiazepin imprägniert ist. Die Zellulose wird, sobald die Oblate unter die Zunge gelegt wird, von der α-Amylase des Speichels restlos aufgelöst. Der Wirkstoff Lormetazepam wird über die Schleimhaut von Mund und Pharynx resorbiert [3]. In der vorliegenden klinischen Prüfung bei Schulkindern konnte der Untersucher unter Doppelblindstudienbedingungen in 95% der Fälle richtig entscheiden, ob es sich um ein Plazebo oder um ein Verum handelt. Dennoch waren mit den angewandten Methoden keine signifikanten Unterschiede zwischen den beiden Gruppen zu registrieren. Dies wirft erneut die Frage nach geeigneten Meßinstrumenten – hier speziell für das Schulkindalter auf. Die in der vorliegenden Studie angewandten Scores sind zum Teil sehr stark auf die kinderspezifischen Möglichkeiten modifiziert worden und bedürfen einer erneuten kritischen Überprüfung. Mit den Visuellen Analogskalen (VAS) kamen die Schulkinder erstaunlich gut zu recht. Hier zeigten sich die gleichen Trends wie in der Beurteilung nach der sehr stark modifizierten Version von STAI X_1. Klinisch sind die Kinder der Verumgruppe nach 20–30 min sediert. In dieser Phase äußern sie auch die häufigsten unerwünschten Wirkungen wie Schwindel oder Übelkeit. Einige Kinder haben Halluzinationen.

Eine medikamentenbedingte Stimulation der Magensaftsekretion wurde nicht festgestellt. Auch die pH-Werte zeigten keine Unterschiede, so daß vom Medikament selbst keine Steigerung des Aspirationsrisikos ausgeht.

In der Verumgruppe liegt die anterograde Amnesie bei 45%, in der Plazebogruppe bei 10%. Wünschenswert wäre, wenn der anterograd-amnestische Effekt in einer höheren Inzidenz eintreten würde.

Die postoperative Situation ist gekennzeichnet durch einen Nachschlaf von 20–40 min, wobei mit der rektalen Applikation von ben-u-ron am Operationsende der fehlende analgetische Effekt in der Prämedikation kompensierbar ist.

Mit der sublingualen Applikation von Lormetazepam ist bei guter Organisation des Operationsprogramms eine Prämedikation von Schulkindern in einer Weise möglich, die die intramuskuläre Prämedikation vermeidet und das Nüchternheitsgebot wahrt.

Literatur

1. Mack B (1984) Bereichsspezifische Angstskala für Kinder (BAK). Hamburg
2. Spielberger CD, Gorsuch RL, Lushene RE (1970) STAI. Manual for the state-trait-anxiety-inventory. Palo Alto
3. Täuber U, Tack JW, Dorow R, Hilman J (1984) Plasma levels of lormetazepam after sublingual and oral administration of 1 mg to humans. Drug Dev Indust Pharm 10/10:1587–1596

Magensaftazidität und -menge bei Kindern in einem allgemeinchirurgischen, oral prämedizierten und einem neurochirurgischen Kollektiv

E. Kuse, B. Panning, J. Schäffer, M. Tryba und S. Piepenbrock

Mit der Etablierung der Anästhesie als eigenständiges Fach kam es in den letzten 30 Jahren zu einer erheblichen Reduzierung narkosebedingter, tödlich verlaufender Komplikationen. Letale Verläufe, die auf Aspiration von Magensaft in den Respirationstrakt zurückzuführen sind, stehen an vorderer Stelle anästhesiebedingter Komplikationen. Ihr Anteil wird mit bis zu 19% angegeben [7]. In der Kinderanästhesie beträgt ihr Anteil nach Graff 26% [4]. Bei Kindern im Vorschulalter besteht eine um fast 50% erhöhte Häufung von Aspirationen gegenüber dem Erwachsenenalter [6]. Die Letalität bzw. Schwere des Verlaufs eines Säureaspirationssyndroms (Mendelson-Syndrom) wird wesentlich beeinflußt vom pH und der Menge des Aspirates, bei einem pH $\leq 2,5$ und einem Volumen $\geq 0,4$ ml/kg KG muß mit der Ausbildung einer schweren Lungenschädigung gerechnet werden.

Bei dem Bemühen, die Kindernarkose so kindgerecht wie möglich zu gestalten, hat die orale Prämedikation in den letzten Jahren zunehmend Anwendung gefunden, da sie den Vorteil einer schmerzlosen Applikation bietet. Ihr Einfluß auf die Magensaftazidität und -menge bisher aber weitgehend unberücksichtigt.

Aus Untersuchungen bei Patienten mit erhöhtem intrakraniellem Druck ist bekannt, daß es zu einer vermehrten Magensaftsekretion kommt [9]. Ursächlich wird hierfür eine Aktivierung parasympathischer Zentren in der Region des Hypothalamus oder eine direkte Aktivierung der Vaguskerne durch die Druckerhöhung angesehen [1, 10]. Mulvihill veröffentlichte 1986 eine tierexperimentelle Studie. Den Versuchstieren wurde über die Kanülierung eines Seitenventrikels der intrakranielle Druck angehoben. Dabei stieg die Magensäuresekretion mit der Erhöhung des Drucks kontinuierlich an [8]. Aus dem Bereich der Anästhesie liegen noch keine Daten vor, die Aufschluß über die Magensaftazidität und -menge bei Kindern mit erhöhtem intrakraniellen Druck zum Zeitpunkt der Narkoseeinleitung geben.

Fragestellungen

1) Unterliegen oral prämedizierte Kinder, verglichen mit einem Kollektiv nicht oral prämedizierter Kinder, zum Zeitpunkt der Narkoseeinleitung einem höheren Risiko, im Falle einer Aspiration eine schwere Lungenschädigung davonzutragen?

2) Weisen Kinder mit intrakranieller Drucksteigerung zum Zeitpunkt der Narkoseeinleitung ein erhöhtes Magensaftvolumen auf und unterliegen damit einem erhöhten Aspirationsrisiko?
3) Läßt sich gegebenenfalls das Aspirationsrisiko für diese Patienten durch eine adjuvante orale oder rektale Prämedikation mit einem H_2-Rezeptorantagonisten reduzieren?

Patienten und Methodik

Magensaftazidität und -menge wurden bei 144 Kindern untersucht, die sich auf 5 Gruppen verteilten:

In Gruppe I (n = 40) wurden die Kinder i.m. prämediziert oder die Narkose wurde rektal eingeleitet.

In Gruppe II (n = 40) wurden die Kinder oral prämediziert. 20 Kinder erhielten 2 mg/kg KG Promethazin und 2 mg/kg KG Pethidin, 20 Kinder Valiumsirup in der Dosierung von 0,25 mg/kg KG. Die Prämedikation erfolgte 60–120 min vor der Narkoseeinleitung.

In Gruppe III (n = 40) erfolgte die Prämedikation oral, bestehend aus 2 mg/kg KG Promethazin und 2 mg/kg KG Pethidin, zusätzlich 10 mg/kg KG Cimetidin (1 ml = 40 mg), gegeben 60–120 min vor der Narkoseeinleitung.

Gruppe IV (n = 12) bestand aus Kindern, die sich wegen einer intrakraniellen Drucksteigerung einem neurochirurgischen Eingriff zu unterziehen hatten. Sofern die Patienten bewußtseinsklar waren, wurden sie i.m. prämediziert oder die Narkose wurde rektal eingeleitet.

Gruppe V (n = 12) bestand ebenfalls aus Kindern mit intrakranieller Drucksteigerung, die wie die der Gruppe IV prämediziert wurden. Sie erhielten jedoch zusätzlich Cimetidin (10 mg/kg KG p.o. für bewußtseinsklare Patienten, sonst 40 mg/kg KG rektal). Die Cimetidinapplikation erfolgte 60–120 min vor der Narkoseeinleitung.

Die Kinder Gruppen I–III waren 2–12 Jahre alt ($\bar{x}$ = 4,7 Jahre) und wogen zwischen 9,4 und 36 kg ($\bar{x}$ = 19 kg), Die Patienten der Gruppen IV und V waren 1–15 Jahre alt ($\bar{x}$ = 5,4 Jahre) und wogen zwischen 4,5 und 52 kg ($\bar{x}$ = 19 kg). Die Nahrungskarenz der Patienten betrug mindestens 5 h vor Narkoseeinleitung. Nach erfolgter Intubation wurde allen Patienten eine Magensonde gelegt, über die möglichst der gesamte Magensaft abgesaugt wurde. Die Messung des Magensaft-pH – erfolgte mit Indikatorpapier (Fa. Merck), pH-Werte von ≤ 3 wurden mittels pH-Elektrode (Fa. Knick) bestimmt. Als Risikopatient wurde der Patient eingestuft, der mehr als 0,4 ml/kg KG Magensaftvolumen bei einem pH ≤ 2,5 aufwies.

Ergebnisse

Gruppe I (Kontrollkollektiv): 27mal (65%) fand sich ein Magensaftvolumen ≥ 0,4 ml/kg KG, der pH wurde 31mal (77,5%) ≤ 2,5 gemessen, der Anteil der Risikopatienten betrug in dieser Gruppe 25 (62,5%; Abb. 1).

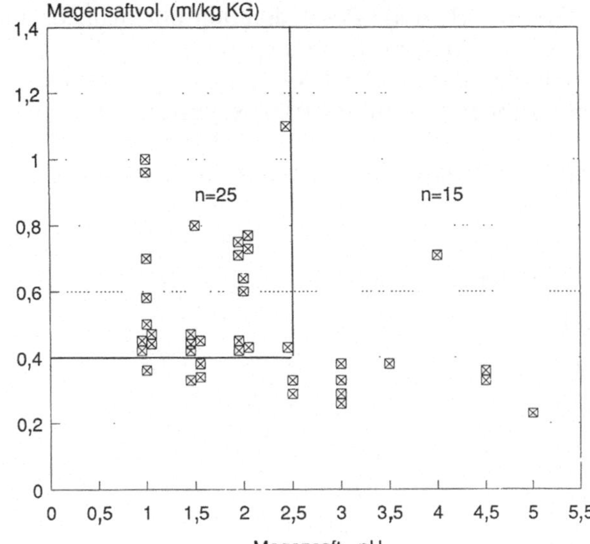

Abb. 1. Magensaftvolumina und Magensaft-pH bei einem nicht oral prämedizierten Kontrollkollektiv (n = 40)

Gruppe II (orale Prämedikation): 33mal konnte ein Magensaftvolumen von 0,4 ml/kg KG oder mehr gewonnen werden, mehr als 1 ml/kg KG fand sich 10mal, im Vergleich dazu nur 2mal im Kontrollkollektiv. Ein Magensaft-pH $\leq 2,5$ wurde bei 36 der 40 Kinder gemessen (90%). Die Magensaftvolumina der Gruppen I und II unterscheiden sich signifikant (p < 0,001). Der Anteil der Risikopatienten betrug 30 (75%) (Abb. 2).

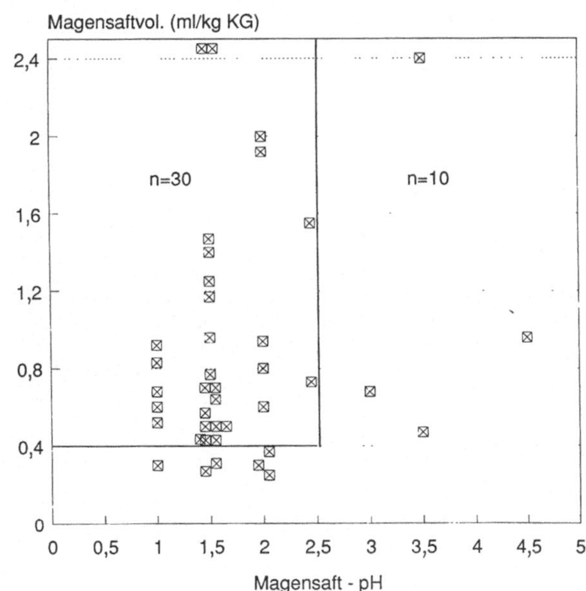

Abb. 2. Magensaftvolumina und Magensaft-pH bei Kindern mit oraler Prämedikation (n = 40)

Gruppe III (orale Prämedikation plus Cimedtidin): 17mal (42,5%) betrug das gemessene Magensaftvolumen 0,4 ml/kg KG oder mehr, dabei ergaben sich durchschnittlich 0,43 ml/kg KG (Gruppe II: 0,80 ml/kg KG), der Unterschied zur Gruppe II ist mit p<0,001 signifikant. Ein pH ≤2,5 ergab sich nur in 3 von 40 Fällen (7,5%), der Unterschied zur Gruppe I und II ist mit p<0,001 signifikant. Als Risikopatienten waren nur 2 (5%) von 40 einzustufen (Abb. 3).

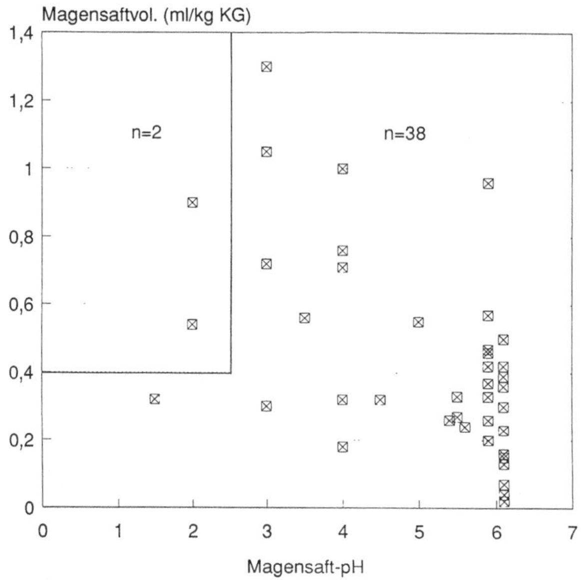

Abb. 3. Magensaftvolumina und Magensaft-pH bei Kindern mit oraler Prämedikation und adjuvanter Cimetidingabe (n = 40)

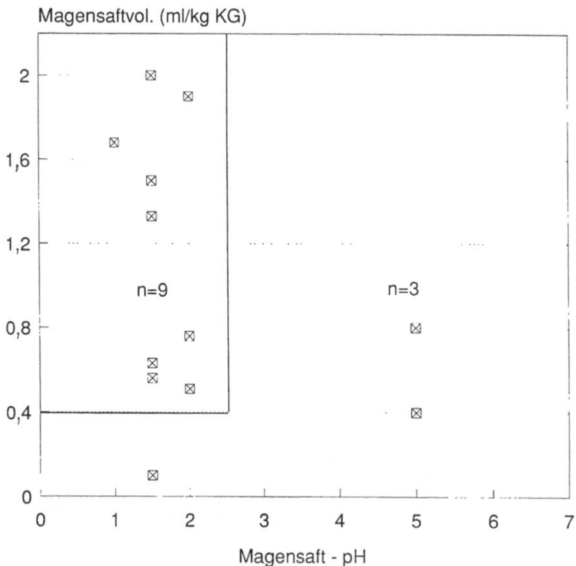

Abb. 4. Magensaftvolumina und Magensaft-pH bei Kindern mit intrakranieller Druckerhöhung (n = 12)

Der geringe Anteil an Risikopatienten wird dabei durch die Anhebung des Magensaft-pH erreicht.

Gruppe IV (intrakranielle Drucksteigerung): Bei 11 der 12 Kinder konnten mehr als 0,4 ml/kg KG Magensaft über die Magensonde gewonnen werden. Das durchschnittliche Volumen lag bei 1,15 ml/kg KG und damit fast doppelt so hoch als im Kontrollkollektiv (0,6 ml/kg KG). Der Magensaft-pH lag bei 10 Kindern unter 2,5. 9 der 12 Kinder wurden als Risikopatienten eingestuft (Abb. 4).

Gruppe V (intrakranielle Drucksteigerung, Cimetidinprämedikation): Das durchschnittliche Magensaftvolumen ließ sich durch die adjuvante Cimetidingabe auf 0,43 ml/kg KG senken, der Grenzwert von 0,4 ml/kg KG wurde nur bei 7 Patienten überschritten. Noch deutlicher war der Effekt auf den Magensaft-pH, dieser lag nur bei 3 Kindern unter 2,5. Als Risikopatienten wurden 3 von 12 eingestuft (Abb. 5).

Magensaftazidität, Magensaftvolumina und der Anteil der Risikopatienten der Gruppen IV und V unterschieden sich signifikant ($p < 0,03$, $p < 0,04$, $p < 0,01$).

Diskussion

Die orale Prämedikation bietet in der Kinderanästhesie den großen Vorteil der schmerzlosen Applikation, hat dabei jedoch den Nachteil, in die Zeit der präoperativen Nahrungskarenz zu fallen. Die vorliegenden Resultate zeigen, daß die von uns zur oralen Prämedikation verwendeten Medikamente zu erhöhten Magensaftvolumina bei niedrigem pH führten, zurückzuführen auf Kohlenhydratbestandteile, die zwecks Geschmacksverbesserung zugesetzt werden, oder

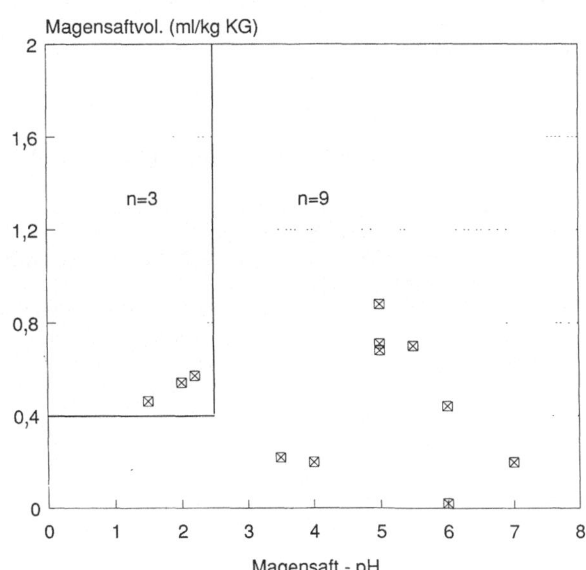

Abb. 5. Magensaftvolumina und Magensaft-pH bei Kindern mit inrakranieller Druckerhöhung und Cimetidinprämedikation (n = 12)

durch Bitterstoffe, die ebenfalls eine sekretionsstimulierende Wirkung besitzen. Durch die zusätzliche Gabe von Cimetidin ließ sich der Anteil der als Risikopatienten eingestuften Kinder von 75% auf 5% senken. Es ließ sich ebenfalls zeigen, daß Kinder, die sich wegen eines erhöhten intrakraniellen Drucks einer Operation zu unterziehen haben, zum Zeitpunkt der Narkoseeinleitung erhöhte Magensaftvolumina aufweisen. Durch die adjuvante Cimetidinprämedikation ließ sich der Anteil der Risikopatienten von 75% auf 16% senken.

Goudsouzian et al. [3] untersuchten den Effekt einer Cimetidinprämedikation im Rahmen der Kinderanästhesie und ermittelt die erforderliche Dosis, um den Magensaft-pH sicher über 2,5 anzuheben, mit 10 mg/kg KG bei oraler Gabe. Rösch [11] und Goodall u. Emple [2] fanden nach Cimetidingabe eine Erhöhung des distalen Ösophagussphinktertonus, die aber keine direkte Cimetidinwirkung darstellt, sondern auf der Alkalisierung des Magensafts beruht. Nebenwirkungen (verlängerte Nachschlafzeiten oder ein Zentral Anticholinerges Syndrom) wurden bei keinem der 144 von uns untersuchten Kinder beobachtet.

Die statistischen Testverfahren wurden für den Vergleich der Magensaftvolumina und der pH-Werte angewandt. Der Wilcoxon-Test diente der Untersuchung unverbundener Stichproben. Für den Vergleich der Anteile an Risikopatienten in den verschiedenen Gruppen wurde hingegen der Vierfeldertest herangezogen.

Literatur

1. Cushing H (1932) Peptic ulcers and the interbrain. Surg Gynecol Obstet 55:1–34
2. Goodall RJ, Temple JG (1980) Effect of cimetidine on lower oesophageal sphincter pressure in oesophagitis. Br Med J 280:611
3. Goudsouzian N, Coté CJ, Liu LM, Dedrick DF (1981) The dose-response effects of oral cimetidine on gastric ph and volume in children. Anesthesiology 55:533
4. Graff TD, Phillips OC, Benson DW, Kelly E (1964) Baltimore Anesthesia Study Committee: Factors in pediatric anesthesia mortality. Anesth Analg 43:407
5. Grainger SL, Punder RE, Thompson RP (1981) Intramuscular cimetidine is safe and acceptable. Br Med J 282:1431
6. Link J (1983) Zur Häufigkeit und Vermeidung von Aspirationen. Anaesthesist [Suppl] 32:278
7. Lunn JN, Mushin WW (1982) Mortality associated with anesthesia. Nuffield Provincial Hospitals Trust, London
8. Mulvihill SJ, Pappas TN (1986) Effect of increased intra-cranial pressure on gastric acid secretion. Am J Surg 151:110
9. Norton L, Fuchs E, Eiseman B (1972) Gastric secretory response to pressure on vagal nuclei. Am J Surg 123:13
10. Porter RW, Movius HJ, French JD (1953) Hypothalamic influences on hydrochloric acid secretion of the stomach. Surgery 33:875
11. Rösch W (1976) Stimulation of the lower esophageal spincter pressure by cimetidine. A double blind study. Acta Hepatogastroenterol (Stuttg) 23:423

Untersuchungen zur oralen Prämedikation von Kindern mit Midazolam

G. Michaelis, J. Biscoping, H. Kreckel, D. Rupp, U. Grüneisen
und G. Hempelmann

> Wenn man keinem therapeutischen Calvinismus huldigt, d.h. also nicht der An-
> sicht ist, der Patient müsse die präoperative Angst durchstehen und damit in sei-
> ner Lebenserfahrung wachsen, so ist die Notwendigkeit der Prämedikation unbe-
> stritten (Tarnow 1985).

Einleitung

Sinn und Zweck einer Prämedikation vor operativen Eingriffen oder eingreifenden diagnostischen Maßnahmen ist u.a. das Herbeiführen einer Anxiolyse beim
Patienten. Neben den psychologischen Methoden zur Reduzierung der präoperativen Angst werden verschiedene Medikamente hierfür eingesetzt.

Ziele:
- Anxiolyse,
- Reflexdämpfung,
- Sedation,
- Analgesie,
- Salivationshemmung,

Methoden:
- psychologisch
  (Empathie, Zuwendung, Aufklärung),
- pharmakologisch
  (geeignete Medikamente, unterschiedliche Applikationsformen).

Damit sollen u.a. die Narkoseeinleitung erleichtert und der intraoperative Nar-
kotikabedarf gesenkt werden. Neben der Pharmakokinetik und der Pharmakodynamik der zur Prämedikation verwendeten Substanzen haben auch die Applikationsformen einen wesentlichen Einfluß auf die Befindlichkeit des Patienten
[15].
  Dies trifft ganz besonders für Kinder zu, die i.allg. noch nicht in der Lage
sind, die vielfältigen Erlebnisse während eines Krankenhausaufenthalts psychisch adäquat zu verarbeiten. Die parenterale Applikation einer Prämedikation
wird bei Kindern häufiger Schwierigkeiten bei der Durchführung hervorrufen
und dürfte somit für alle Beteiligten eine Belastung darstellen. Neben der psychischen Traumatisierung, die ein Kind dabei erfahren kann, ist die Gefahr eines
körperlichen Traumas, z.B. während einer i.m.-Injektion, nicht minder groß [22].

Unsere Erfahrungen mit der präoperativen Gabe von Chlorprothixentropfen bei Kindern ließen uns bisher an dieser Prämedikationsform festhalten [7]. Der langsame Wirkungseintritt bedingt jedoch die Notwendigkeit einer frühzeitigen Gabe der Tropfen vor Narkosebeginn; die lange Wirkdauer des Neuroleptikums macht eine sehr gewissenhafte, längerfristige postnarkotische Überwachung erforderlich und schränkt damit den Einsatz z. B. für die ambulante Kinderchirurgie ein. Die empfohlene Höchstmenge von 45 mg bei einer notwendigen Dosierung von 2 mg/kg KG für die Prämedikation [3] grenzt den Kreis der Kinder, bei denen diese Medikation in Betracht kommt, noch zusätzlich ein.

Die Einführung des wasserlöslichen Benzodiazepins Midazolam bot eine vielversprechende Alternative zu den üblichen Prämedikationsschemata an, wie erste Berichte über die rektale und orale Applikation [6, 18, 19, 23, 28] vermuten ließen. Basierend auf den Untersuchungen von Piepenbrock et al. [23] und Sjövall et al. [29], welche Kinder mit Midazolamtabletten prämedizierten, werden heute Empfehlungen zur oralen Prämedikation von Kindern mit Midazolam gegeben [2, 20, 27, 30]. Die Möglichkeit, die Ampullenlösung zur oralen Applikation einzusetzen und damit einen guten Prämedikationseffekt zu erzielen, haben Bause et al. nachgewiesen [4, 5].

Ziel unserer Untersuchung war es, neben Dosisfindung und Erfassung der Wirkungsqualitäten auch eine leicht praktikable Möglichkeit der Geschmackskorrektur für die bittere Midazolam-Ampullenlösung zu finden, um die Akzeptanz des Medikaments bei Kindern zu erhöhen.

Methodik und Patienten

Bei insgesamt 122 Kindern, welche sich allgemeinchirurgischen, orthopädischen oder ophthalmologischen Elektiveingriffen in Intubationsnarkose unterziehen mußten, führten wir die Prämedikation durch (Abb. 1a, b).

Die Kinder der Gruppen 1 und 2 (n = 11 bzw. 17) wurden mit 2 modifizierten Midazolamzubereitungen oral prämediziert. Dazu erhielten sie eine Dosis von 0,3 mg/kg KG Midazolam. Eine Geschmackskorrektur der Ampullenlösung erreichten wir bei der Gruppe 1 durch Zusatz von handelsüblichem Himbeersirup mit einem doppelt so großen Volumen wie das der zuvor errechneten Dosis der Midazolam-Ampullenlösung. Die Zubereitung für die Kinder der Gruppe 2 bestand ebenfalls aus der Midazolam-Ampullenlösung, die durch den Zusatz einer Süßstoff-Pfefferminzöl-Lösung geschmackskorrigiert war.

Rezeptur der Midazolamtropfen (Apotheke des Universitätsklinikums, Gießen)

Midazolamtropfen
Midazolam (150 mg): 30 ml
Pfefferminzöl: 6 Trpf.
Süßstofflösung: ad 60 ml
0,7 ml ≙ 20 Trpf. ≙ 1,75 mg
1 Trpf. ≙ 0,0875 mg

Zusammensetzung der Süßstofflösung

Na-Zyklamat: 3,0 g

Saccharin-Na: 5,8 g

Aqua pur.: ad 30,0 g

Diese Zubereitung wurde in der Apotheke des Klinikums hergestellt und in Tropffläschchen abgefüllt. Den Patienten konnte so die vorgesehene Dosis – angegeben in Tropfenzahl – verabreicht werden (Tabellen 1, 2).

Zum Vergleich dienten die Kinder der Gruppen 3 und 4, bei denen die Prämedikation intramuskulär erfolgte, wobei in Gruppe 3 (n = 49) Thalamonal körpergewichtsbezogen zwischen 0,2 und 1,0 ml, in Gruppe 4 (n = 45) Midazolam in einer Dosierung von 0,15 mg/kg KG injiziert wurde.

Allen Patienten war Atropin entsprechend ihrem Körpergewicht entweder oral oder intramuskulär appliziert worden. Die Nahrungs- und Flüssigkeitskarenzzeit betrug einheitlich mindestens 6 h.

Anhand eines Überwachungs- und Bewertungsbogens wurden die Zeitpunkte von Applikation, Wirkungseintritt, Transfer zum Operationstrakt, Einschleusung sowie die Einleitungsphase der Narkose festgehalten und die Vigilanz, das Verhalten und die Toleranz gegenüber den jeweiligen Maßnahmen nach zuvor festgelegten Kriterien durch Fremdbeobachtung bestimmt. Dabei wurde der Prämedikationseffekt entweder als „gut", „ausreichend" oder „unzureichend" eingeschätzt.

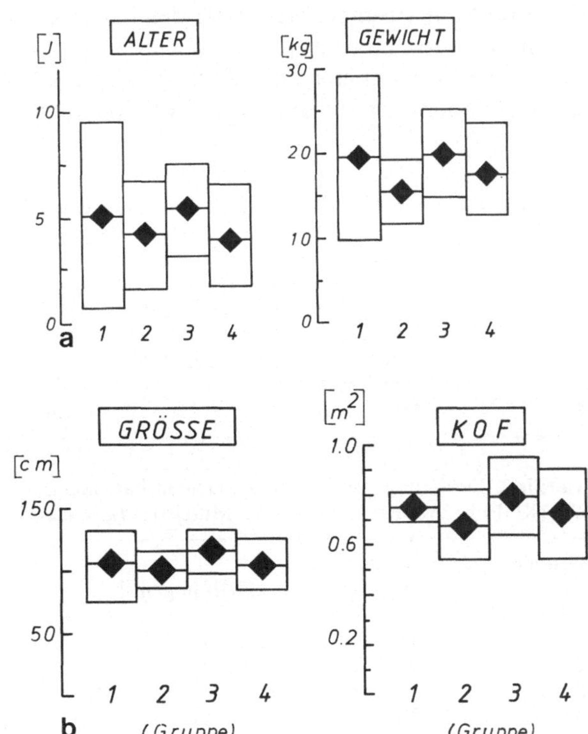

Abb. 1a, b. Morphometrische Daten der untersuchten Patientengruppen ($\bar{x} \pm$ SD). **a** Alter und Gewicht, **b** Größe und Körperoberfläche (KOF)

Prämedikationseffekt bis zur/während der Einleitung

Gut: kooperativ, ruhig, gute Toleranz, keine Abwehr;
Ausreichend: wenig kooperativ, unruhig, mäßige Toleranz, Abwehrverhalten,
                     Beruhigung durch besondere Zuwendung;
Unzureichend: unkooperativ, aufgeregt, keine Toleranz, heftige Abwehr, Beru-
                     higung kaum möglich
                     → Versager

Das Ausmaß einer Salivation wurde vom intubierenden Arzt mit Hilfe der Begriffe „trocken", „feucht" oder „naß" bestimmt, wobei sich die Angaben auf die
sichtbaren Schleimhäute der Mundhöhle und des Pharynx bezogen. Sichtbare
„Speichelseen" wurden mit dem Begriff „naß" bezeichnet.

Unmittelbar nach Intubation und Fixieren des endotrachealen Tubus wurde
eine Magensonde gelegt (16-Charr-Saugkatheter, Fa. Uno Plast), um das Ausmaß der Magensekretion bestimmen zu können. Nach der auskultatorischen La-
gekontrolle durch Insufflation von Luft wurde in Rechts- und Linksseitenlage
unter zusätzlicher leichter Kompression der Bauchdecken über die Magensonde
aspiriert und Volumen sowie pH-Wert jeweils erfaßt (pH-Meter CG 822, Fa.
Schott, Hofheim).

Ergebnisse

Die morphometrischen Merkmale der Patienten wie Alter, Größe und Gewicht
waren zwischen den Gruppen nicht homogen verteilt. Unterschiede bestanden
auch in den errechneten Mittelwerten. Für die zur Dosierung von Medikamenten bei Kindern bedeutsame Körperoberfläche ließen sich nach statistischer Prü-

Tabelle 1. Prämedikationsschemata für die untersuchten Patientengruppen

Gruppe	Prämedikation	
1	Midazolam-Ampullenlösung	→ oral
2	Midazolamtropfen	→ oral
3	Fentanyl/Dehydrobenzperidol (Thalamonal)	→ i.m.
4	Midazolam	→ i.m.

Tabelle 2. Dosierungen für die untersuchten Patientengruppen. Bei der auf die Körperoberfläche (KOF) bezogenen Dosis ist der Mittelwert ($\bar{x}$) angegeben

Gruppe	Dosierungen [mg/kg]	KOF [mg/m^2]
1	0,3	7,5 ($\bar{x}$)
2	0,3	6,8 ($\bar{x}$)
3	0,3–1,0 ml	
4	0,15	3,5 ($\bar{x}$)

fung[1] zwischen den Gruppen aber keine signifikanten Unterschiede nachweisen (Abb. 1a, b).

Orale Applikation – Gruppen 1 und 2

Bei allen 28 Kindern der Gruppen 1 und 2 war eine orale Applikation der Prämedikation möglich. Die Geschmackskorrektur mit Himbeersirup (Gruppe 1) erwies sich allerdings als unbefriedigend und wurde deshalb von den Kindern weniger gut akzeptiert als die Tropfenlösung der Gruppe 2. Außerdem erwies sich die Zubereitung der applizierbaren Lösung unter Verwendung einer Insulinspritze zur exakten Dosierung als umständlich, so daß wir die orale Applikation in dieser Form zugunsten der Tropfenlösung aufgaben. Die Wirkung der Prämedikation trat schnell ein (innerhalb von etwa 20 min). Dabei waren die Patienten wach bis schläfrig, zum Teil heiter und gelöst, trotzdem aber in der Mehrzahl kooperativ. Bis zur Einleitung der Narkose, d. h. vor Einsetzen „invasiver" Maßnahmen waren alle Kinder der Gruppe 1 und 94% der Patienten der Gruppe 2 „gut" oder „ausreichend" prämediziert (Abb. 2a). Die Narkoseeinleitung der Kinder war ausnahmslos entweder über eine Maske oder nach erfolgter Venenpunktion durch Injektion von Thiopental möglich.

Der Prämedikationseffekt während der Einleitungsphase (z. B. beim Lagern auf dem Operationstisch, Anlegen von EKG-Elektroden und Blutdruckmanschetten, Durchführung einer Venenpunktion oder Maskeneinleitung) war bei 82% bzw. 77% der Kinder der Gruppen 1 und 2 als „gut" oder als „ausreichend" zu bezeichnen (Abb. 2b).

In beiden Gruppen stellten wir eine mehr oder weniger ausgeprägte Salivation fest („feucht" oder „naß"), und so war bei keinem der Kinder der Gruppe 2 die Schleimhaut als „trocken" zu bezeichnen (Abb. 3).

Bei Patienten beider Gruppen konnte unmittelbar nach Intubation über die liegende Magensonde Sekret aspiriert werden (Abb. 4). Auffallend war dabei, daß bei allen 17 Kindern der Gruppe 2 eine Aspiration von Mageninhalt möglich war (Tabelle 3). Die im Magensekret bestimmten mittleren pH-Werte lagen in Gruppe 1 bei einem Wert von 2,23 (1,40–3,60) und in Gruppe 2 bei 2,45 (1,77–4,34) (Abb. 5).

Aufgrund dieser Ergebnisse – ausgeprägte Salivation und deutlich erhöhtes relatives Volumen an Magensekret der mit Midazolam oral prämedizierten Kinder – stellten wir die orale Prämedikation der Kinder in dieser Form trotz geringer Fallzahlen ein, zumal bei einem Kind der Gruppe 2 der Verdacht auf Regurgitation geäußert werden mußte.

Intramuskuläre Applikation – Gruppen 3 und 4

Bis zur Narkoseeinleitung wurden in Gruppe 3 10% und in Gruppe 4 nur 4% der Kinder als „unzureichend" prämediziert eingestuft (Abb. 2a). Während der Ein-

---

[1] Die statistische Beratung und Berechnung wurden von Herrn Pabst, Institut für Medizinische Informatik der Justus-Liebig-Universität Gießen (Leiter: Prof. Dr. J. Dudeck) durchgeführt.

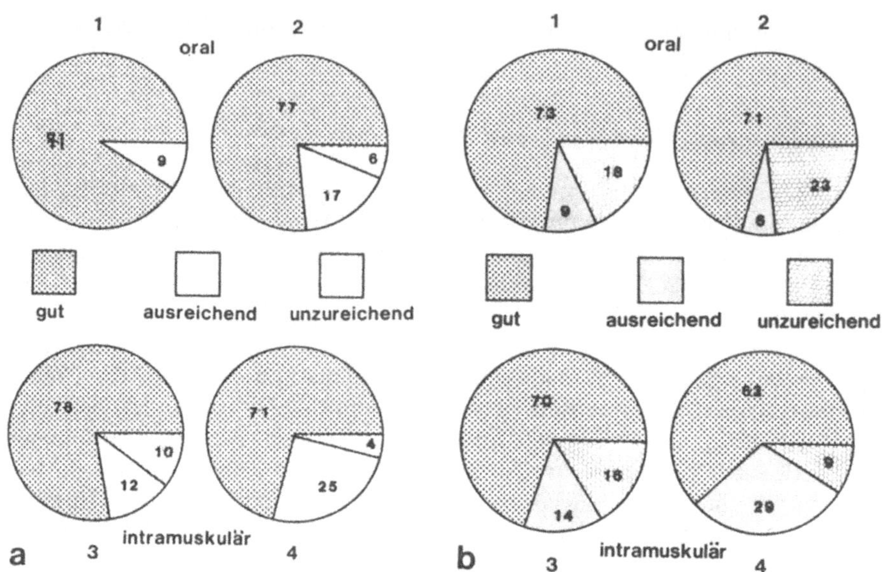

Abb. 2a, b. Prozentuale Verteilung der Prämedikationseffekte; **a** bis zur Einleitung, **b** während der Einleitung; zugrunde gelegt sind die Kriterien aus der Übersicht auf S. 106

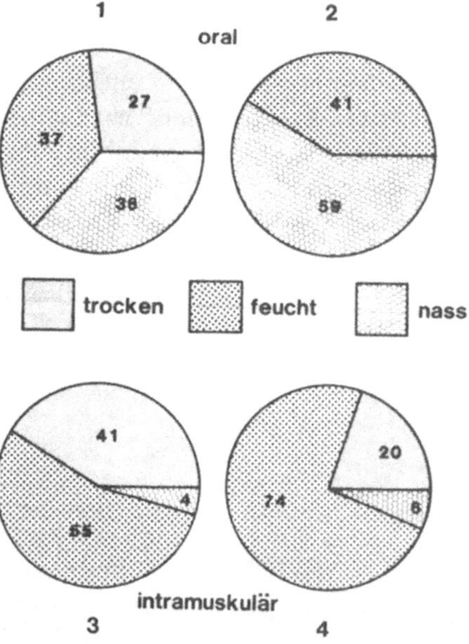

Abb. 3. Ausmaß der Salivation zum Zeitpunkt der Intubation in den Gruppen 1–4; angegeben ist die prozentuale Verteilung der Klassifikation „trocken", „feucht" und „naß" (Näheres s. Text)

Tabelle 3. Absolutes Volumen des nach der Intubation über die Magensonde erhaltenen Magensaftes der Gruppen 1–4, angegeben sind Mittel- und Extremwerte

Gruppe	Volumen [ml]	Bereich
1	7,3	0–30
2	12,9	2–28
3	5,6	0–28
4	3,9	0–21

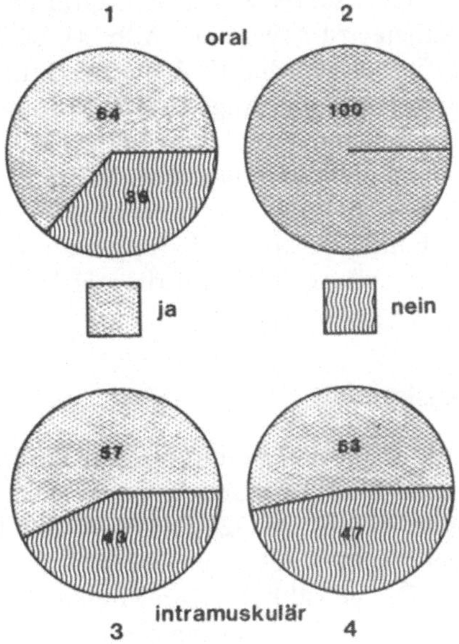

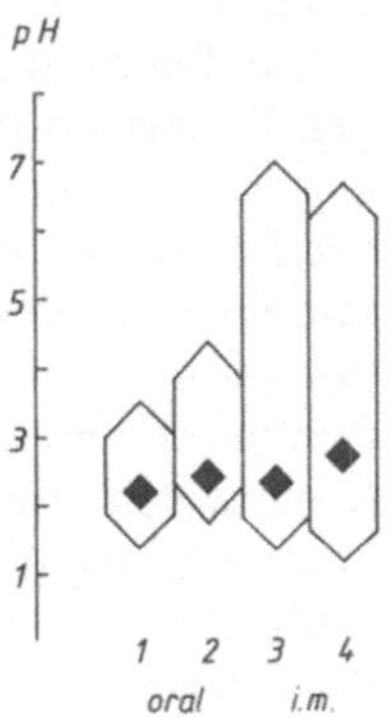

Abb. 4. Prozentualer Anteil der Patienten der Gruppen 1–4, bei denen nach der Intubation über eine Magensonde die Aspiration von Sekret möglich *(ja)* bzw. nicht möglich *(nein)* war

Abb. 5. pH-Werte des Magensekrets der Patienten in den Gruppen 1–4; dargestellt sind die Mittelwerte (◆) sowie der Streubereich

leitungsphase wurden noch 84% bzw. 91% der Kinder der Gruppe 3 bzw. 4 als zufriedenstellend („gut" oder „ausreichend") prämediziert bewertet (Abb. 2b).

Unterschiede in der Verteilung der Kriterien des Prämedikationseffektes „gut", „ausreichend" und „unzureichend" zwischen den 4 Gruppen der Studie waren zwar zu erkennen, sind jedoch statistisch nicht signifikant (p ≥ 0,5 bzw. p ≥ 0,3).

Die intramuskuläre Prämedikation mit Thalamonal bzw. Midazolam unter Zusatz von Atropin, führte in einem unterschiedlichen Ausmaß zur Salivation (Abb. 3). Die Unterschiede bezüglich der Salivation zwischen den Gruppen 3 und 4, als auch zwischen den Gruppen mit oraler bzw. intramuskulärer Prämedikation sind statistisch als signifikant zu bezeichnen (Gruppe 3 vs. Gruppe 4: p ≤ 0,001; Gruppe 1 + 2 vs. Gruppe 3 + 4: p ≤ 0,001).

Magensekret war in den Gruppen 3 und 4 bei jedem 2. Kind über den Saugkatheter zu gewinnen (Abb. 4), wobei in einzelnen Fällen bis zu 21 bzw. 28 ml gefunden wurden (Tabelle 3). Deutliche Unterschiede zu den Gruppen 1 und 2 bestanden allerdings in den Mittelwerten der absoluten und relativen Volumina (Tabellen 3, 4).

Die pH-Werte lagen im Mittel in einem ähnlich sauren Bereich (pH 2,34 bzw. 2,76) wie die der Gruppen 1 und 2 (Abb. 5). Das Intervall zwischen Prämedikation und Narkoseeinleitung hatte sowohl auf die aspirierbaren Volumina an Magensekret als auch auf die pH-Werte keinen Einfluß.

Diskussion

Insgesamt ließ sich in unserer Studie ein ähnlich guter Prämedikationseffekt des Midazolam bei Kindern nachweisen, wie er auch von anderen Autoren gefunden wurde [5, 23, 29, 32]. Dies traf sowohl für die orale Applikation – wenn auch nur bei geringen Patientenzahlen – als auch für die parenteral prämedizierten Kinder zu. Die gewählten Dosierungen können als ausreichend angesehen werden, eine Abnahme der Versagerquote ist auch von höheren Dosierungen nicht zu erwarten [5, 6, 11, 35]. Darüber hinaus konnte keine Korrelation zwischen der Serumkonzentration von Midazolam und der Wirkung nach oraler Gabe nachgewiesen werden [28, 29]. Die Dosierungen unserer sogenannten „Versager" lagen alle im Streubereich der Mengen, welche wir auch bei den als „gut" oder „ausreichend" prämediziert bewerteten Kindern verabreichten.

Die Beurteilung dieses Prämedikationseffektes ist unter der Einschränkung der Fremdbeurteilung zu sehen. Auf die Problematik der Fremdbeurteilung wurde schon im Zusammenhang mit dem sogenannten „Thalamonalirrtum" bei der Erwachsenenprämedikation hingewiesen [32]. So wird unter Umständen ein mit einem potenten Neuroleptikum sediertes und tief schlafend in den Einleitungsraum gebrachtes Kind den beurteilenden Anästhesisten „besser" prämediziert erscheinen als ein waches, mit einem Benzodiazepin oral prämediziertes Kind, welches noch Mißfallen an seiner Situation äußert. Hierbei bleibt aber die Form der Applikation unberücksichtigt, und gerade bei der intramuskulären Injektion fördert die Verabreichung noch einmal die präoperative Angst. Werden die Kinder nach ihren unangenehmen Erlebnissen während eines Krankenhausaufenthaltes gefragt, so stehen die „Spritzen" mit an oberster Stelle. Nicht zuletzt aus diesen Gründen findet die orale Medikation immer größere Verbreitung. Auf keinen Fall aber sollte durch eine orale Applikation das aspirierbare Magensekret, welches bei Kindern im Vergleich zu Erwachsenen körpergewichtsbezogen schon größer ist [21], angeregt werden und damit die Gefahr einer Aspiration zusätzlich erhöht werden. Zur Einschätzung dieses Risikos werden i. allg. der pH-Wert und das relative Magensaftvolumen herangezogen [10, 12, 13, 16, 24, 26].

Für den pH-Wert wird seit den Untersuchungen von Teabeaut ein „Risikowert" von 2,5 angegeben, dessen Unterschreiten im Falle einer Aspiration zu schweren Komplikationen im Sinne eines Mendelson-Syndroms führen kann [31]. Fallberichte zeigen aber, daß auch nach Aspiration von Mageninhalt, welcher einen höheren pH-Wert als 2,5 aufwies, zu schwersten, zum Teil letal verlaufenden Komplikationen kam [1, 8, 14, 33]. Die pH-Werte blieben daher für die Risikoanalyse unserer Studie unberücksichtigt.

Mit einem höheren Risiko der Aspiration werden relative Magensaftvolumina angesehen, welche über einem Grenzwert von 0,4 ml/kg KG liegen. In allen 4 Gruppen unserer Studie fanden wir Kinder, bei denen das relative Magensekretvolumen oberhalb des genannten Grenzwertes lag. Im Einzelfall traten Werte von 1,5 (Gruppe 4) bis zu 2,3 ml/kg KG (Gruppe 1) auf (Tabelle 4). Eine Mißachtung der Flüssigkeitskarenz konnte weitgehend ausgeschlossen werden, die gelbliche Verfärbung des aspirierten Sekretes deutete in diesen Fällen auf den Reflux von Duodenalsekret hin. Im Mittel lagen die relativen Volumina an Magensekret bei den oral prämedizierten Kindern deutlich über dem Grenzwert von 0,4 ml/kg KG, bei den Vergleichsgruppen lagen sie dagegen deutlich darunter (Tabelle 4). Trifft man eine Risikozuordnung anhand des Grenzwertes für das relative Volumen, so zeigte sich, daß in den Gruppen mit oraler Prämedikation der Anteil der Kinder, welche ein erhöhtes relatives Volumen aufwiesen, mit 64 bzw. 94% deutlich über dem der Vergleichsgruppen lag (Abb. 6).

Ein substanzspezifischer Effekt (Midazolam vs. Thalamonal) ist nach statistischer Berechnung unwahrscheinlich (p ≥ 0,9), dagegen ist ein methodenspezifischer Einfluß (oral vs. intramuskuläre Applikation) auf die relativen Volumina nicht auszuschließen (p ≤ 0,001).

Der Effekt von Midazolam auf die Magensekretion nach oraler Gabe ist wahrscheinlich unspezifischer Art. Midazolam hat einen ausgesprochenen bitteren Eigengeschmack und muß daher von seiner pharmakologischen Wirkung

Tabelle 4. Relatives, auf Körpergewicht bezogenes Volumen in den Gruppen 1–4, welches nach der Intubation über die Magensonde zu aspirieren war; angegeben sind Mittel- und Extremwerte

Gruppe	Volumen [ml/kg]	Bereich
1	0,48	0–2,3
2	0,84	0,22–2,0
3	0,28	0–1,7
4	0,22	0–1,5

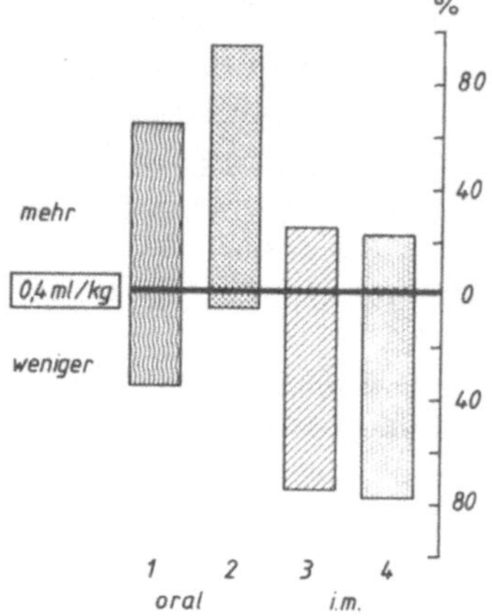

Abb. 6. Prozentuale Verteilung der Patienten in den Gruppen 1–4, bei denen die dargestellten relativen Magensekretvolumina gefunden wurden. Einbezogen sind auch die Kinder, bei denen kein Magensekret aspiriert werden konnte

auch den Bitterstoffen (Amara) – zumindest nach oraler Applikation – zugeordnet werden.

Unsere geschmackskorrigierten Midazolamtropfenlösung ließ zwar den bitteren Eigengeschmack „unmerklich" werden, vermochte aber offensichtlich nicht die sekretorische Wirkung des Bitterstoffes aufzuheben. Vermutlich tragen sogar die Aroma- und Süßstoffe noch zusätzlich zur Stimulation der Magensekretion bei. Im Gegensatz zu unseren Ergebnissen fanden Bause et al. bei den ebenfalls mit der Midazolam-Ampullenlösung (nur unter Zusatz von „Tee" und Bellafolin) oral prämedizierten Kindern nur ein mittleres relatives Magensaftvolumen von 0,28 ml/kg KG [5].

Auch die Verwendung der Trockensubstanz von Midazolam[2], welche zur Umgehung eines zusätzlichen Sekretionsreizes von unserer Apotheke in Himbeersirup eingewogen werden sollte, führte nicht weiter, da Probleme in der Galenik und mit der Praktikabilität der Dosierung (Haltbarkeit der Lösung, zu große Volumina) auftraten.

Das Problem der Geschmacksverbesserung und die Anregung der Magensekretion lassen sich möglicherweise durch Mikroverkapselung mit nachfolgender Suspension in einer geeigneten Lösung zur Geschmacksneutralisation und zur Aufhebung des Sekretionsreizes lösen.

Die sialogene Wirkung von Midazolam scheint ein substanzspezifischer Effekt zu sein. Sowohl bei den oral als auch bei den mit Midazolam intramuskulär prämedizierten Kindern konnten wir eine gesteigerte Salivation bei der Intubation beobachten (Abb. 3). Diese Hypersalivation wurde auch von anderen Untersuchern nach oraler, intramuskulärer und sogar nach rektaler Applikation registriert [19, 25, 29]. Die von uns gewählte Atrophindosis (0,01 mg/kg KG) konnte dem nicht entgegenwirken.

Eine Gegenüberstellung unserer Untersuchung mit den Ergebnissen anderer Studien, bei denen im Zusammenhang mit Narkosen die relativen Voluma des

---

[2] Die Reinsubstanz wurde uns freundlicherweise von der Fa. Hoffmann-La Roche, Grenzach, zur Verfügung gestellt.

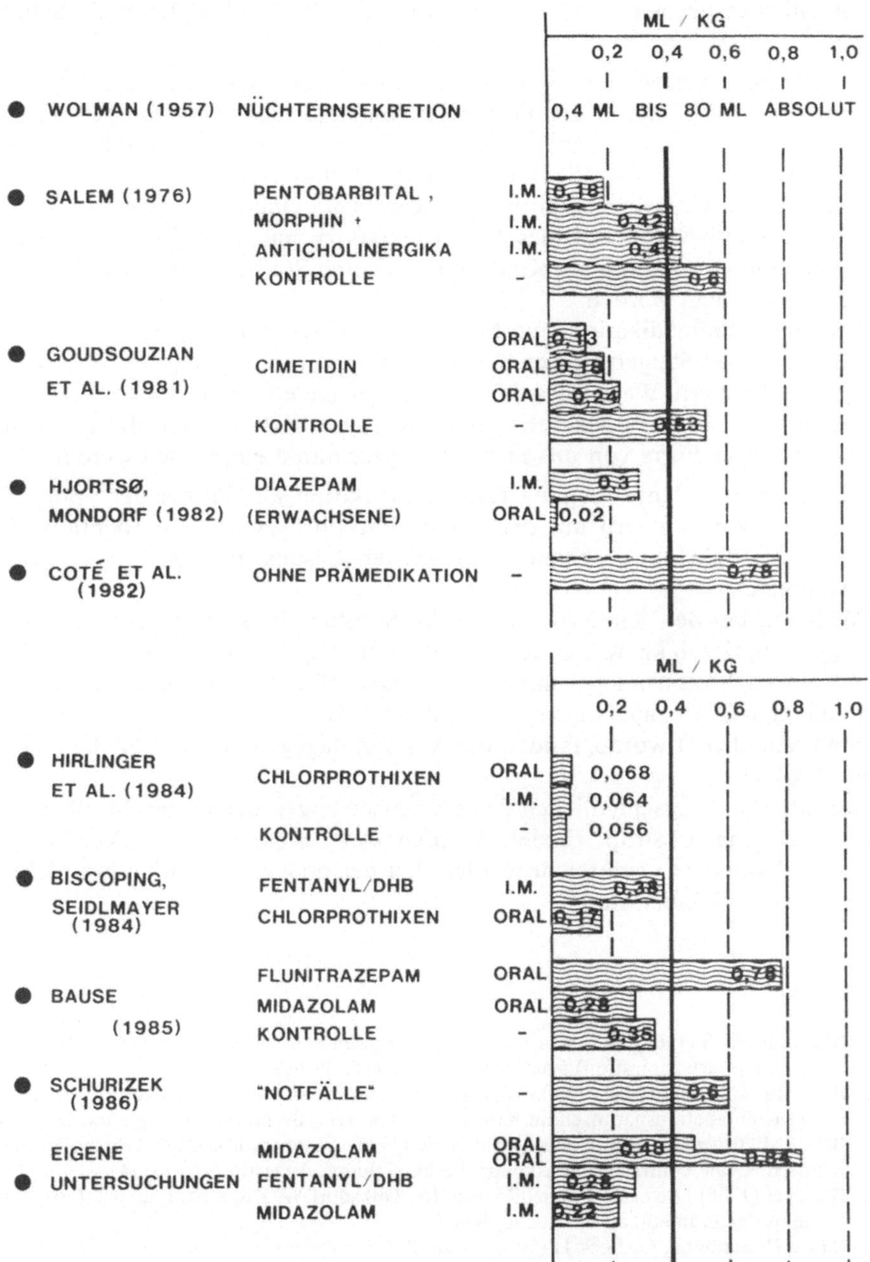

Abb. 7. Gegenüberstellung der Ergebnisse von Studien, bei denen im Zusammenhang mit Narkosen das relative Volumen des Mageninhalts untersucht worden ist (s. auch Literatur)

114   G. Michaelis et al.

Mageninhaltes bei Kindern bestimmt wurden (Abb. 7), läßt folgende Schlüsse zu:

- Eine Prämedikation vermag bei Kindern die Magensekretion zu reduzieren.
- Eine orale Applikation der Prämedikation muß nicht notwendigerweise das Risiko einer Aspiration im Vergleich zu einer i.m.-Injektion erhöhen.
- Benzodiazepine – vor allem Flunitrazepam und Midazolam – scheinen im Vergleich zu Chlorprothixen nach oraler Gabe einen ungünstigeren Einfluß auf das relative Volumen des Magensekrets zu haben und sollten vor einer generellen Anwendung bei Kindern in weiteren Studien bezüglich dieser Wirkung untersucht werden.
- Die orale Prämedikation mit Midazolam in der vorgestellten Zubereitung führt zu einer Steigerung der Salivation und zur Anregung der Magensekretion bei Kindern. Wegen des damit verbundenen erhöhten Risikos einer Aspiration während einer Masken- bzw. Intubationsnarkose kann die Prämedikation in dieser Form von uns nicht uneingeschränkt empfohlen werden.

In einer neueren Untersuchung fanden Meakin et al. [36] bei der oralen Prämedikation von Kindern mit dem Benzodiazepin Temazepam ebenfalls einen deutlichen Effekt der geschmackskorrigierten Lösung auf das relative Magensaftvolumen.

Während bei den Kindern, welche die Substanz in Kapseln erhalten hatten, im Mittel 0,32 ml/kg KG Magensekret gefunden wurden, betrug das relative Volumen an Magensaft bei mit „Temazepam Elixier" prämedizierten Kindern 1,10 ml/kg KG. In einer weiteren Gruppe von Kindern, welche mit Trimeprazin-Sirup prämediziert wurde, fanden die Autoren dagegen nur 0,19 ml/kg KG Magensaftsekret.

Gerade die unterschiedlichen Zusammensetzungen der in den Studien applizierten Lösungen (Sirup, Elixier, Tropfen, Saft) zeigt, daß das „Vehikel", mit dem Medikamente verabreicht werden, bei der oralen Prämedikation nicht unberücksichtigt bleiben darf.

Literatur

1. Alexander IGS (1968) The ultrastructure of the pulmonary alveolar vessels in Mendelson's (acid pulmonary aspiration) syndrom. Br J Anaesth 40:408
2. Bauer-Miettinen U (1986) Risikoeinschätzung und Praxis der Prämedikation. In: Dick W (Hrsg) Kombinationsnarkosen im Kindesalter. Springer, Berlin Heidelberg New York Tokyo
3. Bauer-Miettinen U, Horazdovsky-Nabak R (1975) Chlorprothixen als Prämedikation bei Kindern: Orale contra intramuskuläre Verabreichung. Anaesthesist 24:354
4. Bause H (1986) Die orale Prämedikation. In: Tolksdorf W, Kretz FJ, Prager F (Hrsg) Neue Wege in der Prämedikation. Roche, Basel
5. Bause H, Schöntag G, Beck H (1986) Orale Prämedikation mit Midazolam versus Flunitrazepam bei Kindern. In: Schulte am Esch J (Hrsg) Benzodiazepine in Anästhesie und Intensivmedizin. Roche, Basel
6. Betschart M, Bauer-Miettinen U (1985) Rektale Verabreichung von Midazolam zur Prämedikation bei Kindern. Reg Anaesth [Suppl] 34:107
7. Biscoping J, Seidlmayer E (1984) Vergleichende Untersuchungen bei oraler und intramuskulärer Prämedikation von Kindern. Anästh Intensivmed 25:296
8. Bond VK, Stoelting RK, Gupta CD (1979) Pulmonary aspiration syndrome after inhalation of gastric fluid containing antacids. Anesthesiology 51:452

9. Cotê CJ, Goudsouzian NG, Liu LMP, Dedrick DF, Szyfelbein SK (1982) Assessment of risk factors related to the acid aspiration syndrome in pediatric patients – gastric pH and residual volume. Anesthesiology 56:70
10. Exarhos ND, Logan WD, Osler AA, Hatcher CR (1965) The importance of pH and volume in tracheobronchial aspiration. Chest 47:167
11. Götz E, Wehner HJ (1983) Midazolam für Säuglings- und Kinderanästhesie. In: Götz E (Hrsg) Midazolam in der Anästhesiologie. Roche, Basel
12. Goudsouzian N, Cotê CJ, Liu LMP, Dedrick DF (1981) The dose-response effects of oral cimitidine on gastric pH and volume in children. Anesthesiology 55:533
13. Greenfield LJ, Singleton RP, McCaffree DR, Coalson JJ (1969) Pulmonary effects of experimental graded aspiration of hydrochlorid acid. Ann Surg 170:74
14. Heaney GAH, Jones HD (1979) Aspiration syndromes in pregnancy. Br J Anaesth 51:266
15. Hein A, Grabow L (1985) Orale Prämedikation Reg Anaesth [Suppl] 34:
16. Hirlinger WK, Dick W, Mehrkens HH, Lehmann M (1984) Vergleichende klinische Untersuchungen zur parenteralen und oralen Prämedikation im Kindesalter unter besonderer Berücksichtigung der Magensaftmenge und Azidität. Anaesthesist 33:39
17. Hjorts E, Mondorf T (1982) Does oral premedication increase the risk of gastric aspiration? Acta Anaesthesiol Scand 26:505
18. Klopfenstein C (1981) Midazolam as oral premedication in local anaesthesia. Arzneimittelforschung 31:2238
19. Kretz FJ, Liegl M, Heinemeyer G (1984) Die rektale Narkoseeinleitung bei Kleinkindern mit Diazepam und Midazolam. Anaesthesist 33:454
20. Kretz FJ, Dingerkus H, Liegl M, Gonzalez I (1985) Orale und rektale Narkoseeinleitung im Kindesalter. In: Kretz FJ, Eyrich K (Hrsg) Anaesthesie im Kindesalter. Springer, Berlin Heidelberg New York Tokyo
21. Manchikanti L, Colliver JA, Marrero TC, Roush JR (1985) Assessment of age-related acid aspiration risk factors in pediatric, adult, and geriatric patients. Anaesth Analg 64:11
22. Müller-Vahl H, Schliack H (1985) Schäden durch intramuskuläre Injektion. Dtsch Ärztebl 37:2626
23. Piepenbrock S, Piepenbrock H, Kretz FJ (1983) Orale Prämedikation mit Midazolam bei Kindern. Anaesthesist [Suppl] 32:338
24. Salem MR, Wong AY, Mani M, Bennett EJ, Toyama T (1976) Premedicant drugs and gastric juice pH and volume in pediatric patients. Anesthesiology 44:216
25. Schou J, Atanassoff P (1986) Prämedikation mit Midazolam in der Kinderanästhesie. Kinderarzt 3:326
26. Schurizek BA, Rybro L, Bøggild-Madsen NB, Juhl B (1986) Gastric volumes and pH in children for emergency surgery. Acta Anaesthesiol Scand 30:404
27. Sirtl C, Jesch F (1986) Anästhesiologisches Notizbuch. Deutsche Abbott, Wiesbaden.
28. Sjövall S, Kanto J, Grönross M, Himberg JJ, Kangas L (1983) Antidiuretic hormone concentrations following midazolam premedication. Anaesthesia 38:1217
29. Sjövall S, Kanto J, Salo E, Himberg JJ, Kangas L (1984) Midazolam versus atropine plus pethidine as premedication in children. Anaesthesia 39:224
30. Tarnow J (1985) Prämedikation. Anästh Intensivmed 26:174
31. Teabeaut JR (1951) Aspiration of gastric contents. An experimental study. Am J Pathol 28:51
32. Tolksdorf W (1986) Die Prämedikation im Kindesalter mit Midazolam. Einführung in das Thema. In: Tolksdorf W, Kretz FJ, Prager J (Hrsg) Neue Wege in der Prämedikation. Roche, Basel
33. Whittington RM, Robinson JS, Thompson JM (1979) Fatal aspiration (Mendelson's) syndrome despite antacids and cricoid pressure. Lancet II:228
34. Wolman IJ (1957) Laboratory applications in clinical pediatrics. Blakeston Division, New York Toronto
35. Zinck B (1986) Midazolam zur intramuskulären Prämedikation bei Kindern. (European Congress of Anaesthesiology, Wien, Abstract-Bd 16, Nr 807)
36. Meakin G, Dingwall AE, Addison GM (1987) Effects of fasting and oral premedication on the pH and volume of gastric aspirate in children. Br J Anaesth 59:678

Ketamin und Midazolam zur rektalen Narkoseeinleitung im Kindesalter*

S. Burkhardt

Die in letzter Zeit entstandene und auch hier und heute wieder beobachtete Unruhe über Prämedikation und Narkoseeinleitung, welche seit Jahrzehnten mit Dolantin, Atosil und Atropin als i.m.-Mischspritze doch durchaus erfolgreich durchgeführt wurden, hat zwiespältige Diskussionen ausgelöst. Einerseits zweifelte man plötzlich am Vorteil der Atropingabe – obwohl sie nicht nur der Vagolyse diente und vor einer Succinylinjektion sicherlich ebenso weiterhin berechtigt bleibt wie vor der Anwendung von Prostigmin zur Antagonisierung überhängender Relaxation, andererseits beschrieb man Prämedikationen, die sich – als bukkal oder sublingual bezeichnet – der Schleimhaut der Backentaschen in der Mundhöhle bedienten (obwohl bei Kleinkindern bestimmt nur schwerlich durchführbar) sowie transdermal der Haut nach Aufkleben eines Skopolaminpflasters als auch der Rektalschleimhaut als mögliche und denkbare Resorptionswege [1, 3, 5, 6, 9, 11–14, 21]. Um das Gebot der Nüchternheit auch zur Prämedikation nicht schon zu durchbrechen, noch bevor es schwerfällige und zum Umdenken angehaltene Chirurgen überhaupt anerkannten, entschlossen wir uns zur Narkoseeinleitung mit Ketanest und Dormicum auf rektalem Wege, insbesondere um die Angst der Kinder vor Injektionen zu vermeiden [2, 7, 8, 13, 14, 18]. Die vielerorts propagierte rektale Anwendung des Brevimytal allein war für uns wegen Mangels an analgetischer Wirkung sehr unbefriedigend, in vielen Fällen auch deshalb nicht hilfreich, weil dabei unterschiedlich viele Kinder nur psychosediert und benommen waren, aber dennoch hoch empfindlich blieben [7, 9, 10].

Jeder wird schon Situationen erlebt haben, in denen zur Anlage einer i.v.-Infusion beim verängstigten und sich wehrenden Kind 3 Hilfspersonen notwendig waren, von denen die eine Kopf und Arme halten, die andere die Füße strecken und die dritte sich quer über Rumpf und Bauch des Kindes legen mußte, um dem fast verzweifelnden Anästhesisten Gelegenheit zur auch dann noch nicht garantiert erfolgreichen Venenpunktion zu verschaffen. Diese zweifelhaften und oft genug robusten Versuche gehören dann endgültig der Vergangenheit an, wenn dem unruhigen, von Erwartungsangst geplagten Kind durch Vorgabe eines wirksamen Schmerzbetäubungsmittels in Verbindung mit einem Beruhigungs-

---

* Besonderer Dank gilt allen Mitarbeitern unseres Hauses für ihre uneingeschränkte Unterstützung und opferbereite Geduld sowie Frl. Eveline Settele für aufwendige Schreibarbeiten und ihre verständnisvolle Bereitschaft zu notwendig gewordenen Ergänzungen und Korrekturen.

mittel unnötige Qualen und Furcht vor Nadelstichen genommen werden und Anxiolyse, weitreichende Analgesie, sichere Anästhesie und anterograde Amnesie bei ihm erreicht werden. Damit konnten alle gestellten Anforderungen an eine wirkungsvolle Prämedikation als Narkoseeinleitung mit einem Schlage erfüllt werden. [11, 12, 17]. Wir suchten also nach einer Kombination mit einem potenten Analgetikum, das wir in Ketanest fanden. Dieses kombinierten wir mit dem ersten wasserlöslichen Benzodiazepin, wie es Kreuscher (Osnabrück) schon 1977 zur i.v.-Tranquanalgesie empfohlen hatte. Unsere einzige Änderung dieser bewährten Methode besteht im Gegensatz zur i.v.-Tropfinfusion dieser Mischung in seiner rektalen Anwendung. Alle 6 Anästhesisten unserer Abteilung beteiligten sich freiwillig, erfolgreich und zustimmend an dieser klinischen Studie [15, 16].

Material

10 mg Ketanest und 0,25 mg Dormicum/kg KG füllten wir mit einer Lür-Spritze, der ein Lilly-Konus aufgesetzt worden war, langsam und mit nur geringem Kolbendruck ins Rektum ein. Als Höchstdosis verwendeten wir 200 mg Ketanest und 5 mg Dormicum, die für ein 20 kg schweres Kind als geeignet erschiene. Diese Volldosis (entsprechend 5 ml) reicht auch für ältere und etwas schwerere Kinder – wir übertraten die Menge nie; sie konnte auch (nur im Ausnahmefall und zur klinischen Prüfung angewandt) bei 2 erwachsenen Jugendlichen von 22 bzw. 24 Jahren, die schon zur Prämedikationsvisite besonders aufgeregt waren, ausgesprochen sichere Wirksamkeit erreichen. Die kontinuierliche, aber behutsame Spritzenentleerung durch nur leichten Kolbendruck gab die Sicherheit dafür, daß die zur Narkoseeinleitung verwendeten Mittel nicht zu hoch stiegen und ihre Resorption über den Plexus vesicalis ohne First-pass-Effekt durch Lebermetabolismus garantiert blieb, welche die hohe Trefferquote zur Folge hatte [13, 20].

Methode

Die unter Umgehung des Pfortaderkreislaufs bei richtiger Instillation direkt in die V. cava inferior erfolgende Aufnahme beider Medikamente garantiert die auch andernorts bestätigte hohe Treffsicherheit von 96%.

Die Aussagekraft unserer beiden erwachsenen Probanden am 1. Tag nach der Operation war deshalb so beweisend, weil sie zuverlässig Antworten auf gezielte Fragen geben konnten. Sie erinnerten sich weder an den Transport aus dem Krankenzimmer in den Operationsraum, noch an die Umlagerung vom Bett auf den Operationstisch. Es scheint nicht nur, sondern ist wohl aus Gründen der Verstoffwechselung wirklich so, daß jüngere Kleinkinder eher etwas höhere und ältere, auch schwerere Schulkinder niedrigere Dosierungen benötigen.

Ergebnisse

Bei 152 Kindern, die 11 Monate bis 13 Jahre alt waren sowie bei den beiden Patienten im Erwachsenenalter, die alle Ketanest + Dormicum in gewichtsbezogenen Dosen – maximal 200 mg Ketanest und 5 mg Dormicum, entsprechend 5 ml – zur rektalen Narkoseeinleitung ohne andere Prämedikation erhielten, zeigten im Narkoseprotokoll dokumentierte kardiozirkulatorische Parameter keine Normabweichungen und respiratorische nur so leichte, daß zu Recht bei allen deren Selbstausgleich in kurzer Zeit abwarten konnten. Alle Patienten wurden zur anschließenden Narkose intubiert und atmeten spontan bis auf die Wirkdauer der Succinylbischolinintubationsdosis. Narkosevertiefung war durch Zugabe volatiler Inhalationsgase oder kurz wirksamer Barbiturate intravenös natürlich jederzeit möglich.

Hohe Trefferquote, Kreislaufstabilität, weitgehend erhaltene Spontanatmung, ruhig schlafende und bei Anlage der Infusion kaum sich wehrende Kinder, problemlose Intubation nach Präoxigenierung durch immer tolerierten Maskenaufsatz und auch nach operativen Kurzeingriffen (z. B. Adenotomien) rasch erweckbare und zur Extubation bereite Patienten zeichneten dieses Verfahren aus, dessen Einsatz nun auch und bei uns besonders in der HNO-Abteilung gewagt wurde und sich bewährte [1, 3, 4, 6, 9].

Angetan von der prä- und postoperativen Ruhe auf der Station war auch das erfahrene Pflegepersonal, das einen deutlichen Rückgang des Analgetikaverbrauchs am Operationstag registrierte.

Den Mut zur erstmaligen rektalen Anwendung von Ketanest und Dormicum gaben uns seit 1982 verfolgte Literaturhinweise, von denen sich 8 mit Ketanest und zahlreiche andere mit Midazolam beschäftigten. So hielten wir sicher mit Recht beide verwendeten Pharmaka für die in den letzten Jahren am meisten und bestuntersuchten Präparate, die in der modernen Anästhesiologie täglich Anwendung finden [1, 2, 4–7, 9, 11, 13, 14, 17, 19, 20]. Czorny-Rütten und andere aus dem Marienhospital Herne der Ruhruniversität Bochum stellten fest, daß bei der Beurteilung der Vigilanz, der Agitation und des Abwehrverhaltens gegen die Beatmungsmaske zu Narkosebeginn die hier noch Prämedikation genannte Methode mit Midazolam und Ketamin allen anderen überlegen sei. Die anamnestische Wirkung von Midazolam löscht die Erinnerung der Kinder an die zur Narkoseeinleitung notwendigen und oft genug als unangenehm empfundenen dringlichen Maßnahmen wie Blutdruckmessungen, i.v.-Infusionen und andere völlig. Da die intramuskuläre Einzelgabe von Ketamin als unerwünschte, wenn auch nicht schädliche Nebenwirkungen motorische Unruhe, Katalepsie sowie vereinzelt psychomimetische Agitation zeigt, sollte eine Kombination mit Benzodiazepinen – wie bei Kreuschers Tranquanalgesie erlebt – helfen, solche Begleitwirkungen zu reduzieren [2, 15, 16].

Kreuscher selbst wies auf die Vorteile der Kombintion von Ketamin und Benzodiazepin hin, wobei er erst 50 mg Valium, später 15 mg Midazolam mit 250 mg Ketamin in 500 ml 5%iger Lävulose- bzw. Glukose- oder 0,9%iger Kochsalzlösung als Trägerinfusion löste und in unterschiedlich schneller Tropfenfolge intravenös infundierte. In Konkurrenz dazu führte Voltin die Ataranalgesie mit fraktionierten intravenösen Gaben von Flunitrazepam und Ketamin in die Anästhesie ein. Beide Autoren aber verfolgten das gleiche Ziel: die Akzelleration der kardiovaskulären Parameter und die unangenehmen Aufwachreaktionen nach Ketaminmononarkosen zu vermeiden oder stark zu lindern [15, 16, 22].

Somit ist es erstmals pharmakologisch gelungen, mit Ketamin und Midazolam 2 an unterchiedlichen Wirkzentren angreifende Präparate zu finden, die bei gleichzeitiger Anwendung antagonistisch die Nebenwirkungen des jeweils anderen aufheben und agonistisch die für eine balancierte Narkose notwendige Hauptwirkung jedes einzelnen unterstützen [15, 16, 22].

Auch konträre Wirkungen beider Arzneimittel an gleichen Angriffspunkten sind von hohem Interesse und therapeutischem Nutzen. So hemmt die Tranquilisation neuronale Strukturen im limbischen System und führt zur Dämpfung vegetativer Funktionen und Emotionen, während von Ketanest das Gegenteil, die Enthemmung im gleichen Bereich zur Stimulierung des Herz- und Kreislaufsystems und zu gelegentlichen traumhaften Erlebnissen führt. Während Diazepam auf- und absteigende Systeme der Formatio reticularis hemmt und somit sedierende Effekte auf die Hirnrinde und Muskelrelaxation hervorruft, wirkt Ketanest enthemmend auf Teile des aufsteigenden retikulären Systems und garantiert suffiziente Spontanatmung, außerdem erhält es den Eigentonus der Muskulatur, den es mit gelegentlichen faszikulären Muskelfaserbewegungen eher zu steigern vermag. Diese Beobachtungen konnten auch bei rektaler Anwendung beider Präparate gemacht werden. Ermutigend hierzu sind vergleichende Untersuchungen von Jantzen (bei Dick, Mainz) über Analgesie und Plasmaspiegel nach intravenöser, intramuskulärer und rektaler Gabe von Ketamin, die auch auf letztgenanntem Resorptionsweg keine wesentlichen Nachteile, aber die theoretisch plausible und pharmakokinetisch durchaus vorstellbare Möglichkeit günstiger Resorptionsbedingungen unter bestimmten Voraussetzungen beschrieben [7–9].

Für die Zukunft ist die Herstellung von Rektiolen und Suppositorien auf Paraffinbasis in 3 verschiedenen Stärken für 10, 15 und 20 kg wiegende Kinder denkbar, wenn sich die dazu angesprochenen Pharmaunternehmen zur Lieferung von Ketanest und Dormicum in kristalliner Form bereit erklärten, wie es für Ketamin schon 1981 am Medizinischen Zentrum Celje in Jugoslawien möglich war [1].

„3 Eingeständnisse"

1) Es erübrigt sich der Hinweis, daß durch Mundpropaganda der zufriedenen und vorher aufgeklärten Eltern – zumal in der überschaubaren kleineren Umgebung eines Kreiskrankenhauses – das Verlangen nach rektaler Narkoseeinleitung stieg, weil die Kinder nicht vor sicherer Schmerzlinderung durch diese dem Einführen eines Zäpfchens vergleichbaren Methode berührt und aus dem Krankenzimmer geholt wurden.

2) Ich will die Tatsache nicht verschweigen, daß wir auch bei älteren Jugendlichen (bis 24 Jahren) maximal 200 mg Ketanest und 5 mg Dormicum ($\triangleq 5$ ml) dann rektal und jeweils erfolgreich angewendet haben – wenn auch nur probeweise –, wenn sie gesteigerte Zeichen von Überängstlichkeit, Hypersensibi-

lität, Palmarerytheme mit forciertem Handschweiß sowie Hyperdermographismus und Onychophagie verrieten, wie es bei 2 Patientinnen der Fall war. Ihre eindringliche Befragung am 1. Tag nach der Operation war sehr aufschlußreich, denn ihre letzte präoperative Erinnerung reichte entweder bis zum Krankenzimmer oder – schon teilweise unterbewußt und verschwommen – bis zum Krankentransport zurück.

3) Einmal wurde der vermutlich zu leicht aufgesetzte Spritzenkonus – wie er von der Fa. Lilly zur Einbringung des 10%igen Methohexitals in den Enddarm empfohlen worden war (obwohl die 1%ige Lösung zur intravenösen Narkoseeinleitung ausreicht!) – mit in die Ampulla recti plaziert, vorsätzlich nicht digital ausgeräumt, tags darauf, nach Schilderung des 9jährigen Jungen, „als Gummiteil" spontan entleert und auf Vollständigkeit sowie Unversehrtheit geprüft.

Dieser mehr als technische Panne geschilderte Nebeneffekt und die absolut zuverlässige Wirksamkeit liefern begründete Veranlassung dazu, daß vorzugsweise im Kindesalter sichere Prämedikation als Narkoseeinleitung mit gleichzeitiger rektaler Applikation von Ketamin und Midazolam möglich und ohne schmerzhafte, gefürchtete Injektionen nahezu nebenwirkungsfrei durchführbar ist: nur dies sollte die vorliegende klinische Untersuchungsreihe belegen.

Zusammenfassung

Es wird über mehr als 150 rektale Anwendungen von Ketanest (10 mg/kg KG) in Kombination mit Dormicum (0,25 mg/kg KG) zur problemlosen Narkoseeinleitung v. a. in der Kinderchirurgie berichtet. Wärend Ketamine und Benzodiazepine in dieser Darreichungsform als ausreichend erforscht angesehen werden, sollten doch noch getrennte Blutplasmaspiegelbestimmungen beider in Kombination verabreichter Medikamente sowie rektoskopische Untersuchungen intra- und postnarkotisch vielleicht in zusätzlicher Kaudalanästhesie durchgeführt werden, um mögliche toxische Begleiterscheinungen sowie Schleimhautläsionen des Enddarms mit Sicherheit auszuschließen [1, 2, 4–7, 9, 11, 13, 14, 17, 19, 20].

Ergänzt mit dem neuen wasserlöslichen Diazepin Dormicum glauben wir, Ketamin zur rektalen Narkoseeinleitung als gleichzeitige Prämedikation ohne jeden anderen Zusatz bevorzugt in der Kinderanästhesie empfehlen zu können, wenn alle räumlichen (Zusammenhang zwischen Krankenzimmer und Operationssaal auf einer Etage) und personellen Bedingungen erfüllt sind [15, 16, 21]. Wenn man sich überhaupt zur rektalen Narkoseeinleitung entschließt, dann sollte auf die zusätzliche Gabe dieses Analgetikums zum Tranquilizer nicht verzichtet werden, und zwar zum alleinigen Nutzen unserer kleinsten uns anvertrauten und aller Untersützung würdigen Patienten, um ihnen die Furcht, oft panische Angst vor möglicherweise doch vermeidbaren Spritzen zu nehmen und – wenn schon Operationen in Narkose unumgänglich sind – den unausweichlichen psychischen Streß wenigstens zu lindern, der doch schon mit der Trennung vom Elternhaus und der gewohnten Umgebung sowie der Krankenhauseinweisung beginnt.

Literatur

1. Cetina J (1982) Schonende Narkoseeinleitung bei Kindern durch orale oder rektale Ketamin-Dehydrobenzperidol-Applikation. Anaesthesist 31:277
2. Czorny-Rütten M, Büttner W, Finke W (1986) Rektale Gabe von Midazolam als Adjuvans zur Prämedikation von Kleinkindern. Anaesthesist 25:197–202
3. Engelhardt W, Ebert W, Rietbrock I, Richter E (1986) Dosis-Wirkungsbeziehung und Serumkonzentration von Methohexital und Hydroxymethohexital nach rektaler Anaesthesieeinleitung mit 1-%iger und 5-%iger Methohexitallösung bei Kindern. Anaesthesist 35/8:491–495
4. Eyrich K (1983) Respiratorische und schlafinduzierende Wirkungen von Midazolam i.m. als Prämedikation zur Regionalanaesthesie. Anaesthesist 32:525–531
5. Heto O (1982) Ketamine in rectal administration as premedication in paediatric cardiac surgery. In: Volume of summaries: Sixth European congress of Anaesthesiology 1982 (8.–15. 9. 82: Royal Festival Hall London)
6. Idvall J, Holasek J, Stenberg P (1983) Rectal ketamine for induction of anaesthesia in children. Anaesthesia 38:60
7. Jantzen JPAH, Erdmann K, Hilley DM, Klein AM (1985) Vergleichende Untersuchung von Analgesie und Plasmaspiegeln nach rectaler, intramuskulärer und intravenöser Gabe von Ketamin. Anaesthesist 34:346
8. Jantzen JPAH, Erdmann K, Witton PK, Klein AM (1986) Der Einfluß des rectalen pH-Wertes auf die Resorption von Methohexital. Anaesthesist 35:496–499
9. Jantzen JP, Tzanova I, Klein AM, Witton PK (1987) Rectale Narkoseeinleitung – eine vergleichende Untersuchung mit Methohexital und Ketamin. Anästh Intensivmed 28/2:56–61
10. Kaiser H, Al Rafai S (1985) Wie sicher ist die rektale Narkoseeinleitung mit Methohexital in der Kinderanästhesie? Anaesthesist 34:359
11. Kretz FJ (1986) Die rectale Narkoseeinleitung im Kleinkindesalter. (Internationales Bremer Anästhesie-Symposium, 17.–19. 4. 86)
12. Kretz FJ, Piepenbrock S (1983) Narkoseeinleitung bei Kleinkindern durch rektale Applikation von Methohexital. In: Hausdörfer J et al (Hrsg) Kinderanästhesie: Prämedikation im Kindesalter. Springer, Berlin Heidelberg New York Tokyo
13. Kretz FJ, Heppe M, Gonzales J (1985) Die rektale Narkoseeinleitung im Kleinkindesalter mit Methohexital, Midazolam und Etomidate sowie postoperative Analgesie mit Paracetamol oder Fentanyl – eine vergleichende randomisierte Doppelblindstudie bei 120 Kindern. Anaesthesist [Suppl] 34:189
14. Kretz FJ, Niegl M, Heinemeyer AG, Eyrich K (1985) Die rektale Narkoseeinleitung bei Kleinkindern mit Diazepam und Midazolam. Anästh Intensivmed 26:343–346
15. Kreuscher H (1977) Erfahrungen mit der Tranquanalgesie. Erlanger Anästh Semin I:46–51
16. Kreuscher H (1982) Fortschritte der Tranquanalgesie. In: Langrehr D (Hrsg) Ketanest und Benzodiazepin-Kombination in der Anästhesie. Perimed, Erlangen
17. Kühn K, Hausdörfer J (1983) Rektale Narkoseeinleitung bei Kindern. In: Hausdörfer J (Hrsg) Kinderanästhesie: Prämedikation im Kindesalter. Springer, Berlin Heidelberg New York Tokyo
18. Kühn K, Hausdörfer J, Weiss C, Rothe KF (1983) Die rektale Prämedikation mit einem kurzwirkenden Barbiturat in der Kinderanästhesie. Anästh Intensivmed 24:308
19. Liu LMP, Liu PL, Moss J (1984) Severe histamine-mediated reaction to rectally administered methohexital. Anesthesiology 61:95
20. Saint-Maurice C, Laguenie G, Conturier C, Foutail-Flaud F (1979) Rectal ketamine in paediatric anaesthesia. Br J Anaesth 51:573
21. Schneider M, Palas TAR (1986) Morphin und Scopolamin in der Prämedikation. Ein Vergleich der peroralen und transdermalen mit der intramuskulären Applikation. Anaesthesist 35:193–196
22. Vontin H, Heller W, Schorer R (1976) Analgosedierung und Ataranalgesie: Untersuchungen über – Rohypnol – und Kombinationen mit Analgetika. Roche, Basel, S 149–160

Thiopental zur rektalen Narkoseeinleitung bei ambulanten Adenotomien im Kindesalter

K. Engels, A. Metzger und G. Hack

Zweck unserer Studie war es, die Eignung von Thiopental zur rektalen Narkoseeinleitung für ambulante operative Eingriffe bei Kindern in der HNO-Heilkunde zu überprüfen.

Thiopental wurde 1934 von Lundy unter dem Namen Pentotal in die Klinik eingeführt und seit 1954 unter dem Warenzeichen Trapanal vertrieben. Seit 1955 sind Arbeiten über die rektale Verabreichung von Thiopental bekannt.

Besonders für die Kinder- und Alterschirurgie wird Trapanal neben der vorzugsweise ausgeübten intravenösen auch für die rectale Applikation vom Hersteller empfohlen. Dazu werden Suppositorien aus Thiopental mit Kakaobutter und Vaseline oder die rektale Applikation einer Trapanallösung angeboten.

Die Narkosewirkung erfolgt durch eine Hemmung des zerebralen Energiestoffwechsels, wobei der Glukosespiegel im Gehirn stetig ansteigt.

Das hypnotisch unwirksame Natriumsalz der Thiopentalsäure wird bei der Injektion durch den Kontakt mit dem Venenblut in die wirksame Thiopentalsäure umgewandelt (Abb. 1). Dies geht aus dem zirkulierenden Blut im Zeitraum von ca. 0,5–1 min in das Gehirn über. Das Konzentrationsmaximum wird schnell erreicht und führt zur Narkose.

Trapanal besitzt eine gute Proteinbindungsfähigkeit. Der Abbau des Thiopentals findet vorzugsweise in der Leber statt. Dabei wird das Schwefelatom am

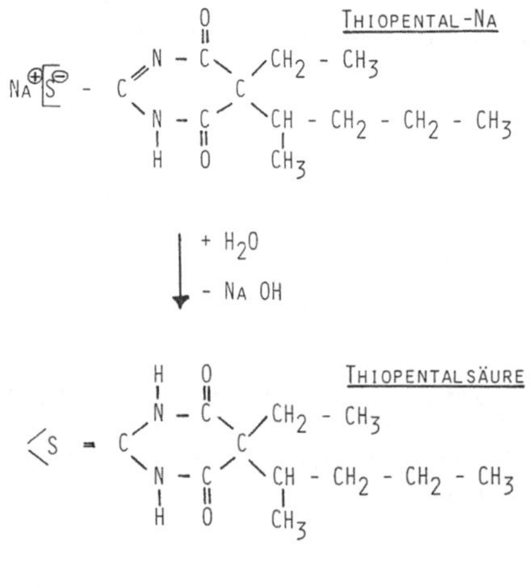

Abb. 1. Umwandlung des Thiopental-Na nach Injektion

Barbituratring durch Sauerstoff ersetzt; parallel dazu wird die lange Seitenkette oxidiert und schließlich der Barbitursäurering aufgebrochen (Abb. 2).
Die Ausscheidung erfolgt bevorzugt über die ableitenden Harnwege.

Methode und Patientengut

Wir untersuchten 40 Kinder der Risikogruppe ASA I–II im Alter von 1,5–6 Jahren mit einem Körpergewicht von 10–25 kg, die sich einer ambulanten Adenotomie mit Ohrinspektion und bei Bedarf einer Parazentese unterziehen mußten. Die Kinder erhielten 30 mg/kg KG einer 10%igen Thiopentallösung und 0,02 mg/kg KG Atropin rektal instilliert. Wir begrenzten bewußt die Höchstdosis auf 600 mg Thiopental und 0,4 mg Atropin, um eine zu große rektale Volumenbelastung zu vermeiden. Nach Intubation jedoch noch vor Operationsbeginn erhielten 20 Kinder zusätzlich 250 mg Paracetamol als Suppositorium. Die psychische Verfassung der Kinder vor der Narkoseeinleitung, die Zeit bis zum Einschlafen und die dabei auftretenden Probleme, der erreichte Sedierungsgrad, mögliche Besonderheiten in der Aufwachphase sowie der postoperativen Phase wurden untersucht und anhand eines vorgegebenen Schemas dokumentiert. Bis zum Beginn der eigentlichen Adenotomie wurde die Narkose durch ein Lachgas-Sauerstoff-Gemisch im Verhältnis 2:1 und einer Beimischung von 4 Vol.-% Enfluran aufrechterhalten, anschließend wurden die Kinder mit 100% Sauerstoff zumeist assistiert beatmet.

Ergebnisse

Es erwiesen sich 29 (73%) der Kinder im Beisein mindestens eines Elternteils in der Vorbereitungsphase als ruhig und kooperativ (vgl. Abb. 3). Sie ließen sich das Barbiturat ohne besondere Gegenwehr rektal applizieren. Wir konnten keinen Zusammenhang zwischen der psychischen Verfassung des Kindes vor der rektalen Instillation von Thiopental und der Einschlafzeit sowie möglichen Problemen in der Einschlafphase feststellen. Die Einschlafzeit zeigte eine Spann-

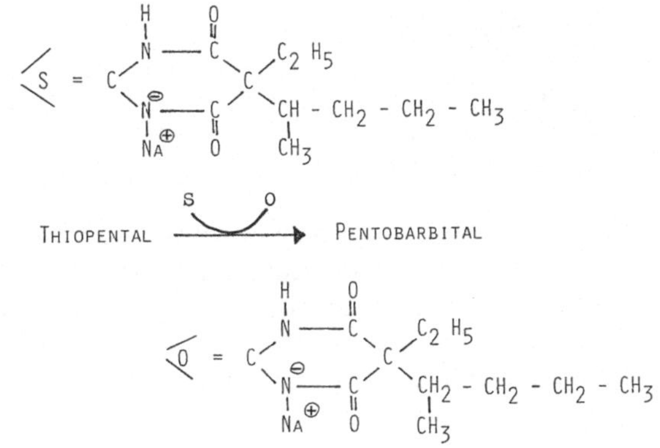

Abb. 2. Biotransformation von Thiopental-Na

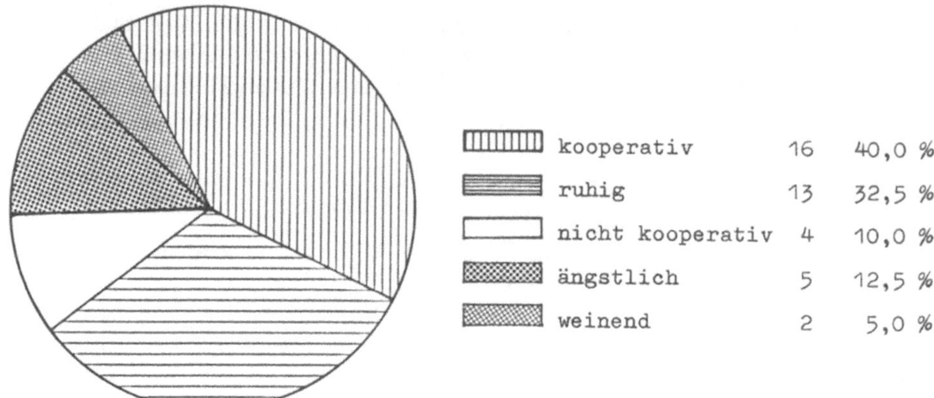

Abb. 3. Psychische Verfassung der Kinder vor der rektalen Einleitung

weite von 5–15 min; nach 15 min waren 30 von 40 Kindern (75%) eingeschlafen.

Eine noch später einsetzende hypnotische Wirkung des rektal applizierten Barbiturates konnten wir nicht beobachten. 75% der 30 Kinder waren schon innerhalb der ersten 10 min eingeschlafen.

Bei wenigen Kindern traten Erregungszustände leichterer Art in Form motorischer Unruhe auf. Die etwas älteren Kinder dieser Gruppe beklagten einen nur schwer kontrollierbaren Stuhldrang. Andere Kinder führten ohne Besonderheiten ab.

Stärkere Erregungen, insbesondere der Muskulatur, in Form von Zuckungen oder Krämpfen haben wir nicht beobachtet. Übertriebene Angst oder sogar auffällige Verhaltensstörungen waren ebenfalls nicht feststellbar.

Schwerwiegende Nebenwirkungen wie Atemdepression mit Dyspnoe oder sogar Apnoe, Laryngospasmus oder Bronchospasmus traten während der Beobachtungsphase nicht auf:

- keine Besonderheiten: 22,
- Erregungszustand leichterer Art: 8,
- Stuhldrang: 11,
- Stuhlgang: 5,
- Schwindel: 1,
- Singultus: –,
- Konfabulation: –,
- Atemdepression: –.

Durch die frühe Gabe von Atropin konnten wir immer einen regelrechten Pulsfrequenzverlauf dokumentieren. Es traten weder Bradykardien noch hypotone Kreislaufdepressionen auf, die zu irgendeinem Zeitpunkt therapiebedürftig gewesen wären. Seltenere Nebenwirkung wie Singultus, Emesis, Hypersalivation oder verstärkte Unruhe bis hin zu Konfabulationen fanden wir bei unserem Patientengut nicht.

Wir haben dem unterschiedlichen Sedierungsgrad der Kinder Rechnung getragen, indem wir ihre Reaktionen in 4 verschiedene Gruppen eingestuft haben:

1) Die Kinder der Gruppe 1 (30%) waren tief eingeschlafen und wachten auch beim Transport in den OP und bei Beginn der Beatmung nicht auf.
2) In Gruppe 2 (45%) waren die Kinder primär schon eingeschlafen. Beim Transport zum OP oder bei Beginn der Maskenbeatmung wachten sie jedoch auf.
3) Gruppe 3 (20%) umfaßt Kinder, die zwar nicht eingeschlafen, jedoch ausreichend sediert waren. Die Kinder konnten sich noch ausreichend kooperativ erweisen.
4) In Gruppe 4 (5%) haben wir die Kinder zusammengefaßt, die nicht eingeschlafen waren und sich gegen die Beatmung mittels Maske gewehrt haben.

Bei einem Kind war die rektal instillierte Dosis unvollständig appliziert worden. Das Kind war weder eingeschlafen noch ausreichend sediert.

Ein weiteres Kind war nicht ausreichend sediert und bot lediglich leichtere Erregungszustände, ohne daß wir für dieses Verhalten eine Ursache eruieren konnten.

Alle übrigen 38 Kinder wiesen einen Sedierungsgrad auf, der die Fortführung der Narkose per inhalationem ermöglichte, ohne daß von Seiten der Kinder eine Abwehr erfolgte.

Die Operationsdauer lag im Mittel bei 9,02 min, sie variierte zwischen 4 und 17 min. Die Aufwachzeit, d.h. die Zeit vom Absetzen des Lachgases bis zu einer ersten Reaktion auf Schmerzreize betrug im Mittel 8,47 min.

Durch unsere Narkoseführung, die trotz der durchschnittlich kurzen Operationsdauer zu Beginn mit einer relativ hohen Anfangskonzentration von 4 Vol.-%, Enfluran arbeitete, war es uns möglich, bereits vor dem eigentlichen Operationsende die Zufuhr von Lachgas und Enfluran fast zeitgleich zu beenden. Vom Operationsende bis zur problemlosen Extubation vergingen im Durchschnitt 4,07 min. Die Zeit vom Operationsende bis hin zu den ersten Reaktionen auf Schmerzreize dauerte im Mittel 5,27 min.

Alle Kinder hätten wir 2 h postoperativ nach Hause entlassen können. Sie waren alle bereits in der ersten Stunde ausreichend wach gewesen, hatten in über 90% ein ausgeprägtes Exzidationsstadium von recht unterschiedlicher Zeitdauer (bis 30 min) geboten und waren anschließend wieder ruhig eingeschlafen. Wir entschieden uns für eine weitere Hospitalisierung von 4 h, um mögliche Nachblutungen, postnarkotische Auffälligkeiten oder Kreislaufdepressionen früher erkennen und bei Bedarf behandeln zu können.

Nach Ablauf von 1 und 2 h postoperativ wurde eine klinische Beurteilung des Kindes vorgenommen.

Nach der ersten postoperativen Stunde schliefen 70% der Kinder beider Gruppen.

Nach Ablauf einer weiteren Stunde waren 17 (42%) der Kinder aufgewacht, 18 (45%) der Kinder waren erneut eingeschlafen (wach in Gruppe 1: 11, in Gruppe 2: 7; schlafend in Gruppe 1: 7, in Gruppe 2: 10).

Bei den Kindern der mit Paracetamolsuppositorien behandelten Gruppe konnten wir keinen Unterschied, insbesondere die Stärke des Exzitationsstadiums in der postoperativen Phase betreffend, feststellen.

Diskussion

Zur rektalen Narkoseeinleitung wird Thiopental auf Grund der deutlich verlängerten Nachschlafphase von mehreren Autoren abgelehnt. Ferner wird der Methode vorgeworfen, daß bei der rektalen Narkoseeinleitung die Gesamtdosis auf einmal in den Körper des Kindes gebracht wird und somit eine wirkungsbezogene Einleitung nicht möglich ist.

Im Rahmen der Vorbereitung dieser Studie haben wir mit unterschiedlichen Dosen von Thiopental gearbeitet. Wir entschieden uns, eine körpergewichtsbezogene Dosis von 30 mg/kg KG anzuwenden, die im Literaturvergleich einer eher niedrigen Dosierung entspricht.

Wenn auch heute ein Vagolytikum nicht mehr als verpflichtender Bestandteil der Medikamente zur Narkoseeinleitung anzusehen ist, so können wir nur auf unsere guten Erfahrungen mit der frühzeitigen Gabe von Atropin verweisen. Weder in der Vorbereitungsphase noch unter EKG-Kontrolle zur Zeit der Intubation sahen wir bedenkliche Arrhythmien. Mit der Dosis von bis zu 0,4 mg rektal instilliertem Atropin konnten wir auch bei den älteren Kindern einen ausreichenden Schutz vor Bradykardien erzielen. Wir orientierten uns hinsichtlich der Dosierung von Atropin an die Empfehlungen von Schaer [24] und Dick u. Ahnefeld [9] zur intramuskulären Injektion bei Kindern.

Für viele Mütter ist es wichtig, daß sie ihr Kind auf dem Weg zu seiner Operation bis zu seinem Einschlafen im Vorbereitungsraum begleiten dürfen.

Bei rektaler Einleitung von Thiopental ist eine Prämedikation nicht erforderlich. Zum Einsatz kommt ein dem Anästhesisten hinsichtlich seines Wirkungsspektrums nach i. v.-Applikation sehr gut bekanntes Medikament.

Häufiges Auftreten von Stuhldrang bzw. Stuhlgang (bis 20%) in der Zeit vor dem Einschlafen ist eine unangenehme Nebenerscheinung. Um hygienischen Gesichtspunkten im OP ausreichend gerecht zu werden, haben wir den Kindern nach der rektalen Applikation der Thiopentallösung Windeln angezogen.

Wir halten dieses Verfahren bei stationären wie auch bei ambulanten Patienten für anwendbar. Selbstverständlich gelten auch hier die gleichen Regeln wie bei jedem Wahleingriff, d. h. ausreichende Karenzzeiten bei der Nahrungs- bzw. Flüssigkeitsaufnahme, ruhige Vorbereitungsräume und eine kindgerechte Anästhesieausrüstung müssen vorhanden sein.

Wir glauben, daß mit diesem Verfahren jeder Anästhesist vertraut sein sollte.

Wenn auch der Trend der Zeit zur oralen Prämedikation weist, so möchten wir unterstreichen, daß das Kind die hinter dem Sphinkter rektal applizierten Medikamente willentlich nicht mehr verweigern kann. Bei der oral zu verabreichenden Prämedikation ist die Applikation bei einem nichtkooperativen Kind unsicher.

Rektale Narkoseeinleitung mit Thiopental

Vorteile:
- (für Kind und Arzt) streßarme Narkoseeinleitung,
- im Gegensatz zu den oralen Prämedikationsformen nach Applikation keine willentliche Verweigerung möglich,
- keine postnarkotischen Verhaltensauffälligkeiten,
- für ambulante Eingriffe einsetzbar.

Nachteile:
- längerer Wirkungseintritt als bei i. v.-Einleitung,
- personalintensiv,
- bei vielen Kindern (bis zu 20%) Auftreten von Stuhldrang bzw. Stuhlgang.

Zusammenfassung

Wir halten Thiopental zur rektalen Narkoseeinleitung für ein geeignetes Medikament insbesondere auch für den ambulanten Sektor, beispielsweise für Kurzeingriffe in der HNO-Heilkunde. Die Wechselzeiten können jedem Vergleich mit anderen Verfahren der Allgemeinanästhesie aufnehmen. Die Nachschlafphasen erscheinen uns nicht von der Bedeutung, die ihnen z.T. in der älteren Literatur beigemessen wurde. Eine zusätzliche Applikation von Paracetamolsuppositorien konnte die Exzitationsphase nicht günstig beeinflussen.

Dieses Verfahren der rektalen Narkoseeinleitung sollte zum Rüstzeug eines jeden Anästhesisten gehören, der Kinderanästhesien durchführt.

Literatur

1. Ahnefeld FW, Dölp R, Kilian J (1984) Anästhesie, Manual 1. Kohlhammer, Stuttgart Berlin
2. Albert SN, Eccleston HN Jr, Boling JS, Albert CA, Washington DC (1956) Basal hypnosis by the rectal adminitration of a multidose thiobarbiturate suppository. Anaesth Analg
3. Albert SN, Ewley EE, Albert AA, Eccleston HN (1959) Rectal thiopental. Anaesth Analg 38:56–50
4. Altemeyer K-H, Fösch T, Breucking E, Ahnefeld FW (1984) Narkosen im Kindesalter. Rüsch, Kernen Stuttgart
5. Barry CT, Lawson R, Davidson DG (1967) Recovery after methohexitone and thiopentone. Anaesthesia 22:228
6. Bauer-Mietinen U, Palas T (1980) Narkoseeinleitung bei Kindern durch intramuskuläre Verabreichung von Methohexital. Anästh Intensivther Notfallmed 15:237
7. Breimer DD (1976) Pharmacokinetics of methohexiton following intravenous infusion in humans. Br J Anaesth 48:643–649
8. BYK-Gulden (1987) Fachinformation Trapanal. BYK-Gulden, Konstanz
9. Dick W, Ahnefeld FW (1978) Kinderanästhesie. Springer, Berlin Heidelberg New York
10. Eckenhoff IE (1973) Relationship of anaesthesia to postoperative personality changes in children. Am J Dis Child 86:587
11. Frey F, Hügin W, Mayrhofer O (1977) Lehrbuch der Anaesthesiologie. Springer, Berlin Heidelberg New York, S 369
12. Gibaldi M, Boyes RN, Feldmann S (1971) Influences of first-pass effect on availability of drugs on oral administration. J Pharm Sci 60:1338

13. Kraus G, Taeger K (1982) Methohexital zur rektalen Narkoseeinleitung bei Kindern. Anaesth Intensivther Notfallmed 17:285–289
14. Kraus G, Frank S, Knoll R, Prestle H (1984) Pharmakokinetische Untersuchungen nach intravenöser, intramuskulärer und rektaler Applikation von Methohexital bei Kindern. Anaesthesist 33:266–271
15. Kretz FJ, Piepenbrock S (1983) Narkoseeinleitung bei Kleinkindern durch rektale Applikation von Methohexital. In: Kühn K, Hausdörfer I (Hrsg) Kinderanästhesie: Prämedikation im Kindesalter. Springer, Berlin Heidelberg New York Tokyo
16. Kronschwitz M (1985) Einige Besonderheiten in der Neugeborenen und Säuglingsanästhesie. Z Kinderchir 4
17. Kühn K, Hausdörfer I (1983) Rektale Narkoseeinleitung bei Kindern. In: Kühn K, Hausdörfer J (Hrsg) Kinderanästhesie: Prämedikation im Kindesalter. Springer, Berlin Heidelberg New York Tokyo
18. Kühn K, Hausdörfer I, Weiss U, Rothe KF (1983) Die rektale Prämedikation mit einem kurzwirkenden Barbiturat in der Kinderanästhesie. Anästh Intensivmed 24:308–311
19. Kuschinsky G, Lüllmann H (1974) Kurzes Lehrbuch der Pharmakologie. Thieme, Stuttgart New York
20. Litarczek G, Litarczek D, Harley S, Simionesch S (1960) Narkoseeinleitung im Kindesalter. Anaesthesist 9/4:153–154
21. Orallo MO, Eather KF (1965) Sodium methohexital as a rectal agent in pediatric anaesthesia: A controlleur comparison with sedium thiamylol. Anaesth Analg 44:97
22. Ritschel WA (1978) Grundlagen der Pharmakokinetik. In: Kümmerle (Hrsg) Methoden der klinischen Pharmakologie. Urban & Schwarzenberg, München Wien Baltimore, S 133
23. Rowland M (1972) Influence of route of administration on drug availability. J Pharm Sci 61:70
24. Schaer HJ (1982) Pharmakologie für Anästhesisten und Intensivmediziner. Huber, Bern Stuttgart Wien
25. Steward DJ (1983) Anaesthesia for out patients in surgery. In: Brückner JB (Hrsg) Kinderanaesthesie: Springer, Berlin Heidelberg New York Tokyo (Anaesthesiologie und Intensivmedizin, Bd 157, S 42)
26. Traub E, Knoche E, Dick W et al (1977) Klinische Analyse des postportalen Zustandes von Neugeborenen nach Sektionarkose mit Thiopental- bzw. Ketamineinleitung. Anaesthesist 26:176
27. Weidenmann W (1965) Narkosen beim Kind. Berl Med Heft 19:788–789

Postoperative Analgesie im Kindesalter

U. Bauer-Miettinen

Pro und kontra Regionalanästhesie
zur postoperativen Schmerzbekämpfung

Probleme und Nachteile bei der Anwendung von Regionalanästhesien

Ich werde mich in meinen Ausführungen zur postoperativen Analgesie im Kindesalter auf die Regionalanästhesie beschränken – auf Methoden, „von denen alle reden, die aber niemand praktiziert", wie sich Herr Kollege Kretz kürzlich ausgedrückt hat. Tatsächlich bekommt man anhand der einschlägigen Literatur und im Gespräch mit Kollegen den Eindruck, daß sich die zentraleuropäischen Anästhesisten nicht in gleichem Maße für die Regionalanästhesie zur Schmerzbekämpfung beim Kind interessieren wie ihre britischen und amerikanischen Kollegen. Bei diesen gibt es bekanntlich Anästhesisten, die sich diese Sparte als Spezialität angeeignet haben und dementsprechend auch beachtliche Statistiken aufweisen können [1, 12, 13]. Bei uns sind es vermutlich größtenteils die organisatorischen Probleme, die Anästhesisten davon abhalten, bei Kindern häufiger Regionalanästhesien zur postoperativen Schmerzbekämpfung einzusetzen. Es bedarf mindestens eines Anästhesisten, der sich regelmäßig Zeit zur Durchführung der jeweils geeigneten Regionalanästhesie einräumen kann. Eine weitere Bedingung ist ein ausreichendes pädiatrisches Patientengut, ansonsten ist es nicht möglich, genügend Erfahrung zu sammeln und die Regionalanästhesien in die tägliche Routine einzubeziehen. In unseren Krankenhäusern sind diese Voraussetzungen nicht immer gegeben, da die pädiatrischen Patienten oft sporadisch in einem für Erwachsene eingerichteten Operationsbetrieb versorgt und dort von verschiedenen Anästhesisten betreut werden.

Da die zur postoperativen Analgesie vorgesehene Regionalanästhesie bei Kindern wegen mangelnder Kooperation und mit Rücksicht auf die psychischen Auswirkungen praktisch immer in Narkose durchgeführt wird, muß das erhöhte Risiko von 2 Anästhesien akzeptiert werden. Schließlich handelt es sich um eine prophylaktische Methode der Schmerzverhütung, die nicht unentbehrlich ist. Es gibt ja immer wieder Patienten, die in der postoperativen Periode keine oder nur sehr wenig Analgetika benötigen [5]. Diesen Kindern wird mit der im voraus durchgeführten Regionalanästhesie ein unnötiges zusätzliches Risiko zugemutet.

Mit ähnlichen Problemen müssen wir uns auch in Basel auseinandersetzen. Bis heute habe ich 2 Regionalanästhesieverfahren zur Verhütung postoperativer Schmerzen einführen können; sie werden in der Folge noch besprochen.

Vorteile der Regionalanästhesie

Bei Kindern gelingt, im Gegensatz zu Erwachsenen, die technische Durchführung gewisser Regionalanästhesien, z.B. einer Kaudalanästhesie, erstaunlich leicht und mühelos. Wird die Blockade unmittelbar nach der Narkoseeinleitung schon vor der Operation gelegt, ist der Anästhetikaverbrauch deutlich vermindert. Infolge der oberflächlichen Anästhesie ist die Aufwachphase kurz und verläuft ruhig, da die sonst beim Abklingen der Narkose einsetzenden Schmerzen ausbleiben. Dank dem langwirkenden Bupivacain – das Mittel der Wahl für diese Methoden – wird den Kindern eine mehrstündige Schmerzfreiheit gewährt. Je nach Ausmaß des chirurgischen Eingriffs ist die Verabreichung von Opiaten selten oder überhaupt nicht indiziert, dadurch werden postoperativ auch schmerzhafte intramuskuläre Injektionen vermieden. Die bekannten Nebenwirkungen von zentral wirksamen Analgetika – Sedation, Nausea und Erbrechen – werden größtenteils vermieden. Die Patienten leiden wenig an der sonst üblichen, postoperativen Inappetenz und können, wenn nicht aus chirurgischen Gründen kontraindiziert, schon am Operationstag eine leichte Mahlzeit einnehmen [6].

Schmerzfreiheit bedeutet für Kinder auch Bewegungsfreiheit. Gerade die frühzeitige Mobilisation und Fähigkeit der normalen Flüssigkeits- und Nahrungsaufnahme sind wichtige Aspekte bei der zunehmenden Anzahl ambulanter Patienten, die schon wenige Stunden nach kinderchirurgischen Eingriffen nach Hause entlassen werden [11, 18, 22].

Wahl der Methode und Indikationen

Welche Methoden sind für die tägliche Praxis empfehlenswert und bei welchen Operationen wäre es sinnvoll, Regionalanästhesien zur Verhütung postoperativer Schmerzen einzusetzen?

Rückenmarksnahe Blockaden

Für die Durchführung einer *Periduralanästhesie* beim Kind ist in den meisten Fällen eine Narkose oder zumindest eine starke Sedation notwendig [17, 20]. Die beim Erwachsenen für die Periduralanästhesie üblichen Indikationen, Thromboseprophylaxe und Verhütung pulmonaler Komplikationen bei chronischen Lungenkrankheiten, sind kaum pädiatrische Probleme. Die routinemäßige Anwendung der Periduralanästhesie bleibt in dieser Altersgruppe eher auf ausgedehnte abdominal- und thoraxchirurgische Eingriffe sowie gewisse orthopädische Operationen beschränkt, nach denen der Bedarf wirkungsvoller langdauernder Analgesie das Risiko und den Aufwand berechtigen [2, 15]. Einige Anästhesisten verwenden bei größeren Kindern die Periduralanästhesie anstelle einer Narkose; die Patienten profitieren daher auch von der postoperativen Schmerzfreiheit [17].

Für die *Spinalanästhesie* ist der amerikanische Kollege Abajian bekannt, der sich auf diese Methode für kleinste Prämaturen und Säuglinge regelrecht spezialisiert hat [1]. Er führt die Regionalanästhesie ohne Narkose mit der Absicht durch, bei diesen Risikopatienten eine Intubationsnarkose zu umgehen. Die anschließende postoperative Analgesie ist ein zusätzlicher Vorteil.

Während die Durchführung einer Spinal- bzw. Periduralanästhesie bei Säuglingen und Kleinkindern manchmal wegen der ungewohnten anatomischen Verhältnisse technische Schwierigkeiten bietet, gelingt eine *Kaudalanästhesie* bei diesen Patienten meistens problemlos und mit geringem Aufwand. Mit dieser Methode wird eine zuverlässige Analgesie nach einer vielzahl typischer kinderchirurgischer Routineoperationen erreicht, wie Herniotomie, Orchidopexie, Hypospadiekorrektur, Zirkumzision sowie Eingriffe am Rektum und an den unteren Extremitäten [20]. Nach der Narkoseeinleitung werden die Patienten in die linke Seitenlage gedreht und die Knie- und Hüftgelenke um 90° flektiert [3]. Der Hiatus sacralis befindet sich am Apex eines gleichmäßigen Dreiecks, dessen Basis durch die Verbindungslinie der Spinae iliacae dorsales craniales gebildet wird. Beim Neugeborenen reicht das Rückenmark bis zum 3. Lendenwirbel, mit dem ersten Lebensjahr erreicht es seinen endgültigen Platz auf Höhe des 1. Lendenwirbels. Der Durasack endet auf Höhe des 2. Sakralforamens. Nach Palpation der Cornua sacralia und anschließender Hautdesinfektion führen wir eine 23-gg.-30-mm-Metallkanüle mit kurzem Schliff in einem Winkel von ungefähr 45° durch den Hiatus sacralis ein. Das Durchstechen von Ligamentum sacrococcygeum ist als feiner Klick und deutliches Nachgeben spürbar. Im Gegensatz zur Technik beim Erwachsenen darf die Nadel höchstens 2–3 mm in den Sakralkanal hineingeschoben werden. Nach Ansetzen der Spritze wird aspiriert, eine Testdosis von 1–2 ml gespritzt und nochmals aspiriert, um eine Gefäß- bzw. Dauerpunktion auszuschließen. Anschließend wird das Lokalanästhetikum injiziert; dies soll ohne Widerstand geschehen. Ist der Block gelungen, so wird es in 10–20 min möglich sein, die Konzentration des Inhalationsanästhetikums zu reduzieren. Die häufigsten Ursachen des Mißlingens sind mangelhafte Lokalisation des Hiatus sacralis und ungenügendes Volumen des Lokalanästhetikums [3].

Als Substanz verwenden wir ausschließlich 0,25%iges Bupivacain ohne Vasokonstriktor. Durch den Zusatz von Adrenalin wird die Toxizität von Bupivacain weder reduziert noch seine Wirkungsdauer wesentlich verlängert. Da ein Adrenalinzusatz bekanntlich bei gewissen Regionalanästhesien absolut kontraindiziert ist, können beim Vorhandensein lediglich einer adrenalinfreien Lösung keine Verwechslungen vorkommen. Für die Narkose können alle Inhalationsanästhetika ohne Bedenken angewandt werden, auch Halothan [6].

Verschiedene Dosierungsrichtlinien werden in der Literatur empfohlen; übliche Parameter sind das Alter des Kindes und die Anzahl der zu anästhesierenden Segmente [16, 21]. Als Maximaldosis gilt im allgemeinen 2 mg/kg KG [6]. Eyres hat nachgewiesen, daß bei einer Dosis von sogar 3 mg/kg KG die Plasmakonzentration von Bupivacain immer noch weit unterhalb der toxischen Grenze von 4 µg/ml liegt [8].

Wir finden die nach Körpergewicht errechnete Dosierung von Armitage [2] praktisch und zuverlässig. Je nach erwünschter Höhe der Blockade erhält der

Tabelle 1. Kaudalanästhesie (Dosierung nach [2])

0,25%iges Bupivacain ohne Adrenalin	
lumbosakral	0,5 ml/kg KG
thorakolumbal	1 ml/kg KG
Th 6-8	1,25 ml/kg KG

Beispiel: Kind 20 kg

0,25%iges Bupivacain		*0,19%iges* Bupivacain	
Zirkumzision	10 ml	Hernia umbilicalis	25 ml
Hernia inguinalis	20 ml	Orchidopexie	25 ml

Patient 0,5, 1 oder 1,25 ml/kg KG 0,25%iges Bupivacain (Tabelle 1). Sollte das Gesamtvolumen 20 ml überschreiten, werden 3 Teile Bupivacain 0,25%ig mit einem Teil destilliertem Wasser auf eine 0,19%ige Lösung verdünnt.

Nach diesem Schema erhält ein 20 kg schwerer Junge für eine Zirkumzision 10 ml und für eine Inguinalhernie 20 ml der 0,25%igen Bupivacinlösung. Für eine Nabelhernienoperation bzw. Orchidopexie werden 25 ml der 0,19%igen Lösung verabreicht. Es ist zu beachten, daß der Testis aus dem 10. Thorakalsegment innerviert wird. Für eine Orchidopexie ist deshalb das höhere Volumen des Lokalanästhetikums indiziert.

Als Komplikationen seien vorübergehende Harnverhaltung und motorische Blockade erwähnt; sie können indessen durch Anwendung einer 0,25%igen statt 0,5%igen Bupivacainlösung vermieden werden. Schwere Zwischenfälle sind anhand umfangreicher Statistiken äußerst selten [2, 3, 12].

Periphere Blockaden

Bei verschiedenen kinderchirurgischen Eingriffen besteht noch die Möglichkeit, eine zufriedenstellende postoperative Analgesie durch wenig invasive periphere Blockaden zu erreichen. Die Anästhesie tritt schnell ein, Nebenwirkungen sind selten, eine motorische Lähmung wird eher vermieden und die Gesamtdosis des Lokalanästhetikums bleibt i. allg. geringer als bei einer zentralen Blockade. Das Resultat ist eine gezielte Schmerzausschaltung im Operationsgebiet [2].

Anderseits kann ein inkompletter Block vorkommen, da das Erkundigen nach Parästhesien beim narkotisierten Kind nicht möglich ist. Wache Kinder wiederum empfinden die Parästhesien oft als schmerzhaft und beunruhigend. Eine Nervenläsion kann, wie beim Erwachsenen, in seltenen Fällen ebenfalls auftreten [2, 9].

Zwei relativ einfach durchführbare Methoden, die *Penisblockade* [4, 7, 22, 23] sowie die kombinierte *Blockade des Nervus ilioinguinalis* und *Nervus iliohypogastricus* [3, 10, 18] sind bei Zirkumzisionen, inguinalen Herniotomien und Orchidopexien wirkungsvoll.

In unserer Klinik wird die *Penisblockade* routinemäßig vor Beginn einer Zirkumzision als Bolusinjektion in der Mittellinie der Peniswurzel unter die Buck-Faszie appliziert. Die Dosis richtet sich nach dem Alter des Kindes [4] (Tabelle

Tabelle 2. Periphere Blockaden

Penisblockade (Dosierung nach [4])
0,5%iges Bupivacain *ohne* Adrenalin
0–12 Monate   1 ml
1–5 Jahre   3 ml
6–12 Jahre   4 ml

Blockade des Nervus ilioinguinalis und Nervus iliohypogastricus (Dosierung nach [3])
0,5%iges Bupivacain
0,5 mg = 0,1 ml/kg/Nerv

---

2). Wir verwenden eine 0,5%ige Bupivacainlösung, selbstverständlich ohne Adrenalin.

Bei Operationen in der Leistengegend liegt die Schnittführung im Innervationsbereich des *Nervus iliohypogastricus* [2, 3]. Für die Skrotalinzision bei einer Orchidopexie ist auch der *Nervus ilioinguinalis* zu anästhesieren. Das Lokalanästhetikum wird unter der Aponeurose des Musculus obliquus externus eine Fingerbreite medial der Spina iliaca anterior superior injiziert. Die Bupivacaindosis wird entweder nach Körpergewicht [3] (Tabelle 2) oder Alter des Kindes kalkuliert [10].

Extremitätenblockaden

Bei verschiedenen orthopädischen und traumatologischen Operationen an den Extremitäten können periphere Blockaden als Zusatzversorgung zur postoperativen Schmerzbekämpfung durchgeführt werden. Die axilläre *Blockade des Plexus brachialis* gelingt beim behutsamen Vorgehen ohne Narkose bzw. Sedation [9] schon bei Vorschulkindern. Diese Methode wird ja meistens in Notfällen bei nichtnüchternen Patienten anstelle einer Intubationsnarkose angewandt, dagegen seltener, um eine postoperative Analgesie zu gewährleisten. Mit 0,25%igem Bupivacain in einer Dosierung von 0,5 ml/kg KG kann Schmerzlinderung für mehrere h erreicht werden.

Bei Eingriffen am Fuß und im Bereich des Sprunggelenks ist die vordere *Ischiadicusblockade* geeignet. McNicol erzielt mit dieser Methode eine Erfolgsquote von 95%; dabei sind seine jüngsten Patienten 6 Monate alte Säuglinge [13]. Der gleiche Autor praktiziert die kombinierte *Blockade des Nervus femoralis und Nervus cutaneus femoris lateralis* für orthopädische und plastisch-chirurgische Eingriffe an den unteren Extremitäten [14]. Die Bupivacaindosis beträgt 0,5–1 mg/kg KG einer 0,5%igen Lösung. Der Zusatz von Adrenalin sei empfehlenswert; der Wirkungseintritt würde dadurch beschleunigt. Alle Blockaden werden in Narkose durchgeführt.

Bei verschiedenen thorax- und abdominalchirurgischen Eingriffen kann durch Anlegen einer *Interkostalblockade* zur Verbesserung der Ventilation und Verhütung postoperativer pulmonaler Komplikationen beigetragen werden. Bei Kindern ist kürzlich eine modifizierte Technik mit Nadelführung parallel zur Rippe empfohlen worden; die Gefahr akzidenteller Pleurapunktionen sollte dadurch herabgesetzt sein [19].

Obwohl sich unsere Erfahrungen mit Regionalanästhesien zur postoperativen Schmerzbekämpfung vorerst auf 2 Methoden beschränken, sind die Reaktionen der kleinen Patienten, ihrer Eltern sowie des Pflegepersonals durchweg positiv. Ich bin überzeugt, daß sich die zusätzliche Mühe und der Zeitaufwand beim Erlernen, Praktizieren und Unterrichten der Regionalanästhesieverfahren zur besseren postoperativen Versorgung unserer kleinen Patienten beiträgt.

Literatur

1. Abajian JCH, Mellish P, Browne AF, Perkins FM, Lambert DH, Mazuzan JE (1984) Spinal anesthesia for surgery in the high-risk infant. Anesth Analg 63:359–362
2. Armitage EN (1985) Regional anaesthesia in paediatrics. In: Sumner E, Hatch DJ (eds) Clinics in anaesthesiology. Paediatric anaesthesia, vol 3. Saunders, London Philadelphia Toronto, pp 553–568
3. Arthur DS, McNicol LR (1986) Local anaesthetic techniques in paediatric surgery. Br J Anaesth 58:760–778
4. Bacon AK (1977) An alternative block for post circumcision analgesia. Anaesth Intensive Care 5:63–64
5. Bauer-Miettinen U (1984) Regionalanästhesie – eine kindgerechte Narkose? In: Kühn K, Hausdörfer J (Hrsg) Kinderanästhesie: Regionalanästhesie im Kindesalter. Springer, Berlin Heidelberg New York Tokyo, S 17–22
6. Booker PD, Nightingale DA (1985) Postoperative analgesia for children. In: Dodson ME (ed) The management of postoperative pain. Arnold, London (Current topics in anaesthesia)
7. Carlsson P, Svensson J (1984) The duration of pain relief after penile block to boys undergoing circumcision. Acta Anaesthesiol Scand 28:432–434
8. Eyres RL, Bishop W, Oppenheim RC, Brown TCK (1983) Plasma bupivacaine concentrations in children during caudal epidural analgesia. Anaesth Intensive Care 11:20–22
9. Lanz E (1984) Blockaden des Plexus brachialis im Kindesalter. In: Kühn K, Hausdörfer J (Hrsg) Kinderanästhesie: Regionalanästhesie im Kindesalter. Springer, Berlin Heidelberg New York Tokyo, S 23–30
10. Markham SJ, Tomlinson J, Hain WR (1986) Ilioinguinal nerve block in children. Anaesthesia 41:1098–1103
11. May AE, Wandless J, James RH (1982) Analgesia for circumcision in children. A comparison of caudal bupivacaine and intramuscular buprenorphine. Acta Anaesthesiol Scand 26:331–333
12. McGown RG (1982) Caudal analgesia in children. Five hundred cases for procedures below the diaphragm. Anaesthesia 37:806–818
13. McNicol LR (1985) Sciatic nerve block for children. Sciatic nerve block by the anterior approach for postoperative pain relief. Anaesthesia 40:410–414
14. McNicol LR (1986) Lower limb blocks for children. Lateral cutaneous and femoral nerve blocks for postoperative pain relief in paediatric practice. Anaesthesia 41:27–31
15. Meignier M, Souron R, Le Neel JC (1983) Postoperative dorsal epidural analgesia in the child with respiratory disabilities. Anesthesiology 59:473–475
16. Schulte-Steinberg O, Rahlfs VW (1972) Caudal-Anaesthesie bei Kindern und die Ausbreitung von 0,25%iger Bupivacain-Lösung. Anaesthesist 21:94–100
17. Serlo W, Haapanemi L (1985) Regional anaesthesia in paediatric surgery. Acta Anaesthesiol Scand 29:283–286
18. Shandling B, Steward DJ (1980) Regional analgesia for postoperative pain in pediatric outpatient surgery. J Pediatr Surg 15:477–480
19. Shelly MP (1987) Intercostal nerve blockade for children. Anaesthesia 42:541–544

20. Sprotte G (1984) Kaudalanästhesie bei orthopädischen Eingriffen im Kindesalter. In: Kühn K, Hausdörfer J (Hrsg) Kinderanästhesie: Regionalanästhesie im Kindesalter. Springer, Berlin Heidelberg New York Tokyo, S 10–16
21. Van den Berg B (1984) Kaudalanästhesie im Kindesalter – ja oder nein? In: Kühn K, Hausdörfer J (Hrsg) Kinderanästhesie: Regionalanästhesie im Kindesalter. Springer, Berlin Heidelberg New York Tokyo, S 3–9
22. Vater M, Wandless J (1985) Caudal or dorsal nerve block? A comparison of two local anaesthetic techniques for postoperative analgesia following day case circumcision. Acta Anaesthesiol Scand 29:175–179
23. Yeoman PM, Cooke R, Hain WR (1983) Penile block for circumcision? A comparison with caudal blockade. Anaesthesia 38:862–866

Erfahrungen mit der thorakalen Katheterperiduralanästhesie im Kindesalter

P. Hoffmann

Einleitung

Verfahren der Regionalanästhesie, besonders rückenmarknahe Techniken, werden im Kindesalter selten angewendet. Dies legt zunächst die Vermutung nahe, daß für diese Verfahren kein Bedarf und keine Indikationen bestehen oder daß möglicherweise regionale Anästhesieverfahren im Kindesalter mit besonderen Gefahren und Risiken verbunden seien. Da aber der körperliche Entwicklungszustand des Kindes hinsichtlich der therapeutischen Breite und des Wirkungs-Nebenwirkungs-Spektrums keineswegs ungünstigere Verhältnisse erwarten läßt, als dies beim Erwachsenen der Fall ist, muß die geringe Verbreitung regionaler Anästhesietechniken eher mit der Ausbildung und Einstellung der in der Kinderanästhesie spezialisierten Anästhesisten zusammenhängen. Die von Fall zu Fall unterschiedlich zu gewichtende psychische Belastung des Kindes durch Anästhesie und Operation macht allerdings häufig, besonders bei Anwendung rückenmarksnaher Anästhesietechniken, die gleichzeitige Durchführung einer Allgemeinanästhesie notwendig. Somit ist ein weiteres Argument für die Anwendung regionaler Anästhesieverfahren auch im Kindesalter die Möglichkeit, eine nebenwirkungsarme und komplette postoperative Analgesie zu ermöglichen, wie dies im Erwachsenenalter längst anerkannte Praxis ist.

Regionalanästhesien bei Kindern werden schon seit Beginn dieses Jahrhunderts beschrieben [2, 4, 6–8, 11]. Zunächst wurden Spinalanästhesien durchgeführt, doch schlossen sich bereits in den 50er Jahren und besonders seit Mitte der 70er Jahre Periduralanästhesien, besonders vom kaudalen Zugangsweg, an. Der günstige Dosierungsspielraum der Lokalanästhetika im Kindesalter ist in mehreren klinisch-pharmakologischen Untersuchungen belegt, in denen als sichere obere Dosierungsgrenzen für Lidocain und Mepivacain 7–10 mg/kg KG [3, 9, 13, 14] und für Bupivacain 4 mg/kg KG ermittelt worden sind [1, 10, 12].

Um die Dosierungsmöglichkeiten der Lokalanästhetika im Kindesalter ausnutzen zu können und um bestmögliche Erfolge zu erzielen, ist es unumgänglich, sich die wesentlichen Unterschiede der Anatomie, Physiologie, Pharmakokinetik und Pharmakodynamik beim Kind im Vergleich zu den Verhältnissen im Erwachsenenalter vor Augen zu führen:

- Je jünger das Kind, um so höher ist der Anteil des extrazellulären Wassers an der Gesamtkörpermasse. Auf das Körpergewicht bezogen, können die Lokalanästhetika daher höher dosiert werden.

- Die niedrigen Querschnitte der zu anästhesierenden Nervenstrukturen erleichtern die Diffusion des Lokalanästhetikums und erlauben die Verwendung niedrigerer Lokalanästhetikakonzentrationen.
- Hohes Herzzeitvolumen und vermehrte Gewebsperfusion führen zu rascher Resorption und beschleunigtem Anstieg der Blutspiegel. Niedrige Lokalanästhetikakonzentrationen können diesen Nachteil aufheben.
- Auch ausgedehnte Sympathikusblockaden bei rückenmarknahen Regionalanästhesien haben praktisch keinen negativen Einfluß auf die Kreislaufstabilität.
- Auf die Verkleinerung der topographischen Verhältnisse muß durch Anpassung des Anästhesieinstrumentariums Rücksicht genommen werden.

Methodik

Im Laufe der letzten 5 Jahre wurden bei uns 40 thorakale Anästhesien über Periduralkatheter (PDK) an Kindern durchgeführt. Indikation für dieses stets mit einer niedrig dosierten Intubationsnarkose kombinierte Vorgehen waren schmerzhafte, länger dauernde thoraxchirurgische Eingriffe, das präoperative Vorliegen pulmonaler Risikofaktoren und ein postoperativ zu erwartendes hohes Schmerzniveau, Indikationen zu Nachbeatmung oder vermehrter physikalischer Therapie:

Indikation: schmerzhafte thoraxchirurgische Eingriffe,
                  präoperative pulmonale Risikofaktoren,
                  postoperativ absehbare Beatmungsindikation.

Punktion: 18-gg.-Toughy-Nadel mit Portex-Periduralkatheter
                  Punktionshöhe Th 6–Th 8.

Dosierung: 2 mg/kg KG Bupivacain ≙
                  0,4 ml/kg KG Bupivacain 0,5%
                  (Analgesie ca. Th 3–Th 12).

Nachinjektionen: Alle 2 h Operationsdauer 50% der Initialdosis.

Postoperativ: 0,5 mg/kg KG/h Bupivacain ≙
                  0,2 ml/kg KG/h Bupivacain 0,25% oder
                  0,15 ml/kg KG/h Bupivacain 0,375%.

Nach üblicher Prämedikation mit einem Benzodiazepin wurde eine Intubationsnarkose eingeleitet und das Kind anschließend in Seitenlage gebracht. Es erfolgte dann die Punktion des Periduralraums nach der Methode des hängenden Tropfens mit einer 18-gg.-Toughy-Nadel in einer Höhe zwischen Th 6 und Th 9. Ein Portex-PDK wurde dann ca. 5 cm innerhalb des Periduralraums vorgeschoben und nach Untertunnelung ca. 5–7 cm seitlich der Mittellinie vernäht. Nach Ausschluß einer intravasalen Fehllage durch Injektion von 2 ml Lidocain mit Adrenalin 1:200000 wurden 0,4 ml/kg KG Bupivacain 0,5%ig entsprechend 2 mg/kg KG injiziert, wobei eine Analgesie zwischen Th 3–12 angestrebt wurde.

Die korrekte Wirkung der PDK-Anästhesie wurde in aller Regel dadurch veri-fiziert, daß die Allgemeinanästhesie auf die Beatmung mit Sauerstoff/Lachgas im Verhältnis 1:3 beschränkt bleiben konnte und weder Analgetika noch Rela-xanzien zusätzlich gegeben werden mußten. Pro 2 h Operationsdauer wurden jeweils 50% der Initialdosis Bupivacain durch den Katheter nachgegeben.

Postoperativ bekamen die Kinder Bupivacain über einen Perfusor zugeführt, wobei die durchschnittliche Dosis 0,5 mg/kg KG/h betrug. Wir gaben entweder 0,2 ml/kg KG/h Bupivacain 0,25%ig oder 0,15 ml/kg KG/h Bupivacain 0,375%ig. Die Periduralkatheter wurden zwischen 1 und 12 Tagen belassen, nach Entfer-nen wurden die Katheterspitzen bakteriologisch untersucht, wobei in keinem Fall eine Infektion nachgewiesen werden konnte.

Ergebnisse

Durch die Kombination aus thorakaler PDK-Anästhesie und Allgemeinanästhe-sie konnte in allen Fällen eine sehr gute Kreislaufstabilität erreicht werden. Blut-druckabfälle durch eine zu ausgedehnte Sympathikusblockade traten in keinem Fall auf, auch Bradykardien blieben die Ausnahme und traten nur initial und in einem Ausmaß bis etwa 30% unter die jeweiligen Ausgangswerte auf. Bei der Mehrzahl der Operationen handelte es sich um Trichterbrustkorrekturen, Lun-gensegmentresektionen, Thymomentfernungen oder Leberteilresektionen, also jeweils Eingriffe von mehreren Stunden Dauer mit hohem Schmerzniveau. Den-noch konnte in fast allen Fällen die Allgemeinanästhesie auf die Beatmung mit Sauerstoff/Lachgas reduziert bleiben.

Die Punktionshöhe lag meist zwischen Th 7/8 oder 8/9 (Abb. 1). Die meisten Katheter lagen 2–6 Tage mit Extremwerten zwischen 1 und 12 Tagen. Eine aus-reichende postoperative Analgesie ausschließlich durch Gabe von Lokalanästhe-tika in den Periduralkatheter war bei 50% der Kinder erreichbar, die andere Hälfte benötigte zusätzlich Gaben von Piritramid (Dipidolor) in einer Dosierung

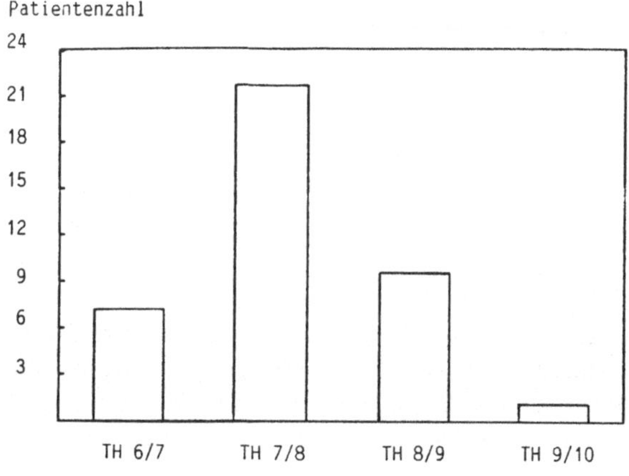

Abb. 1. Verteilung der Punktions-höhe bei der thorakalen Katheter-periduralanästhesie im Kindesalter (n = 40)

von 0,3 mg/kg KG, besonders wenn eine postoperative Nachbeatmung notwendig war.

Die Parameter der Blutgasanalyse zeigten normale respiratorische und metabolische Stoffwechselsituationen an, ebensowenig verändert waren andere Laborparameter durch die zur PDK-Anästhesie verwendeten Medikamente.

Zu Komplikationen im Zusammenhang mit dem thorakalen PDK kam es bei 2 Kindern, wobei einmal offenbar eine sekundäre Duraperforation am 4. Tag auftrat, die aber durch routinemäßige Aspiration beim Perfusorwechsel erkannt werden konnte. Bei dem zweiten Kind kam es durch relative Überdosierung des Lokalanästhetikums zum Auftreten von Karpopedalspasmen, die nach Dosisreduktion sofort reversibel waren. Weitere Probleme, insbesondere durch Infektion des Katheters oder durch notwendige Dosisteigerungen des Lokalanästhetikums, traten nicht auf.

Postoperative pulmonale Komplikationen, wie z. B. Pneumonien oder Atelektasen, traten bei den Kindern mit PDK-Anästhesien in 15% auf (6 Kinder), bei einer Vergleichsgruppe, die unter Allgemeinanästhesie operiert worden waren und die postoperativ systemische Analgetika erhalten hatten, lag dieser Prozentsatz mit über 35% deutlich höher.

Diskussion

Die verschiedenen Besonderheiten des kindlichen Organismus setzen der sicheren Anwendung von Lokalanästhetika zur rückenmarknahen Regionalanästhesie Grenzen, wobei aber bei Kenntnis der anatomischen und physiologischen Besonderheiten keinerlei Kontraindikationen gegen ihre Anwendung bestehen. Der einzige begrenzende Faktor liegt in der psychischen Belastung des Kindes durch die angewandte Technik, die stets eine zusätzliche, niedrig dosierte Allgemeinanästhesie erfordert.

Für die PDK-Anästhesie im Kindesalter werden unterschiedliche Lokalanästhetikadosierungen angegeben, die nach unseren Erfahrungen, besonders beim lumbalen und thorakalen Zugang, sämtlich sehr niedrig und oft nicht in der Lage sind, adäquate Analgesie zu ermöglichen [5, 13, 15] (Abb. 2). Ebenso fragwürdig ist die Dosierung pro zu blockierendes Segment, da besonders beim lumbalen Zugang die Katheterlage oft keineswegs der gewünschten Höhe entspricht. Aus diesen Gründen bevorzugen wir bei unseren Kindern, die sich schmerzhaften und ausgedehnten thoraxchirurgischen Eingriffen unterziehen mußten, den thorakalen Zugangsweg zum Periduralraum, besonders, wenn präoperativ pulmonale Risikofaktoren, wie Atelektasen bei Trichterbrustkindern oder eine eingeschränkte Lungenaustauschfläche bei skoliotischen Veränderungen vorlagen.

Die PDK-Liegedauer schwankte zwischen 1 und 12 Tagen (Ab. 3), wobei bei etwa 25% der Kinder eine deutliche Tachyphylaxie auf die verwendeten Lokalanästhetika auftrat, während die Mehrzahl auch über einen längeren Behandlungszeitraum mit den gleichen Lokalanästhetikadosierungen behandelt werden konnte.

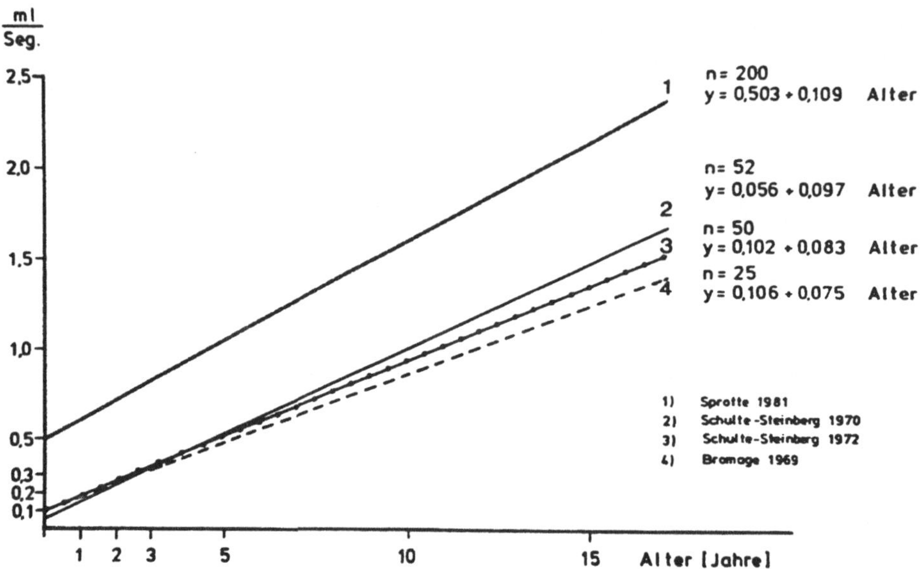

Abb. 2. Erforderliche segmentale Dosen für die Kaudalanästhesie beim Kind in Abhängigkeit vom Lebensalter – Vergleich von Regressionsanalysen. (Nach Sprotte 1985)

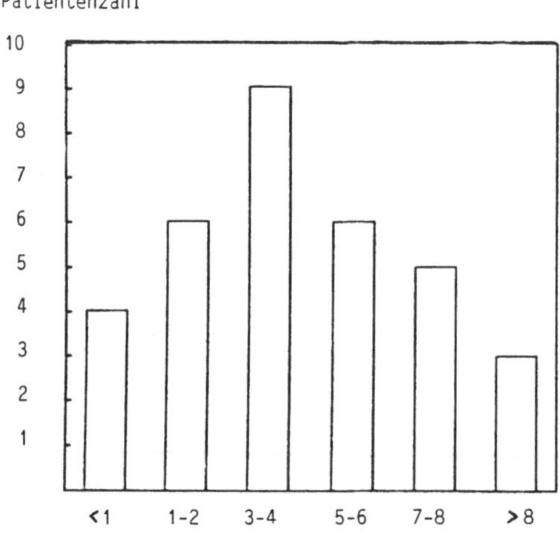

Abb. 3. Liegedauer thorakaler Periduralkatheter im Kindesalter

Zusammenfassend erscheinen uns folgende Vorteile für den thorakalen Zugangsweg zum Periduralraum bei thoraxchirurgischen Eingriffen an Kindern zu sprechen:

- Die Punktion ist kaum schwieriger als beim lumbalen oder kaudalen Zugangsweg, der Katheterverlauf dagegen sicherer.
- Die Lokalanästhetikadosierung kann niedriger gehalten werden, die Wirkung ist sicherer auf die auszuschaltenden Segmente beschränkt.

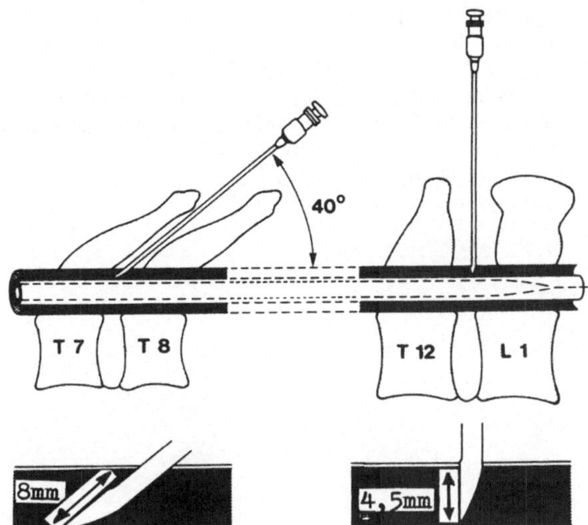

Abb. 4. Unterschied zwischen thorakalem und lumbalem Zugang zum Periduralraum. (Nach Massey-Dawkins 1971)

- Kreislaufnebenwirkungen sind außerordentlich selten.
- Fixierung und Sauberhalten des Katheters sind einfacher als beim lumbalen oder kaudalen Zugangsweg.
- Die Schmerzausschaltung hochthorakaler Segmente wie Th2–Th5, die z.B. bei Sternotomie notwendig ist, läßt sich nur vom thorakalen Zugangsweg aus erreichen.
- Durch die flache Einstichrichtung (Abb. 4) ist die Gefahr der Duraperforation relativ gering.

Literatur

1. Armitage EN (1979) Caudal block in children. Anaesthesia 34:396
2. Berkowitz S, Greene BA (1951) Spinal anaesthesia in children: Report based on 350 patients under 13 years of age. Anesthesiology 12/3:476
3. Bromage PR (1969) Aging and epidural dose requirements: Segmental spread and predictability of epidural analgesia in youth and extreme age. Br J Anaesth 41:1016
4. Farr RE (1920) Local anaesthesia in infancy and childhood. Arch Pediatr 37:381
5. Fortuna A (1967) Caudal analgesia: A simple and safe technique in pediatric surgery. Br J Anaesth 39:165
6. Gray T (1910) Study of spinal anaesthesia in infants and children. Lancet (Sept 25) and (June 10)
7. Isakow YF, Geraskin BI, Koshevnikov VA (1971) Long term peridural anaesthesia after operations on the organs of the chest in children. Grundn Chir 13:104
8. Junkin CI (1953) Spinal anaesthesia in children. Can Med Assoc J 28:51
9. Schulte-Steinberg O, Rahlphs VW (1970) Caudal anaesthesia in children and spread of 1 per cent lignocaine: A statistically study. Br J Anaesth 42:1093
10. Schulte-Steinberg O, Rahlphs VW (1972) Caudal-Anästhesie bei Kindern und die Ausbreitung von 0,26%iger Bupivacain-Lösung. Anaesthesist 21:94
11. Slater HM, Stephen CR (1950) Hypobaric pantocaine spinal anaesthesia in children. Anesthesiology 11/6:709

12. Sprotte G (1984) Caudalanästhesie bei orthopädischen Eingriffen im Kindesalter. In: Kühn K, Hausdörfer J (Hrsg) Regionalanästhesie. Springer, Berlin Heidelberg New York Tokyo
13. Sprotte G (1985) Regionalanästhesie im Kindesalter. In: Kretz FJ, Eyrich K (Hrsg) Anästhesie im Kindesalter. Springer, Berlin Heidelberg New York Tokyo
14. Takasaki M, Dohi S, Kawabata Y (1977) Dosage of lidocain for caudal anaesthesia in infants and children. Anesthesiology 47:527
15. Verlic L, Münger U (1982) Über die Caudalanästhesie bei Kindern und die Gefahr von Krampfanfällen. Regionalanästhesie 5:11

Erfahrungen mit der Katheterperiduralanästhesie zur intra- und postoperativen Analgesie bei Kindern und Jugendlichen

E. Weber

Seit 1985 führten wie bei Kindern und Jugendlichen im Alter von 3 Monaten bis 19 Jahren 45 Periduralkatheter-(PDK-)Anästhesien durch. Allein diese geringe Zahl – das sind etwa 1% aller durchgeführten Anästhesien – mag verdeutlichen, daß es uns kaum um ein besonders ehrgeiziges, spektakuläres Projekt in Sachen Leitungsanästhesie ging. Als Indikation galt uns ausschließlich die postoperative Betreuung der Kinder. Mit *systemischen* Opiatgaben erreichten wir beispielsweise bei Kinder nach einer Thoraxplastik keine befriedigende Analgesie. Von der PDK-Analgesie erhofften wir uns einen schmerzfreien, kooperativen, Atemgymnastik treibenden Patienten. Und bei den großen bauchchirurgischen Eingriffen v. a. im Zusammenhang mit einer Peritonitis, erwarteten wir durch eine peridurale Sympathikolyse die zwar seltenen aber leider beobachteten schweren Komplikationen, wenn auch nicht gänzlich zu verhindern, so doch noch unwahrscheinlicher zu machen. Nachfolgend sind diese beiden Indikationsgruppen entsprechend zusammengestellt.

Indikationen zur PDK-Anästhesie im Kinderkrankenhaus

Periduralkatheter zur postoperativen Analgesie:
Thoraxplastik nach Rehbein (6 Kinder),
Adduktorenrückverlagerung nach Donovan (12),
offene Hüftreposition mit Pfannenplastik (2),
komplexe Spitzfußoperation (1),
Zustand nach Beckenfraktur (1),
Zustand nach Mehrfachlaparotomie (1).

Periduralkatheter zur postoperativen Sympathikolyse (Analgesie):
abdominelle Tumorchirurgie (3),
„große" Abdominalchirurgie (2),
Laparotomie bei Darmperforation und/oder Peritonitiden (6),
Laparotomie bei komplizierten Ileuszuständen mit Darmresektion (5),
Zystektomie bei Zustand nach Polytrauma (1),
Ureterenreimplantation bei Megaureteren (1),
Analrekonstruktion bei Zustand nach Analatresie (1),
Herniotomie beidseits (s. Text) (1).

Dazu sei noch erwähnt: 16 der 54 Kinder waren durch Erkrankungen wie Zerebralparese, Krampfleiden, geistige Retardierung u. a. behindert. Wie darüber hinaus die dargestellten Indikationen nur im Hinblick auf die Gesamtsituation der Kinder verständlich werden, mag das folgende Beispiel eines Patienten mit einer „Herniotomie beidseits" verdeutlichen: 1jähriges Kind; 4,5 kg KG; bronchpulmonale Dysplasie; seit wenigen Wochen ohne Beatmung; pCO_2-Werte bis 60; Rechtsherzinsuffizienz; Stauungsleber; Stauungsgastritis; extrem große Leistenhernien beidseits bei nur kleinem Abdomen und zusätzlichem Zwerchfelltiefstand; rezidivierende Subileuszustände mit entsprechenden Ernährungsproblemen – kurzum ein vital gefährdetes Kind, dessen Operation wir immer wieder hinausgeschoben hatten, dessen Operation uns andererseits aufgrund der Ernährungssituation zunehmend dringlicher schien. Um das Risiko postoperativer Komplikationen wie Durchblutungsstörungen und/oder eines Ileus – Komplikationen mit einer vitalen Bedrohung für dieses Kind – möglichst gering zu halten, entschlossen wir uns, trotz Alter und Gewicht zur periduralen Sympathikolyse.

Die Alterszusammensetzung der 45 Kinder war wie folgt (3 Monate bis zu 19 Jahren; je jünger die Patienten waren, desto strenger stellten wir die Indikation):

    0–2 Jahre: 7 Kinder,
    2–5:   7,
    5–10:   12,
   10–15:   7,
   15–19:   12.

Soweit die Entscheidung zum PDK nicht vom operativen Befund abhängig war, benutzten wir ihn ebenfalls zur intraoperativen Analgesie. Wir gingen bei 37 Kindern folgendermaßen vor:
Narkoseeinleitung: 1 mg/kg KG Methohexital i.v.; 2,5 µg/kg KG Vecuronium i.v.; Beatmung mit Lachgas/Sauerstoff; Weiterführung der Narkose mit Methohexital 2–4 mg/kg KG/h. Anschließend legten wir die PDK in Seitenlage. Dazu verwendeten wir bei Kindern über 40 kg KG eine 16-gg.-Touhy-Nadel mit entsprechendem Katheter (zentrale Öffnung, Fa. Braun); bei Kindern von 20–40 kg KG eine 18-gg.-Touhy-Nadel mit entsprechendem Katheter; bei Kindern von 10–20 kg KG eine kurze 18-gg.-Touhy-Nadel (5 cm; Fa. Krauth, Hamburg) oder für den lateralen Zugang eine 18-gg.-Armitage-Nadel (Fa. Shrimten/Fletcher, England) mit entsprechendem Katheter. Bei Kindern unter 10 kg KG wurden eine 20-gg.-Touhy-Nadel (Fa. Krauth, Hamburg) oder für den lateralen Zugang die 20-gg.-Sprotte-Nadel (P IV nach Sprotte, Fa. Hell, Diespeck) mit entsprechendem Katheter (Fa. Braun) verwendet.

Ausschließlich lumbale Punktionen führten wir bei Kindern unter 6 Jahren durch. Bei älteren Kindern entschieden wir die Punktionshöhe nach Operationsgebiet. Bei einer Katheterplazierung von 2–4 cm peridural reichte sie von L4/5 bis Th6/7. Jedes 3. Kind erhielt einen thorakalen Katheter.

Abgesehen von wenigen erforderlichen Zweitpunktionen (8 Kinder) und 2 nicht durchgängigen Kathetern ergaben sich keine Punktionsprobleme, insbesondere keine Dura- oder Gefäßverletzungen. Des weiteren gaben wir nach Aspiration zum Ausschluß einer intravasalen Katheterlage Atropin und eine spinale Testdosis von 0,5–1,5 ml Bupivacain 0,5%ig. Diese Form der Narkoseeinleitung mit Methohexital, dem kurzwirkenden Vecuronium und einer geringen Fentanylgabe erlaubte es uns, einerseits die Periduralpunktion unter optimalen Bedingungen durchzuführen und andererseits eine spinale Katheterlage mit Sicherheit auszuschließen, und zwar durch eindeutige Schmerzreaktionen an den unteren Extremitäten. Daraufhin wurde der PDK mit Bupivacain z.T. in Verbindung mit Etidocain, gefüllt.

In Abb. 1 ist der von uns ermittelte Volumenbedarf bei den 45 PDK-Anästhesien dargestellt. Vergleicht man unsere Erfahrungen mit den Angaben von Schulte-Steinberg – mit 0,1 ml/Segment für ein 1jähriges Kind und 1,5 ml/Segment für ein 15jähriges –, so bildeten jene für uns ein unteres Limit: wir benötigten v.a. bei den Kleinkindern das 3- bis 4fache. Vergleicht man demgegenüber unsere Erfahrungen mit den Angaben von Sprotte, so bildeten jene – mit 0,5 ml/Segment für ein 1jähriges Kind und 2,5 ml/Segment für ein 15jähriges – für uns ein oberes Limit. Unser Volumenbedarf lag zwischen diesen beiden Angaben. In Abb. 2 ist unser Volumenbedarf pro kg KG dargestellt, und zwar mit x bei einer periduralen Ausbreitung unter 10 Segmente und mit o bei einer Ausbreitung über 10 Segmente. Mit Werten von zumeist 0,4–0,5 ml/kg KG für die größere Ausbreitung lagen wir nicht weit entfernt von der Empfehlung Armitages: mit 0,5 ml/kg KG für die Periduralanästhesie im Kindesalter. Er hält die Angaben bezogen auf kg KG angesichts der nicht unbeträchtlichen Größen- und Gewichtsschwankungen in den Altersgruppen für sinnvoller als Berechnungen nach den Segmenten. Daß wir z.T. im Vergleich zu Sprotte mit recht geringen Dosierungen auskamen, mag damit zusammenhängen, daß wir es mit einer

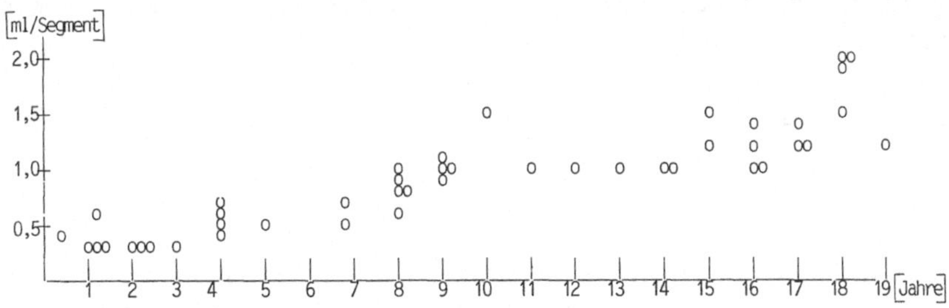

Abb. 1. Volumenbedarf/Segment bei der Periduralanästhesie (n = 45)

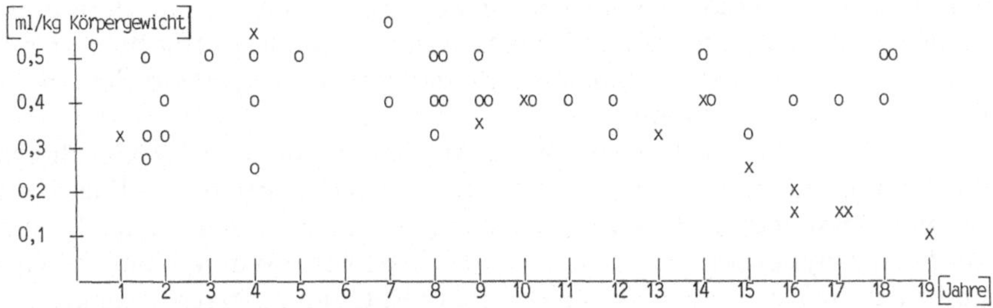

Abb. 2. Volumenbedarf/kg KG bei der Periduralanästhesie (n = 45); *x* Ausbreitung bis zu 10 Segmenten, *o* Ausbreitung über 10 Segmente

Reihe untergewichtiger Kinder zu tun hatten. So schwankten wir in unseren Dosierungen zwischen den Angaben von Schulte-Steinbergs (0,1 ml/Segment/Lebensjahr) als unteres Limit v. a. bei thorakalen PDK, den Angaben von Sprotte (0,5–2,5 ml Segment) als oberes Limit v. a. bei lumbalen Kathetern und den Angaben von Armitage (0,5 ml/kg KG) als Korrektiv v. a. bei untergewichtigen Kindern.

Bei dieser Kombinationsanästhesie mußten wir bei einer Operationsdauer von 0,5–6,5 h 8 Kinder im weiteren Verlauf nachrelaxieren, erreichten jedoch in der Regel eine ausreichend gute Analgesie. Allein in 3 Fällen benötigten wir zusätzliche, wenn auch geringe Fentanylgaben. 2 Kinder schienen mit Methohexital nicht ausreichend tief zu schlafen, eine Umstellung auf 0,3 Vol.-% Halothan erbrachte den gewünschten Erfolg. Postoperativ waren die Kinder rasch wach und konnten kooperativ und schmerzfrei zur Station verlegt werden.

Bei einer PDK-Liegedauer von 2–14 Tagen verabreichten wir 25 Kinder (der Analgesiegruppe, s. Übersicht zu Beginn des Beitrags) 12stündlich 0,1 mg/kg KG Morphin mit NaCl peridural. Zusätzlich benötigte jedes 2. Kind dieser Gruppe Bupivacain 0,25%ig aufgrund zwischenzeitlicher Schmerzen am 1. und 2. postoperativen Tag. Stand die Sympathikolyse im Vordergrund, so gaben wir den Kindern 4- bis 6stündlich 0,25% Bupivacain peridural und bei zwischenzeitlichen Schmerzen 0,1 mg/kg KG Morphin peridural. Zur Überwachung wurde stündlich die Atemfrequenz gezählt, sowie nach Bupivacaingaben 15 und 30 min später Blutdruck und Puls kontrolliert. Darüber hinaus wurden sporatisch Blutgasanalysen durchgeführt und nach ihnen beispielsweise die minimal zu tolerierenden Atemfrequenzen festgelegt.

Nebenwirkungen nach periduraler Morphingabe (0,1 mg/kg KG; 43 Kinder; Katheterlage 2–16 Tage):

Juckreiz: 2 Kinder,
Übelkeit: 2,
Harnverhalt: 4,
Atemdepression: 1.

Den in 2 Fällen aufgetretenen starken Juckreiz konnten wir mit systemischer Antagonistengabe erfolgreich behandeln. Bei einem Kind führten wir die Morphingaben weiter, ohne daß der Juckreiz wieder auftrat. Ebenso beobachteten wir 2mal Übelkeit, die wir einmal mit Vomex und einmal mit systemischer Antagonistengabe behandelten. In beiden Fällen konnten wir die peridurale Morphingabe ohne erneute Übelkeit weiterführen. Allerdings trat bei 4 der 12 Kinder, die nicht bereits aus anderen Gründen einen Urinkatheter hatten, ein temporäres Harnverhalten auf.

Unser besonderes Interesse galt der Auswirkung periduraler Morphingabe auf die Atmung. In einem Fall trat – 2 h nach Morphingabe – eine klinisch relevante Atemdepression auf. Ein 4jähriger Patient mit einer normalen Atemfrequenz von 20–25/min hypoventilierte mit einer Frequenz von 13/min, einem pCO_2 von 46 und einem pO_2 von ebenfalls 46 (kapilläre Entnahme). Nach systemischer Antagonistengabe normalisierten sich sogleich Atemfrequenz, pO_2 und pCO_2. Nach weiteren 4 h wurde allerdings eine erneute Antagonistengabe erforderlich. Bei den Blutgasanalysen der anderen Kinder fanden sich vereinzelte geringe pCO_2-Erhöhungen ohne klinische Auffälligkeiten und ohne pO_2-Veränderungen. Um ein genaueres Bild über Auswirkungen periduraler Morphingaben auf die Atmung zu erhalten, nahmen wir nun die niedrigsten Atemfrequenzen aller 43 Patienten, und zwar über ihren gesamten Therapiezeitraum, und ordneten sie den zeitlichen Abständen nach Morphingabe zu. Wie auf der Abb. 3 ersichtlich, findet sich eine Häufung tiefster Atemfrequenzen in der ersten 8 h bei einem leichten Zusatzgipfel nach 2 h. 6 Kinder mit nur geringen Atemfrequenzschwankungen fanden in der Darstellung keine Berücksichtigung. Eine behandlungsbedürftige Atemdepression sahen wir zwar nur in einem Fall, ein Einfluß auf die Atmung ist jedoch demnach bei fast allen Patienten zu vermuten. Bei allen Einschränkungen wie der geringen Patientenzahl und der Beurteilung im Wesentlichen nach klinischen Kriterien sollte nach unserer Meinung bei periduraler Morphingabe im Kindesalter ein 10stündiger Mindestabstand eingehalten werden. In der Kombination mit zwischenzeitlichen Bupivacaingaben steht uns ein Konzept zur Verfügung, daß uns einerseits eine gute Analgesie ermöglicht und andererseits eine Atemdepression unwahrscheinlich werden läßt.

Die postoperativen Verläufe bei den Kindern unter Sympathikolyse waren zwar alle recht günstig, dies jedoch auf die Peridurale zurückzuführen, halte ich beim gegenwärtigen Stand der Dinge für vermessen. Ich möchte allerdings nicht unerwähnt lassen, daß es mich schon beeindruckt hat, Kinder Stunden nach ausgedehnter Laparotomie unbeeinträchtigt in ihrem Bett spielen zu sehen. Und wenn einem dann auf die Frage, ob etwas weh tue, von einem 2jährigen Mädchen – die Frage „bejahend" – lediglich ein äußerlich unverletzter Finger entgegengestreckt wird, den sie sich eine Woche zuvor geklemmt hatte, der frisch operierte Bauch aber nicht erwähnt wird, dann verläßt man schon mal befriedigt die Klinik.

Mit unserer periduralen Kombinationsbehandlung – 12stündlich Morphin und zwischenzeitlich bei Bedarf Bupivacain – erreichten wir eine gute Analgesie. So war es den Kindern nach Thoraxplastik ohne Schwierigkeiten und Überredungskünste möglich, Atemgymnastik zu machen; die Kinder nach Donovanoperation ließen sich ohne Protest auch in den ersten Tagen entsprechend lagern. So ist die PDK-Analgesie nach unseren Erfahrungen seiner systemischen

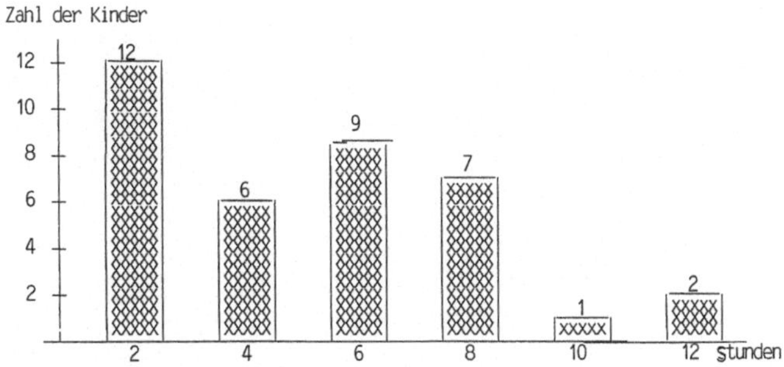

Abb. 3. Zeitpunkt niedrigster Atemfrequenz nach periduraler Morphingabe (0,1 mg/kg KG) bei 43 Kindern; nicht dargestellt 6 Kinder mit (nahezu) konstanter Atemfrequenz

Opiatanalgesie überlegen. Bei starken postoperativen Schmerzzuständen halten wir sie für eine gute, dankbare Alternative. Dies gilt in gleicher Weise für eine gewünschte Sympathikolyse nach Baucheingriffen, bei Peritonitiden etc. Auswirkungen periduraler Morphingaben im Kindesalter auf die Atmung scheinen nach unserer Beobachtung eher die Regel, klinisch relevante Atemdepressionen wohl eher eine Seltenheit. Neben einer guten Überwachung halten wir einen zeitlichen Mindestabstand von 10 h zwischen 2 Morphingaben für geboten. Unter diesen Voraussetzungen verfügen wir in der Kombination mit zwischenzeitlichen Bupivacaingaben über ein zuverlässiges, risikoarmes Analgesieverfahren, das auch in der Kinderanästhesie bei entsprechenden Indikationen seinen – wenn auch künftig weiterhin bescheidenen – Platz haben sollte.

Literatur

Armittage E (1985) Regional anaesthesia in paediatrics. Clin Anaesthesiol 3/3
Armitage E (1986) Local anaesthetic techniques for prevention of postoperative pain. Br J Anaesthe 58:790–800
Bromage PR (1978) Epidural analgesia. Saunders, Philadelphia London Toronto
Glensky JA (1984) Using epidural morphine in pediatric procedures. Anesthesiol Topics 2 (Astra)
Samii K, Dubousset A, Ecoffey C (1986) Lumbar and thoracic epidural anesthesia and upper abdominal surgery in infants and children. Anesthesiology 65:87–90
Schulte-Steinberg O, Wüst HJ (1983) Epiduralanästhesie bei Kindern und älteren Patienten. Springer, Berlin Heidelberg New York Tokyo
Sprotte G (1984) Kaudalanaesthesie bei orthopädischen Eingriffen im Kindesalter. In: Kühn K, Hausdörfer J (Hrsg) Kinderanästhesie: Regionalanästhesie im Kindesalter. Springer, Berlin Heidelberg New York Tokyo
Sprotte G (1985) Regional Anästhesie im Kindesalter. In: Kretz FJ, Eyrich K (Hrsg) Anästhesie im Kindesalter. Springer, Berlin Heidelberg New York Tokyo

Isofluran: Klinische Erfahrungen im Kindesalter

M. Eckrich und H. H. Hennes

Einleitung

In der Kinderanästhesie dürfte die dominierende Rolle der Inhalationsnarkose unbestritten sein. Sie zeichnet sich durch komplikationsarme Ein- und Ausleitung sowie gute Steuerbarkeit aus. Dabei verdrängte zu Beginn der 60er Jahre Halothan weitgehend alle übrigen Inhalationsnarkotika.

Einige Eigenschaften der Anästhesie mit Halothan lassen allerdings Zweifel daran aufkommen, ob dieses Inhalationsanästhetikum allen Ansprüchen genügt. Hier wären die Verminderung des Herzzeitvolumens durch Halothan in anästhetischen Konzentrationen [16, 24] und das häufige Auftreten von Herzarrhythmien mit und ohne Applikation sympathoadrenerger Substanzen zu erwähnen [2, 39]. Weitere Bedenken erwachsen aus der Hepatotoxizität entstehender Metaboliten [11, 36] bei einer Biotransformationsrate von 15–20% [7]. Diese Fakten werden nicht nur patientenorientiert diskutiert. Gerade in der Kinderanästhesie mit Einleitung per inhalationem sollte die Exposition des Personals gegen Spurenkonzentrationen flüchtiger Anästhetika in Betracht gezogen werden [12, 46].

Demgegenüber scheint Enfluran einige Vorteile zu bieten: geringere Kreislaufeffekte mit niedrigerer Arrhythmierate, fehlende Hepatopathien bei einer nahezu um eine ganze Zehnerpotenz kleineren Metabolisierungsrate [9], bessere Steuerbarkeit wegen niedrigerer Löslichkeitskoeffizienten [26]. Trotzdem gelang Enfluran in der Kinderanästhesie nicht der erwartete Durchbruch. Neben den zum Teil verlängerten Einleitungszeiten unter Enfluran, die auf die partial zerebralerregende Wirkung dieser Substanz zurückgeführt wurden [47], imponieren die besonders unter Hyperventilation beschriebenen EEG-Veränderungen bis hin zu Krampfpotentialen [33, 37].

Seit 1983 steht uns Isofluran zur Verfügung. Seine extrem niedrige Biotransformationsrate [30], die dem Halothan und Enfluran überlegenen pharmakokinetischen Eigenschaften [14, 21, 50], die geringe Arrhythmogenität auch unter Applikation sympathoadrenerger Pharmaka [3, 31, 45], das Fehlen einer zentralerregenden Wirkung [18, 47], die hohe Kreislaufstabilität [10] bei erhaltenem Barorezeptorreflex [17, 44] – all dies erregte unser Interesse bezüglich der klinischen Praktikabilität besonders für die Narkoseführung von Säuglingen und Kindern.

Narkosen bei Kindern bis zu 10 Jahren nehmen in unserem Haus einen nicht unbeträchtlichen Platz ein. Seit April 1984 überblicken wir bis zum Anfang dieses Jahres 1418 Narkosen mit Isofluran bei Kindern.

Studie I

Patienten und Methodik

In einer ersten retrospektiven Studie wurden die Narkoseverlaufsbögen der 1418 mit Isofluran durchgeführten Kindernarkosen ausgewertet. Die Einleitung nach Operationsgebieten ergibt eine Dominanz der HNO-ärztlichen Eingriffe mit 72,9% aller Narkosen (Tabelle 1) Dabei nehmen innerhalb unseres chirurgischen Krankengutes die Narkosen von Kindern bis zu 1 Jahr einen Raum von 28,6% ein, von diesen wiederum 36% bis zu einem Alter von 2 Monaten (Tabelle 2).

Die präoperative Risikoeinschätzung zeigt ein überwiegen der Gruppen I und II nach der ASA-Klassifikation.

Tabelle 1. Mit Isofluran durchgeführte Eingriffe (in Klammern: Anzahl der Patienten)

HNO-Heilkunde (1034)
- Adenotomie
- Tonsillektomie
- Parazentese, Paukenröhrchen
- Wundversorgung
- Belloq-Tamponade

Kinderchirurgie (384)
- Kopf (23)
- Hals (8)
- Abdomen (164)
- Extremitäten (63)
- Urologie (104)
- ZMK (Zahn-Mund-Kiefer-Behandlung) (4)
- Diagnostik (13)
- Polytrauma, Wundversorgung (2)
- Enterothorax (1)
- Sonstige (2)

Tabelle 2. Altersverteilung der mit Isofluran anästhesierten 1418 Kinder (w.: 577; m.: 841)

Alter (bis … Jahre)	n
1	112
2	42
3	59
4	157
5	237
6	263
7	210
8	106
9	118
10	114

Die Prämedikation erfolgte üblicherweise intramuskulär. Säuglinge bis zu einem halben Jahr erhielten lediglich Atropin (0,01 mg/kg KG), die übrigen Kinder Pethidin (1 mg/kg KG), Promethazin (1 mg/kg KG) und Atropin (0,01 mg/kg KG). Bei sofortiger Operationsindikation wurde entweder auf eine Prämedikation verzichtet oder Atropin intravenös verabreicht.

Die minimale Anforderung an das perioperative Monitoring beinhaltete das präkordiale Stethoskop, die Ableitung der Pulskurve oder des EKG, eine rektale oder Ösophagustemperatursonde, bei Säuglingen bis zu einem halben Jahr zusätzlich auch die oszillatorische Blutdruckmessung. Zum Standardrepertoire zählt in unserem Haus die kontinuierliche Messung der exspiratorischen CO_2-Konzentration [13].

Ergebnisse

Eine Übersicht der verwendeten Narkosetechniken zeigt einige Tendenzen auf: Das früher vorwiegend verwendete halboffene System nach Kuhn wird in allen Altersklassen zunehmend durch das Ulmer Kinderkreissystem ersetzt (Abb. 1; [1]). Die Narkosen mit Intubation und kontrollierter Beatmung verdrängen weitgehend die Maskennarkosen mit Spontanatmung. Diese stellen jedoch bei chirurgischen Kurzeingriffen immer noch einen Anteil von 26,8%. Bedingt durch zunehmende Operations- und Narkosedauer sinkt dieser Anteil bezogen auf das Jahr 1986 auf nahezu 15%.

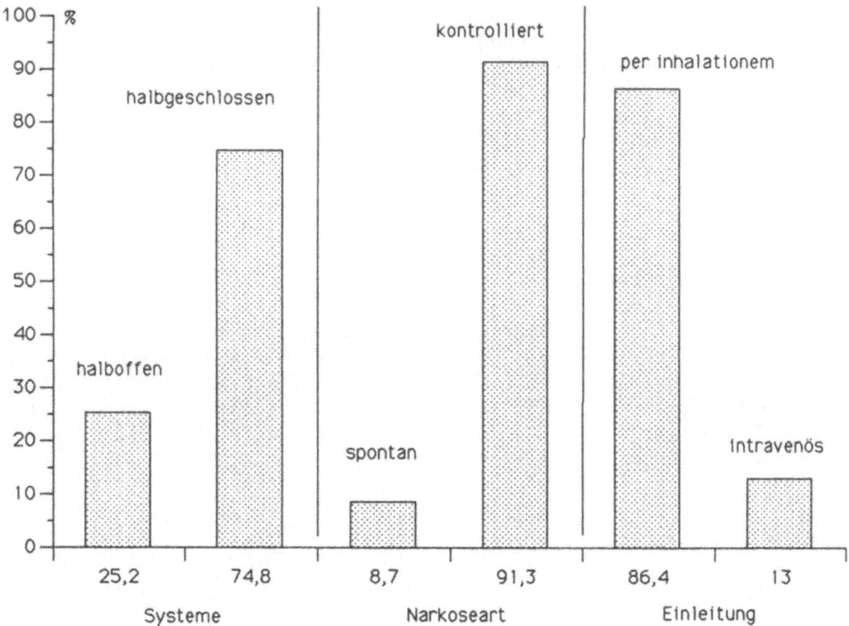

Abb. 1. Angewandte Narkosetechniken bei der Isoflurananästhesie (n = 1418)

Die Narkoseeinleitung durch Verabreichung eines Lachgas-Sauerstoff-Gemisches unter Zugabe steigender Isoflurankonzentration dominiert unangefochten. Bei Kindern ab Risikogruppe III ASA ist allerdings präoperativ ein venöser Zugang Voraussetzung. Die gesamte mittlere Narkosedauer betrug aufgrund der großen Zahl von Narkosen im HNO-ärztlichen Bereich (durchschnittlich 40,2 min) bei einer Spannweite von 10–280 min durchschnittlich 44,7 min; 5,4% der Narkosen bei chirurgischen Eingriffen dauerten länger als 120 min (Tabelle 3).

Vor Intubation wurden 99,1% unserer Patienten mit Succinylcholin relaxiert [26, 40]. Nur in wenigen Fällen wurde auf eine Relaxierung zur Intubation verzichtet. Intraoperativ benötigten 62,9% der HNO-ärztlichen und 39,9% der chirurgisch behandelten Patienten keine weitere Relaxantiengabe (Tabelle 4). Die Darstellung der jeweils maximal verwendeten Isoflurankonzentration weist bei den Narkosen unter Spontanatmung eine Kumulierung der Maxima zwischen 1,5 und 2,5 Vol.-% Verdampfereinstellung auf (durchschnittlich 2,0 Vol.-%). Die Häufigkeitsverteilung unter kontrollierter Beatmung tendiert verständlicherweise zu niedrigeren Werten (durchschnittlich 1,78 Vol.-%) (Abb. 2, 3). Der Anteil der beobachteten perioperativen Komplikationen ist bezogen auf die Summe der Narkosen gering (1,8%) – selbst bei Einräumung relativer Ungenauigkeit retrospektiv erhobener Daten (Tabelle 5).

Tabelle 3. Mittlere Narkosedauer (Spanne 10–280 min)

	n	[min]
Chirurgie	384	56,7
HNO	1034	40,2
Gesamt	1418	44,7

Tabelle 4. Relaxierung (n)

	Gesamt	Chirurgie	HNO
Intubation	1295	281	1014
– Succinylcholin	1275	269	1006
– ohne Relaxierung	11	3	8
– präoperativ beatmet	9	9	0
Intraoperativ			
– ohne Relaxierung	750	112	638
– Succinylcholin			
a) Bolus repet.	424	48	376
b) Dauertropf	102	102	0
– Alcuronium	10	10	0
– Pancuronium	9	9	0

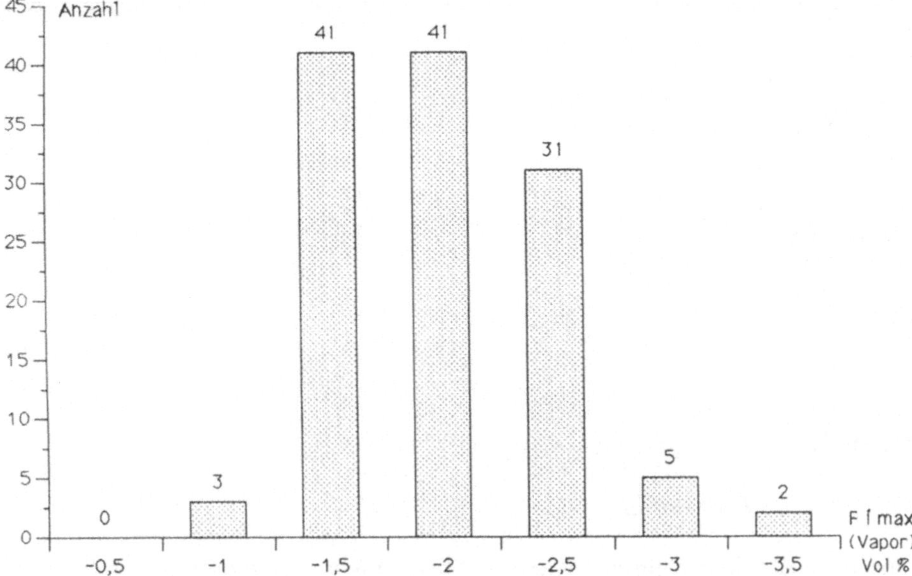

Abb. 2. Maximal eingestellte Isoflurankonzentration bei Narkosen unter Spontanatmung (n = 123, $\bar{x}$ = 2,0 Vol.-%)

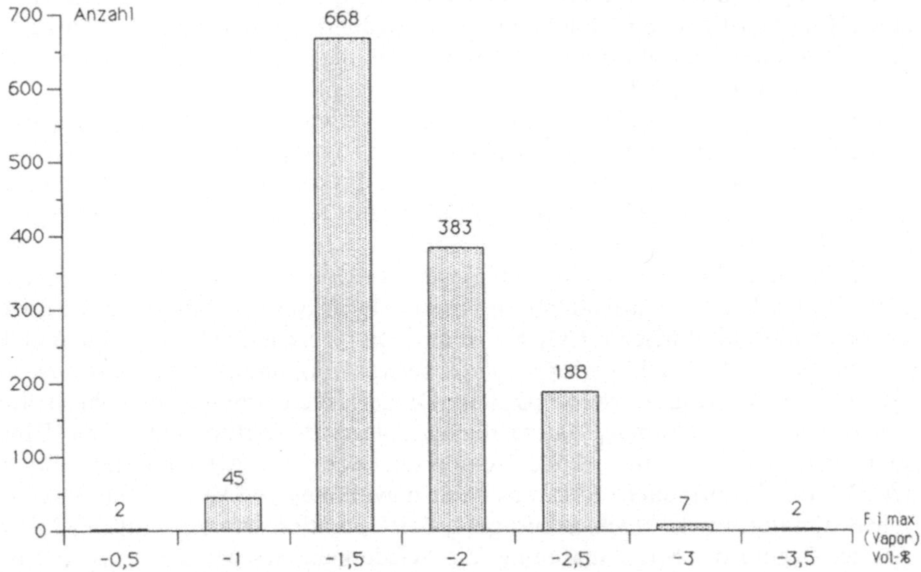

Abb. 3. Maximal eingestellte Isoflurankonzentration bei Narkosen unter kontrollierter Beatmung (n = 1295, $\bar{x}$ = 1,78 Vol.-%)

Tabelle 5. Intra- und unmittelbar postanästhetische Komplikationen unter Isoflurananästhesie (n)

Laryngospasmus	7
Bronchospasmus	2
Postoperativer Husten	3
Singultus	3
Intraoperatives Erbrechen	1
Postoperatives Erbrechen	6
Kieferklemme	2
Tachykardie (Puls 200/min)	1
Verzögertes Erwachen	1
Gesamt:	26

Studie II

Patienten und Methodik

Unsere zweite Studie umfaßt 50 standardisierte Kindernarkosen bei HNO-ärztlichen Eingriffen. Anamnese und Befunde verdeutlichen das erhöhte Narkoserisiko dieser Patienten bezüglich des oberen Respirationstrakts (Tabelle 6–8).

Die Prämedikation erfolgte ca. 45 min vor Narkosebeginn. Die Beurteilung der sedierenden Wirkung schließt mit ein, daß 78% der Patienten die Narkosevorbereitung (Anlegen der Blutdruckmanschette, Aufkleben der EKG-Elektroden, Fixierung des präkordialen Stethoskops) und Narkoseeinleitung ohne Abwehrreaktion über sich ergehen ließen. Zunächst atmeten die Kinder über eine von Anfang an dicht aufgesetzte Maske 30 s lang Lachgas/Sauerstoff (2:1) bei einem Frischgasflow von 3 l/min ein. Anschließend wurde nach je 5 Atemzügen die Isoflurankonzentration (Verdampfereinstellung) um 0,2 Vol.-% bis auf 1,5 Vol.-% gesteigert [20, 40].

Nach Erlöschen von Lidreflex, muskulärer Aktivität und Schmerzempfinden, Anlegen einer Infusion (Glukose-Ringer-Lösung 10 ml/kg KG/h) und Injektion von Succinylcholin (1 mg/kg KG) erfolgte die Intubation. 2 min nach Operationsbeginn reduzierten wir die Konzentration am Verdampfer auf 1,2 Vol.-% Isofluran. Diese wurde bis zum Operationsende aufrechterhalten.

Als Beatmungssystem verwendeten wir das Ulmer Kinderbesteck (Tiberius 800 Dräger). Unter bedarfsadaptierter minimaler Hyperventilation lag die angestrebte endexspiratorische CO_2-Konzentration zwischen 4,2 und 5,0 Vol.-% (Normocap, Datex). Die perioperative Überwachung umfaßte weiterhin die inspiratorische O_2-Konzentration (Oxidig, Dräger), die endexspiratorische Isoflurankonzentration (Normac, Datex), die oszillatorische Blutdruckmessung (Dinamap 845, Criticon), die rektale Temperatursonde, das Atemminutenvolumen (AMV), die Atemfrequenz (Af), das Atemzugvolumen (AZV) und den maximalen Beatmungsdruck. Nach Beendigung der Operation wurden unter F_IO_2 von 1,0 der Beginn der Spontanatmung, die Wiederkehr des Muskeltonus und der Extubationszeitpunkt erfaßt. Die Extubation erfolgte bei deutlichem Schluckreflex.

Tabelle 6. Standardisierte Kindernarkosen mit Isofluran bei HNO-Eingriffen: Patienten

Gesamtanzahl	n = 50
Risikogruppe (ASA)	
I	n = 12
II	n = 35
III	n = 3
Alter (Jahre; $\bar{x}$)	4,83
Körpergröße (cm; $\bar{x}$)	109,5 ± 11,9
Körpergewicht (kg; $\bar{x}$)	19,4 ± 5,1
Operative Eingriffe (n)	
Adenotomie	46
Tonsillektomie	39
Parazentese	13
Paukenröhrchen	2
Belloq-Tamponade	5

Tabelle 7. Standardisierte Kindernarkosen mit Isofluran bei HNO-Eingriffen: Präoperatives Risiko

Befund (n)	
– Rhinitis	18
– Husten	18
– Bronchitis	5
– Asthma bronchiale	1
Anamnese (n)	
– häufige Bronchitiden	33
– Asthma bronchiale	6
– Pseudokrupp	3

Tabelle 8. Standardisierte Kindernarkosen mit Isofluran bei HNO-Eingriffen: Prämedikation i. m.

Wirkstoff	*Dosis*
Atropin	0,01 mg/kg KG
Pethidin	1,0 mg/kg KG
Promethazin	1,0 mg/kg KG
Wirkung (präop.)	*n*
Schlafend	4
Ruhig	18
Interessiert	11
Ängstlich	10
Weinend	4
Tobend	3

Ergebnisse

Die von uns angewendete Narkosetechnik ermöglichte die Intubation der Kinder im Mittel nach 8 min (5–14 min). Zur Überprüfung der Reaktion auf Schmerzreize dienten zum einen die Abnahme der Blutgasanalyse aus dem Ohrläppchen, zum andern die Injektion mit einer Venenverweilkanüle.

Bei durchschnittlicher Narkosedauer von 33,1 min (18–45 min) konnten die Patienten nach früh einsetzender Spontanatmung im Mittel 4,5 min nach Narkoseende extubiert werden. 15 min nach Narkoseende waren alle Patienten wach (Tabelle 9).

Die Registrierung der endexspiratorischen Isoflurankonzentration zeigt, bedingt durch die niedrige inspiratorische Maximalkonzentration, nur einen geringen Peak. Die Intubation erfolgte bei einer endexspiratorischen Isoflurankonzentration von 0,86 Vol.-%. 1 min nach Narkoseende verminderte sich die Konzentration von 0,88 Vol.-% auf 0,51 Vol.-% und lag kurz nach Extubation, d. h. ca. 6 min nach Narkoseende, bei 0,2 Vol.-% (Abb. 4).

Die Kreislaufverhältnisse blieben über den gesamten Narkoseverlauf stabil. Die Mittelwerte von Puls und Blutdruck variieren um weniger als 10%. Dabei zeigen Puls und systolischer Blutdruck symmetrische Schwankungen: leichtes Absinken während der Einleitung, Maxima nach Intubation, Operationsbeginn und Narkoseende, während der Operation Verminderung unter das Ausgangsniveau. Bei sonst nur geringen Schwankungen des diastolischen Blutdrucks fällt das Maximum nach Extubation auf (Abb. 5, 6).

Perioperative Komplikationen waren gering. In der Induktion waren weder Salivation, Husten, Apnoe noch Laryngospasmus zu beobachten. Die Exzitation verschwand nach 20–30 s und stellte kein Problem für die Einleitung dar. Der in der Ausleitungsphase eines Kindes auftretende Laryngospasmus ließ sich durch

Tabelle 9. Standardisierte Kindernarkosen mit Isofluran bei HNO-Eingriffen: Zeitphasen (Mittelwerte)

Einschlafphase	[s]
– Lidreflex	98,3 ± 40,2
– Muskeltonus	196,8 ± 66,7
– Schmerz 1	219,0 ± 49,9
– Schmerz 2	291,9 ± 64,7
– Intubation	474,0 ± 114,0
	[min]
Operationsdauer	20,7 ± 5,54
	[min]
Narkosedauer	33,1 ± 6,30
Aufwachphase	[s]
– Spontanatmung	103,9 ± 55,2
– Muskeltonus	229,4 ± 73,4
– Schmerz	243,5 ± 82,2
– Extubation	270,0 ± 90,0

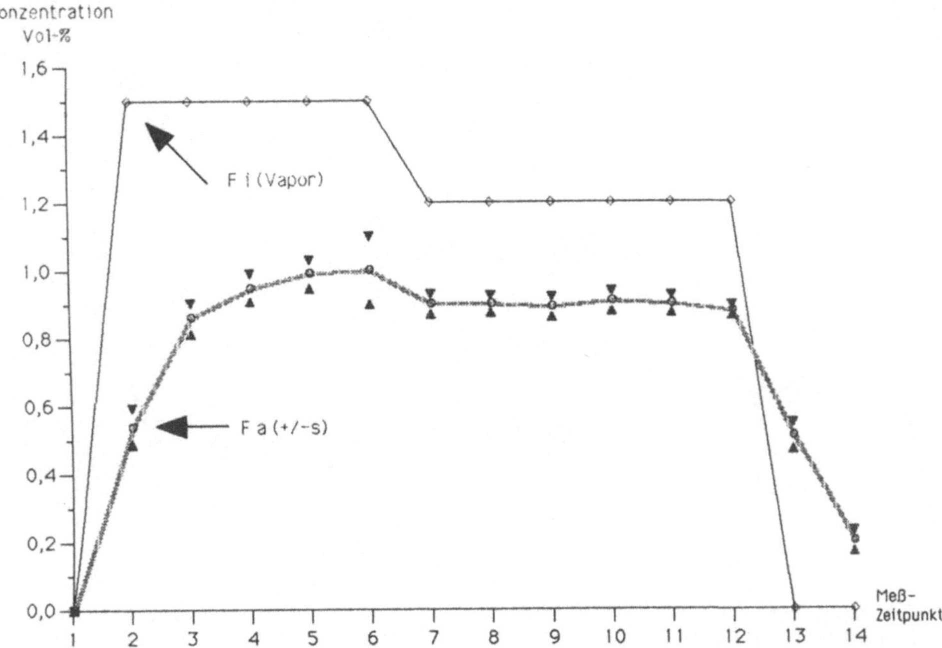

Abb. 4. Vergleich von alveolärer Isoflurankonzentration (F$_a$) und Verdampfereinstellung (n = 50).
Meßzeitpunkte: 1: Ausgangswert; *2:* Einleitung; *3:* Intubation; *4:* 2 min nach Intubation; *5:* 1 min vor Op.-Beginn; *6:* 2 min nach Op.-Beginn; *7:* 5 min nach Op.-Beginn; *8–12:* 10–30 min nach Op.-Beginn; *13:* 1 min nach Op.-Ende; *14:* 2 min nach Extubation

Absaugen von Blutresten aus dem Rachen und Sauerstoffzufuhr problemlos meistern (Tabelle 10).

Diskussion

Die Frage, ob die Anwendung von Isofluran in der Kinderanästhesie von Vorteil ist, wird kontrovers diskutiert. Den postoperativen Gesichtspunkten Atoxizität und hervorstechende Pharmakokinetik werden vor allem Aspekte der erschwerten Narkoseeinleitung gegenübergestellt: erhöhter Speichelfluß, unangenehmer Geruch, Husten, Apnoe, hohe Laryngospasmusrate [8, 14, 19, 20, 38], plötzliche Tachykardien [6] und Kreislaufdepressionen bei Säuglingen [25].

Andere Studien und unsere eigenen Beobachtungen verdeutlichen jedoch, daß sich die Komplikationshäufigkeit durch Modifizierung der Narkosetechnik erheblich reduzieren läßt. Folgende Punkte möchten wir hier herausstellen:

Die Prämedikation mit Atropin vermindert durch Unterdrückung der Speichel- und Bronchialsekretion auch die Häufigkeit vom Komplikationen der oberen Luftwege. Weiterhin wird dadurch der teilweise beschriebene Bradykardieneigung unter Isofluran bei Säuglingen vorgebeugt [25].

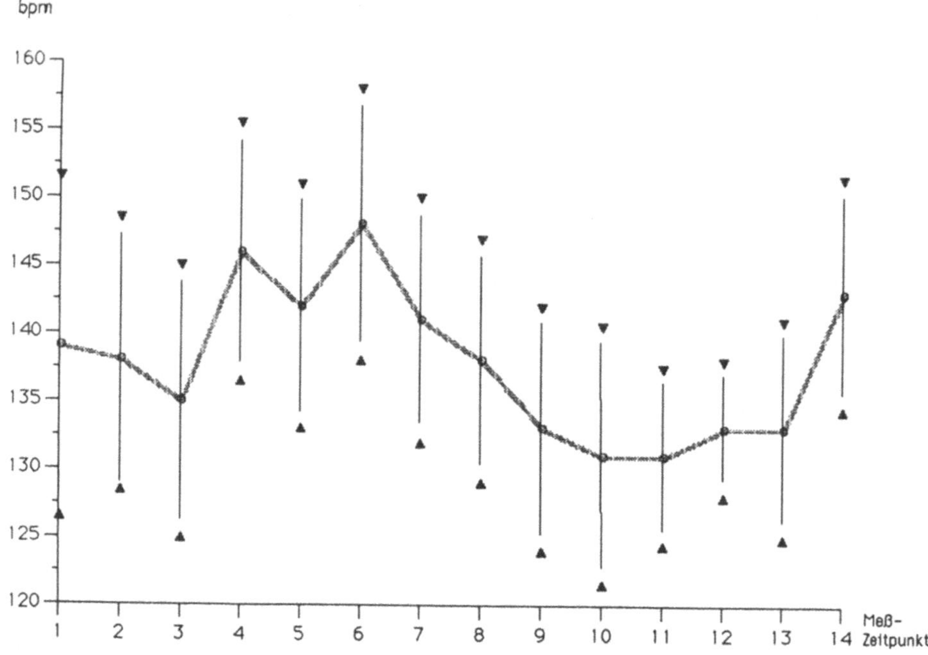

Abb. 5. Mittelwerte und Standardabweichung der Herzfrequenz (n = 50).
Meßzeitpunkte s. Abb. 4

Die durch das Voratmen eines Lachgas-Sauerstoff-Gemisches wahrscheinlich
entstehende Anosmie verhindert reflektorischen Husten bezüglich des unangenehmen empfundenen Geruchs von Isofluran [6]. Die Irritation der Atemwege
wird besonders durch stufenweise Erhöhung der Isoflurankonzentration vermindert [6, 40, 47, 50].

Eine Intubation unter Relaxation vermeidet sowohl bei zu niedriger Narkosetiefe Laryngospasmus und Anoxie als auch schwere Kreislaufdepression bei Anwendung sehr hoher inspiratorischer Isoflurankonzentration [6, 20, 40]. Succinylcholin wirkt unter Isofluran geringer arrhythmogen als unter Halothan [34].

Isoflurankonzentrationen von mehr als 2,5 Vol.-% scheinen uns zur Narkoseeinleitung nicht notwendig zu sein. Insbesondere sollte die Pharmakokinetik
des Isoflurans bedacht werden: Seine Aufnahmegeschwindigkeit übersteigt diejenige von Halothan und Enfluran und verhält sich dazu, auf das Lebensalter
bezogen, umgekehrt proportional [29, 41]. 2 Besonderheiten stellen die Bedeutung dieser Fakten heraus: die bei Säuglingen leicht zu unterdrückende Barore-
zeptorenaktivität [23, 48] mit konsekutiver Bradykardieneigung und die bei diesen Patienten schnell erreichbaren toxischen Organdosen infolge beschleunigter
Aufnahme des Anästhestikums nach Umschalten von Spontanatmung auf kontrollierte Beatmung [4, 24, 40, 42].

Wegen der stärkeren Vasodilatation sind Temperaturkontrolle und Ausküh-
lungsprophylaxe unverzichtbar.

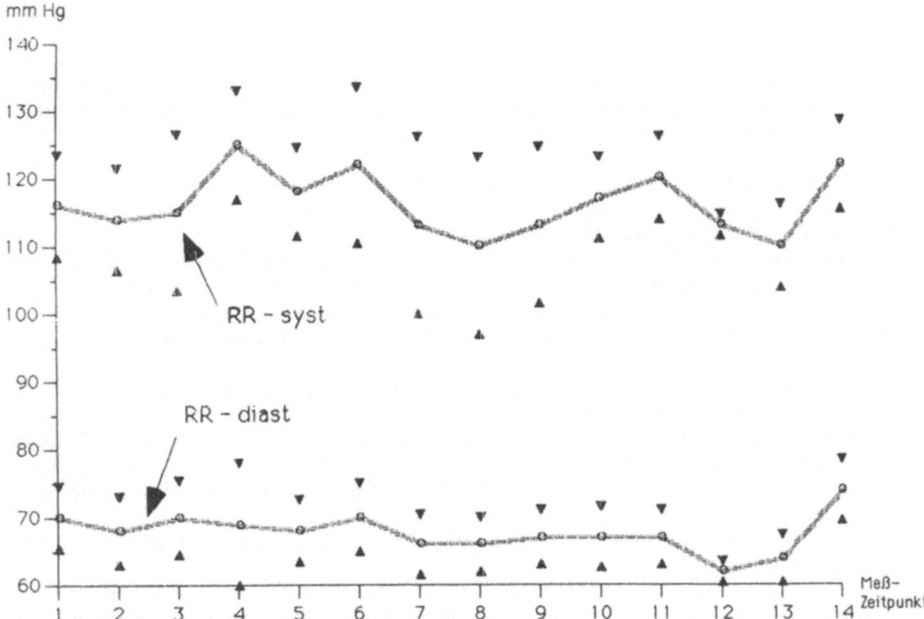

Abb. 6. Mittelwerte und Standardabweichung des systolischen und diastolischen Blutdrucks (n = 50). Meßzeitpunkte s. Abb. 4

Tabelle 10. Standardisierte Kindernarkosen mit Isofluran bei HNO-Eingriffen: Komplikationen

Komplikation	n
– präoperatives Erbrechen	4
– Geruchsintoleranz	1
– Exzitation in Einleitung	10
– Laryngospasmus	1
– Exzitation in Ausleitung	1

Die rasche Elimination des Isoflurans bewirkt ein hohes postnarkotisches Vigilanzniveau mit entsprechend erhöhtem Bedarf an Analgetika und/oder Sedativa [6].

Zu den von uns bestätigten Vorteilen des Isoflurans zählen große Kreislaufstabilität [22, 27], exzellente Steuerbarkeit, geringer Bedarf an Muskelrelaxantien [28] sowie rasche psychische Erholung [10, 15, 47]. Eine geringere Neigung zur Arrhythmie findet sich sowohl bei Gabe von Methylxanthinen [45] als auch bei Narkosen im HNO-ärztlichen Bereich [43, 49]. Da Isofluran darüber hinaus eine dem Halothan vergleichbare Resistanceverminderung bewirkt [29], scheint es bei Patienten mit chronisch-obstruktiven Lungenerkrankungen gleichwertig zu sein [32]. Nach unserer Meinung ist mit Isofluran eine auf die Besonderheiten des Kindesalters abgestimmte Narkoseführung sehr gut zu praktizieren.

Literatur

1. Altemeyer KH, Fösel T, Berg-Seiter S et al (1986) Besonderheiten der endotrachialen Intubation und der Narkosesysteme. In: Dick W (Hrsg) Kombinationsnarkosen im Kindesalter, Springer, Berlin Heidelberg New York Tokyo, S 33
2. Atlee JL III, Alexander SC (1977) Halothane effects on conductivity of the AV-node and HIS-Purkinje system in the dog. Anesth Analg 56:378
3. Blitt CD, Raessler KL, Wightman MA et al (1979) Atrioventricular conduction in dogs during anesthesia with isofluran. Anesthesiology 50:210
4. Brandom BW, Brandom RB, Cook DR (1983) Uptake and distribution of halothane in infants: In vivo measurements and computer simulations. Anesth Analg 62:404
5. Brown BR (1982) Zum gegenwärtigen Stand der Hepatotoxizität halogenierter Inhalationsanästhestika. In: Peter K, Jesch F (Hrsg) Inhalationsanästhesie heute und morgen. Springer, Berlin Heidelberg New York, S 13
6. Buss G, Büch U (1985) Klinische Erfahrungen mit Isofluran-Inhalations-Anästhesien bei Kindern. Anästh Intensivmed 26:379
7. Cascorbi HF, Blake DA, Heltich M (1970) Differences in biotransformation of halothane in man. Anesthesiology 32:119
8. Cattermole RW, Verghese C, Blair J et al (1986) Isoflurane and halothane for outpatient dental anaesthesia in children. Br J Anaesth 58:385
9. Chase RE, Holaday DA, Fiserova V et al (1971) The biotransformation of ethrane in man. Anesthesiology 35:262
10. Chinyanga HM, Vandenberghe H, MacLeod S et al (1984) Assessment of immediate post-anesthetic recovery in young children following intravenous morphine infusions, halothane, and isoflurane. Can Anaesth Soc J 31:28
11. Cohen EN (1978) Toxicity of inhalation anesthetic agents. Br J Anaesth 50:665
12. Cohen EN, Brown BW, Bruce DL et al (1974) Occupational disease among operation room personal. A national study. Anesthesiology 41:321
13. Coté CJ, Liu LM, Szyfelbein et al (1986) Intraoperative events diagnosed by expired carbon dioxide monitoring in children. Can Anaesth Soc J 33:315
14. Cromwell TH, Eger EI II, Stevens WC et al (1971) Forane uptake, excretion, and blood solubility in man. Anesthesiology 35:401
15. Davison LA, Steinhalber JC, Eger EI II et al (1975) Psychological effects of halothanbe and isoflurane anesthesia. Anesthesiology 43:313
16. Diaz JH, Lockhard CH (1979) Is halothane really safe in infancy. Anesthesiology 51:313
17. Duke PC, Hill K, Trosky S (1982) The effect of isoflurane and isoflurane with N_2O anesthesia on baroreceptorreflex control of heard rate in man. Anesthesiology 57:41
18. Eger EI II, Stevens WC, Cromwell TH (1971) The electroencephalogram in man anesthetised with forane. Anesthesiology 35:504
19. Fisher DM, Robinson S, Brett C et al (1984) Comparison of enflurane, halothane and isoflurane for outpatient pediatric anesthesia. Anesthesiology 61:A 427
20. Fitzal S, Semroth M, Germann P et al (1985) Verwendung von Isofluran in der paediatrischen Anaesthesie. 14:20
21. Fitzal S, Germann P, Gilly H et al (1985) Aufnahme und Elimination von Isofluran und Halothan bei Kindern und Erwachsenen. Anaesthesist 34:571
22. Forrest JB (1982) Pulse and blood pressure with isoflurane. Can Anaesth Soc J 29:15
23. Friedman WF (1972) The intrinsic physiologic properties of the developing heard. Prog Cardiovasc Dis 15:87
24. Friesen RM, Lichtor JL (1982) Cardiovascular depression during halothane in infants. A study of three induction techniques. Anesth Analg 61:42
25. Friesen RH, Lichtor JL (1983) Cardiovascular effects of inhalation induction with isoflurane in infants. Anesth Analg 62:411
26. Govaerts MJM, Sanders M (1975) Induction and recovery with enflurane and halothane in paediatric anesthesia. Br J Anaesth 47:877
27. Govaerts MJM, Hain WR, Rouge JC et al (1985) Multicentric study of isoflurane in paediatric practise. Acta Anaesthesiol Belg 36:240

28. Hausdörfer J, Hagemann H, Bell M et al (1986) Isofluran in der Kinderanaesthesie. Anaesthesist 35:345
29. Hirshman CA, Edelstein G, Peetz S et al (1982) Mechanism of action of inhalational anesthesia on airways. Anesthesiology 56:107
30. Holaday DA, Fiserova-Vergerova V. Latto PJ et al (1975) Resistance of isoflurane to biotransformations in man. Anesthesiology 43:325
31. Johnston RR, Eger EI II, Wilson C (1976) A comparative interaction of epinephrine with enflurane, isoflurane and halothane in man. Anesth Analg 55:709
32. Kamp HD, Pasch T, Schmiedl R (1984) Verhalten atemmechanischer Parameter unter Isofluran-Anaesthesie. In: Peter K (Hrsg) Symposium Isofluran (Experimentelle und klinische Aspekte). Excerpta Medica, Amsterdam; S 87
33. Lebowitz MH, Blitt CD, Dillon JB (1972) Enfluraneinduced central nervous system excitation and its relation to carbon dioxyde tension. Anesth Analg 51:355
34. Lerman J, Robinson S, Willis MM et al (1983) Succinylcholin - induces heard rate changes in children during isoflurane and halothane. Anesthesiology 59:A443
35. Lerman J, Gregory GA, Willis MM et al (1984) Age and solubility of volatile anesthetics in blood. Anesthesiology 61:139
36. Lewis RB, Blair M (1982) Halothane hepatitis in a young child. Anesthesiology 54:349
37. Neundorfer B, Klose R (1975) Ethrane in der Kinderanaesthesie. Prakt Anaesth 10:265
38. Reinhold P, Vigfusson G, Wendt M (1986) Induction and recovery of isoflurane and halothane anesthesia in infants. In: Lawin P, van Aken H, Puchstein C (eds) Isoflurane. Springer, Berlin Heidelberg New York Tokyo, pp 289
39. Roizen MF, Stevens WC (1978) Multiform ventricular tachycardia due to the interaction of aminophylline and halothane. Anesth Analg 57:738
40. Rouge JC, Gemperle G (1982) Inhalationsanästhesie in der Pädiatrie. In: Peter K, Jesch F (Hrsg) Inhalationsanästhesie heute und morgen. Springer, Berlin Heidelberg New York, S 245
41. Salanitre E, Rackow H (1969) The pulmonary exchange of nitrous oxide and halothane in infants and children. Anesthesiology 30:388
42. Salem MR, Bennett EJ, Schweiss JF et al (1975) Cardiac arrest related to anesthesia: Contributing factors in infants and children. JAMA 233:238
43. Sigurdson GH, Carlsson C, Lindahl S et al (1983) Cardiac arrhythmias in non intubated children during adenoidectomy, a comparison between enflurane and halothane. Acta Anaesthesiol Scand 27:75
44. Skovsted P, Sapthavichaikul S (1977) The effect of isoflurane on arterial pressure, pulse rate, autonomic nervous activity and barostatic reflexes. Can Anaesth Soc J 24:304
45. Stirt JA, Berger JM, Sullivan SF (1983) Lack of arrhythmogenicity of isoflurane following administration of aminophylline in dogs. Anesth Analg 62:568
46. Stoeckel HO, Lauven PM (1982) Exposition gegen Spurenkonzentration flüchtiger Anaesthetika - Gegenwärtige Beurteilung. In: Peter K, Jesch F (Hrsg) Inhalationsanästhesie heute und morgen. Springer, Berlin Heidelberg New York, S 21
47. Wade JG, Stevens WC (1981) Isoflurane: An anesthetic for the eighties? Anesth Analg 60:666
48. Wear R, Robinson S, Gregory GA (1979) Effect of halothane on barareceptor response in newborn and adult rabbits. Anesthesiology 51:325
49. Wren WS (1984) Isoflurane in paediatrics. In: Symposium on Isoflurane. 8th World Congress of Anaesthesiologists, Manila. (Proceedings). BMI, New York, p 42
50. Wren WS, McChane AJ, McCarthy JG et al (1985) Isoflurane in pediatric anaesthesia. Anaesthesia 40:315

Spezielle Probleme bei der Narkoseeinleitung mit Isofluran im Kindesalter

H. Munkel

Schon immer stellte die Anästhesie von Kindern und Kleinkindern an den Anästhesisten und sein Hilfspersonal besonders hohe Anforderungen. Dies gilt sowohl für das „anästhesiologische Handwerk" im engeren Sinne als auch für das theoretische Fundament; volle Aufmerksamkeit und Reaktionsgeschwindigkeit bei Überwachung und Durchführung der Kindernarkosen sind notwendig. Unter dem Aspekt der größtmöglichen Sicherheit hatten die Inhalationsnarkotika von jeher eine zentrale Bedeutung für dieses Teilgebiet, insbesondere das jedem dort tätigen Anästhesisten vertraute Halothan. Die Anforderungen an ein ideales volatiles Anästhetikum für den Kindersaal sind vielfältig:

	(Isofluran)
Angenehmer Geruch	(−)
Keine Irritation der Atemwege	(−)
Schnelle Anflutung	(+)
Erhaltene Spontanatmung	(±)
Keine Absenkung der Krampfschwelle	(+)
Geringe Exzitation	(±)
Gute Steuerbarkeit	(+)
Gute Relaxation	(+)
Intubation bei Mononarkose möglich	(+)
Schnelles Erwachen	(+)
Geringe Organtoxizität	(+)

Ein nicht unerheblicher Teil der hier zu fordernden Kriterien wird von dem neuen Inhalationsanästhetikum *Isofluran* erfüllt: schnelle Anflutung, gute Steuerbarkeit, erhaltene Spontanatmung, gute Relaxation, zügiges Erwachen und geringe Organtoxizität sind einige der Vorteile, die dieses Pharmakon für die Kinderanästhesie interessant erscheinen lassen. So ist es nicht verwunderlich, daß Isofluran hier immer häufiger eingesetzt wird, wobei sich allerdings zeigt, daß die unbestrittenen Vorteile mit einigen gewöhnungsbedürftigen Problemen im „handling" erkauft werden müssen.

Von den meisten Anästhesisten werden Schwierigkeiten in der Einleitungsphase beklagt, auch Probleme mit der Spontanatmung sowie solche durch mangelnde Analgesie/Narkosetiefe werden nicht selten berichtet. Ein Inhalationsanästhetikum, das sich mit dem in diesem Bereich bestens bewährten Halothan messen will, sollte sich zur Einleitung per inhalationem eignen sowie bei Vertiefung der Narkose eine möglichst unproblematische Intubation ermöglichen.

Bereits 1984 haben wir im Rahmen einer Studie an 100 Kindern, darunter zahlreiche Neugeborenen, Frühgeburten und Risikokindern, die sich Eingriffen der kleinen und großen Kinderchirurgie unterziehen mußten, Isofluran auf seine Eignung als Monoanästhetikum in der üblichen Kombination mit Lachgas untersucht. Art und Häufigkeit der dabei gesehenen Einleitungskomplikationen zeigt Tabelle 1. Typisch sind bei der Maskeneinleitung harmlosere Komplikationen wie Husten, Atemanhalten, vorübergehende Engstellung der Stimmritze

Tabelle 1. Häufigkeit typischer Einleitungskomplikationen bei Verwendung von Isofluran

	Gesamt	0–1 Jahr	> 1 Jahr
Vorübergehendes Atemanhalten	18 (18%)	6 (25%)	12 (16%)
Husten	12 (12%)	3 (12,5%)	9 (12%)
Laryngospasmus	12 (12%)	10 (41,6%)	2 (2,6%)
Erbrechen	2 (2%)	–	2 (2,6%)
Salivation	5 (5%)	2 (8,3%)	3 (3,95%)
Exzitation bei Einleitung	13 (13%)	–	13 (17,1%)

Tabelle 2. Einleitungsmodus bei Maskeneinleitung

O_2/N_2O	Vol.-% Isofluran	Zeitdauer [s]	
2:8	–	30	
2:4	0,2	30	
2:4	0,5	30	
2:4	1,0	90	> 8 min
2:4	1,5	90	
2:4	2,5	120	
2:4	3,5	120	

Tabelle 3. Einleitungsschwierigkeiten bei der Verwendung von Isofluran. (Nach [3])

Atemanhalten, Husten kurzzeitiger Stridor, Salivation	– Vorgabe von N_2O, falls möglich; – langsame Konzentrationssteigerung; – korrekte Haltung der Maske; – kein verfrühtes „Beuteln"; – keine Lagerungs- und Punktionsversuche in der frühen Einleitungsphase! – Atropingabe (Prämedikation??)
Nachlassen oder Verlust der Spontanatmung vor der Intubation, störende Exzitationen	– Assistierte Beatmung mit niedrigem Druck, „Einschleichen" in den kindlichen Atemrhythmus, dann Übernahme der Beatmung mit dem Beutel; – Kind sorgfältig lagern und sicher auf dem Tisch befestigen, 2. Person (Schwester) bleibt am Tisch! – Adäquate Prämedikation

(„Laryngospasmus") und gelegentlich Salivation. Größere Kinder zeigen nicht selten deutliche Exzitationsphänomene, die allerdings, wie auch die anderen Nebenwirkungen, offensichtlich stark prämedikationsabhängig sind. Wie diesen Problemen mit einfachen Mitteln wirksam begegnet werden kann, ist aus den Tabellen 2 und 3 zu ersehen. Was den Einleitungsmodus (vgl. Tabelle 2) angeht, muß festgestellt werden, daß es keinesfalls erforderlich ist, die dort zum Zweck einer Studie ermittelten „Idealzeiten" minutös einzuhalten. Man mag daraus allerdings ersehen, wie wichtig ein langsames, schrittweises Erhöhen der Konzentration ist. Die unterbrochene Linie verdeutlicht dabei den Zeitpunkt, bei dem in unserer Untersuchung mit Abstand die meisten Einleitungskomplikationen auftraten. Es erscheint somit nicht sinnvoll, vor Ablauf einiger Minuten Lagerungs- und Punktionsversuche zu unternehmen, da die durch das Isofluran vermittelte Analgesie in der Anflutungsphase recht bescheiden ist.

Grundsätzlich muß weiter betont werden, daß die für das Isofluran „typischen" Besonderheiten, die vor allem bei der Einleitung über die Maske auftreten, in der Tat ausgesprochen gutartig sind und nie eine ernsthafte Gefährdung für das Kind darstellen, sofern der Anästhesist sich umsichtig und korrekt verhält. Die kurzzeitige Vorgabe von Lachgas über die Maske ist eine empfehlenswerte Maßnahme, um die Akzeptanz des nicht besonders angenehm riechenden Isoflurans zu verbessern. Nach unserer Erfahrung werden diesem häufiger Einleitungsschwierigkeiten zur Last gelegt, die bisweilen jedoch auf der fehlenden handwerklichen Perfektion des Anästhesisten beruhen. Man kann davon ausgehen, daß bei Verwendung von Isofluran manuell-technische Schwierigkeiten eines im der Kinderanästhesie noch Unerfahrenen unweigerlich durch eine deutlich erhöhte Komplikationsrate aufgedeckt werden, ein wichtiger Grund, einen Unerfahrenen mit diesem Narkotikum keinesfalls sich selbst zu überlassen! Wie aus Tabelle 4 ersichtlich, muß vor allem dann, wenn unter alleiniger Verwendung von Isofluran die Intubation erfolgen soll, nicht selten die schwächer werdende Atmung des kleinen Patienten assistiert werden. Hierbei führen dann oft schon kleinere technische Fehler wie unkorrekte Maskenhaltung, falsch gewählter oder falsch eingesetzter Guedel-Tubus, zu hohe Beatmungsdrücke, fehlende Anpassung an den kindlichen Atemrhythmus usw. zu den typischen Isoflurankomplikationen. Dies mag daran liegen, daß es offensichtlich in der Anflutungsphase zu einer Veränderung des Reflexstatus im Bereich der oberen Luftwege kommt (Exzitationsphänomen?), ein Guedel-Tubus wird z. B. trotz der schnellen Anflutung erst deutlich später toleriert, als wir es vom Halothan gewohnt sind.

Tabelle 4. Maskeneinleitung bei Intubationsnarkosen

Intubationsnarkosen	55
– davon mußten während der Maskeneinleitung *assistiert* beatmet werden	28 (50,9%)
aufgeschlüsselt nach Alter	
0–1 Jahr:	18 (75,0%)
>1 Jahr:	10 (48,0%)

Auch Salivation, Husten und Luftanhalten sprechen für eine leichte, wenngleich absolut benigne Steigerung der Irritabilität des Atemtrakts.

Vielfach wird behauptet, ein Kind könne unter Isofluran nicht spontan atmen, weil das Atemzeitvolumen und das Atemminutenvolumen durch Atemdepression und Relaxation erheblich beeinträchtigt würden. Diese Behauptung läßt sich, zumindest für den Fall einer Isofluranmononarkose, in der Regel nicht aufrechterhalten. Dabei darf nicht vergessen werden, daß eine Spontanatmungsnarkose, welche ja im allgemeinen nur bei kleineren Eingriffen kürzerer Dauer zum Einsatz kommt, immer eine „schmerzgesteuerte" Narkose ist, die sehr wohl nach dem chirurgischen Stimulus verlangt. Die von uns bei Spontanatmung ermittelten arteriellen pCO_2-Werte (Tabelle 5) sind solchen, die durch Spontanatmung bei Halothannarkosen gewonnen werden, absolut vergleichbar. Die Tatsache, daß bei unseren Untersuchungen ein jüngerer Assistent trotz mehrtägiger Einweisung überdurchschnittlich hohe Werte bei seinem Kollektiv produzierte (vgl. Streubreite Tabelle 5) spricht ebenfalls dafür, daß Isofluran kein geeignetes Anästhetikum für die Anfängerschulung im Bereich der Kindernanästhesie sein kann.

Tabelle 5. BGA (pCO_2) bei Spontanatmung

	Nach 30 min	Nach 90 min
Gesamt	45,6 ± 6,58	40,2 ± 5,8
0–1 Jahr	46,0 ± 10,3	
> 1 Jahr	45,5 ± 5,1	

Tabelle 6. Apnoezeiten [min]

	0–1 Jahr	> 1 Jahr
Intubation bis Einsetzen der Spontanatmung	2,4	1,2
Wiedereinsetzen der Spontanatmung nach kontrollierter Beatmung	2,2	1,3
(Zeitdifferenzen nicht signifikant!)		

Tabelle 7. Ausleitungszeiten [min]

	0–1 Jahr	> 1 Jahr
Zeitspanne:		
Abdrehen – Extubation	5,4	4,8
Abdrehen – „Kiefer frei"	7,5	5,8
Abdrehen – „wach"	9,9	10,9

Ist die Phase der Hyperreagibilität des Atemtrakts bei der Einleitung überwunden, zeigen die meisten Kinder bei inspiratorischen Konzentrationen zwischen 1 und 2% eine ausreichende Spontanatmung; lediglich 6% unserer Kinder hatten ein unzureichendes Atemvolumen. Bemerkenswert erscheint die dem Isofluran eigene geringe Irritation des Atemzentrums von Frühgeborenen. Jeder erfahrene Kinderanästhesist kennt und fürchtet als besondere Problematik bei der Frühgeborenenanästhesie die auffällige Trägheit und Unzuverlässigkeit der Spontanatmung in der Narkose bzw. nach oft nur kurz dauernder maschineller Beatmung. Wir haben deshalb bei unsern Isoflurannarkosen die Apnoezeiten bis zum Wiedereinsetzen der Spontanatmung sowohl nach Intubation als auch nach Abschalten der kontrollierten Beatmung gemessen (Tabelle 6). Wenn man bedenkt, daß sowohl unmittelbar vor Intubation als auch unter kontrollierter Narkosebeatmung in der Regel eher hyperventiliert wird, sind die gemessenen Zeiten bemerkenswert: sie weisen das Isofluran als ein Narkotikum mit äußerst geringer Irritation des Atemzentrums aus. Wir haben allerdings auch die Erfahrung gemacht, daß dieser Vorteil durch die gleichzeitige Gabe hochrezeptorspezifischer Benzodiazepine oder auch anderer sedierender Psychopharmaka gerade bei Isofluran nicht selten in das Gegenteil umschlägt; dies gilt im übrigen auch für das grundsätzlich äußerst präzise Aufwachverhalten von Kindern nach Isoflurannarkosen (Tabelle 7.)

Zusammenfassend läßt sich über die Eignung des Isoflurans für die Kinderanästhesie aus unserer Sicht folgendes feststellen:

Isofluran erscheint trotz einiger gewöhnungsbedürftiger Besonderheiten als gut geeignet für diesen Anwendungsbereich.

Eignung

Gut:	*Weniger gut:*
routinierter Anästhesist	Anästhesist unerfahren mit Isofluran
längere Eingriffe	
ausgeprägter Relaxierungsbedarf	vorwiegend Kurzeingriffe (?)
schlechter Allgemeinzustand	schnelle Wechsel erforderlich (?)
kooperative Kinderchirurgie	Op.-Team unkooperativ
suff. Prämedikation möglich	Kinder sind unzureichend prämediziert

Selbst erfahrene Anästhesisten bedürfen jedoch einer Eingewöhnungsphase. Einleitung über die Maske und Intubation unter ausschließlicher Gabe von Isofluran und Lachgas sind möglich, eine vorübergehende Engstellung der Stimmritze ist dabei nicht selten absolut gutartig und bedarf bei korrekter Vorgehensweise keiner weiteren Maßnahmen. Die Narkosetiefe ist ausgezeichnet steuerbar, die Wiederkehr der Spontanatmung erfolgt prompt, jedoch sind bei Substitution der Narkose mit Psychopharmaka, auch Benzodiazepinen, erhebliche Interaktionen möglich, die die an sich kurzen Ausleitungszeiten und die postoperative Vigilanz erheblich beeinflussen können. Dies ist insofern bedauerlich, als eine gut dosierte Prämedikation die dem Isofluran als „typisch" zugeschriebenen Probleme bei der Kindernarkose erheblich verringern kann. Daraus ergibt sich nicht zuletzt die Forderung nach einer Prämedikation, die, was die sedierende Komponente anbetrifft, möglichst auf die zu erwartende Zeitdauer abgestimmt sein sollte. Dieser Anspruch dürfte mit den derzeit zur Verfügung stehenden Pharmaka keinesfalls leicht zu realisieren sein.

Literatur

1. Eger EL (1981) Isofluran. A review. Anesthesiology 55:559
2. Hausdörfer J, Hagemann, Bell, Mertinat (1986) Isofluran in der Kinderanästhesie. Anaesthesist 35:345–352
3. Hirshman CA, McCullough, Cohen, Weil (1977) Depression of hypoxic ventilatory response by halothane, enflurane and isoflurane in dogs. Br J Anaesth 49:957–963
4. Hirshman CA, Edelstein, Peetz (1982) Mechanism of action of inhalational anaesthesia on airways. Anesthesiology 56:107–111
5. Pandit UA, Leach, Steude (1983) Induction and recovery characteristics of halothan and isoflurane anaesthesia in children. Anesthesiology 59:A445
6. Smith RM (1980) Anaesthesia for infants and children, 4th edn. Mosby, St. Louis
7. Wren WS (1984) Isoflurane in paediatrics. (8th World Congress of Anaesthesiologists). Biomedical Information Corporation, p 41

Modifizierte Neuroleptanästhesie bei Säuglingen und Kleinkindern

P. Hoffmann

Einleitung

Intravenöse Anästhesieverfahren sind im Bereich der Säuglings- und Kleinkindernarkose recht wenig verbreitet. Von einigen Autoren wird das Säuglingsalter als Kontraindikation für die Neuroleptanästhesie angegeben [6, 9], andere berichten über gute Ergebnisse mit diesem Verfahren, allerdings meist bei neurochirurgischen, kardiochirurgischen und großen abdominal- und thoraxchirurgischen Eingriffen [4, 5, 10, 12, 14, 15]. Einerseits wird auf die kardiovaskuläre Stabilität und die gute Gewebsperfusion unter Narkosebedingungen hingewiesen, andererseits wird aber auch betont, daß der aus der Erwachsenenanästhesie bekannte Vorteil des raschen und problemlosen Erwachens aus der Narkose in dieser Altersgruppe nicht zu erwarten ist.

Die Gründe für die kontroverse Einstellung zu intravenösen Anästhesieverfahren bei Säuglingen und Kleinkindern sind in wesentlichen, anästhesierelevanten Unterschieden zwischen Säuglings- und Erwachsenenalter zu sehen:

- Bezogen auf das Körpergewicht ist der Wasserumsatz höher als beim Erwachsenen.
- Das relativ höhere Herzminutenvolumen führt zur rascheren Umverteilung der zugeführten Pharmaka.
- Die Ausscheidungsfunktion der Niere ist vermindert [8, 11].
- Verminderte Enzymaktivitäten schränken Abbau und Inaktivierung verschiedener Pharmaka ein [3, 13].
- Veränderungen in Eiweißkonzentration, -zusammensetzung und -bindungsfähigkeit verändern die Transportkapazität proteingebundener Medikamente [3, 8, 11, 13].

Diese unterschiedlichen Verhältnisse im Säuglings- und Kleinkindalter erklären überraschende Reaktionen der kleinen Patienten auf eigentlich gut bekannte Medikamente und Medikamentenkombinationen. Ein wichtiges Beispiel stellt die oft lange nach Narkoseende auftretende Atemdepression durch Opiat- oder Relaxansüberhang dar.

Bei der Inhalationsanästhesie gehorchen Aufnahme und Abgabe des Anästhetikums weitgehend physikalischen Gesetzen und sind nicht von aktiven Stoffwechselleistungen des Organismus abhängig. So ist die Inhalationsnarkose im Säuglingsalter wegen geringerer Fett- und Muskeldepots, niedrigerer funktioneller Residualkapazität und relativ höherer alveolärer Ventilation besonders gut steuerbar; ist nach Anästhesieende suffiziente Spontanatmung eingetreten, ist eine erneute Atemdepression praktisch ausgeschlossen.

Allerdings dürfen die Nachteile der reinen Inhalationsnarkose im Säuglingsalter nicht verschwiegen werden: Durch oft notwendig werdende hohe Dosierungen der Inhalationsanästhetika können Myokarddepression und Blutdruckabfall eintreten, vorbestehende Kreislaufinstabilitäten werden verstärkt. Weiter kann die Aufwachphase oft deutlich verlängert sein und durch fehlende analgetische Wirkung und Kreislaufzentralisation kompliziert werden.

Günstige Erfahrungen mit dem kurzwirkenden Opioid Alfentanil (Rapifen) in der Erwachsenenanästhesie lassen es sinnvoll erscheinen, seine Einsatzmöglichkeiten in der Säuglings- und Kleinkinderanästhesie zusammen mit dem Inhalationsanästhetikum Halothan bei langdauernden, schmerzhaften Eingriffen der „Routinechirurgie" zu prüfen.

Methodik

Bei 50 Säuglingen, die sich orthopädischen Korrekturoperationen an den unteren Extremitäten und der Hüfte unterziehen mußten, wurde eine Kombinationsanästhesie mit Alfentanil und einem Sauerstoff-Lachgas-Halothan-Gemisch unter kontrollierter Beatmung und Relaxation mit Vecuronium (Norcuron) durchgeführt. Es handelte sich um 22 männliche und 28 weibliche Säuglinge mit einem Durchschnittsalter von 9,5 ± 5,6 Monaten und einem Gewicht von 7,2 ± 2,8 kg. Die Operationsdauer lag bei 103 ± 34 min, die Anästhesiedauer bei 118 ± 27 min.

Die Kinder waren 30–45 min vor Anästhesiebeginn oral mit Rohypnol (Flunitrazepam, 0,1 mg/kg KG) und Bellafolin-Tropfen (1 Tr./kg KG), beides aufgelöst in einem Schluck Tee, prämediziert worden. 85 % der Kinder waren durch diese Prämedikation in ruhigem oder schlafendem Zustand in den Operationssaal gebracht worden, nur bei 15 % wurden Abwehrbewegungen oder Unruhe bei Beginn der Anästhesieeinleitung registriert.

Die Einleitung der Narkose erfolgte per inhalationem mit Sauerstoff/Lachgas und Halothan in aufsteigenden Konzentrationen bis etwa 1,5 Vol.-%. Nachdem die Kinder eingeschlafen waren, wurde eine intravenöse Verweilkanüle gelegt

Tabelle 1. Durchführung der Alfentanil-Halothan-Kombinationsanästhesie im Säuglingsalter

Alfentanil:	Initialdosis 40–80 µg/kg KG i.v. Repetitionsdosis 10–20 µg/kg KG i.v.
Halothan:	Initial bis 1,5 Vol.-%, nach Alfentanil, Reduktion auf 0,4–0,7 Vol.-%
Vecuronium:	Intubationsdosis 0,1 mg/kg KG, Repetitionsdosen 0,02 mg/kg KG
Antagonisierung:	Nicht routinemäßig!! Wenn notwendig Neostigmin 0,04 mg/kg KG und/oder Naloxon 1–4 µg/kg KG

und nach Relaxation mit Vecuronium (Norcuron) endotracheal intubiert. Anschließend konnte das Inhalationsanästhetikum reduziert werden, es wurde stets eine kontrollierte Beatmung mit dem AV 1 und dem Paedi-System der Fa. Draeger durchgeführt. Unmittelbar vor Operationsbeginn erfolgte die initiale Injektion von Alfentanil (Rapifen). Der genaue Anästhesieablauf geht aus Tabelle 1 hervor.

Die postoperative Antagonisierung mit Naloxon (Narcanti) oder Neostigmin (Prostigmin) war nur bei 5 Kindern (10%) notwendig.

Intraoperativ wurden bei den Säuglingen systolischer und diastolischer Blutdruck mittels Dinamap gemessen und die Herzfrequenz sowie evtl. auftretende Arrhythmien aus dem EKG abgelesen. Postoperativ wurden im Aufwachraum über 2 h ebenfalls systolischer und diastolischer Blutdruck mit Dinamap sowie die Herzfrequenz durch das EKG gemessen. Zusätzlich wurden bei 8 Kindern Blutgasanalysen aus dem Kapillarblut der hyperämisierten Ferse untersucht. Ferner wurden klinische Beurteilungen des Wachheitsgrades und der postoperativen Analgesiequalität durch einen nicht mit der Narkose betraut gewesenen Anästhesisten durchgeführt. Hinsichtlich des Halothanverbrauchs während der Narkose sowie der postoperativen klinischen Beurteilungen dienten uns 36 Säuglinge als Kontrolle, die bei vergleichbaren Eingriffen reine Inhalationsanästhesien mit Halothan bekommen hatten.

Ergebnisse

Intraoperative Parameter (Blutdruck$_{syst./diast.}$, Herzfrequenz, Anästhesiequalität)

Durch orale Prämedikation und Anästhesieeinleitung per inhalationem konnte bei über 90% der Kinder ein ruhiges Einschlafen und eine problemlose Anlage einer Venenverweilkanüle gewährleistet werden. Die Intubation war nach Gabe der Intubationsdosis von 0,1 mg/kg KG Vecuronium innerhalb von 60–90 s stets ohne Schwierigkeiten möglich. Allerdings muß bei Verwendung solch hoher Relaxansdosen zur Intubation eine Wirkdauer von mindestens 60–90 min bei Säuglingen erwartet werden, was entsprechende Operations- und Anästhesiezeiten notwendig macht.

Der Verbrauch an Alfentanil bzw. Halothan geht aus Tabelle 2 hervor; durch die Analgetikagabe war eine Einsparung von Halothan um 50% möglich. Es wurden jeweils geeichte Verdampfer verwendet, die Temperatur im Operationssaal lag zwischen 24 und 26°C.

Tabelle 2. Anästhetikaverbrauch bei Säuglingsnarkosen

Alfentanilverbrauch: 1,25 mg ± 0,2 mg (0,6 mg/h ± 0,1 mg/h)
Halothanverbrauch: *Halothan-Mononarkose* 1,06 ± 0,36 Vol.-% (n = 36)
                Halothan-Alfentanil   0,45 ± 0,14 Vol.-% (n = 50)

Tabelle 3. Alfentanil bei Säuglingsnarkosen – intraoperative Kreislaufparameter (n = 50); $\bar{x} \pm SD$

$RR_{syst./diast.}$ (Dinamap): (mm Hg)

AW	10'	20'	30'	45'	60'	90'	120'
87±7	78±8	75±6	78±7	77±6	83±7	86±9	84±10
54±5	51±5	48±4	50±5	48±5	53±5	57±6	53±7
						(n=44)	(n=16)

Herzfrequenz (EKG): Schläge/min

AW	10'	20'	30'	45'	60'	90'	120'
132±16	106±16	109±13	111±12	118±14	122±14	126×15	128±17
						(n=44)	(n=16)

Etwa 10 min vor Operationsende wurde die Gabe von Halothan beendet, 3 min vor Operationsende wurde Lachgas abgesetzt und die Beatmung mit einem Sauerstoff-Luft-Gemisch 35:65 Vol.-% fortgeführt. Stets war darauf geachtet worden, daß die Gabe von Alfentanil und/oder Vecuronium mindestens 30 min zurücklag, bevor die Anästhesie beendet wurde. Bei Einhaltung dieser Voraussetzungen ließ sich die Aufwachphase stets unproblematisch gestalten, die Kinder erwachten ruhig, mit klinisch ausreichend erscheinender Analgesie und suffizienter Spontanatmung.

Die intraoperativen Kreislaufparameter zeigen eine außerordentliche Stabilität von Blutdruck und Herzfrequenz. Die präoperativen Ausgangswerte von systolischem und diastolischem Blutdruck sinken nach Anästhesieeinleitung um etwa 10–15%, die Herzfrequenz nimmt um 20–25% ab, ohne daß es zu Bradykardien gekommen wäre, die gelegentlich unter Fentanylgabe zu beobachten sind. Im Verlauf der Meßperiode, die bis zur 120. Minute dauerte, näherten sich die Meßwerte des Blutdrucks und der Herzfrequenz wieder den Ausgangswerten an (Tabelle 3).

Postoperative Parameter (Blutdruck$_{syst./diast.}$, Herzfrequenz, kapilläre Blutgasanalysen, klinische Beobachtung)

Auch postoperativ zeigt sich eine gute Stabilität der Blutdruck- und Herzfrequenzwerte der untersuchten Säuglinge. Nach einem unmittelbar nach der Extubation zu beobachtenden mäßigen Blutdruck- und Herzfrequenzanstieg um etwa 10% über die letzten im Narkoseverlauf registrierten Werte normalisieren sich die Parameter während der 120 min umfassenden Überwachungsperiode im Aufwachraum sehr rasch. Es kam zu keinen postoperativen Veränderungen, die eine Schwankungsbreite von 15% überschritten (Tabelle 4).

Bei 5 der untersuchten Säuglinge wurde wegen relativ kurz zurückliegender (20–35 min) Gabe von Alfentanil bzw. Vecuronium eine Antagonisierung mit

2–4 µg/kg KG Naloxon (Narcanti) bzw. 0,04 mg/kg KG Neostigmin (Prostigmin) durchgeführt. Ebenso wie bei allen anderen Kindern traten auch bei diesen Säuglingen keine Zeichen einer postoperativen Atemdepression auf. Die Kinder waren weckbar, offenbar ausreichend analgesiert und kreislaufstabil. Eine Analgetikagabe war während der 120 min umfassenden Beobachtungsphase im Aufwachraum nicht notwendig.

Bei 8 unserer kleinen Patienten wurden aus dem Kapillarblut der hyperämisierten Ferse die respiratorischen und metabolischen Parameter der Blutgasanalyse untersucht. Über den Zeitraum von 15, 30, 45 und 60 min nach Anästhesieende zeigten sich ohne externe Sauerstoffzufuhr normale Werte für pO_2 und pCO_2; die metabolischen Parameter waren geringfügig im Sinne einer leichten metabolischen Azidose verschoben, die in Anbetracht der langen Operationsdauer minimal war (Tabelle 5).

Die Kinder wurden nach Entlassung aus dem Aufwachraum nachmittags auf der Station noch einmal vom Anästhesisten untersucht. Ganz überwiegend waren die Kinder weckbar, ruhig und schmerzfrei, wobei etwa 60% der Säuglinge eine einmalige Dosis von Piritramid (Dipidolor) 0,25 mg/kg KG zwischen 3 und 5 h postoperativ erhalten hatten. Die übrigen Kinder benötigten kein Analgetikum in der postoperativen Phase. Im Vergleich zu den 36 Säuglingen und Kleinkindern, die eine reine Inhalationsanästhesie bekommen hatten, war bei 90% der Kinder eine mindestens einmalige Analgetikagabe notwendig, 30% benötigten 3 oder mehr Analgetikadosen.

Tabelle 4. Alfentanil bei Säuglingsnarkosen – postoperative Kreislaufparameter (n = 50); $\bar{x} \pm SD$

$RR_{syst./diast.}$ (Dinamap): mm Hg

5′	10′	20′	30′	45′	60′	90′	120′
92±9	89±8	93±9	94±9	88±7	84±8	81±6	84±9
63±5	61±5	65±6	64±5	60±6	54±5	53±5	54±8

Herzfrequenz (EKG): Schläge/min

5′	10′	20′	30′	45′	60′	90′	120′
137±15	135±15	130±12	122±13	124±10	118±12	119×14	124±16

Tabelle 5. Alfentanil bei Säuglingsnarkosen – postoperative Blutgasanalysen (n = 8); $\bar{x} \pm SD$

Zeit	pH	p_aO_2	p_aCO_2	Bikarbonat	(Base excess)
15 min	7,347±0,031	89,6±7,8	34,7±3,8	23,4±2,8	−1,4±3,1
30 min	7,358±0,035	92,4±8,1	33,8±3,4	22,3±2,4	−1,8±2,7
60 min	7,363±0,041	90,6±7,5	35,4±4,2	21,4±3,1	−1,5±3,0
120 min	7,360±0,034	91,2±7,9	34,8±3,9	20,7±3,5	−1,9±3,4

Diskussion

Trotz unbestrittener Vorteile der Inhalationsanästhesie im Säuglingsalter gibt es besonders bei längerdauernden Eingriffen mit hohem intra- und postoperativen Schmerzniveau Probleme wegen der mangelnden analgetischen Potenz aller Inhalationsanästhetika und der damit verbundenen Notwendigkeit zur Dosissteigerung der verwendeten Medikamente. Hierdurch werden oft die Vorteile der guten Steuerbarkeit der Inhalationsnarkose durch deutliche negative Kreislaufbeeinflussungen aufgehoben. Intraoperativ können vegetative Dysregulationen mit Schwitzen, Tachykardie und ungezielten Bewegungen vorkommen, postoperativ treten häufig Unruhezustände durch Schmerz und Zentralisation auf.

Die Indikationsbereiche für die Verfahren der reinen intravenösen Kombinationsanästhesie, für die die Neuroleptanästhesie nur ein Beispiel darstellt, liegen besonders in der Herz-Thorax-Chirurgie, in der Neurochirurgie und in der Mißbildungschirurgie, wo ein möglicher Überhang der verwendeten intravenösen Anästhetika wegen der ohnehin meist notwendig werdenden postoperativen Beatmung keine negativen Auswirkungen zeigt. In der Routinechirurgie bei Säuglingen und Kleinkindern sind demgegenüber besonders opiatbedingte Nachhangeffekte gefürchtet, die nach Verwendung von Fentanyl nicht selten auch nach spontanem Ingangkommen der Eigenatmung auftreten können. Hier sind die Verhältnisse beim Säugling sicher anders zu werten, als dies beim Erwachsenen der Fall ist.

Das neue ultrakurz wirkende Opioid Alfentanil (Rapifen) kann hier nach unseren Erfahrungen erheblich bessere Ergebnisse ermöglichen. Durch seine Verwendung als Adjuvans zu einer niedrig dosierten Inhalationsanästhesie sind die Vorteile beider Anästhesieprinzipien kombinierbar, ohne die jeweiligen in der Methodik liegenden Nachteile in Kauf nehmen zu müssen. Wie Taeger [10] nachweisen konnte, verändert das Inhalationsnarkotikum die Eliminationsrate für Alfentanil nicht wesentlich, so daß eine nennenswerte Wirkungsverlängerung auch im Säuglingsalter nicht zu erwarten ist.

Während bei der Anwendung der Neuroleptanästhesie im Säuglings- und Kleinkindalter immer wieder auf die Bedeutung des sehr individuellen Anästhetikabedarfes mit Schwankungen um den Faktor 10–20 hingewiesen wird [1, 2, 7, 8, 17], stellt sich dieses Problem nach unserer Erfahrung bei Verwendung von Alfentanil zu einer niedrig dosierten Inhalationsanästhesie mit Halothan nicht in vergleichbarem Ausmaß. Wirkstärke und Wirkdauer sind im Vergleich zu Fentanyl deutlich geringer und vor allem reproduzierbar und damit beurteilbar. Die ausgesprochene Kreislaufstabilität im intra- und postoperativen Bereich ist ein weiterer Vorteil der vorgestellten Anästhesieform, genau wie die für Patienten und Anästhesisten gleichermaßen angenehme Aufwachphase ohne Exzitation, Kältezittern oder schmerzbedingte Atemstörungen.

Kontraindikationen für die Anwendung der Alfentanil-Halothan-Kombinationsanästhesie haben sich uns bisher nicht dargestellt. Wir wenden dieses Verfahren allerdings nur bei Eingriffen mit einer voraussichtlichen Dauer von mindestens 90–120 min an, v. a. weil in dieser Altersgruppe mit einer deutlich verlängerten Wirkung der Intubationsdosis Vecuronium von 0,1 mg/kg KG gerechnet werden muß. Unter diesen Bedingungen erscheint uns das vorgestellte Verfahren eine gute Ergänzung der bekannten Anästhesieverfahren im Säuglings- und Kleinkindalter zu sein.

Literatur

1. Bernasconi A, Fiecci G (1966) Die Anwendung der Neuroleptanalgesie im Kindesalter In: Gemperle M (Hrsg) Fortschritte der Neuroleptanalgesie. Springer, Berlin Heidelberg New York
2. Brown TCK, Fisk GC (1983) Anaesthesia for children. Blackwell, London Oxford Edinburgh
3. Cook DR (1976) Pediatric anaesthesia: Phamacological considerations. Drugs 12:212
4. Demmel E, Henschel WF (1970) Zur Anwendung der Neuroleptanalgesie für neurochirurgische Eingriffe im Kindesalter in: Henschel WF (Hrsg) Neue klinische Aspekte der Neuroleptanalgesie. Schattauer, Suttgart New York
5. Dick W (1983) Narkotika im Kindesalter In: Brückner JB (Hrsg) Kinderanästhesie. Springer, Berlin Heidelberg New York Tokyo
6. Dudziak R (1982) Lehrbuch der Anästhesiologie, 2. Aufl. Schattauer, Stuttgart New York
7. Gregory GA (1983) Pediatric anaesthesia, vol 1,2. Churchill Livingstone, New York Edinburgh London
8. Hannemann L (1985) Anästhesierelevante Probleme im Neugeborenen- und Säuglingsalter In: Kretz FJ, Eyrich K (Hrsg) Anästhesie im Kindesalter. Springer, Berlin Heidelberg New York Tokyo
9. Henschel WF (1975) Die klassische Form der Neuroleptanalgesie einschließlich Prämedikation In: Rügheimer R (Hrsg) Die Neuroleptanalgesie-Bilanz einer Methode. Thieme, Stuttgart New York
10. Kay B (1973) Neuroleptanaesthesia for neonates and infants. Anaesth Analg 52/6:970
11. Krebs R (1978) Pharmakologie der Anästhesie. In: Dick W, Ahnefeld FW (Hrsg) Kinderanästhesie. Springer, Berlin Heidelberg New York
12. Morpurgo CV (1967) Die Anwendung der Neuroleptanalgesie im Kindesalter. In: Henschel WF (Hrsg) Neuroleptanalgesie-Klinik und Fortschritte. Schattauer, Stuttgart New York
13. Morselli PL (1976) Clinical pharmacokinetics in neonates. Clin Pharmacokinet 1:81
14. Smith RM (1981) Anaesthesia for infants and children. Mosby, St.Louis Toronto London
15. Sonntag H, Stoffregen J, Tarruhn M, Heiss HW, Opitz A (1972) Die Neuroleptanalgesie im Säuglings- und frühen Kindesalter In: Henschel WF (Hrsg) Neuroleptanalgesie. Schattauer, Stuttgart New York
16. Taeger K (1985) Alfentanil als Adjuvans bei Inhalationsnarkosen. In: Zindler M (Hrsg) Alfentanil. Urban & Schwarzenberg, München Wien Baltimore
17. Wölfel D (1985) Neuroleptanalgesie: Indikation und Durchführung im Neugeborenen- und Säuglingsalter. In: Kretz FJ, Eyrich K (Hrsg) Anästhesie im Kindesalter. Springer, Berlin Heidelberg New York Tokyo

Alfentanilanästhesie im Säuglingsalter

P. Reinhold, G. Vigfusson und J. Zander

Einleitung

Bislang liegen nur geringe Erfahrungen mit Alfentanil im Säuglingsalter vor [6].
Dieses liegt neben der Dominanz der volatilen Anästhetika in diesem Alter auch
an den Befürchtungen vor den negtiven Einflüssen dieses Pharmakons auf die
zentrale Atemregulation und die Thoraxcompliance. Darüber hinaus hat der
Hersteller keine Empfehlung für Alfentanil im Säuglingsalter ausgesprochen.
Für das Erwachsenenalter wurden durchweg gute Erfahrungen mit Alfentanil
gemacht [3, 5]. In einer klinisch orientierten Untersuchung sollte deshalb eine
Kombinationsanästhesie mit Alfentanil, Vecuronium, Lachgas/Sauerstoff auf
ihre Praktikabilität im Säuglingsalter überprüft werden.

Material und Methode

An der Untersuchung nahmen 30 Säuglinge mit einem durchschnittlichen Alter
von 6,2 ± 4,1 Monaten und einem Gewicht von 6,65 ± 2,54 kg Körpergewicht
teil. Diese Patienten – ASA I und II – mußten sich inguinalchirurgischen Eingriffen unterziehen.
   Die Narkose dieser mit Chlorprothixen prämedizierten Patienten wurde intravenös mit Thiopental eingeleitet, nach Relaxierung mit 0,1 mg/kg KG Vecuronium intubiert und mit einem Lachgas/Sauerstoffgemisch im Verhältnis 2:1 bei
einem Tidalvolumen von 10 ml/kg und einer Frequenz von 18–20/min kontrolliert ventiliert. Nach einer Initialdosis von 20 µg/kg KG wurde Alfentanil zusätzlich in Einzeldosen von 20 µg/kg KG bei Bedarf appliziert. Bei Beendigung der
Hautnaht wurde auf eine F_iO_2 von 1,0 umgestellt und die Ventilation mit einem
Spülgassystem assistierend unterstützt. Die letzte Alfentanilgabe lag mindestens
15 min vor Operationsende. Der Relaxierungsgrad wurde mittels „Train of four"
(Myotest), der Atemwegsdruck mittels Statham-Transducer tubusnah und das
AMV über Flowwandler (Fa. Siemens) gemessen. Die Blutdruckmessung er-
folgte oszillometrisch (Dinamap).
   Erfaßt und ausgewertet wurden Zeit und Verhalten des Kindes in der Auf-
wachphase, der Gasaustausch und die Atmung. Korreliert wurden Blutdruck,
Puls, Relaxierungsgrad sowie Atemwegsdrücke vor (I) und nach (II) Alfentanilgabe unter Relaxierung sowie unter Alfentanilgabe nach Abklingen der Relaxie-

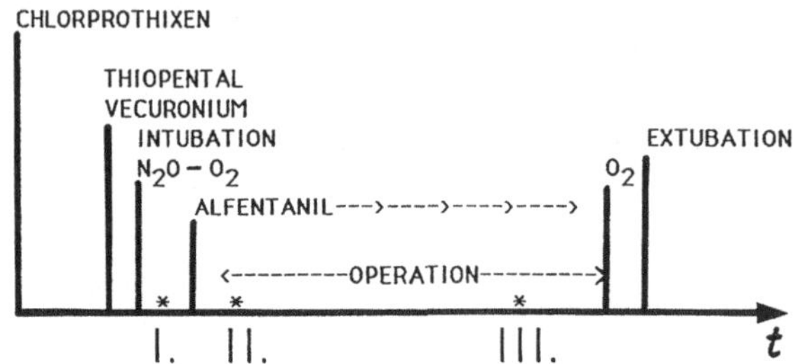

Abb. 1. Schematische Darstellung des Anästhesieverfahrens (I., II., III.: Meßzeitpunkte)

rung (III; Abb. 1). Die Ergebnisse wurden mittels gepaartem Student – t-Test verglichen.

Ergebnisse

Die Narkoseeinleitung und der Verlauf waren in der beschriebenen Weise bei allen Kindern problemlos. Die Anästhesiedauer betrug 75,1 ± 41,9 min. Der mittlere Alfentanilverbrauch belief sich auf 1,15 ± 0,15 µg/kg/min (SEM). Die Ausleitungsphase war gekennzeichnet von einem geradezu schlagartigen Erwachen nach Anschluß an das Spülgassystem; bis zu den ersten Spontanbewegungen vergingen 1,8 ± 1,27 min, die Zeit bis zum Öffnen der Augen bei suffizienter Spontanatmung betrug 4,1 ± 2,64 min und war quasi identisch mit dem Zeitpunkt der Extubation. Zum Zeitpunkt I (TOF 0/4) ergab sich ein Blutdruck von 108:64 mm Hg bei einer Frequenz von 163 min^{-1}, zum Zeitpunkt II (TOF 0/4) plus Alfentanil 100:58 mm Hg und einem Puls von 148 min^{-1} und zum Zeitpunkt III (TOF 4/4) plus Alfentanil 106:63 mm Hg und einer Frequenz von 148 min^{-1} (Tabelle 1). Die Atemvolumina betrugen 2,27 l/min, der mittlere „peak airway pressure" veränderte sich unter Relaxierung kaum, stieg aber nach Abklingen der Relaxantienwirkung signifikant an. Zu den Zeitpunkten I, II und III wurden folgende Drücke ermittelt: 18,5 cm H_2O, 19,1 cm H_2O und 20,1 cm H_2O. (Tabelle 2). Nach dem Öffnen der Aufen und bei suffizienter Spontanatmung wurde der Tubus entfernt und die Kinder in den Aufwachraum verlegt. Innerhalb von 5 min wurde dort eine kapillare Blutgasanalyse durchgeführt. Der mitt-

Tabelle 1. Kreislaufverhalten unter Alfentanil in Abhängigkeit von der Relaxierung. (*TOF* „train of four", *RR* Blutdruck, *HF* Herzfrequenz)

I.	(TOF 0/4)	RR 108 ± 13,6/64 ± 10,2 mmHg HF 163 ± 24,7 min^{-1}
II.	(TOF 0/4) + Alfentanil	RR 100 ± 16,7/58 ± 13,6 mmHg HF 148 ± 25,7 min^{-1}
III.	(TOF 4/4) + Alfentanil	RR 106 ± 16,9/63 ± 11,5 mmHg HF 148 ± 24,9 min^{-1}
RR I vs. II: $p \leq 0,01$		RR II vs. III: $p \leq 0,01$
HF I vs. II: $p \leq 0,01$		HF II vs. III: n. s.

Tabelle 2. Atemwegsdrücke unter Alfentanil in Abhängigkeit von der Relaxierung. (*TOF* „train of four", *AMV* Atemminutenvolumen, *PAP* „positive airway pressure")

I.	(TOF 0/4)	AMV $2,27 \pm 0,46$ l/min
		PAP $18,5 \pm 4,5$ mbar
II.	(TOF 0/4)	AMV $2,25 \pm 0,45$ l/min
	+ Alfentanil	PAP $19,1 \pm 4,7$ mbar
III.	(TOF 4/4)	AMV $2,26 \pm 0,46$ l/min
	+ Alfentanil	PAP $20,1 \pm 5,1$ mbar
PAP I vs. II: n.s.		PAP II vs. III: $p \le 0,01$

lere pCO_2 betrug dort $41,3 \pm 5,3$ mm Hg und der mittlere pO_2 $57 \pm 11,9$ mm Hg.

Bei keinem Kind wurden Opiatantagonisten verwandt, kein Kind erbrach. Bei keinem Kind bestand in der ersten Stunde nach dem Eingriff ein Analgetikabedarf.

Diskussion

Die bisherigen Ergebnisse belegen, daß sich mit Alfentanil auch im Säuglingsalter eine suffiziente kreislaufstabile und gut steuerbare Kombinationsanästhesie durchführen läßt. In Anlehnung an die Untersuchungen von Aussems et al. [1] wurde nach einer Initialdosis von 20 µg/kg KG mit intermittierenden Gaben gleicher Größe repetiert. Diese liegt erheblich unter der von Kühn [6] angegebenen Dosis von 80 µg/kg KG bei Kindern. Bradykardien, wie sie in anderen Arbeiten [10] zitiert werden, wurden nicht beobachtet. Dies ist eventuell der Prämedikation mit Chlorprothixen und seiner vagolytischen Potenz zuzuschreiben.

Nach klinischer Beobachtung und den ausgewerteten Parametern wie Kreislaufverhalten und Pupillenspiel etc. war die Narkosetiefe ausreichend. Methodenkritisch muß jedoch angemerkt werden, daß zur Objektivierung der Narkosetiefe weitere Parameter wünschenswert sind. Da – abgesehen von der Prämedikation – auf eine zusätzliche Sedierung oder Hypnose verzichtet wurde, scheint dies ebenfalls sehr wichtig. Aber offensichtlich ist die Chlorprothixenwirkung zumindest nach klinischen Kriterien voll ausreichend. Es bedarf deshalb weiterer Untersuchung.

Die Patienten zeigten bereits 1,8 min, nachdem sie an das mit reinem Sauerstoff gespülte Kuhn-System angeschlossen waren, erste Spontanbewegungen und schlugen nach durchschnittlich 4,1 min die Augen auf. Typisch für dies Medikament scheint die Tatsache zu sein, daß die Aufwachphase kürzer ist als bei volatilen Anästhetika und die Kinder schlagartig wach werden.

Diese kurze Latenzzeit zeigt die gute Steuerbarkeit dieses Verfahrens auch im Kindesalter. Nach Meistelman et al. [7] und Strunin et al. [11] ist die Plasmahalbwertszeit sogar noch um 50% kürzer als bei Erwachsenen. Der Verbrauch an Alfentanil – die additiven Gaben über die gesamte Anästhesiephase betrugen

1,15 µg/kg/min – war etwa gleich hoch wie von Aussems et al. [1] angegeben. In keinem Fall war eine Antagonisierung erforderlich.

Wie auch in anderen Publikationen [2, 9] gezeigt werden konnte, sind die beobachteten Atemwegsdrucksteigerungen – da relaxierungsabhängig – auf eine veränderte Thoraxrigidität zurückzuführen und in der vorliegenden Untersuchung bei einer Atemdrucksteigerung von 1,6 von untergeordneter Bedeutung.

Die früheren Berichte mit größeren Beatmungsproblemen stammen noch aus einer Zeit, als etwa 8fach größere Dosen verwandt wurden [8]. Diese Probleme sind abhängig von der Dosis und von der Injektionsgeschwindigkeit [2, 9]. Nach Havemann u. Kuschinsky [4] sind die Rigiditätszunahmen nach Alfentanil auf Interaktionen der Opiatrezeptoren mit dopaminergen und gabaergen Neuronen zurückzuführen, wie sie auch von Fentanyl in höherer Dosierung bekannt sind, weshalb der langsamen Injektion und maßvollen Dosierung besondere Bedeutung zukommt.

Überraschenderweise wurde kein Erbrechen beobachtet, auch dies dürfte der Prämedikation mit Chlorprothixen zuzuschreiben sein.

Schlußfolgerung

Das hier beschriebene Verfahren könnte eine Alternative zur Anästhesie mit volatilen Anästhetika darstellen, wenn letztere nicht indiziert sind z. B. bei Verdacht auf maligne Hyperthermie oder bei kritisch kranken Patienten, bei denen eine Kreislaufdepression vermieden werden muß oder bei Operationen mit hohem Schmerzniveau. Dabei scheint eine suffiziente Prämedikation und eine langsame Injektionsgeschwindigkeit besonders wichtig, da sich dann das Problem der Thoraxrigidität relativiert. Wegen der noch geringen Erfahrung und der veränderten Reaktion der Kinder auf Opiate wird trotz guter Vigilanz und fehlender Atemdepression in dieser Altersstufe eine engmaschige Überwachung von mindestens 1–2 h für notwendig erachtet.

Literatur

1. Aussems ME, Hug CC Jr, de Lange S (1983) Variable rate infusion of alfentanil as a supplement to nitrous oxide anesthesia for general surgery. Anesth Analg 62:982
2. Freye E, Hartung E, Buhl R (1986) Die Lungencompliance wird beim Menschen durch die rasche Injektion von Alfentanil beeinträchtigt. Anaesthesist 35:543
3. Hartung E (1985) Schlußbetrachtung. In: Zindler M, Hartung E (Hrsg) Alfentanil, ein neues ultrakurz wirkendes Opioid. Urban & Schwarzenberg, München Wien Baltimore
4. Havemann U, Kuschinsky K (1981) Further characterization of opioid receptors in the striatum mediating muscular rigidity in rats. Naunyn Schmiedebergs Arch Pharmacol 317:321
5. Hug CC Jr, Chaffman M (1984) Alfentanil, pharmacology and uses in anaesthesia. Adis, Auckland
6. Kühn H (1985) Alfentanil im Kindersalter. In: Zindler M, Hartung E (Hrsg) Alfentanil, ein neues ultrakurz wirkendes Opioid. Urban & Schwarzenberg, München Wien Baltimore
7. Meistelman L, Saint-Maurice C, Loose JP, Levron JL (1984) Pharmacokinetics of alfentanil in children. Anesthesioloy 61:A443

8. Moldenhauer CC, Griesemer DW, Hug CC Jr, Holbrook GW (1983) Hemodynamic changes during rapid induction of anesthesia with alfentanil. Anesth Analg 62:276
9. Nauta J, de Lange S, Koopman D, Spierdijk J, van Kleef J, Stanley TH (1982) Anesthetic induction with alfentanil, a new short acting narcotic analgesic. Anesth Analg 61:267
10. Rucquoi M, Camu F (1983) Cardiovascular response to large doses of alfentanil and fentanyl. Br J Anaesth 55:223S
11. Strunin I, Sale JP, Goresky CV, Koren G (1985) Pharmacokinetics of alfentanil in young children. VIIth Annual Scientific Meeting of the European Academy of Anaesthesiology, Basel, September 5–8, 1985)

Die pulsoximetrische Überwachung
in der Kinderanästhesie

H. W. Striebel

Einführung

Wenn man die Ursachen von vermeidbaren Narkosezwischenfällen sowie von intraoperativen Herzstillständen analysiert, so stellt man fest, daß es sich meist um akute Störungen der Oxygenierung handelte [4, 5, 16], z. B. wegen des Lösens einer Schlauchverbindung oder wegen einer falsch eingestellten inspiratorischen Sauerstoffkonzentration. Eine der wichtigsten Aufgaben des Anästhesisten muß es also sein, eine stets ausreichende Oxygenierung des Patienten zu garantieren.

Die Überwachung der Oxygenierung ist klinisch nur grob möglich. Ist eine Zyanose erkennbar, so handelt es sich meistens schon um eine ausgeprägte Hypoxämie. Beim Neugeborenen muß beachtet werden, daß es aufgrund der nach links verschobenen Sauerstoffdissoziationskurve des fetalen Hämoglobins erst bei sehr niedrigen p_aO_2-Werten zu einer Zyanose kommt. Außerdem ist zu beachten, daß eine Zyanose um so später erkennbar wird, je niedriger der Hb-Wert ist.

Die Überwachung der Oxygenierung mit transkutanen pO_2-Elektroden konnte sich in der Anästhesie bisher nicht durchsetzen. Zu vielfältig sind die Störfaktoren [8, 17].

Die einzige zuverlässige Kontrolle der Oxygenierung war bislang nur durch eine Blutgasanalyse (BGA) möglich. Eine BGA ist jedoch ein invasives Verfahren und nur punktuell möglich. Insbesondere in der Kinderanästhesie ist die Abnahme einer arteriellen BGA oft technisch sehr schwierig. Alternativ wird hier meist arterialisiertes Kapillarblut abgenommen. Bei der Abnahme einer BGA ist zu beachten, daß bereits ein hierdurch ausgelöstes Schreien des Kindes zu einem schnellen Abfall des p_aO_2-Wertes führt und das Ergebnis einer unter solchen Bedingungen abgenommenen Probe nur mit Vorbehalt zu interpretieren ist.

Was also die kontinuierliche Überwachung der Oxygenierung betrifft, bestand bisher eine Lücke im Patientenmonitoring. Im folgenden soll diskutiert werden, ob mit Hilfe der Pulsoximetrie diese wichtige Lücke geschlossen werden kann.

Funktionsprinzip der Pulsoximetrie

Die Pulsoximetrie ist ein relativ neues Verfahren. Die Idee der Pulsoximetrie wurde erstmals 1975 von Nakajiama et al. [14] in Japan publiziert und unter anderem von Asari u. Kenmotsu [2] und Yoshiya et al. [19] getestet.

Bereits 1935 schlug Kramer [12] eine optische Methode zur Bestimmung der Sauerstoffsättigung des Hämoglobins im Gewebe vor. Grundlage war die Feststellung, daß oxygeniertes Blut von rotem Licht besser durchdrungen wird als nichtoxygeniertes Blut. Die Forschung auf diesem Gebiet wurde während des zweiten Weltkrieges – wegen des möglichen Nutzens für die Luftwaffe – vor allem in England und in den USA stark vorangetrieben. 1942 wurde von Millikan hierfür der Name „Oximetrie" eingeführt. Millikan [13] entwickelte einen bereits praktisch anwendbaren Sensor, um die arterielle Sättigung am Ohrläppchen zu messen. Große Probleme bereitete damals neben der Kalibrierung der Geräte auch der venöse Blutanteil im durchstrahlten Gewebe. Um das venöse Blut zu eliminieren und damit nur das interessierende arterielle Blut zu erfassen, wurde versucht, das Ohr maximal zu hyperämisieren, wodurch das venöse Blut arterialisiert wird.

Das Verfahren der Pulsoximetrie verbindet diese Oximetrie mit der Methode der Photoplethysmographie. Mit der Photoplethysmographie kann selektiv pulsierende Blut erfaßt werden. Da nur das arterielle Blut pulsiert, jedoch die für die Oximetrie störenden Komponenten wie venöses Blut, Haut, Pigmentation und Gewebe nicht pulsieren, wurde es damit möglich, selektiv die Sättigung des pulsierenden, also arteriellen Blutes oximetrisch zu messen. Damit war das Funktionsprinzip der Pulsoximetrie entwickelt.

Der Sensor eines Pulsoximeters wird z.B. an einem Finger fixiert. In einer Seite des Sensors (Abb. 1) befinden sich als Lichtquelle 2 lichtemittierende Dioden, die abwechselnd Licht im roten und infraroten Bereich (660 und 940 nm) durch das Gewebe schicken. Das durch das Gewebe dringende Licht wird teilweise absorbiert und durch das pulsierende arterielle Blut moduliert. Auf der anderen Seite des Sensors wird das so modulierte Restlicht von einem Lichtdetektor registriert und in ein elektrisches Signal umgewandelt. Weil oxygeniertes und reduziertes Hämoglobin bei diesen beiden Wellenlängen unterschiedlich ab-

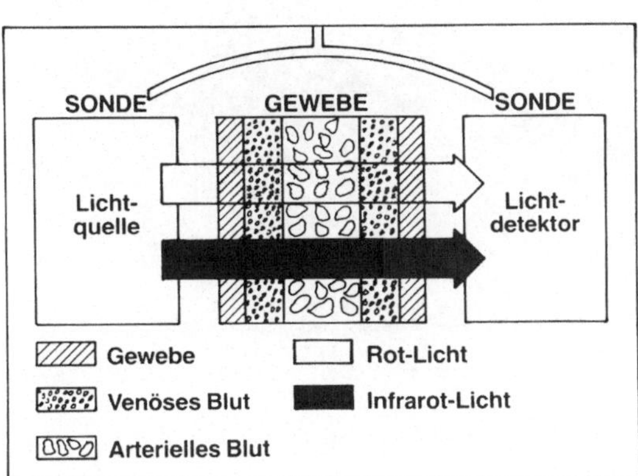

Abb. 1. Schematischer Querschnitt durch den Sensor eines Pulsoximeters

sorbieren, variiert das elektrische Signal proportional zu der arteriellen Sauerstoffsättigung. Aus diesem Signal errechnet ein Mikroprozessor die arterielle Sättigung.

Handhabung der Pulsoximetrie

Die Pulsoximetrie ist einfach zu handhaben. Man steckt einen Sensor auf irgend einen Finger auf (Abb. 2) oder klippt einen Sensor am Ohrläppchen (Abb. 3) oder z.B. am Fuß oder Handballen von Neugeborenen oder Säuglingen fest. Nun muß das Pulsoximeter (Abb. 4) noch eingeschaltet werden. Nach wenigen Sekunden zeigt das Pulsoximeter digital die aktuelle arterielle Sättigung sowie die periphere Pulsfrequenz an. Es sollten nun hierfür nur noch die Alarmgrenzen sinnvoll eingeschaltet werden. Die Pulsoximeter werden im Werk kalibiriert und bedürfen keiner Neukalibrierung vor dem Gebrauch.

Von allen Pulsoximetern wird ein pulssynchroner Piepton ausgesendet. Die Tonhöhe dieses akustischen Signals ändert sich in direktem Verhältnis zum Sättigungswert. Bei einem Abfall der Sättigung wird der Signalton niederfrequenter. Damit kann eine Änderung der Sättigung akustisch vermittelt werden. Man kann damit die Hypoxämie „hören"!

Die Messung ist stunden- oder tagelang möglich, je nach Bedarf. Es sind keinerlei Verbrennungen wie z.B. bei den transkutanen Methoden möglich.

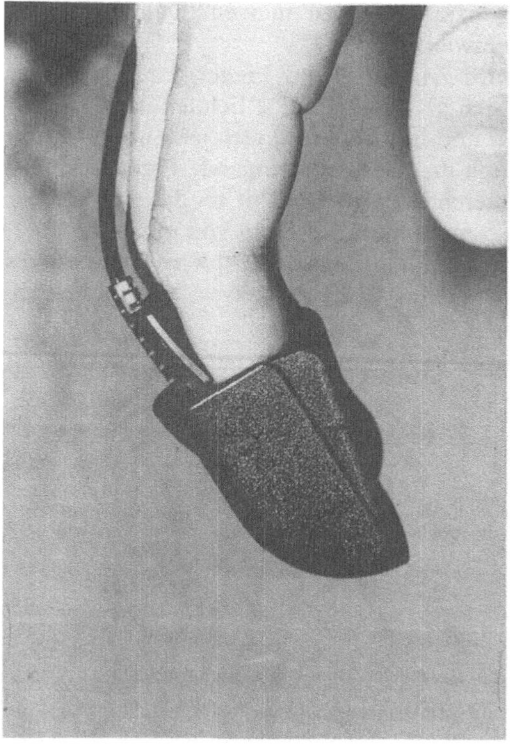

Abb. 2. Fingersensor

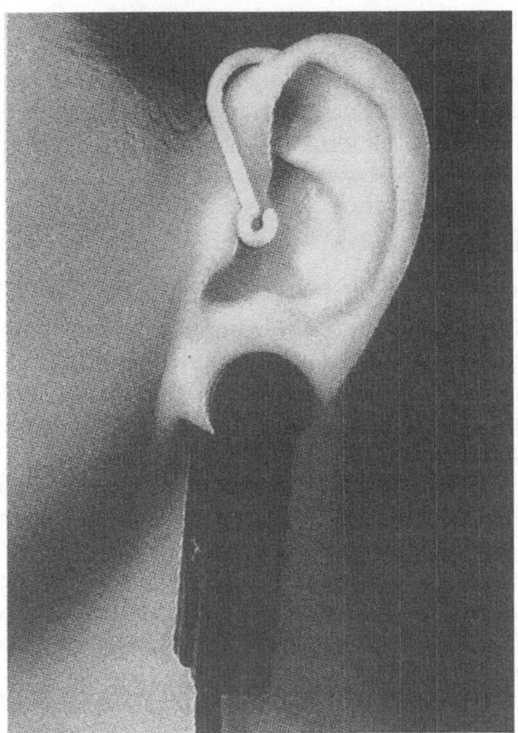

Abb. 3. Ohrsensor

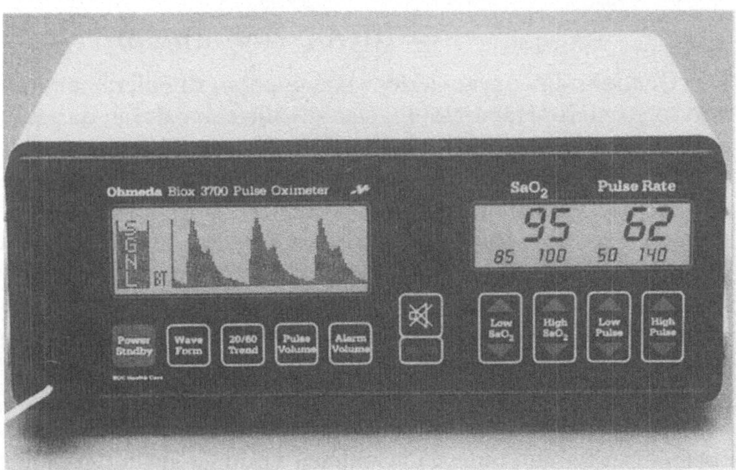

Abb. 4. Biox 3700 Pulse Oximeter (Fa. Ohmeda)

Interpretation des pulsoximetrisch gemessenen Sättigungswertes

Wie muß nun dieser pulsoximetrisch gemessene Sättigungswert interpretiert werden? Wie ist Sättigung definiert? Leider gibt es 2 unterschiedliche Sättigungsdefinitionen. Es muß zwischen der sog. fraktionellen Sättigung und der sog. funktionellen Sättigung unterschieden werden.

Die eigentlich korrekte Sättigungsdefinition ist die der franktionellen Sättigung ($SO_{2\,(frac.)}$).

$$SO_{2\,(frac.)} = 100 \cdot (HbO_2) / (Hb + HbO_2 + MetHb + HbCO)$$

Der Quotient aus oxygeniertem Hämoglobin (HbO_2) dividiert durch das Gesamthämoglobin wird als fraktionelle Sättigung bezeichnet. Das Gesamthämoglobin umfaßt alle Hämoglobinfraktionen, also reduziertes Hämoblogin (Hb), oxygeniertes Hämoglobin (HbO_2) sowie Methämoglobin (MetHb) und Kohlenmonoxidhämoglobin (HbCO).

MetHb und HbCO werden als Dyshämoglobine bezeichnet, da sie vorübergehend nicht zum Sauerstofftransport fähig sind. MetHb und HbCO können nur mit einem sog. CO-Oximeter spektrophotometrisch in vitro bei definierten Wellenlängen gemessen werden. Die fraktionelle Sättigung kann daher nur von einem CO-Oximeter bestimmt werden. Der von uns verwendete CO-Oximeter (OSM 3 Hemoximeter, Radiometer Copenhagen) druckt diese fraktionelle Sättigung als %HbO_2 aus.

Im Normalfall sind die HbCO-Konzentrationen im Bereich von nur 0–3%, die MetHb-Konzentrationen im Bereich von nur 0–2%. Sie sind damit praktisch vernachlässigbar. Wenn also MetHb und HbCO in obiger Formel wegen Nichtigkeit gestrichen werden, so bleibt die Formel für die funktionelle Sättigung.

$$SO_{2\,(func.)} = 100 \cdot (HbO_2) / (Hb + HbO_2)$$

Der Quotient aus oxygeniertem Hämoglobin dividiert nur durch das reduzierte und oxygenierte Hämoglobin, also dividiert nur durch das zum Sauerstofftransport fähige Hämoglobin, wird als funktionelle Sättigung bezeichnet ($SO_{2\,(func.)}$).

Alle(!) Pulsoximeter der jetzigen Generation messen mit nur 2 Wellenlängen. Mit diesen 2 Wellenlängen können nur das oxygenierte und das reduzierte Hämoglobin erfaßt werden. Alle Pulsoximeter der jetzigen Generation messen also diese funktionelle Sättigung. Auch die von einem Blutgasanalysengerät, z. B. dem ABL (Acid Base Laboratory, Radiometer Copenhagen) ausgedruckte Sättigung stellt die funktionelle Sättigung dar. Diese Blutgasanalysengeräte errechnen die funktionelle Sättigung aus pO_2, pCO_2 und pH anhand einer normalen Sauerstoffdissoziatonskurve.

Da noramlerweise die Dyshämoglobinkonzentrationen vernachlässigbar niedrig sind, ist die mit einem Pulsoximeter und einem Blutgasanalysengerät gemessene funktionelle Sättigung nur unbedeutend höher als die eigentlich interessierende und stets korrekte fraktionelle Sättigung. Funktionelle und fraktionelle Sättigung können also im Normalfall für praktische Belange gleichgesetzt werden.

Im Ausnahmefall können diese Dyshämoglobine jedoch recht hoch sein, z. B. bei einer Rauchvergiftung. In diesen Fällen ist die fraktionelle Sättigung wesentlich niedriger als die funktionelle Sättigung. Diese Ausnahmefälle sind aber aus der Anamnese erfragbar.

Die pulsoximetrische Überwachung in der Kinderanästhesie

Die Zuverlässigkeit der pulsoximetrischen Messung wurde im Erwachsenenalter schon mehrfach bestätigt [1, 15, 18].

Die routinemäßige Anwendung der Pulsoximetrie erscheint schon aus 2 lungenphysiologischen Gründen besonders in der Kinderanästhesie sinnvoll. Erstens ist die gewichtsbezogene alveoläre Ventilation beim Neugeborenen ca. 2–3mal höher als beim Erwachsenen. Die Ursache liegt in einer entsprechend höheren Stoffwechselrate und einem ca. 2fach höheren Sauerstoffverbrauch. Zweitens beträgt das Verhältnis der alveolären Ventilation zur funktionellen Residualkapazität (FRC) beim Erwachsenen ca. 1,5:1, beim Neugeborenen dagegen 5:1. Da also im Kindesalter einerseits der Sauerstoffverbrauch erhöht und andererseits die Pufferfunktion der FRC erniedrigt ist, wird verständlich, daß es bei Ventilationsstörungen im Kindesalter viel schneller zu einer Hypoxämie kommt als beim Erwachsenen. Anders als der Erwachsene reagiert das Kleinkind auf eine Hypoxämie nicht mit einer kompensatorischen Tachykardie. Es kommt vielmehr sofort zu einer Bradykardie und zu einem Abfall des Herzminutenvolumens, also zu einer weiteren Verschlechterung der Sauerstoffversorgung des Organismus.

Die akute Hypoxämie ist das zentrale Problem in der Kinderanästhesie. Daher erscheint in der Kinderanästhesie ein Monitoring besonders wichtig, das frühzeitig und zuverlässig eine akute Verschlechterung der Oxygenierung anzeigt. Ob sich die Pulsoximetrie auch in der Kinderanästhesie eignet, war die Frage.

Eigene Untersuchungen

Wir überwachten daher bei 53 Kindern im Alter von 6 Wochen bis 17 Jahre kontinuierlich die arterielle Sauerstoffsättigung mit Hilfe des Biox 3700 Pulse Oximeters der Fa. Ohmeda. Intraoperativ wurden bei konstanten Beatmungsbedingungen 81 kapilläre Blutgasanalysen entnommen. Wenn die kapilläre Blutgasanalyse korrekt abgenommen wird, so besteht eine gute Korrelation zwischen kapillärem pO_2 und arteriellem pO_2 [7, 10, 11]. Daher wurde großen Wert darauf gelegt, daß das Blut ohne übermäßiges Pressen leicht in die Kapillare eintrat und daß normale Kreislaufverhältnisse und eine Normothermie bestanden. Die Blutgasanalysen wurden sofort in einem CO-Oximeter (OSM 3 Hemoximeter, Radiometer Copenhagen) bestimmt. Dieser bestimmte MetHb, HbCO, die fraktionelle Sättigung (HbO_2%-Wert) sowie die funktionelle Sättigung, die als SAT ausgedruckt wurde.

Während der Blutabnahmen wurden die pulsoximetrisch angezeigte Sättigung, die pulsoximetrisch gemessene periphere Pulsfrequenz und die mittels EKG abgeleitete Herzfrequenz notiert.

Ergebnisse

Die pulsoximetrisch gemessene (funktionelle) Sättigung korrelierte ausgezeichnet mit der mittels CO-Oximeter gemessenen funktionellen Sättigung, also dem
SAT-Wert. Der Korrelationskoeffizient betrug 0,86 (Abb. 5).

Im untersuchten Kollektiv betrug der MetHb-Wert im Mittel nur 0,96 ±
0,69%, der Maximalwert war 3,3%. Der HbCO-Wert betrug im Mittel nur 0,73 ±
0,98%, der Maximalwert war 3,6%. Da bei den untersuchten Kindern die Dyshämoglobine MetHb und HbCO also vernachlässigbar niedrig waren, korrelierte
die pulsoximetrisch gemessene (funktionelle) Sättigung auch sehr gut mit der
mittels CO-Oximeter gemessenen fraktionellen Sättigung, d.h. dem HbO_2%-
Wert. Der Korrelationskoeffizient betrug 0,84 (Abb. 6).

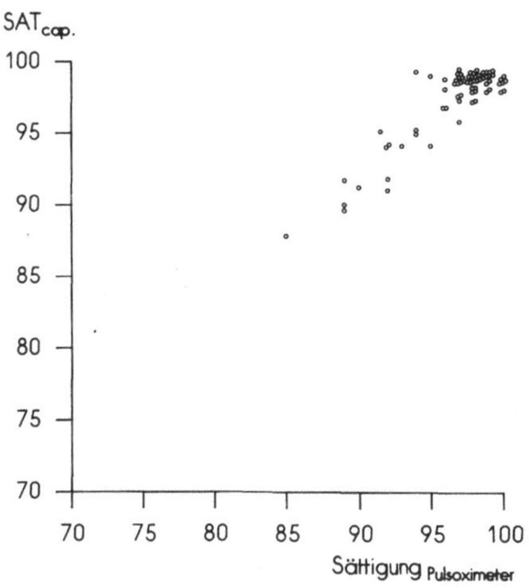

Abb. 5. Korrelation der pulsoximetrisch gemessenen Sättigung mit der mittels CO-Oximeter gemessenen funktionellen Sättigung

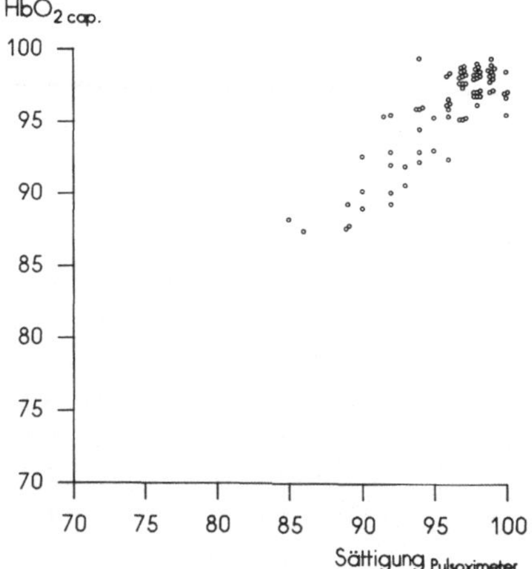

Abb. 6. Korrelation der pulsoximetrisch gemessenen Sättigung mit der mittels CO-Oximeter gemessenen fraktionellen Sättigung

Die mit dem Pulsoximeter abgeleitete periphere Pulsfrequenz war mit der am EKG-Monitor angezeigten Herzfrequenz nahezu identisch (r = 0,997; Abb. 7).

Damit ist die Pulsoximetrie sicherlich auch in der Kinderanästhesie ein geeignetes Überwachungsverfahren. Fetales Hb beeinflußt die pulsoximetrische Sättigungsmessung nicht negativ [6, 9].

Bei Anwendung der Pulsoximetrie in der Kinderanästhesie muß jedoch berücksichtigt werden, daß Infrarotheizröhren [3] und Phototherapieleuchten die Messung beeinträchtigen können und daß eine Abdeckung des Sensors gegen diese Lichtquellen notwendig wird. Einschränkend ist auch zu beachten, daß es manchmal nicht möglich ist, zuverlässige pulsoximetrische Werte zu erhalten, falls die Kinder schreien oder sich stark bewegen. Manchmal sind selbst bei ruhigen oder narkotisierten Neugeborenen zu schwache Signale abzuleiten, was das Biox-3700-Gerät jedoch als „low quality signal" anzeigt.

Abschließend noch einige kasuistische Beispiele aus der Kinderanästhesie. Diese Orginalregistrierungen müssen von rechts nach links gelesen werden.

In Abb. 8 handelte es sich um einen 5 Wochen alten Säugling, der bei 1 extubiert wurde und kurz danach einen Glottiskrampf entwickelte. Rapide kam es zu einem Abfall der arteriellen Sättigung und auch die Herzfrequenz begann schon zu sinken. Durch die Gabe von 100% O_2 und die Anwendung des Esmarch-Handgriffes war die Situation sehr schnell wieder unter Kontrolle.

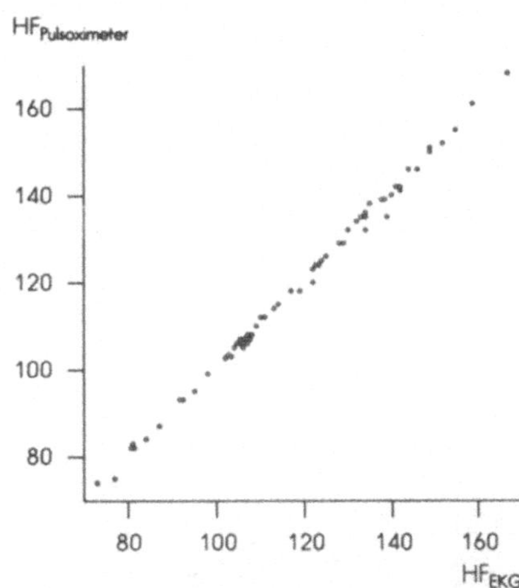

Abb. 7. Korrelation der pulsoximetrisch gemessenen peripheren Pulsfrequenz mit der mittels EKG abgeleiteten Herzfrequenz

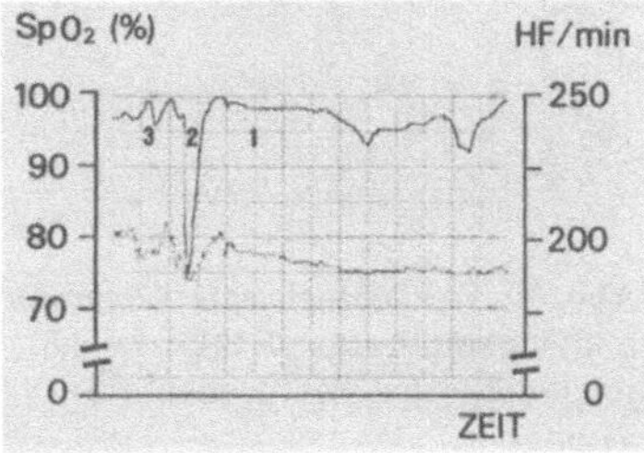

Abb. 8. Pulsoximetrische Originalregistrierung (Kasuistik). Säugling, 5 Wochen alt. *1* Extubation; *2* Glottiskrampf, Esmarch-Handgriff, $F_IO_2 = 1{,}0$; *3* $F_IO_2 = 0{,}21$

In Abb. 9 handelt es sich um ein 4monatiges, erst 3200 g schweres ehemals Früh- und Mangelgeborenes mit ausgeprägter bronchopulmonaler Dysplasie. Da unter einer F_IO_2 von 0,6 ein ungeklärter Abfall der pulsoximetrischen Sättigung auf 51% auftrat, dies aber angezweifelt wurde, wurde zuerst eine BGA abgenommen. Hierbei bestätigte sich jedoch die pulsoximetrische Messung. Die am CO-Oximeter gemessene funktionelle Sättigung betrug 52,4%, die fraktionelle Sättigung 51,7%. Daraufhin wurde die F_IO_2 erhöht.

In Abb. 10 handelte es sich um ein 6jähriges Kind, das postoperativ nach einigen Stunden notfallmäßig reintubiert wurde. Nach der Intubation wurde die Verdachtsdiagnose Pneumothorax gestellt. Bei 1 hatte das Kind trotz einer F_IO_2 von 0,8 eine Sättigung von nur 78%. Die F_IO_2 wurde bei 2 auf 1,0 erhöht. Die Sättigung stieg auf 86% an. Während den Vorbereitungen für die Thoraxdrainage entwickelte das Kind bei 3 vermutlich einen Spannungspneumothorax mit einem Sättigungsabfall auf 64% trotz 100% O_2. Bei 4 wurde die Thoraxdrainage gelegt. Die Sättigung stieg danach langsam wieder an, allerdings nur bis auf ca.

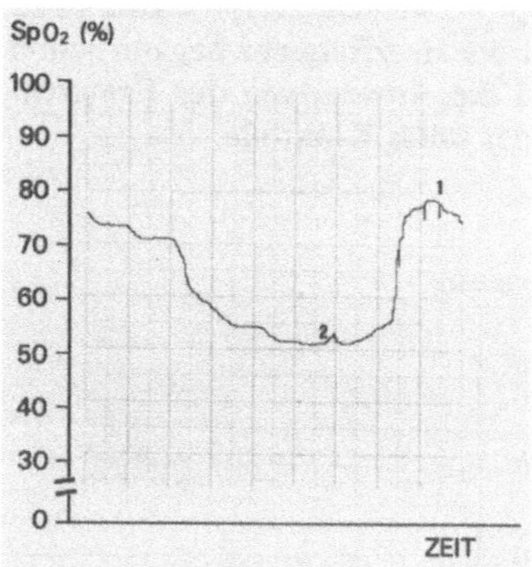

Abb. 9. Pulsoximetrische Originalregistrierung (Kasuistik). Säugling, 4 Monate alt, 3260 g, schwere bronchopulmonale Dysplasie. *1* $F_IO_2 = 0,6$; *2* BGA:SAET:52,4 %/HbO₂:51,7%

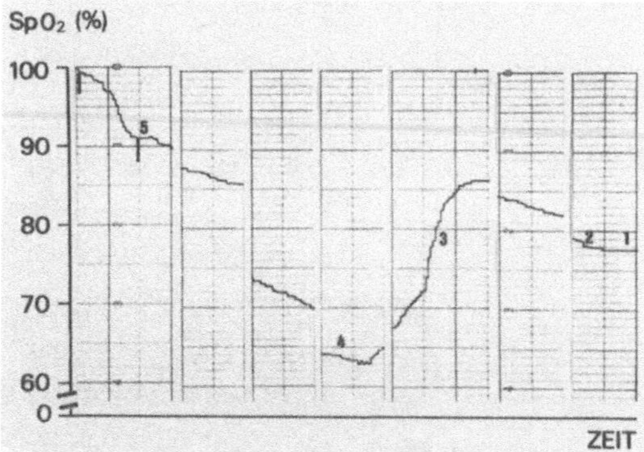

Abb. 10. Pulsoximetrische Originalregistrierung (Kasuistik). Kind, 6 Jahre, 23 kg KG, Verdacht auf Pneumothorax. *1* $F_IO_2 = 0,8$ – Verdacht auf Pneumothorax; *2* $F_IO_2 = 1,0$; *3* Spannungspneumothorax, Blutdruckabfall; *4* Thoraxdrainage; *5* Korrektur des endobronchial gelegenen Tubus

91%. Auskultatorisch wurde dann festgestellt, daß der Tubus zu tief, nämlich endobronchial lag. Nach Zurückziehen des Tubus bei 5 stieg die Sättigung vollends auf 100% an.

Zusammenfassung

Auch in der Kinderanästhesie können mit der Pulsoximetrie insbesondere akute Veränderungen der arteriellen Sauerstoffsättigung sofort und zuverlässig erkannt werden. Sind die Dyshämoglobine vernachlässigbar niedrig, was insbesondere bei (nichtrauchenden) Kindern der Normalfall ist, so stimmt der pulsoximetrisch gemessene Sättigungswert sehr gut mit dem eigentlich korrekten fraktionellen Sättigungswert überein. Bestehen ausnahmsweise höhere Dyshämoglobinkonzentrationen, so mißt das Pulsoximeter falsch hoch und es ist eine vergleichende Blutgasanalyse und deren Bestimmung mit einem CO-Oximeter sinnvoll. Selbst in diesen Fällen ist jedoch die Pulsoximetrie eine enorme Erweiterung des Monitorings. Denn in der täglichen Praxis kommt es weniger auf die genauen Absolutwerte an, als vielmehr auf die sofortige Erkennung von akuten Veränderungen.

Literatur

1. Altemeyer KH, Mayer J, Berg-Seiter S, Fösel T (1986) Die Pulsoximetrie als kontinuierliches, nichtinvasives Überwachungsverfahren. Anaesthesist 35:43–45
2. Asari M, Kenmotsu O (1977) Application of a pulse-type earpiece oximeter in the field of anesthesiology. Jpn J Anesthesiol 26:205–207
3. Brooks ID, Paulus DA, Winkle WE (1984) Infrared heat lamps interfere with pulse oximeters. Anesthesiology 61:630
4. Cooper JB, Newbower RS, Long CD, PcPeek B (1978) Preventable anesthesia mishaps: A study of human factors. Anesthesiology 49:399–406
5. Cooper JB, Newbower RS, Kitz RJ (1984) An analysis of major errors and equipment failures in anesthesia management: Considerations for prevention and detection. Anesthesiology 60:34–42
6. Deckardt R, Steward DJ (1984) Noninvasive arterial hemoglobin oxygen saturation versus transcutaneuos oxygen tension monitoring in the preterm infant. Crit Care Med 12:935–939
7. Desai SD, Holloway R, Thambiran AK, Wesley AG (1967) A comparison between arterial and arterialized capillary blood in infants. South Afr Med J 41 1:13–15
8. Eberhard P, Mindt W, Schäfer R (1981) Cutaneous blood gas monitoring in the adult. Crit Care Med 9:702–705
9. Fanconi S, Doherty P, Edmonds JF, Barker GA, Bohn DJ (1985) Pulse oximetry in pediatric intensive care: Comparison with measured saturations and transcutaneous oxygen tension. J Pediatr 107:362–366
10. Gaultier C, Boule M, Allaire Y, Clement A, Buvry A, Girard F (1978) Determination of capillary oxygen tension in infants and children. Assessment of methodology and normal values during growth. Bull Eur Physiopathol Respir 14:287–297
11. Karna P, Poland RL (1978) Monitoring critically ill newborn infants with digital capillary blood samples: An alternative. J Pediatr 92:270–273
12. Kramer K (1935) Ein Verfahren zur fortlaufenden Messung des Sauerstoffgehaltes im strömenden Blute an uneröffneten Gefäßen. Z Biol 96:61–75

13. Millikan GA (1942) The oximeter, an instrument for measuring continuously saturation of arterial blood in man. Rev Sci Instrum 13:434–444
14. Najajiama S, Hirai Y, Takase H, Kuse A, Aoyagi S, Kishe M, Yamaguchi K (1975) New pulsed-type earpiece oximeter. Kokyu to Junkan 23:709–713
15. Spiss CK, Mauritz W, Zadrobilek E, Draxler V (1985) Nichtinvasive Pulsoximetrie zur Bestimmung der Sauerstoffsättigung bei Intensivpatienten. Anaesthesist 34:405–408
16. Taylor G, Larson CP, Prestwich R (1976) Unexpected cardiac arrest during anesthesia and surgery. JAMA 236:2758–2760
17. Tremper KK, Shoemaker WC (1981) Transcutaneuos oxygen monitoring of critically ill adults with, and without low flow shock. Crit Care Med 9:706–709
18. Yelderman M, New W (1983) Evaluation of pulse oximetry. Anesthesiology 59:349–352
19. Yoshiya I, Shimada Y, Tanaka K (1980) Spectrophotometric monitoring of arterial oxygen saturation in the fingertip. Med Biol Eng Comput 18:27–32

Die Überwachung der Oxygenierung von Neugeborenen mit Hilfe der Pulsoximetrie

R. Hildebrandt

Der Übergang vom intra- zum extrauterinen Leben wird bestimmt vom Einsetzen der Lungenatmung und der Umstellung der Kreislaufverhältnisse. Beide haben Veränderungen der Blutgase und der Hämoglobinoxigenierung zur Folge. Man findet einen Abfall des pCO_2 und einen Anstieg des pO_2 mit Anstieg der arteriellen Sauerstoffsättigung. Diese Anpassung an das extrauterine Leben vollzieht sich nicht immer ungestört. Unter dem Begriff der respiratorischen Anpassungsstörung werden die Symptome Tachypnoe, Stöhnen, Einziehungen und Zyanose zusammengefaßt. Sie sind in ihrer leichten Form einige Stunden post partum nicht mehr nachweisbar, können aber auch mit anhaltender Azidose und eventuell Hypoxie einhergehen und haben dann für das Neugeborene gravierende Folgen. Zur Überwachung der Neugeborenen in der Phase der postnatalen Adaptation gehört heute üblicherweise die klinische Zustandsbeurteilung, als Apgar-Score zusammengefaßt, und die Blutgasanalyse aus dem Nabelschnurarterienblut. Transkutane Messungen des pO_2 und des pCO_2 sind möglich, aber nicht nebenwirkungsfrei. Mit der Pulsoximetrie besteht heute die Möglichkeit, einen weiteren Parameter der Sauerstoffversorgung, die arterielle Sauerstoffsättigung nichtinvasiv und kontinuierlich zu registrieren.

Bei diesem Verfahren durchstrahlt Licht zweier verschiedener Wellenlängen Gewebe und wird – eines von unoxygeniertem und eines von oxygeniertem Hämoglobin – absorbiert. Da nur gepulste Signale gewertet werden, entspricht das Verhältnis des transmittierten Lichts der 2 Wellenlängen der arteriellen Sauerstoffsättigung.

Während die Anwendung der Methode bei der Überwachung des Patienten in Narkose sowie in der intensivmedizinischen Überwachung von Kindern gut belegt ist, liegen Mitteilungen über Anwendbarkeit, Normalwerte und klinische Relevanz bei Neugeborenen unmittelbar postpartal nicht vor. Wir bestimmten daher bei Neugeborenen in den ersten Lebensminuten die arterielle Sauerstoffsättigung und stellten uns die Frage, ob ihre Registrierung über die bislang üblichen Überwachungsmethoden hinaus geeignet wäre, frühzeitig Hinweise auf das Auftreten von Anpassungsstörungen zu geben.

Wir registrierten bei 39 Neugeborenen postpartal die arterielle Sauerstoffsättigung. 26 Kinder (Gruppe 1) waren in den ersten 24 h post partum klinisch unauffällig, während 13 Kinder (Gruppe 2) die Symptome leichter bis mittelschwerer Anpassungsstörungen zeigten. Die Registrierung wurde an einer Handfläche vorgenommen und von der 3.–10. Lebensminute kontinuierlich durchgeführt. Zusätzlich wurden nach 15, 30, 60 und 120 min Messungen vorgenommen. Jeweils zur gleichen Zeit wurde die Herzfrequenz registriert. Einige Kinder aus beiden Gruppen wurden nach der klinischen Beurteilung ihres Zustands zeitweise zusätzlich mit Sauerstoff in der Atemluft versorgt.

In Tabelle 1 sind die Angaben über Geschlechtsverteilung, Reife, Entbindungsmodus, Apgar-Score und pH-Wert des arteriellen Nabelschnurblutes aufgelistet. Die Unterschiede zwischen den Gruppen waren in keinem Fall statistisch signifikant, wenngleich eine gewisse Tendenz zu niedrigeren Werten des Apgar-Score nach 1 min und zu niedrigeren pH-Werten in der Gruppe 2 zu verzeichnen war.

Die Sauerstoffsättigung bei den Kindern der Gruppe 1, also der Gruppe der klinisch unauffälligen Kinder ohne zusätzliche Sauerstoffgabe, stieg von im Mittel 73,15 ± 10,59% nach 3 min über 81,24 ± 7,73% nach 5 min und 88,39 ± 2,71% nach 10 min auf über 90% nach 30 min an. Im Gegensatz dazu betrug die Sauerstoffsättigung in der Gruppe der auffälligen Kinder – ebenfalls ohne zusätzliche Sauerstoffgabe – nach 3 min 63,25 ± 13,85%, nach 5 min 66,50 ± 14,36%, nach 10 min 89,50 ± 3,32%, um dann nach 30 min ebenfalls Werte von über 90% zu erreichen (Abb. 1). Der Unterschied der Mittelwerte war zum Zeitpunkt „5 min" statistisch signifikant (p < 0,05, Rangdisperionstest nach Siegel und Tukey), nicht jedoch zum Zeitpunkt „3 min".

Wurde ab der 3. Lebensminute zusätzlich Sauerstoff in der Atemluft gegeben, so hatte dies auf die Sauerstoffsättigung der Gruppe 1 keinen Einfluß. In der Gruppe 2 jedoch betrug die Sauerstoffsättigung unter dieser Bedingung schon zum Zeitpunkt „5 min" 80,63 ± 12,76% und war damit nicht mehr statistisch signifikant verschieden von den Werten der Gruppe 1 (Abb. 2).

Tabelle 1. Angaben zu den untersuchten Patienten

	Gruppe 1	Gruppe 2
Anzahl	26	13
Geschlecht:		
– männlich	9	8
– weiblich	17	5
Gestationsalter [Wochen]	40,28 ± 1,28	39,69 ± 2,09
Entbindungsmodus:		
– spontan	21	9
– operativ vaginal	3	1
– Sectio caesarea	2	3
Apgar-Score: nach		
– 1 min	8,40 ± 1,10	7,15 ± 2,00
– 5 min	9,27 ± 0,71	8,60 ± 0,92
– 10 min	9,99 ± 0,01	9,20 ± 0,36
pH (arterielles Nabelschnurblut)	7,28 ± 0,067	7,25 ± 0,080

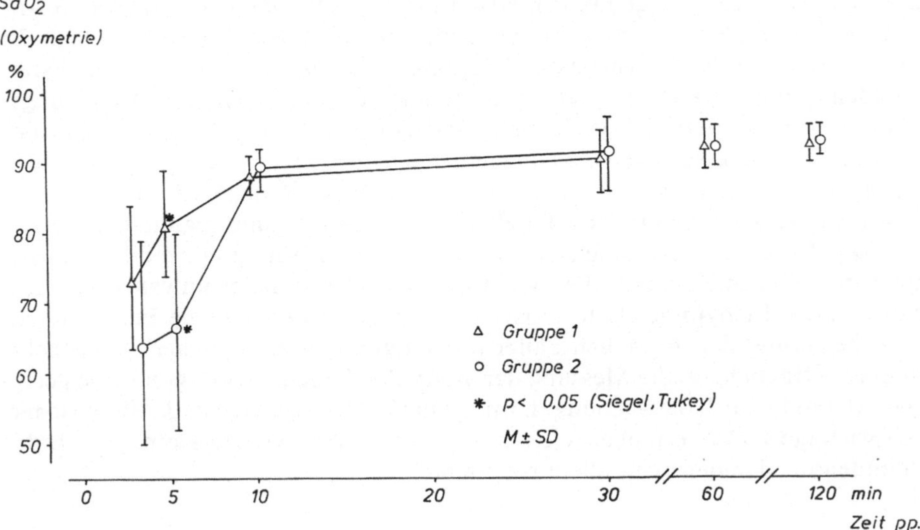

Abb. 1. Pulsoximetrisch bestimmte arterielle Sauerstoffsättigung (S$_a$O$_2$ in %) im zeitlichen Verlauf (min post partum)

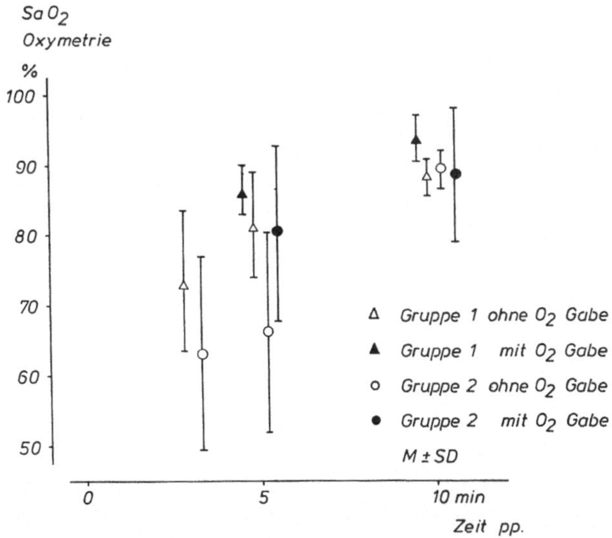

Abb. 2. Einfluß der Sauerstoffgabe in der Atemluft auf die pulsoximetrisch bestimmte arterielle Sauerstoffsättigung

Unsere Befunde zeigen also, daß hinsichtlich der arteriellen Sauerstoffsättigung die Umstellung auf das extrauterine Leben innerhalb von Minuten vollzogen wird. Diese Umstellung kann mit Hilfe der Pulsoximetrie einfach und nebenwirkungsfrei beobachtet werden. Kinder mit den klinischen Zeichen einer gestörten Anpassung zeigen in den ersten Lebensminuten einen verzögerten Anstieg der arteriellen Sauerstoffsättigung bei unauffälligen Endwerten nach 30 min. Auffällig ist die Persistenz der Symptome auch nach Erreichen einer ausreichenden Sauerstoffsättigung. Die Symptome der respiratorischen Anpassungsstörung, insbesondere die Tachypnoe sind Ausdruck einer Kompensation der respiratorischen Insuffizienz. Man kann nach den hier vorgelegten Befunden vermuten, daß das Einsetzen und die Persistenz dieser Kompensationsmechanismen nicht von der Höhe der arteriellen Sauerstoffsättigung reguliert wird. Zusätzliche Sauerstoffgabe steigert zwar die Sauerstoffsättigung, mildert jedoch nicht im gleichen Zeitraum die Symptome. Es scheint daher unwahrscheinlich, daß z. B. die Tachypnoe als Kompensationsmechanismus nur die Funktion hat, eine Steigerung der arteriellen Sauerstoffsättigung zu ermöglichen. Umgekehrt ist es also fraglich, ob die Messung der arteriellen Sauerstoffsättigung eine geeignete Methode zur Überwachung der postnatalen Anpassung ist, da diese sicherlich wichtige Größe offenbar leicht konstant gehalten werden kann, jedoch das Befinden der Kinder nicht allein bestimmt.

Nichtinvasive pCO_2-Messung bei Kindern während der Narkose: endexspiratorischer pCO_2 im Vergleich zum transkutanen pCO_2

H. Schmitt, G. Braun und M. Brunner

Einleitung

Eine der großen Schwierigkeiten der Kinderanästhesie besteht darin, während der Narkose das richtige Atemminutenvolumen einzustellen und zu kontrollieren. Ursache hierfür ist neben technischen Problemen, wie z.B. die Volumenmessung, vor allem das Fehlen leicht zugänglicher und zuverlässiger Überwachungsparameter [1]. Für das Einstellen einer richtigen Beatmung müssen sowohl der arterielle pO_2 als auch der p_aCO_2 möglichst häufig bestimmt werden. Die p_aCO_2-Bestimmung kann prinzipiell auf 2 Arten erfolgen: einmal als aufwendige invasive nichtkontinuierliche Methode durch eine Blutgasanalyse, und zum anderen auf nichtinvasivem kontinuierlichen Weg mit Hilfe des endexspiratorischen pCO_2 (p_ECO_2) oder des transkutanen pCO_2 ($p_{tk}CO_2$).

In der Literatur finden sich zur Bestimmung des p_ECO_2 nur einige wenige experimentelle und klinische Arbeiten [7, 11, 14]. Im Gegensatz hierzu wird über die transkutane pCO_2-Messung ausführlich berichtet, wenn auch fast ausschließlich aus dem Bereich der Kinderintensivpflege [5, 13, 15].

In der vorliegenden Arbeit sollte untersucht werden, ob während der Narkose eine dieser beiden nichtinvasiven kontinuierlichen pCO_2-Bestimmungsmethoden die invasive ersetzen kann, und welche von beiden nichtinvasiven Untersuchungsmethoden der invasiven an Zuverlässigkeit näher kommt.

Methodik

Unter physiologischen Ventilations- und Perfusionsverhältnissen entspricht idealerweise die alveoläre CO_2-Konzentration der arteriellen. Da der alveoläre Wert dem p_ECO_2 sehr nahe kommt, hat man über die Bestimmung der p_ECO_2-Konzentration die Möglichkeit, die Ventilation auf nichtinvasivem Weg zu kontrollieren. Ein Meßverfahren zur p_ECO_2-Bestimmung ist das CO_2-Infrarotabsorptionsprinzip. Es beruht darauf, daß CO_2-Moleküle Infrarotstrahlen mit einer Wellenlänge von 4,25 μm absorbieren. Die klinische Anwendung dieser Methode kann auf zweierlei Weise erfolgen: einmal als Messung direkt im Atemstrom und zum anderen mit Hilfe einer Absaugpumpe im Nebenschluß.

Wir haben bei unserer Untersuchung beide Methoden angewandt. Die Untersuchung erfolgte an insgesamt 32 Kindern. Alle Kinder mußten sich einem herz- oder gefäßchirurgischen Eingriff unterziehen. Zur Prämedikation erhielten die

Kinder eine halbe Stunde vor Narkoseeinleitung 0,05–0,1 mg/kg KG Flunitrazepam sublingual. Die Narkoseeinleitung erfolgte bei azyanotischen Kindern mit Flunitrazepam 0,02 mg/kg KG i.v. und Etomidate 0,2 mg/kg KG unter O_2-Gabe. Zur Intubation erhielten alle Kinder 0,1 mg/kg KG Pancuroniumbromid. Kinder mit zyanotischen Herzfehlern bekamen statt Etomidate Ketamin 2 mg/kg KG i.v. Komplettiert wurde die Narkose mit Fentanylgaben (Einzeldosis 0,02 mg/kg KG). In einem halboffenen System (Servo Ventilator 900C, Kinderschläuche) wurden alle Kinder mit einem O_2/N_2O- oder O_2-Luftgemisch kontrolliert beatmet. Das Atemminutenvolumen betrug zwischen 1,2 und 4,5 l, die Frequenz variierte von 20–30/min je nach Alter des Kindes. Für die Bestimmung des p_ECO_2 wurden 2 Gruppen gebildet:

Gruppe 1 umfaßte 18 Kinder mit einem Alter zwischen 14 Tagen und 11 Jahren und einem Durchschnittsgewicht von 11,1 kg. Die Einzeldaten der Kinder sind in Tabelle 1 zusammengestellt. In dieser Gruppe wurde der p_ECO_2 direkt im Atemstrom gemessen (pCO_2-Modul, Kinderküvette, Sirecust 404, Fa. Siemens). Der zusätzliche Totraum durch die Meßküvette betrug 5 ml. Die in dieser Gruppe ermittelten p_ECO_2-Werte wurden entsprechend dem O_2/N_2O- oder N_2-Anteil der Inspirationsluft korrigiert.

Die 2. Gruppe setzte sich aus 14 Kindern mit einem Durchschnittsgewicht von 5,5 kg und einem Alter von 4 Tagen bis 1¾ Jahren zusammen. Die Einzeldaten der Patienten sind aus Tabelle 2 ersichtlich. Die p_ECO_2-Bestimmung erfolgte hier im Nebenschlußverfahren mit einer Absaugmenge von 50 ml/min und 150

Tabelle 1. Patientendaten (Gruppe I)

Herzfehler	Gewicht [kg]	Alter	Operationen
ASD	16	5 J.	Verschluß
VSD	11	2 J.	Verschluß
Fallot	9,1	¾ J.	Korrektur
AOIST	3,2	14 Tg.	Patcherweiterung
VSD	14	6 J.	Verschluß
AOIST	18,5	4 J.	Patcherweiterung
AOIST	9,4	1 J.	Patcherweiterung
VSD	14	5 J.	Verschluß
AV-Kanal	3,4	4 Mo.	Banding
AK-Stenose	3,1	5 Tg.	Kommissurotomie
MK-Stenose	28	5 J.	Kommissurotomie
AV-Kanal	4	3 Mo.	Banding
Fallot	4,7	1 Mo.	Korrektur
VSD	29	11 J.	Verschluß
Fallot, AOIST	2,9	14 Tg.	AOIST-Erweiterung
AK-Stenose	16	3 J.	Kommissurotomie
VSD	8	8 Mo.	Verschluß
TGA	8,5	2 J.	Shunt

ASD: Atriumseptumdefekt; *VSD:* Ventrikelseptumdefekt; *AOIST:* Aortenisthmusstenose; *AV:* Atrioventrikulär; *AK:* Aortenklappe; *MK:* Mitralklappe; *TGA:* Transposition großer Arterien

Tabelle 2. Patientendaten (Gruppe II)

Herz-fehler	Gewicht [kg]	Alter	Operation
Single ventricle	2,7	10 Tg.	Shunt
AOIST	5,7	4 Mo.	Patcherweiterung
AK-Stenose	2,6	14 Tg.	Kommissurotomie
AV-Kanal	8,9	2 J.	Korrektur
AOIST	3,0	17 Tg.	Patcherweiterung
AOIST	2,6	4 Tg.	Patcherweiterung
VSD, ASD	4,6	6 Mo.	Verschluß
Pulmonal-klappenatresie	3,4	4 Tg.	Shunt
VSD	11,0	1½ J.	Verschluß
TGA	8,0	¾ J.	Korrektur
AOIST	4,0	2 Mo.	Patcherweiterung
AV-Kanal	8,5	1 J. 8 Mo.	Korrektur
Doppelter Aortenbogen	9,4	1 J.	Unterbindung
AV-Kanal	3,4	4 Mo.	Banding

Abkürzungen wie in Tabelle 1

ml/min (Acucap, Fa. Datascope). Der zusätzliche Totraum des Meßzwischen-stücks betrug 5 ml. Die Kalibrierung des Geräts erfolgte hier gegen Raumluft.

Parallel zur p_ECO$_2$-Bestimmung registrierten wir bei allen Kindern der Gruppe 1 und 2 den transkutanen pCO$_2$-Wert. Dieses Meßverfahren beruht darauf, daß mit einer modifizierten Severinghaus-Elektrode auf der erwärmten Hautoberfläche der pCO$_2$ gemessen wird.

Bei unseren Untersuchungen verwendeten wir eine sogenannte Kombisonde für pO$_2$- und pCO$_2$-Bestimmung (Fa. Kontron). Vor jeder Inbetriebnahme erfolgte eine Zweipunktkalibrierung mit Eichgasen. Die Meßtemperatur betrug 43–44 °C, je nach Alter des Kindes. Gemessen wurde am Hals oder auf der Wange.

Bei den Kindern beider Gruppen entnahmen wir aus einer liegenden Radialis-kanüle Blutproben für den arteriellen pCO$_2$-Referenzwert. Die Verarbeitung der Proben erfolgte sofort in einem täglich kalibrierten Blutgasanalysegerät (Corning 178). Registriert wurden ferner bei jeder Messung der arterielle Mitteldruck (MAP, Druckwandler Bentley, Modell 800, Sirecust 404) und die rektale Temperatur mit einer geeichten Temperatursonde.

Ergebnisse

Atemminutenvolumen – Atemzugvolumen

Das durchschnittliche Atemminutenvolumen (V_E) und Atemzugvolumen (V_T) mit Standardabweichungen sind in Tabelle 3 zusammengestellt. Die größere Standardabweichung in Gruppe 1 resultiert aus den großen Alters- und Ge-

Tabelle 3. Mittelwerte mit Standardabweichung ($\pm$) für Gewicht, V_E und V_T bei allen Kindern

Gruppe	Gewicht [kg]	V_E [ml min^{-1} kg^{-1}]	V_T [ml min^{-1} kg^{-1}]
I n=18	11,2±8,0	320±105	13±3
II n=14	5,5±2,9	372± 52	14±1

Tabelle 4. Mittelwerte mit Standardabweichung ($\pm$) für Gewicht, V_E und V_T bei Kindern unter 5 kg KG

Gruppe	Gewicht [kg]	V_E [ml min^{-1} kg^{-1}]	V_T [ml min^{-1} kg^{-1}]
I n=6	3,5±0,6	436±37	14±1
II n=7	3,3±0,7	403±44	13±1

wichtsunterschieden der untersuchten Kinder dieser Gruppe. Die Werte für Kinder unter 5 kg aus beiden Gruppen entsprechen sich und sind in Tabelle 4 zusammengestellt.

Arterieller und endexspiratorischer pCO_2

Ausgewertet wurden 162 Wertepaare, 93 in Gruppe 1 und 69 in Gruppe 2. Der mittlere p_aCO_2 mit Standardabweichung in Gruppe 1 betrug 34 ± 6,2 mm Hg, der entsprechende p_ECO_2 27,8 ± 5,5 mm Hg. Der p_ECO_2 war im Durchschnitt um 6,2 mm Hg niedriger als der p_aCO_2. Für Gruppe 2 errechneten sich mit Standardabweichung für den p_aCO_2 ein Durchschnittswert von 34,5 ± 3,9 mm Hg und für den p_ECO_2 26,5 ± 3,6 mm Hg. Somit lag in Gruppe 2 der p_ECO_2 durchschnittlich um 8 mm Hg unter dem arteriellen Wert (Tabelle 5). Da die Messung

Tabelle 5. Mittelwerte mit Standardabweichung ($\pm$) für p_aCO_2, p_ECO_2, $p_{tk}CO_2$ und mittleren arteriellen Druck (MAP)

Gruppe	p_aCO_2 [mm Hg]	p_ECO_2 [mm Hg]	$p_{tk}CO_2$ [mm Hg]	MAP [mm Hg]
I n=93	34,0±6,2	27,8±5,5	36,3±6,2	72±15
II n=69	34,5±3,9	26,5±3,6	35,5±3,9	65±12

des $p_E CO_2$ im Nebenschluß in dieser zweiten Gruppe bei einer Absaugmenge von 50 ml/min inspiratorisch bei 8 von 10 Meßversuchen einen $p_E CO_2$ zwischen 1 und 5 mm Hg anzeigte, ermittelten wir die $p_E CO_2$-Werte bei 150 ml Absaugmenge. Hierbei zeigte das Gerät inspiratorisch immer 0 an. Höher als der $p_a CO_2$ war der $p_E CO_2$ in Gruppe 1 bei 2 Kindern mit einem Ventrikelseptumdefekt (VSD). Während bei einem Kind vor der Korrektur nur 1 Wert (2 mm Hg) höher war, zeigte beim zweiten Kind (VSD mit exzessivem pulmonalen Flow) der $p_E CO_2$ über den gesamten Op.-Verlauf einen um durchschnittlich 3 mm Hg höheren Wert an.

In Gruppe 2 war der $p_E CO_2$-Wert bei einem Kind mit AV-Kanal vor der Korrektur um 2 mm Hg höher als der $p_a CO_2$. Gesondert ausgewertet wurden für beide Gruppen die Werte für Kinder unter 5 kg KG. Hier ergab sich in Gruppe 1 aus 32 Wertepaaren für den $p_E CO_2$ ein im Durchschnitt 7 mm Hg niedrigerer Wert als für den $p_a CO_2$.

In Gruppe 2 lag der $p_E CO_2$ durchschnittlich sogar um fast 10 mm Hg niedriger als der entsprechende $p_a CO_2$-Wert (Tabelle 6). Die Korrelationen mit den dazu

Tabelle 6. Mittelwerte mit Standardabweichung ($\pm$) für $p_a CO_2$, $p_E CO_2$, $p_{tk} CO_2$ und MAP bei Kindern unter 5 kg KG

Gruppe	$p_a CO_2$ [mm Hg]	$p_E CO_2$ [mm Hg]	$p_{tk} CO_2$ [mm Hg]	MAP [mm Hg]
I n=32	31,1±7,1	23,8±4,9	33,6±6,9	63±13
II n=25	35,0±3,9	25,1±3,3	36,2±3,3	60±10

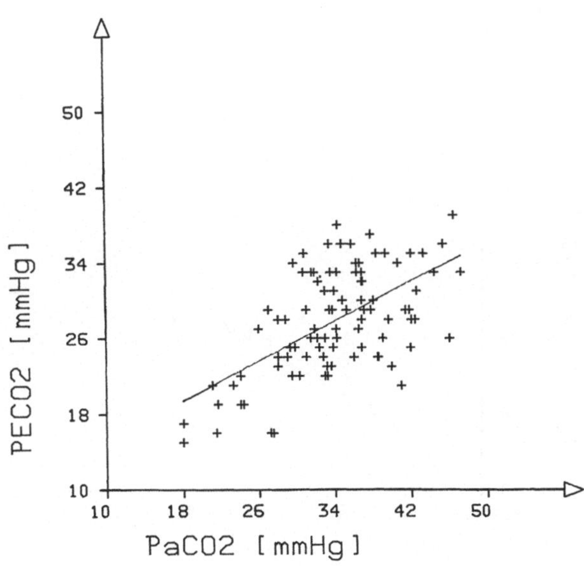

Abb. 1. Korrelation zwischen $p_e CO_2$ und $p_a CO_2$; Gruppe I gesamt (n=93; y=0,53 x+9,9; r=0,591)

gehörenden Regressionsgeraden zwischen p_aCO_2 und p_ECO_2 für die einzelnen Gruppen sind in den Abb. 1–4 dargestellt. Die Korrelation zwischen p_aCO_2 und p_ECO_2 für die jeweils ersten Meßwerte vor Thoraxeröffnung waren für Gruppe 1 0,7 und für Gruppe 2 0,64. Die Korrelation zwischen diesen beiden Parametern für Kinder mit Rechts-Links-Shunt betrug in Gruppe 1 (n = 24) 0,45 und in Gruppe 2 (n = 16) 0,7. Der Korrelationskoeffizient für alle Meßwerte nach extrakorporaler Zirkulation betrug in Gruppe 1 0,46 (n = 34), in Gruppe 2 0,3 (n = 25).

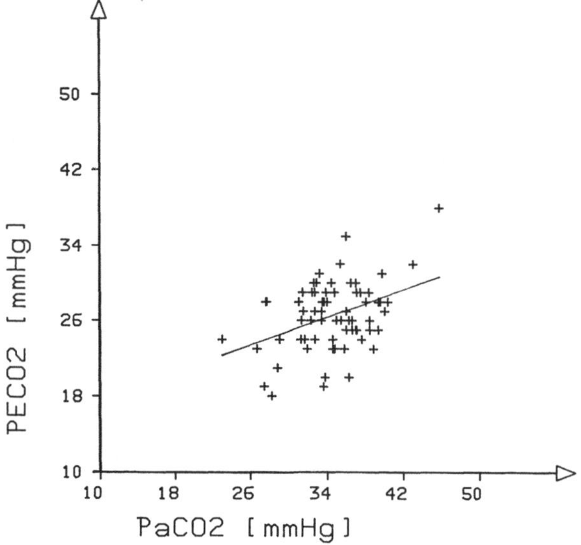

Abb. 2. Korrelation zwischen p_eCO_2 und p_aCO_2; Gruppe II gesamt (n = 69; y = 0,37 x + 13,9; r = 0,407)

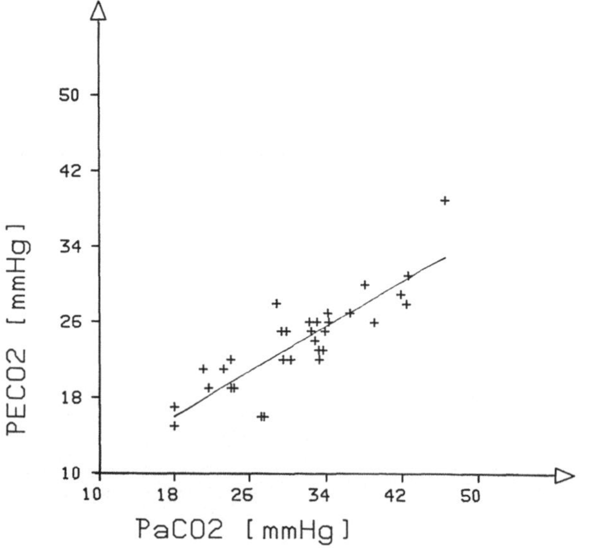

Abb. 3. Korrelation zwischen p_eCO_2 und p_aCO_2; Gruppe I: Kinder unter 5 kg (n = 32; y = 0,59 x + 5,3; r = 0.855)

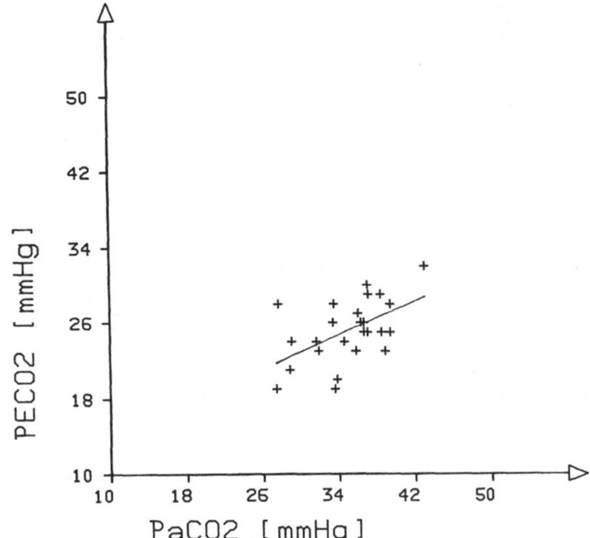

Abb. 4. Korrelation zwischen p$_e$CO$_2$ und p$_a$CO$_2$; Gruppe II: Kinder unter 5 kg (n = 25; y = 0,45 x + 9,54; r = 0,532)

Arterieller und transkutaner pCO$_2$

Mittelwert für p$_{tk}$CO$_2$ sind in Tabelle 5 zusammengestellt. Hier zeigt sich, daß der p$_{tk}$CO$_2$-Wert in Gruppe 1 um durchschnittlich 2,3 mm Hg über dem arteriellen Wert lag. In Gruppe 2 war er um durchschnittlich 1,0 mm Hg höher. Die Auswertung für Kinder unter 5 kg KG ergab ähnliche Verhältnisse (Tabelle 6). Die Korrelation für die einzelnen Gruppen sind aus Abb. 5 und 6 ersichtlich. Für Gruppe 1 errechnete sich ein Gesamtkorrelationskoeffizient zwischen p$_a$CO$_2$ und p$_{tk}$CO$_2$ von 0,79, für Gruppe 2 ein Koeffizient von 0,73. Die Korrelation

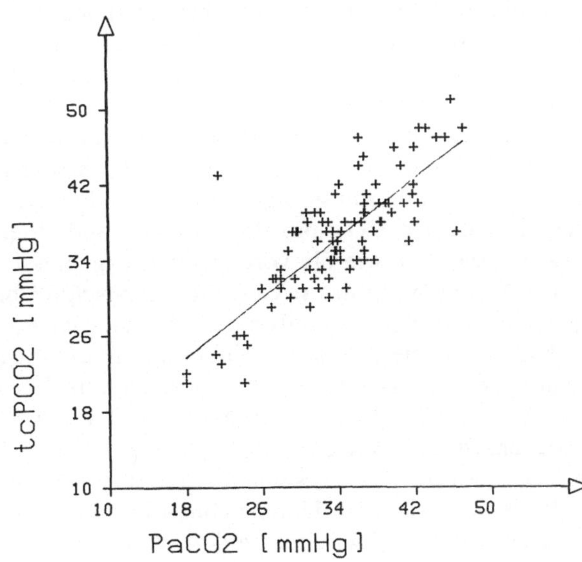

Abb. 5. Korrelation zwischen p$_{tk}$CO$_2$ und p$_a$CO$_2$; Gruppe I gesamt (n = 93; y = 0,79 x + 9,49; r = 0,79)

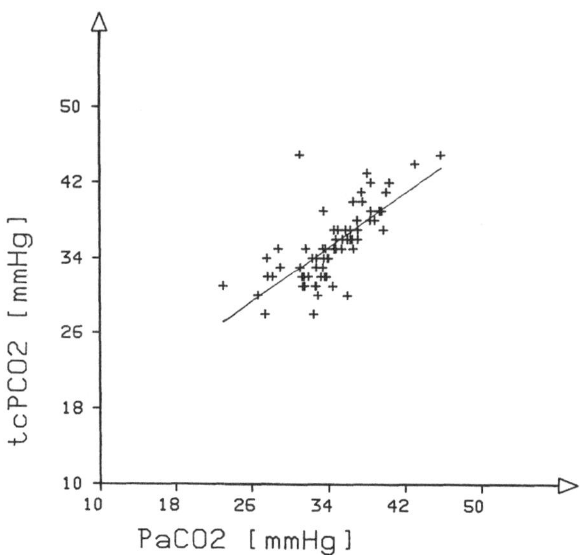

Abb. 6. Korrelation zwischen $p_{tk}CO_2$ und p_aCO_2; Gruppe II gesamt (n = 69; y = 0,72 x + 10,57; r = 0,728)

war für beide Gruppen mit den kleineren Kindern etwas höher (0,87 bei Gruppe 1, 0,80 bei Gruppe 2). Aus allen Meßwerten nach extrakorporaler Zirkulation errechnete sich für beide Gruppen jeweils ein identischer Korrelationskoeffizient von 0,87.

Schlußfolgerungen

Die vorliegenden Ergebnisse zeigen, daß auch heute noch, trotz verbesserter Technik, die Messung des endespiratorischen pCO_2 bei Kindern problematisch ist. Zwar ergibt die Bestimmung des p_ECO_2 in Ruhe unter Anästhesiebedingungen noch eine gute Übereinstimmung mit dem arteriellen Wert, jedoch weichen beide Werte während chirurgischer Manipulationen zum Teil erheblich von einander ab. Ursache für diese Diskrepanz sind neben anderen sicher Veränderungen des Ventilations- und Perfusionsverhältnisses in der Lunge. Als Hinweis für ein solches pathophysiologisches Geschehen kann die schlechte Korrelation zwischen dem p_ECO_2 und dem p_aCO_2 nach einer extrakorporalen Zirkulation gewertet werden, wie die vorliegenden Ergebnisse zeigen.

Die Bestimmung des p_ECO_2 im Nebenschluß bringt nach unseren Erfahrungen keine Vorteile gegenüber der Messung im Atemstrom: bei Kindern unter 5 kg KG erwies sie sich sogar eindeutig als unterlegen. Wahrscheinlich führt die relativ hohe Absaugmenge von 150 ml/min bei einem Atemminutenvolumen von nur etwa 1–2 l/min zu Bestimmungsfehlern. Im Gegensatz zur p_ECO_2-Messung ergab sich zwischen dem transkutanen pCO_2-Wert und dem arteriellen p_aCO_2-Wert über den gesamten Operationsverlauf eine relativ gute Korrelation.

In der vorliegenden Untersuchung bestätigte sich auch die Tatsache, daß die Übereinstimmung zwischen beiden Werten um so besser wird, je kleiner die Kinder sind. Somit erwies sich die Methode der transkutanen pCO$_2$-Bestimmung dem Messen des endexspiratorischen p$_E$CO$_2$ eindeutig überlegen. Die transkutane pCO$_2$-Registrierung kann als einfaches nichtinvasives kontinuierliches Meßverfahren bei Kindern während der Narkose zur Beatmungsüberwachung empfohlen werden.

Literatur

1. Altemeyer KH (1985) Narkose- und Überwachungssysteme für Kinderanästhesie. Springer, Berlin Heidelberg New York Tokyo (Anaesthesiologie und Intensivmedizin, Bd 170)
2. Badgwell JM et al (1986) Endtidal pCO$_2$ monitoring in infants and children during ventilation with the airshields ventimeter ventilator. Anesthesiology 65:A418
3. Badgwell JM et al (1985) An improved method of delivering and monitoring automatic ventilation and anesthesia in infants and children. Anesthesiology 63:A479
4. Bakow E (1982) A limitation of capnography. Respir Care 27:167–168
5. Bhat R et al (1981) Simultaneous tissue pH and transcutaneous carbon dioxide monitoring in critically ill neonates. Crit Care Med 9:744–749
6. Bhat R et al (1985) Transcutaneous oxygen and carbon dioxide monitoring in sick neonates using a combined sensor. Chest 88:890–894
7. Dangel P (1983) Die transkutane pO$_2$- und pCO$_2$-Messung – eine Möglichkeit zur Narkoseüberwachung bei Kleinkindern? In: Ahnefeld FW (Hrsg) Narkosebeatmung im Kindesalter. Springer, Berlin Heidelberg New York Tokyo (Klinische Anästhesiologie und Intensivtherapie, Bd 26)
8. Eberhard P, Mindt W (1981) Interference of anesthetic gases at skin surface sensors for oxygen and carbon dioxide. Crit Care Med 9:717–720
9. Eberhard P et al (1981) Methodologic aspects of cutaneous pCO$_2$ monitoring (Workshop Basel Abstracts). Intensive Care Med 7:249–264
10. Fletcher R (1985) Editorial· Deadspace, invasive and noninvasive. Br J Anaesth 57:245–249
11. Fösel K et al (1983) Anforderungen an die endexspiratorische CO$_2$-Messung im Säuglings- und Kindesalter. Experimentelle Untersuchungen zur Genauigkeit verschiedener im Handel befindlicher Monitore. In: Ahnefeld FW (Hrsg) Narkosebeatmung im Kindesalter. Springer, Berlin Heidelberg New York Tokyo (Anaesthesiologie und Intensivtherapie, Bd 26)
12. Fösel T et al (1984) Möglichkeiten und Grenzen der Ventilationsüberwachung bei Narkosen von Säuglingen und Kleinkindern. Anaesthesist 33:31–38
13. Laptook A, William O (1981) Transcutaneous dioxide monitoring in the newborn period. Crit Care Med 9:759–760
14. Lindahl S et al (1987) Relationsship between invasive and noninvasive measurements of gas exchange in anesthetized infants and children. Anesthesiology 66:168–175
15. Monaco F et al (1981) Transcutaneous measurements of carbon dioxide partial pressure in sick neonates. Crit Care Med 9:756–758
16. Moorthy S et al (1984) End-tidal pCO$_2$ greater than PaCO$_2$. Crit Care Med 12:534–535
17. Murat I et al (1986) Respiratory effects of nitrous oxide during isoflurane anesthesia in children. Anesthesiology 65:A416
18. Rithalia S, Tinker J (1981) Transcutaneous pCO$_2$ monitoring in cardiopulmonary bypass patients (Workshop Basel Abstracts). Intensive Care Med 7:262–263
19. Rose D, Froese A (1979) The regulation of PaCO$_2$ during controlled ventilation of children with a T-Piece. Can Anaesth Soc J 26:104–113
20. Severinghaus JW (1978) Workshop on methodogic aspects of transcutaneous blood gas monitoring. Acta Anaesthesiol Scand [Suppl] 68
21. Tremper K, Shoemaker W (1981) Transcutaneous pO$_2$ and pCO$_2$ monitoring of adult surgical patients with and without low flow shock (Workshop Basel Abstracts). Intensive Care Med 7:263–264

Die Messung des arteriellen Blutdrucks mit nichtinvasiven Methoden

U. Frucht, G. Papadopoulos und L. Richter

Kinder sind keine kleinen Erwachsenen. Für kranke Kinder müssen daher besondere Therapiekonzepte angewendet werden – dies im Gegensatz zu den Konzepten des Monitorings, den Verfahren zur Überwachung biologischer Variablen. Hier bestehen gleichartige Konzepte. Das Prinzip des Monitoring besteht in der zeitgerechten Erfassung der Variablen mit dem Ziel den biologischen Vorgang *vollständig* zu erfassen. Das bedeutet, daß sich aus den gewonnenen Meßwerten des Monitorverfahrens der zu erfassende biologische Vorgang ohne Informationsverluste darstellen läßt. Dieses Vorgehen entspricht dem von Shannon für die Nachrichtentechnik formulierten Abtasttheorem.

Die indirekten Blutdruckmeßverfahren können diesen Anforderungen nicht genügen, denn sie erfassen den Blutdruck immer nur in Form einer Stichprobe. Anders das direkte Verfahren der Blutdruckmessung, bei dem durch Punktion einer peripheren Arterie eine *fortlaufende* Beobachtung des Blutdrucks möglich wird. Bei der direkten artierellen Blutdruckmessung ermöglicht die Darstellung der arteriellen Pulskurve eine kontinuierliche Plausibilitätskontrolle der angezeigten Werte, bei den indirekten Verfahren kann eine Plausibilitätskontrolle nur durch den Vergleich sukzessiv gemessener Blutdruckwerte versucht werden. Gleichwohl sind die durch die indirekten Blutdruckmeßverfahren zu gewinnenden Informationen über den Blutdruck immer dann ausreichend, wenn:

(a) die Blutdruckänderungen in der Zeit gering und
(b) die komplizierten Beziehungen zwischen Blutströmung (Herzzeitvolumen), Gefäßwiderstand und Blutdruck „normal" sind.

Mit der Entwicklung automatischer indirekter Blutdruckmeßgeräte, die entweder nach dem auskultatorischen (mit einem Mikrophon) oder nach dem oszillometrischen Prinzip arbeiten, sind die prinzipiellen Grenzen dieser Verfahren verwischt worden:

1. Die Möglichkeit, die zeitliche Folge des Meßvorgangs zu programmieren (Erhöhung der Abtastrate bis zu 1/min), läßt die Geräte auch für Patienten geeignet erscheinen, bei denen sich der Blutdruck schnell ändert (s. oben Forderung a).
2. Im Gegensatz zu der herkömmlichen Stethoskopmethode nach Riva-Rocci/ Korotkow (RR/K), bei der keine Informationen über den arteriellen Mitteldruck (MAP) gewonnen werden können, messen oszillometrische oder be-

rechnen auskultatorische Geräte den MAP. Sie scheinen damit der direkten Methode gleichwertig zu sein.

3. Die Meßwerte der automatischen Geräte erscheinen plausibel und sie werden im Vergleich zur Stethoskopmethode höher bewertet. Ein wesentlicher Grund hierfür ist die Tatsache, daß diese Geräte nur nach einer klinischen und technischen Prüfung durch die Physikalisch Technische Bundesanstalt Berlin (PTB) zugelassen werden dürfen. Diese Prüfung wird an gesunden Probanden durchgeführt, das Referenzverfahren ist die Stethoskopmethode nach Riva-Rocci/Korotkow (RR/K). Aus dem Vergleich zweier indirekter Verfahren miteinander erwächst jedoch eine besondere Problematik, hierzu wird in der Diskussion Stellung genommen.

Über diese Gründe hinaus werden automatische indirekte Blutdruckmeßgeräte besonders bei Kindern als Ersatz für die direkte Blutdruckmessung mit den folgenden Begründungen empfohlen:

1. Diese Geräte erscheinen Kindern und ihren Eltern weniger belastend als eine Arterienpunktion.
2. Manschettenverfahren sind den Anwendern vertraut, sie erfordern im Gegensatz zu einer arteriellen Punktion weder besondere Fertigkeiten, noch verursachen sie Kosten.
3. Da das auskultatorische Verfahren bei kleinen Kindern häufig nicht anwendbar ist, vermitteln diese Geräte ein Gefühl der Sicherheit und Professionalität, weil
4. ihre Fehler und Risiken oft nicht bekannt sind.

Diese Gründe einerseits und die vermeintlichen wie objektiven Risiken der direkten Blutdruckmessung durch Punktion einer peripheren Arterie andererseits unterhalten die Diskussion über die Wertigkeit indirekter Blutdruckmeßverfahren bei Kindern.

Einziges objektives Verfahren, Informationen über die Richtigkeit und Präzision eines indirekten Blutdruckmeßverfahren zu gewinnen, ist der Vergleich mit der direkten Blutdruckmessung. Nach DIN 1319 ist ein Meßwert richtig, wenn er innerhalb bestimmter Grenzen mit einem Referenzwert übereinstimmt, ein Verfahren ist präzise, wenn die Ergebnisse im Wiederholungsfall eng beieinander liegen. Die Unterscheidung zwischen Richtigkeit und Präzision ist in diesem Zusammenhang dem umgangssprachlichen Begriff der Genauigkeit vorzuziehen, da ein Meßverfahren sehr wohl präzise sein kann, ohne daß es auch richtig ist.

Von Bruner et al. [2] wurden für Blutdruckvergleichsmessungen bindende Vorschriften formuliert. Eigenfrequenz und Dämpfung des Meßsystems zur direkten Blutdruckmessung müssen bestimmt werden, nur dann sind diese Meßwerte als Referenz für die Bestimmung des Meßfehlers indirekter Meßverfahren brauchbar. Weiter ist zu fordern, daß die Meßwerte beider Verfahren *gleichzeitig* gewonnen werden, denn nach unseren eigenen Beobachtungen führen die atmungsabhängigen Blutdruckschwankungen 2. Ordnung bei nicht zeitgleicher Ablesung zu einem zusätzlichen Fehler. Blutdruckvergleichsmessungen bei Kindern, die diesen beiden Forderungen genügen, sind uns nicht bekannt. Die verfügbaren Arbeiten weichen jedoch in ihren Ergebnissen *nicht* von ähnlichen Un-

Tabelle 1. Literaturübersicht – Vergleich direkte/indirekte Blutdruckmessung bei Kindern

Untersucher	Jahr		Patienten	n		r	r²
Kimble et al. [6]	81	Dinamap	Neugeborene	17	MAP	0,853	0,73
Dweck et al. [5]	74	Doppler	Neugeborene	40	syst. Arm	0,79	0,62
					syst. Bein	0,56	0,31
					diast. Arm	0,75	0,56
					diast. Bein	0,80	0,64
Colan et al. [4]	83	Dinamap	Neug.-Kleink.	32	syst.	0,979	0,96
					diast.	0,941	0,89
Reder et al. [12]	78	Arteriosonde	0–15 Monate	24	syst.	0,83	0,69
					diast.	0,71	0,50
		Pedisphyg	0–15 Monate	30	syst.	0,99	0,98
Pellegrini-Caliumi et al. [11]	82	Dinamap (Standardcuff)	Neugeborene	9	syst.	0,90	0,81
					diast.	0,52	0,27
					MAP	0,86	0,74
		Dinamap (Empf. Cuff)			syst.	0,87	0,76
					diast.	0,62	0,38
					MAP	0,77	0,59
	82	Doppler	Neugeborene	9	syst.	0,97	0,94
Murat et al. [9]	80	Dinamap	Neugeborene		syst.	0,89	0,79
					diast.	0,80	0,64
					MAP	0,82	0,67
Kwong et al. [8]	80	Dinamap	Neugeborene		syst.	0,91	0,83
					diast.	0,82	0,67
					MAP	0,90	0,81

tersuchungen bei Erwachsenen ab (Tabelle 1). Wir sind daher der Ansicht, daß allgemeine Aussagen über indirkete Blutdruckmeßverfahren oder -geräte auch durch Untersuchungen an Erwachsenen gewonnen werden können.

Fragestellung

Da der arterielle Blutdruck in der Regel als indirekter Parameter zur Beurteilung der Herzleistung dient, war es für uns von besonderem Interesse, indirekte Blutdruckmeßgeräte und -verfahren bei kritisch kranken Patienten auf ihre Richtigkeit zu untersuchen. Darüber hinaus waren wir daran interessiert, das Ausmaß der Abweichungen der oszillometrischen und auskultatorischen Meßwerte vom direkt gemessenen Blutdruck (p) auf ihre Abhängigkeit vom Herzindex ($CI = 1/min \cdot KOF$) zu überprüfen.

Material und Methode

Bei 59 beatmeten Intensivpatienten, die mit einem Swan-Ganz-Katheter zur Herzzeitvolumenmessung (CO) versehen waren, wurden verschiedene indirekte Blutdruckmeßgeräte mit der direkten und der auskultatorischen Methode nach

RR/K verglichen. Wir untersuchten die beiden marktführenden oszillometrischen Blutdruckmeßgeräte (Dinamap, Accutorr 2), 2 auskultatorische Geräte (Boso BC40, Infrasonde D4000) und das herkömmliche Stethoskopverfahren. Alle Geräte waren entsprechend den gesetzlichen Bestimmungen geeicht und durch die Physikalisch Technische Bundesanstalt Berlin zugelassen. Das verwendete System zur direkten Blutdruckmessung bestand aus Monitor HP 783469A, Quartzdruckwandler HP 1290A, Verbindungsschlauch Sörenson (15 cm RT06), Teflonkanüle (Abbocath 20G), Spülsystem (Intraflo), Schreiber HP 78172A. Der Dämpfungsfaktor (β) betrug 0,21, die Eigenfrequenz (f_o) 35Hz. Der arterielle Blutdruck wurde in der Arteria brachialis (38 Fälle), der Arteria radialis (8 Fälle) und der Arteria femoralis (13 Fälle) gemessen. Vor und nach jedem Meßzyklus (ca. 15 Messungen/Patient) wurde ein hämodynamisches Profil erstellt. Unter diesem Begriff wird die *Messung* und *Berechnung* bestimmter Kreislaufgrößen zusammengefaßt.

Messung

1. CO durch Thermodilution (cardiac output computer 9520A, Fa. Edwards Laboratories).
2. Arterieller Druck (SAP, DAP, MAP), zentralvenöser Druck (CVP), pulmonalarterieller Druck (SPAP, DPAP, MPAP) und pulmonalkapilärer Verschlußdruck (PCWP).

Berechnung

1. CI.
2. Peripherer Gefäßwiderstand (SVR).

Für jeden Probanden wurde aus 15 Vergleichsmessungen Mittelwert und Standardabweichung zwischen direkt und indirekt gemessenem Blutdruck bestimmt. Weiter wurde eine Regressionsanalyse für die Zufallsvariablen (die mit unterschiedlichen Verfahren gewonnenen Blutdruckmeßwerte) durchgeführt und die Korrelationskoeffizienten (r) und das Bestimmtheitsmaß ($B = r^2$ in %) für die Vergleichsmessungen direkt/indirekt und den Meßfehler (p/CI) berechnet. Darüber hinaus untersuchten wir die Beziehung zwischen Meßfehler und CI auf Signifikanz und Zufälligkeit.

Ergebnisse

Alle indirekten Verfahren zeigten im Vergleich zur direkten Messung erhebliche Streuungen (bis zu 40 mm Hg). Die Korrelationsanalyse der systolischen Werte im vergleich zur direkten Messung erbrachte für die Geräte im besten Fall r = 0,842 (Boso) und im schlechtesten Fall r = 0,558 (Infrasonde), für die diastolischen Werte ergab sich r = 0,740 (Infrasonde) und r = 0,563 (Accutorr) und für

Tabelle 2. Vergleich zwischen indirekter und direkter arterieller Blutdruckmessung

		Dinamap (n = 300)	Accutorr (n = 210)	Infrasonde (n = 129)	Boso (n = 240)
Systolisch	a	35 mm Hg	43 mm Hg	62 mm Hg	2 mm Hg
	b	0,772	0,632	0,691	0,908
	r	0,775	0,791	0,558	0,842
Mitteldruck	a	28 mm Hg	38 mm Hg	–	21 mm Hg
	b	0,682	0,665	–	0,780
	r	0,707	0,757	–	0,884
Diastolisch	a	28 mm Hg	43 mm Hg	− 3 mm Hg	26 mm Hg
	b	0,616	0,521	1,024	0,651
	r	0,704	0,563	0,740	0,684

den arteriellen Mitteldruck (MAP) r = 0,840 (Boso) und r = 0,707 (Dinamap) (Tabelle 2). Der Vergleich der Stethoskopmethode mit den Geräten fiel unterschiedlich aus. Bei der Korrelationsanalyse der systolischen Meßwerte der Stethoskopmethode sowie der systolischen und diastolischen Werte eines auskultatorischen Gerätes (Boso) ließ sich nachweisen, daß die Beziehung p/CI von 0 verschieden ist.

Diskussion

Im Gegensatz zu vielen Vergleichsmessungen bei Probanden mit normalen Kreislaufverhältnissen wurde diese Untersuchung an Patienten mit unterschiedlich veränderten Kreislaufverhältnissen durchgeführt. Wie auch andere Untersuchungen zeigen [3, 8], ist die Korrelation indirekter Meßverfahren mit dem direkt gemessenen Blutdruck bei normalen Kreislaufverhältnissen besser als bei gestörten. Dies gilt sowohl für Erwachsene als auch für Kinder. Daraus folgt, daß Blutdruckmessungen für die Höchstrisikonarkose und für kritisch kranke Intensivpatienten ausschließlich direkt zu erfolgen haben.

Die Regressionsanalyse gibt Auskunft über die *Art,* die Korrelationsanalyse über den *Grad* des Zusammenhangs zwischen den Zufallsvariablen. Üblicherweise wird diese Beziehung, der Grad des Zusammenhanges zweier Größen, durch den dimensionslosen Korrelationskoeffizienten (r) dargestellt, obwohl das Bestimmtheitsmaß (B) eine viel klarere Deutung dieser Beziehung zuläßt, da uns der Umgang mit Prozentangaben vertraut ist. Im Zusammenhang mit der Diskussion unserer Ergebnisse ist dieser Sachverhalt von Bedeutung, denn die unterschiedliche Bewertung der prinzipiell ähnlichen Ergebnisse anderer Untersucher (s. Tabelle 1) kann als eine Interpretationsproblematik aufgefaßt werden. So ergab die Korrelationsanalyse der Meßwerte des arteriellen Mitteldrucks direkt/Dinamap einen Korrelationskoeffizienten r = 0,707 dies entspricht einem Bestimmtheitsmaß von 50%. das bedeutet, daß ein Zusammenhang zwischen den beiden Methoden zur Messung des arteriellen Mitteldrucks nur zu 50% besteht.

Es besteht kein Zweifel, daß diese Darstellung die Bewertung der Ergebnisse erleichtert.

Die Abb. 1 und 2 zeigen die graphische Darstellung des Vergleichs direkt/ auskultatorisch am Beispiel des Gerätes Boso BC40, die Abb. 3 und 4 stellen den Vergleich direkt/oszillometrisch am Beispiel des Gerätes Dinamap dar. Bei beiden Darstellungen fällt eine erhebliche Streuung um die Ausgleichsgerade auf. Es läßt sich zwar eine Beziehung zwischen den indirekten Verfahren und der direkten arteriellen Blutdruckmessung erkennen, eine Voraussage über Größe und Richtung der Abweichung im Einzelfall läßt sich jedoch nicht treffen.

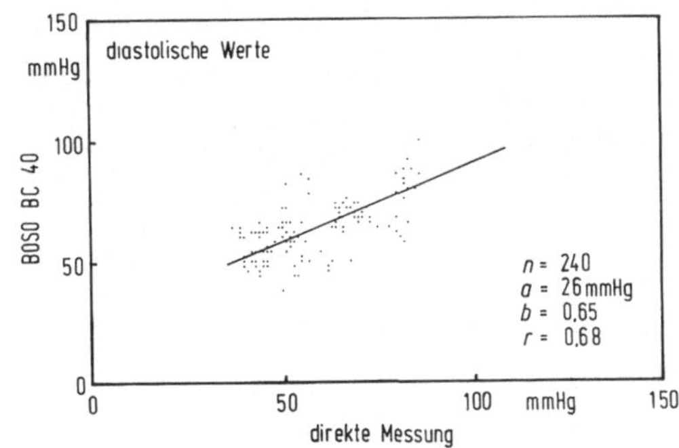

Abb. 1. Vergleich der systolischen Werte des Gerätes Boso BC 40 (auskultatorische Methode) mit der direkten arteriellen Blutdruckmessung

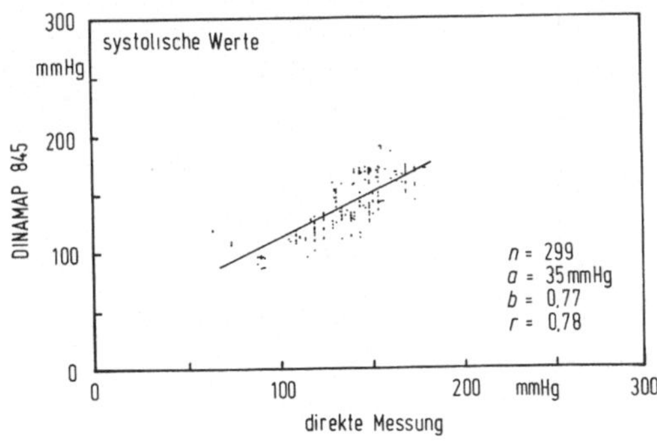

Abb. 2. Vergleich der diastolischen Werte des Gerätes Boso BC 40 (auskultatorische Methode) mit der direkten arteriellen Blutdruckmessung

Abb. 3. Vergleich der systolischen Werte des Gerätes Dinamap (oszillometrische Methode) mit der direkten arteriellen Blutdruckmessung

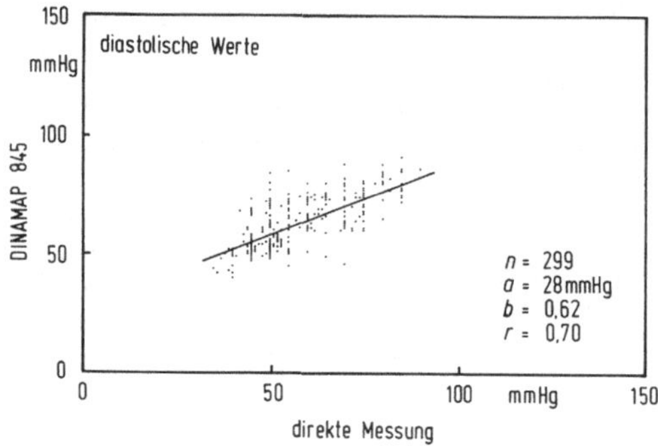

Abb. 4. Vergleich der diastolischen Werte des Gerätes Dinamap (oszillometrische Methode) mit der direkten arteriellen Blutdruckmessung

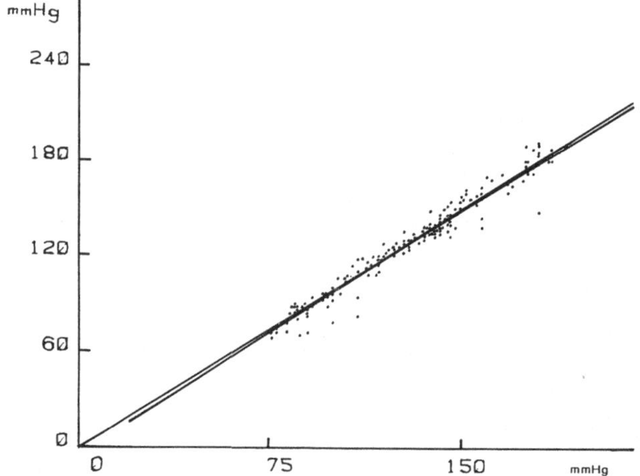

Abb. 5. Vergleich der systolischen Werte zwischen dem herkömmlichen auskultatorischen Verfahren nach RR/K und dem Gerät BOSO BC 40 (auskultatorische Methode). x = auskultatorische Meßwerte; y = Boso BC 40; n = 240; a = −4,450 mmHg; b = 1,025; r = 0,967

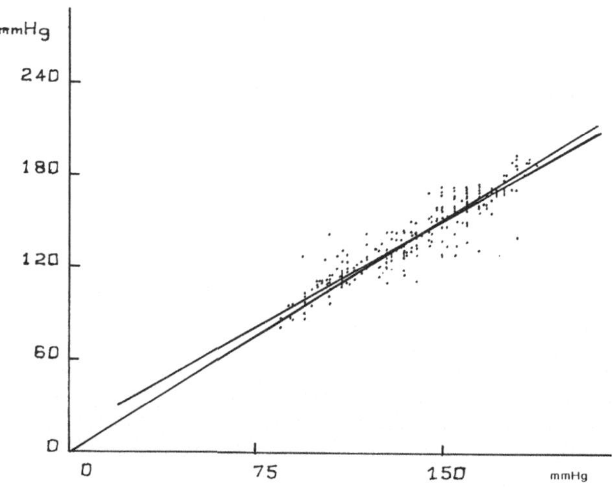

Abb. 6. Vergleich der systolischen Werte zwischen dem herkömmlichen auskultatorischen Verfahren nach RR/K und dem Gerät Dinamap (oszillometrische Methode). x = auskultatorische Meßwerte; y = Dinamap-Meßwerte; n = 285; a = 12,934 mmHg; b = 0,917; r = 0,929

Die Richtigkeit eines Blutdruckmeßverfahrens kann nur durch den Vergleich mit der direkten Blutdruckmessung nachgewiesen werden. Vergleicht man indirekte Verfahren untereinander, sind die zu beobachtenden Abweichungen häufig gering (s. Abb. 5 und 6), die Präzision also hoch. Aus diesem Grund und der Tatsache, daß die Meßwerte klinischen Veränderungen folgen, erwächst die Plausibilität der indirekten Blutdruckmeßverfahren. Ihre Richtigkeit, der Bezug zum direkt gemessenen Blutdruck, läßt sich jedoch so nicht belegen.

Entsprechend den Theorien von Bruner [1] ließ sich durch unsere Untersuchung zeigen, daß die auskultatorische Blutdruckmessung, deren Kriterien (die Korotkow-Geräusche) durch die Blutströmung entstehen, auch wesentlich durch die Blutströmung beeinflußt wird (s. Abb. 7). Bei hohen Herzminutenvolumina wurden die auskultatorischen systolischen Werte zu hoch, die auskultatorischen diastolischen Werte zu niedrig gemessen. Bei niedrigem CI verhielt es sich umgekehrt, die systolischen Werte wurden zu niedrig, die diastolischen zu hoch gemessen. Dieser Sachverhalt erklärt auch die Bedeutung des Verfahrens nach RR/K; es ist eher ein Verfahren zur Strömungsmessung als zur Druckmessung. Das Fehlen von Korotkow-Geräuschen bedeutet also keinesfalls immer das Fehlen eines meßbaren Blutdrucks, vielmehr sind die Strömungsverhältnisse an der Meßstelle nicht geeignet, hörbare Geräusche zu erzeugen. Bei Kindern kann dies auch durch den geringen Arterienquerschnitt bedingt sein. Oszillometrische Blutdruckmeßverfahren gewinnen ihre Kriterien aus den Manschettenschwingungen, die durch die Pulswelle ausgelöst werden. Diese Verfahren sind daher von der Blutströmung unabhängig. Da jedoch die Überwachung des Blutdrucks eigentlich der Beurteilung der Herzleistung dienen soll und diese auch durch die bedarfsgerechte Blutförderung definiert ist, muß man fragen, ob die oszillometrischen Blutdruckmeßgeräte zu Recht den strömungsabhängigen Verfahren (Stethoskop, Mikrophon, Ultraschall) vorgezogen werden.

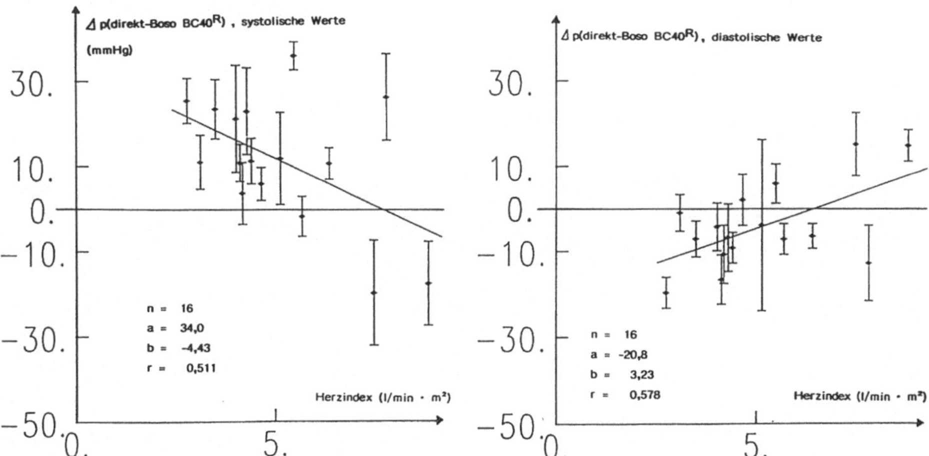

Abb. 7. Die Abweichung der Meßwerte zwischen dem Gerät BOSO BC 40 (auskultatorisches Verfahren) und der direkten arteriellen Blutdruckmessung in Abhängigkeit vom Herzindex

Literatur

1. Bruner JMR (1978) Handbook of blood pressure monitoring. PSG, Littleton/MA
2. Bruner JMR, Krenis LJ, Kunsman JM, Sherman AP (1981) Comparison of direct and indirect methods of measuring arterial bloodpressure. Med Instrum 15/1:21, 2:97–101, 3:182–188
3. Cohn JN (1967) Blood pressure measurement in shock. JAMA 199/13:972–976
4. Colan SD, Fujii A, Borow KM, MacPherson D, Sanders SP (1983) Noninvasive determination of systolic, diastolic and end-systolic blood pressure in neonates, infants and young children: Comparison with central aortic pressure measurements. Am J Cardiol 52:867–870
5. Dweck HS, Reynolds DW, Cassady G (1974) Indirect blood pressure measurement in newborns. Aus [12]
6. Kimble KJ, Darnall RA, Yelderman M, Ariagno RL, Ream AK (1981) An automated oszillometric technique for estimating mean arterial pressure in critically ill newborns. Anesthesiology 54/5:423–425
7. Kurki T, Smith NT, Head N, Dec-Silver H, Quinn A (1987) Noninvasive continuous blood pressure measurement from the finger: Opitmal measurement conditions and factors affecting reliability. J Clin Monit 3:6–13
8. Kwong M, Mehta S, Goldberg AD (1980) Evaluation of an automated sphygmomanometer in the neonatal intensive care unit. Aus [11]
9. Murat I, De Gamarra E, Relier JP (1980) Etude comparée de l'hémodynamique systématique par catheter artériel et par utilisation de l'appareil Dinamap. Aus [11]
10. Papadopoulos G (1986) Vergleich der Meßergebnisse indirekter Blutdruckmeßgeräte mit der auskultatorischen Methode nach Riva-Rocci-Korotkow und der direkten arteriellen Blutdruckmessung unter definierten Kreislaufbedingungen. Dissertation, Freie Universität Berlin
11. Pelligrini-Caliumi G, Agostino R, Nodari S, Maffei G, Moretti C, Bucci C (1982) Evaluation of an automatic oscillometric Method and of various cuffs for the measurement of arterial pressure in the neonate. Acta Paediatr Scand 71:791–797
12. Reder RF, Dimich I, Cohen ML, Steinfeld L (1978) Evaluating indirect blood pressure measurement techniques: A comparison of three systems in infants and children. Pediatrics 62:326–330
13. Richter L (1987) Unterschiede zwischen den Meßergebnissen der direkten arteriellen Blutdruckmessung und der oszillometrischen und auskultatorischen Methode in Abhängigkeit vom Herzindex. Dissertation, Freie Universität Berlin

Indikationen, Technik und Komplikationen der blutig-arteriellen Druckmessung im Früh- und Neugeborenenalter

G. Kraus

Die Indikation zur blutig-arteriellen Druckmessung bei Früh- und Neugeborenen wird in den letzten Jahren zunehmend häufiger gestellt: Dies liegt einmal an den wesentlich erweiterten Operationsindikationen in dieser extremen Altersklasse, zum anderen an den verbesserten technischen Möglichkeiten mit geeignetem Instrumentarium eine hohe Erfolgsquote bei der Arterienpunktion zu erzielen. Ganz wesentlich zur erweiterten Indikation der blutig-arteriellen Druckmessung hat die objektivere Einschätzung der Risiken beigetragen: Komplikationen bzw. Komplikationsmöglichkeiten beim Erwachsenen können nicht automatisch auf die Verhältnisse bei Früh- und Neugeborenen extrapoliert werden. Diese haben meist ihre eigenen spezifischen Probleme bzw. Problemgewichtungen.

Indikation

Die arterielle Blutdruckmessung bietet die Möglichkeit einer jederzeit durchzuführenden arteriellen Blutgasanalyse, die kontinuierliche beat-to-beat-Aufzeichnung des arteriellen Druckes sowie anhand der beatmungsabhängigen Fluktuation des arteriellen Drucks den Volumenstatus des Kindes zu beurteilen [6].

Dementsprechend wird die Indikation zur intraoperativen arteriellen Kanülierung gestellt bei

1. schwerwiegenden Störungen des pulmonalen Systems mit häufig notwendigen arteriellen Blutgasanalysen: pulmonale Gasaustauschstörungen, ein F_IO_2-Bedarf über 0,21 unter Spontanatmung, die kongenitale Zwerchfellhernie sowie die durch intraoperative Manipulationen schwer einzuschätzenden Ventilationsstörungen bei der Ösophagusatresie sind hierfür typische Beispiele;
2. der Korrektur oder Palliation angeborener Herzfehler. Die Aortenisthmusstenose, das „pulmonary banding" und eine Operation mit Einsatz der Herz-Lungen-Maschine erfordern in jedem Fall eine arterielle Druckregistrierung.
3. zu erwartenden raschen Blutverlusten bzw. Flüssigkeitsverschiebungen, wie sie z. B. bei einer Omphalozele, Gastrochisis oder neonatalen Sepsis auftreten, ist die arterielle Blutdruckmessung zur Beurteilung des Volumenstatus des Kindes äußerst hilfreich.

Technik

Zur arteriellen Druckmessung kommen vor allem die A. radialis, die Nabelarterien (bis 5. Lebenstag) und fakultativ die A. femoralis, die A. dorsalis pedis, die A. temporalis, die A. brachialis und die A. axillaris in Betracht.

Die Wahl der Arterie bzw. der Seite hängt entscheidend von dem gewünschten prä- oder postduktalen Meßpunkt für Blutgasanalysen bzw. der beabsichtigten prä- oder poststenotischen Druckregistrierung ab: Sicher präduktale Werte bekommt man bei der Kanülierung der A. radialis rechts und der A. temporalis beidseits. Nur der P_aO_2-Wert, der aus diesen Gefäßen gewonnen wird, repräsentiert bei Neugeborenen den Sauerstoffpartialdruck in den Zerebralgefäßen einschließlich der A. ophthalmica und kann damit zu einer eventuellen Korrektur von Hypoxie bzw. Hyperoxie führen. Postduktale Werte erhält man bei Punktion der A. radialis links, der A. femoralis bzw. dorsalis pedis sowie der Nabelarterien. Bei Vorliegen einer Aortenisthmusstenose kann man nur über die rechte A. radialis, fakultativ über beide Aa. temporales eine sicher prästenotische Druckregistrierung erzielen.

Schon im Neugeborenenalter ist ein modifizierter Allen-Test in Gefäßgebieten mit doppelter arterieller Versorgung durchzuführen. Er trägt zur Senkung der Komplikationsrate wesentlich bei. So stehen z.B. bei der A. radialis 3 einfache Möglichkeiten zur Wahl:

- Modifizierter Allen-Test,
- O_2-Pulsoximeter,
- Ultraschall-Doppler-Sonographie.

Unter gleichzeitiger Kompression der A. radialis und ulnaris wird die Hand des Kindes passiv zur Faust geballt und nach Dekompression der A. ulnaris die Reperfusion der Hand beurteilt. Der für Erwachsene geltende Maximalwert von 15 s Reperfusionszeit ist für das Neugeborenen- und Säuglingsalter sicher zu lang; eindeutige Angaben hierfür sind aber der Literatur nicht zu entnehmen. Wir halten eine Zeit bis 5 s für normal.

Alternativ kann die Perfusion mit einem O_2-Pulsoximeter unter Kompression der A. radialis gemessen bzw. die Durchgängigkeit der A. ulnaris mit einem Ultraschall-Doppler überprüft werden [4].

Die Arterie kann perkutan oder nach operativer Freilegung entweder direkt oder mittels Seldinger-Technik punktiert werden. Zur Punktion der Arteria radialis wird die Hand des Kindes in mäßiger, nicht maximaler Überstreckung gelagert und fixiert. Nach großzügiger Desinfektion und steriler Abdeckung mit Tüchern wird die Arterie ohne großen Druck palpiert, die Haut mit einer 18-gg.-Stahlkanüle vorinzidiert und dann mit einer möglichst kleinen, 22-gg.- oder 24-gg.-Plastikverweilkanüle aus Teflon oder Polyurethan in einem Winkel von ca. 30° eingeführt [2, 5]. Wir bevorzugen die direkte Punktion der Arterienvorderwand mit primärer intravasaler Lage, andere Autoren haben gute Erfahrungen mit der sog. Transfixation gemacht: hierbei wird nach dem Durchstechen von Arterienvorder- und -rückwand die Stahlkanüle entfernt, die Plastikkanüle langsam zurückgezogen, bis Blut erscheint und diese dann in die Arterie vorgeschoben.

Die

- Ultraschalldetektion der A. radialis [3, 9],
- Transillumination mit fiberoptischer Lichtquelle,
- Infiltration mit 0,1–0,2 ml Xylocain 1%ig,
- lokale Applikation von Nitroglycerinsalbe,
- Verwendung von 22- oder 24-gg.-Spezialkanülen (Seldinger-Technik)

sind Hilfsmittel bei schwierigen Punktionsverhältnissen.

Ist die A. radialis nicht sicher zu tasten, sind verschiedene Punktionsversuche vorausgegangen oder besteht, wie z. B. bei der Aortenisthmusstenose nur die Möglichkeit der Punktion der rechten A. radialis, so empfiehlt sich die Arteriaesectio. Nach gründlicher chirurgischer Desinfektion und Abdeckung mit sterilen Tüchern wird proximal der Handgelenksbeugefalten auf der radialen Seite des Unterarmes eine Querinzision von ca. 1 cm durchgeführt, das Unterhautfettgewebe stumpf abpräpariert. Die A. radialis ist danach meist gut zu tasten und kann ebenfalls stumpf präpariert werden. Die Arterie ist darüber hinaus an ihrer relativ dicken Wandung, ihrer im Normalfall rosa Färbung und ihrer Füllung von proximal her zu identifizieren. Leitgebilde für die A. radialis ist der Radius: Unter erschwerten Bedingungen, z. B. beim Zustand nach mehrmaligen Punktionsversuchen mit Hämatom, ist die Arterie immer in unmittelbarer Nachbarschaft zum Radius aufzufinden. Die Arterie wird nach distal mit einem Dexonfaden angeschlungen und dann direkt oder mittels Seldinger-Technik punktiert. Nach erfolgreicher Punktion wird der Dexonfaden entfernt, um eine Rekanalisation zu ermöglichen. Die Haut wird mit 2-3 Nähten verschlossen, mit Metalline abgedeckt und mit einem auffällig beschrifteten Verband versehen. Die arterielle Kanüle wird mit einer 10-cm-Verlängerung und endständigem Dreiwegehahn verbunden, und die Durchgängigkeit des Systems mit 0,9%iger NaCl-Lösung überprüft: Läßt sich hellrotes Blut leicht aspirieren und blaßt Hand und Unterarm nach Injektion einer kleinen Menge Kochsalzlösung kurzfristig ab, so liegt eine exakte Kanülenlage vor.

Die Arterie wird in üblicher Weise an den Druckwandler angeschlossen, der Nullpunkt auf Herzhöhe geeicht und der Kurvenverlauf registriert.

Zum Offenhalten der Kanüle muß das Intraflowsystem mit einer Heparinperfusorspritze verbunden werden: 50 E Heparin auf 50 ml Kochsalz werden mit 2 ml/h appliziert.

Keinesfalls ist eine Druckinfusion wie bei Erwachsenen üblich erlaubt: Durch die unkontrolliert hohen Drücke, die beim Öffnen des Ventils auftreten, kann es neben einem anterograden vor allem zu einem retrograden Abschwemmen von Partikeln wie Mikrothromben und Luftblasen mit Embolisation in das zerebrale Gefäßsystem oder andere Kreislaufabschnitte kommen [5, 8]. Erleichtert wird dies durch die relativ niedrigen systemischen Drücke des Neugeborenen und Säuglings sowie durch die kurzen Gefäßdistanzen, wie röntgenologisch nachgewiesen wurde. Aus dem gleichen Grund darf auch manuell nur mit besonderer Vorsicht ohne großen Druck gespült werden. Mit einer Druckinfusion wäre darüber hinaus eine exakte Flüssigkeitsbilanzierung, wie bei diesen Kindern zu fordern, nicht möglich.

Das gesamte arterielle Kanülierungsset muß ausreichend gekennzeichnet und beschriftet sein. Man verwendet hierzu rot markierte Druckschläuche, rote Dreiwegehähne, einen auffälligen Verband und versucht, daß der Punktionsort intraoperativ jederzeit zugänglich und sichtbar bleibt.

Komplikationen

Der normale Kurvenverlauf zeigt einen steilen Druckanstieg, eine definierte Spitze, eine Dikrotie nach dem ersten Drittel des absteigenden Schenkels mit daran anschließendem langsameren Abfall. Gedämpfte Kurven haben einen trägen Anstieg und zeigen keine Dikrotie. Die Ursache liegt meist in einem Arterienspasmus, der häufigsten Komplikation arterieller Katheter bei Säuglingen. Er wird oft durch vorausgegangene Punktionsversuche, durch zu starke Aspiration bei der Gewinnung einer Blutprobe oder durch Manipulationen der arteriellen Kanüle bzw. des Unterarms ausgelöst. Ist durch Anspülen der Arterie kein befriedigender Kurvenverlauf zu erzielen, so kann man versuchen, mit der Instillation von 1 ml einer 0,25%igen Xylocainlösung den Arterienspasmus zu beheben. Manchmal hilft nur geduldiges Abwarten unter Unterlassung jeglicher weiterer Manipulationen. Wesentlich seltener tritt der Arterienspasmus bei der Verwendung längerer intraarterieller Plastikverweilkanülen auf: offensichtlich befindet man sich mit der Kanülenspitze dann nicht mehr im direkt traumatisierten, vulnerablen Bereich.

Neben der Infektion, der Thrombusbildung und der schon erwähnten Emboliegefahr stellen die Diskonnektion des arteriellen Druckregistrierungssystems mit massiver Blutung, die versehentliche intraaterielle Injektion von Medikamenten sowie die Ischämie und Nekrose des versorgten Gebietes die schwerwiegendsten Komplikationen dar.

Bei Auftreten einer Infektion oder einer Ischämie durch Thromben oder eine Embolie muß der Katheter unter Aspiration zum frühestmöglichen Zeitpunkt entfernt werden.

Bei versehentlicher arterieller Injektion von Medikamenten ist die sofortige Nachinjektion von 0,9%iger Kochsalzlösung, 0,25%iger Xylocainlösung sowie eine Kortison- und Heparingabe in die liegende arterielle Kanüle durchzuführen. Daran schließt sich über mehrere Tage eine Kombination von Medikamenten, bestehend aus Kortison, Nitroglycerin, Heparin und Xylocain an. Eventuell ist neben der Hochlagerung der Extremität eine Sympathikusblockade mittels Plexusanästhesie, die Thrombektomie oder eine Fascienspaltung notwendig [11].

Nabelarterienkatheter können neben den schon genannten Komplikationen zu

- Perforation
- Embolisation in Arterien des Abdomens und der Beine,
- Spasmus mit Minderperfusion abdomineller Organe,
- renovaskulärer Hypertension,
- nekrotisierender Enterokolitis,

– Osteoarthritis des Hüftgelenks und
– Sepsis führen [1, 7, 10, 12, 15].

Als günstigste Lage der Katheterspitze hat sich die Region der Aortenbifurkation, die sich im Röntgenbild auf LWK 4 projiziert, erwiesen: so liegt sie möglichst weit vom Abgang der Abdominalgefäße entfernt. Wegen der vital gefährdenden Komplikationsmöglichkeiten ist auf eine häufige, besonders sorgfältig durchzuführende Untersuchung des Abdomens, die Palpation des Femoralispulses beidseits und die Hautfarbe der unteren Extremitäten zu achten. Bei Entwicklung einer renovaskulären Hypertension, wobei Blutdruckwerte von 300/180 mm Hg beschrieben worden sind [12], sind neben dem Urinvolumen weitergehende Urinuntersuchungen und Funktionstests der Niere obligat. Selbstverständlich muß in all diesen Fällen der Nabelarterienkatheter sofort gezogen werden.

Spezifische Komplikationsmöglichkeiten des femoral-arteriellen Katheters sind eine gehäufte Anzahl von av-Fisteln und die Entwicklung eines retroperitonealen Hämatoms.

Bei A.-temporalis-Kathetern besteht eine erhöhte Gefahr zerebraler Embolisationen beim Anspülen sowie die Möglichkeit kosmetischer Defekte [13, 14].

A.-axillaris- bzw. brachialis-Katheter führen häufiger zu Läsionen von Nerven in der unmittelbaren Nachbarschaft und sollten nur in Ausnahmefällen punktiert werden.

Durch eine klare Indikationsstellung, die möglichst sorgfältige atraumatische Technik, die täglich erneute Überprüfung der Notwendigkeit des arteriellen Katheters sowie durch das frühzeitige Erkennen und Therapieren von Komplikationen wird man in die Lage versetzt, die Inzidenz und den Schweregrad dieser Komplikationen in Grenzen zu halten bzw. in Relation zur vitalen Gefährdung der Kinder abzuwägen und damit die arterielle Druckregistrierung zum Vorteil der jüngsten Patienten anzuwenden.

Literatur

1. Andersson A, Hofer PA, Holmlund DEW, Wendel HA (1974) Colonic perforation secondary to thrombo-embolus from an umbilical artery catheter. Acta Paediatr Scand 63:155–156
2. Bedford RF, Major MC (1975) Percutaneous radial-artery cannulation – increased safety using teflon catheters. Anesthesiology 42:219–222
3. Brodsky JB, Wong AL, Meyer JA (1977) Percutaneous cannulation of weakly palpable arteries. Anesth Analg 56:448
4. Buakham C, Kim JM (1977) Cannulation of a nonpalpable artery with the aid of a doppler monitor. Anesth Analg 56:125–126
5. Downs JB, Rackstein AD, Klein EF, Hawkins IF (1973) Hazards of radial-artery catheterization. Anesthesiology 38:283–286
6. Gregory GA (1983) Pediatric anesthesia, vol 1: Monitoring during surgery. Livingstone, New York Edinburgh London Melbourne, pp 381–401
7. Knudsen FU, Petersen S (1977) Neonatal septic osteoarthritis due to umbilical artery catheterisation. Acta Paediatr Scand 66:225–227
8. Lowenstein E, Little JW III, Lo HH (1971) Prevention of cerebral embolization from flushing radial-artery cannulas. N Engl J Med 285:1414–1415

9. Morray JP, Brandford HG, Barnes LF, Oh SM, Furman EB (1984) Doppler-assisted radial artery cannulation in infants and children. Anesth Analg 63:346–348
10. Neal WA, Reynolds JW, Jarvis CW, Williams HJ (1972) Umbilical artery catheterization: demonstration of arterial thrombosis by aortography. Pediatrics 50:6–13
11. Pasch T (1986) Irrtümliche intraaterielle Injektion – Fallbericht und Therapieempfehlungen. Notfallmedizin 12:108–115
12. Plumer LB, Kaplan GW, Mendoza SA (1976) Hypertension in infants-a complication of umbilical arterial catheterization. J Pediatr 89:802–805
13. Prian GW (1977) Complications and sequelae of temporal artery catheterization in the high-risk newborn. J Pediatr Surg 12:829–835
14. Prian GW, Wright GB, Rumack CM, O'Meara OP (1978) Apparent cerebral embolization after temporal artery catheterization. J Pediatr 93:115–118
15. Tooley WH (1972) What is the risk of an umbilical artery catheter. Pediatrics 50:1–2

Plexusanästhesie bei Kindern ab dem 6. Lebensjahr

V. Gottschall und R. Matysek

Nachdem im Jahre 1939 noch knapp 50% aller in Deutschland durchgeführten Operationen in Lokal- oder Leitungsanästhesie erfolgten, wurde diese Art der Schmerzausschaltung nach der Verbesserung und „Entschärfung" der Allgemeinanästhesie in den Jahren nach 1945 über Gebühr vernachlässigt und erlebt erst seit einigen Jahren eine gewisse Renaissance. Ganz zu Unrecht wird dabei oft das frühe Kindesalter nur mit Skepsis bedient, da immer wieder die Meinung vertreten wird, die nötige Kooperation sei in diesem Alter noch nicht ausreichend möglich. Wir konnten demgegenüber in Übereinstimmung mit anderen Kliniken feststellen, daß auch in diesem Alter durchaus ein hohes Maß an Einsicht und Mitarbeit zu erreichen ist, wenn es gelingt, zu den kleinen Patienten ein Vertrauensverhältnis aufzubauen und die Kinder weder zu täuschen, noch die Kinder mit plötzlichen schmerzlichen Attacken zu überraschen. Aus den Jahren 1973–1982 werden hier 180 Blockaden der oberen Extremität vorgestellt, eine Domäne der Leitungsanästhesie in diesem Alter, wie wir meinen, die bei Kindern im Alter von 5–12 Jahren durchgeführt wurden. Daß bei größeren Kindern eine solche Anästhesie zum Standardrepertoire einer jeden Fachabteilung gehört, bedarf keiner besonderen Erwähnung.

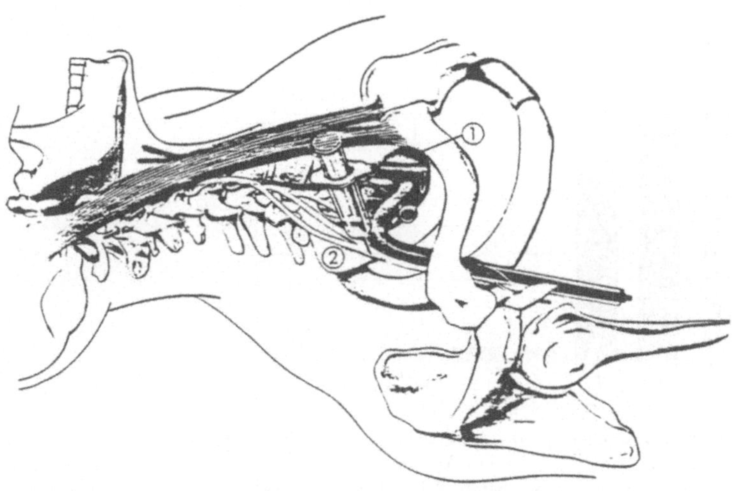

Abb. 1. Kanülenlage; Technik nach Kulenkampff. *1* = Pleurakuppe, *2* = 1. Rippe

Die Methode, (Abb. 1) kurz in Erinnerung gerufen, 1912 von Kulenkampff erstmals beschrieben und seitdem vielmals variiert, ist geeignet, durch Aufsuchen des Plexus brachialis an seiner Kreuzung mit der ersten Rippe durch zielgerichtete Punktion sowohl unnötige Schmerzen zu vermeiden als auch Nachbarstrukturen soweit als möglich zu schonen als auch die Gefahr einer Verletzung der Pleura zu minimieren. Das Auftreten eines einzigen beobachtungs-, aber nicht behandlungsbedürftigen Mantelpneus bei 180 beschriebenen Anästhesien scheint uns zu bestätigen, daß die Methode sicher genug ist, um auch in der ambulanten Behandlung Anwendung zu finden.

Betrachten wir uns zunächst die Altersverteilung der kleinen Patienten (Abb. 2), dann sehen wir, daß 104 Patienten (58%) das 10. Lebensjahr noch nicht vollendet haben, 2 Patienten waren sogar jünger als 5 Jahre. Ein Blick auf den Erfolg der geübten Methode zeigt, daß bei 149 Patienten (82%) der gesetzte Block als alleinige Schmerzausschaltung ausreichend war (Abb. 3). Nimmt man die 10 Patienten (6%) dazu, bei denen durch alleinige Gabe von einem systemischen Analgetikum (Pentazocin) oder etwa Midazolam die Operation durchgeführt werden konnte, dann ergibt sich ein Therapieerfolg von fast 90%, welcher unserer Meinung nach durchaus befriedigend ist. In den Fällen, wo eine ausrei-

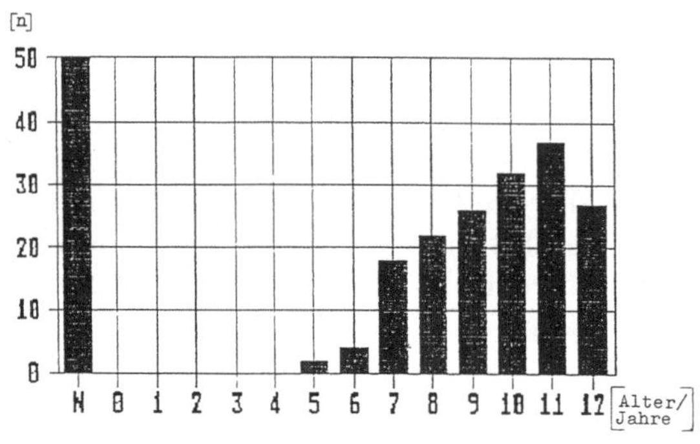

Abb. 2. Altersverteilung

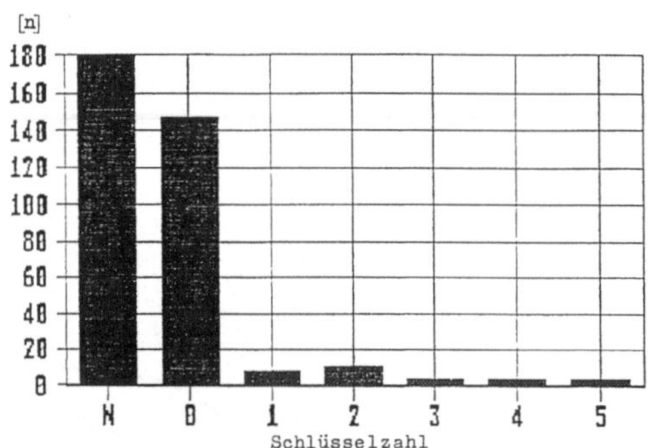

Abb. 3. Blockerfolg. *0* Block reicht als alleinige Maßnahme, keine zusätzliche Medikation. *1* Zugabe von systemischen Analgetika (Pentazocin) oder Midazolam. *2* Block reicht nicht aus, Maskennarkose erforderlich. *3* Block reicht nicht aus, Intubationsnarkose erforderlich. *4* Block reicht nicht aus, zusätzlich i.v.-Lokalanästhesie. *5* Block reicht nicht aus, zusätzlich weitere Leitungsanästhesien

chende Analgesie nicht zu erreichen war, wurde je nach Ausgangslage eine Vollnarkose durchgeführt oder mit zusätzlichem Lokalanästhetikum Schmerzfreiheit erreicht.

Der Blick auf die durchzuführenden operativen Maßnahmen (Abb. 4) zeigt sofort, weshalb wir uns für diese Methode der Schmerzausschaltung so außerordentlich engagieren: 150 Anästhesien (83%) erfolgten wegen unaufschieblicher Eingriffe wie Unterarmfrakturen, Radiusfrakturen und Ellbogenfrakturen. Selbst wenn man bedenkt, daß Kinder, wie uns die Pädiater lehren, eigentlich nie nüchtern sind, so kommen diese Patienten, die gerade von der Schaukel gefallen sind oder sich beim Rollschuhlaufen verletzt haben, meistens mit besonders gut gefülltem Magen zur Operation, da Kinder selten hungrig zum Spielen gehen. Auch wenn v. Laer in Basel nachweisen konnte, daß bei einer nicht stark dislozierten Radiusfraktur in diesem Alter die Nahrungskarenz von 6 h durchaus eingehalten werden kann, so ist das einerseits doch noch nicht überall von den operativen Fächern akzeptiert und andererseits gibt es eben darüber hinaus Verletzungen der oberen Extremität, deren Versorgung keinen Aufschub duldet. Hier lohnt es sich unserer Meinung nach sehr wohl, das Operationsrisiko durch Alternativen zur Intubationsnarkose zu senken.

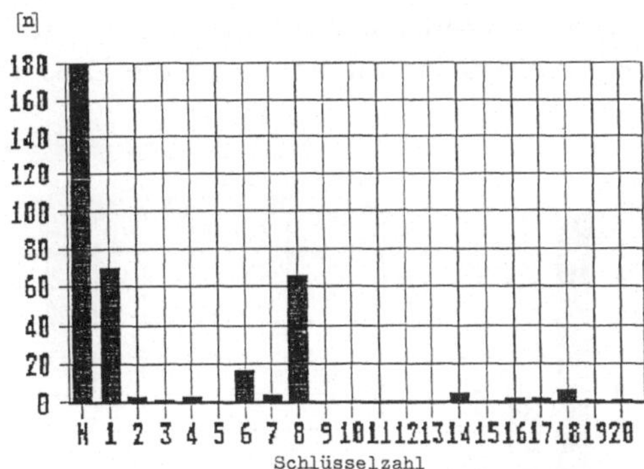

Abb. 4. Art der Operation. *1* Radiusfraktur, *2* Sehnen- oder Weichteilverletzung, *3* Ganglion, *5* schnellender Daumen, *6* Ellenbogenfraktur, *7* sonstige Operationen, *8* Unterarmfraktur, *14–18* aufschiebbare Eingriffe, Mehrfachdiagnosen

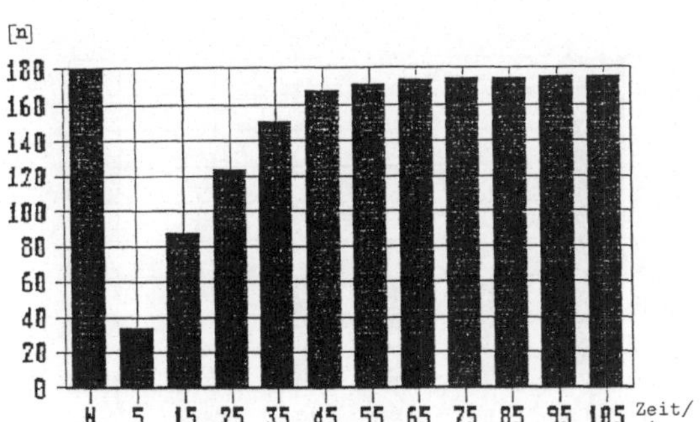

Abb. 5. Zeitspanne vom Block bis zum Operationsbeginn

Gelegentlich wird eingewendet, die Zeit, die verstreicht, um nach einer erfolgten Applikation des Lokalanästhetikums mit dem Eingriff beginnen zu können, wäre, v.a. im Nacht- und Bereitschaftsdienst, außerordentlich belastend. Wie Abb. 5 zeigt, können wir uns dieser Meinung nicht anschließen. 125 Eingriffe (70%) konnten innerhalb von 25 min nach Narkosebeginn begonnen werden, innerhalb von 35 min waren es 150 (83%) aller Operationen. Verbunden mit der oben beschriebenen Risikosenkung und der geringeren Belastung für die Kinder und auch für die Eltern, die nicht auf ein ausschlafendes Kind warten müssen, erscheint uns diese Zeit vertretbar, zumal 90 Kinder (50%) bereits nach 15 min behandelt werden konnten. Diese Zeit geht meist schon für die operative Vorbereitung verloren.

Auch die Dauer der operativen Eingriffe erscheint uns nicht als Hindernis für die Leitungsanästhesie in diesem Alter zu gelten (Abb. 6). Wenn auch 121 Operationen (67%) innerhalb 30 min beendet werden konnten, so sehen wir doch hier auch Operationen mit Operationszeiten von 90 min und mehr, denen zunächst einmal durch die Auswahl des betreffenden Anästhetikums Rechnung getragen werden muß, die andererseits natürlich auch eine gewisse Hinwendung des Anästhesisten zu seinem kleinen Patienten verlangt. Als Methode zur Parallelnarkose ist diese Art der Schmerzausschaltung in diesem Alter nicht geeignet.

Ein Wort vielleicht noch zur Dosierung der verwendeten Substanzen – in der Regel verwendeten wir Mepivacain –, welche aus Abb. 7 ersichtlich ist. Wir sehen, daß wir in Anlehnung an die Dosierung (mg/kg KG) mit recht moderaten

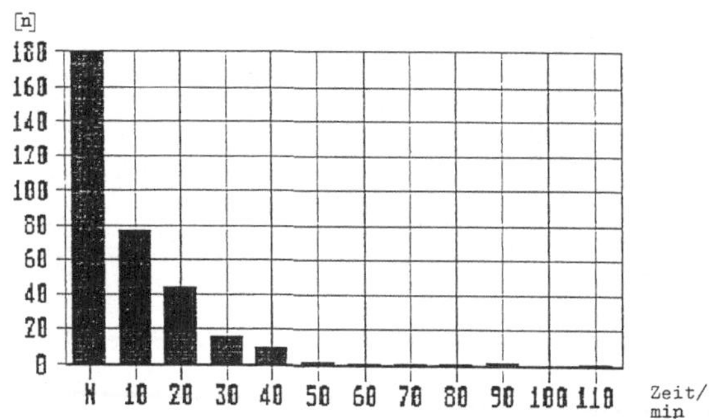

Abb. 6. Operationsdauer

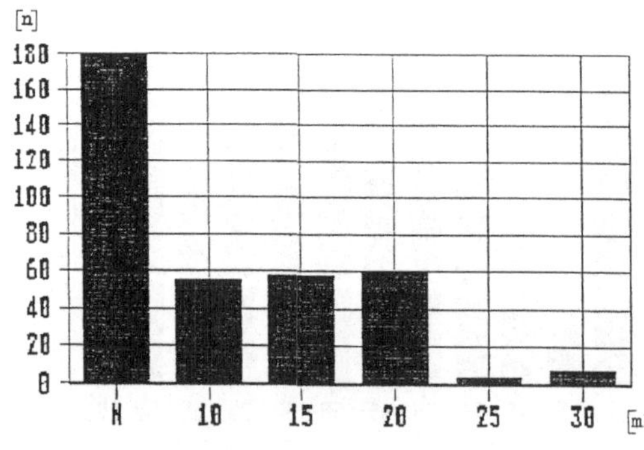

Abb. 7. Volumen des verabreichten Lokalanästhetikums

Mengen des Anästhetikums auskamen; ein Vorteil sind hier die kleinen Verteilungsräume, da die Kinder in der Regel schlank sind und das Anästhetikum leicht nahe dem Plexus, der wiederum leicht zu finden ist, plaziert werden kann. Toxische Reaktionen haben wir nie gesehen.

Zu den Nebenwirkungen ist folgendes zu sagen: Neben der gelegentlichen Punktion der Arterie oder sogar Vene, die aber nie zu bemerkenswerten Blutungen führt, ist die Verletzung der Pleura mit nachfolgendem Pneumothorax die gefürchteste Komplikation. Wie bereits oben beschrieben, haben wir diese Verletzung einmal gesehen, eine Behandlung war nicht erforderlich. Das Kind wurde zur Beobachtung stationär aufgenommen und nach 24 h entlassen. Wir sind zwar ziemlich sicher, daß das nicht der einzige Fall war, wo wir die Pleura punktiert haben, aber da wir nach dem Eingriff die Kinder sehr sorgfältig abhören und auch die Eltern eindringlich auf die Symptomatik und Probleme einer solchen Verletzung hinweisen, sind wir andererseits sicher, daß wir keinen behandlungspflichtigen Pneumothorax übersehen haben, zumal alle Kinder des Einzugsgebietes mit weiteren Krankenhäusern bei uns zentral versorgt werden. Infektionen wurden nicht festgestellt; bei sauberer Arbeit sollten diese auch nicht auftreten. Verletzungen des Plexus sind nicht sicher auszuschließen, durch die von uns verwendeten extrem dünnen Nadeln der Klassifizierung 14–17 gg. hoffen wir jedoch, solche zu vermeiden. Über neurologische Ausfälle ist uns nichts bekannt geworden. Dazu muß vermerkt werden, daß wir mit den Kinderchirurgen einen außerordentlich guten Kontakt pflegen und auftretende Probleme offen erörtert werden.

Insgesamt kann festgehalten werden, daß bei Eingriffen an der oberen Extremität auch im frühen Kindesalter bereits eine Leitungsanästhesie gut möglich ist. Die geringe Belastung der Patienten und das verminderte Risiko bei nicht eingehaltener Nahrungskarenz sollten diese Behandlungsart öfter in die Überlegungen des Anästhesisten mit einbeziehen.

Zusammenfassung

Anhand der vorliegenden Arbeit konnte gezeigt werden, daß die bei der Anwendung einer Leitungsanästhesie oft gezeigte Skepsis bei Kindern unbegründet ist. Bei 180 Kindern im Alter von 5–12 Jahren konnte für eine Operation an der oberen Extremität mit einer supraklavikulären Plexusblockade in 147 Fällen (82%) eine gute Analgesie erreicht werden, die weitere Maßnahmen überflüssig machte. Nimmt man die 8 Kinder (4,4%) hinzu, bei denen durch zusätzliche Gabe eines systemischen Analgetikums ebenfalls Operationsfähigkeit erreicht werden konnte, ist die Gesamterfolgsquote mit 155 (86%) erfreulich hoch. Da die Komplikationsrate mit einem einzigen beobachtungs-, aber nicht behandlungspflichtigen Mantelpneu in vertretbarem Rahmen liegt, kann die Methode bei allen Kindern, bei denen eine Allgemeinnarkose ein erhöhtes Risiko birgt, empfohlen werden.

Anästhesie bei Kindern
mit hämodynamisch wirksamen Herzfehlern

P. Schmucker und H. Kuppe

Nach übereinstimmenden Schätzungen kommen auf 1000 Lebendgeburten etwa 6–8 Neugeborene mit einem hämodynamisch wirksamen Herzfehler. Etwa die Hälfte dieser Kinder überlebt das 1. Lebensjahr nicht, wenn der Herzfehler nicht rechtzeitig erkannt und behandelt wird.

Kinder mit angeborenen Vitien können dem Anästhesisten in verschiedenen klinischen Situationen begegnen. Die Hilfe des Anästhesisten kann erforderlich sein bei kardiologischer invasiver Diagnostik oder bei einem herzchirurgischen Eingriff, entweder als Notfallmaßnahme oder elektiv. Zumindest im letzten Fall sind die Kinder in der Regel gut untersucht. Aufgrund der vorhandenen Information stellt die Auswahl eines adäquaten Verfahrens in der Regel kein Problem dar.

Schon etwas anders sieht es aus, wenn das Kind nicht am Herzen untersucht oder operiert werden soll. Führt etwa eine angeborene Anomalie wie eine Lippen-Kiefer-Gaumen-Spalte oder eine ösophagotracheale Fistel zur Operation, die nicht selten mit einem angeborenen Herzfehler vergesellschaftet ist, so liegt der Gedanke an diesen in den meisten Fällen nicht fern. Am schwierigsten aber ist die Sachlage immer dann, wenn ein Kind zu einem als harmlos angesehenen Eingriff kommt, wie etwa zu einer Zirkumzision oder zu einer Zahnsanierung in Narkose. Ein bis dahin nicht erkannter Herzfehler kann, weil unerwartet, in einem solchen Fall zu großen Problemen führen. Ergibt sich daher bei der präoperativen Visite der Verdacht auf ein Vitium, so sind elektive Eingriffe umgehend abzusetzen und eine adäquate Diagnostik, ggf. gefolgt von einer kausalen Therapie, durchzuführen.

Pathophysiologisch sind die Vitien einzuteilen in:

1) Vitien der links- oder rechtsventrikulären Ein- oder Ausstrombahn, hauptsächlich mit Obstruktion, z. B.
   - subvalvuläre, valvuläre oder periphere Einengung der rechtsventrikulären Ausflußbahn bzw. der Arteria pulmonalis, oder:
   - valvuläre Stenose oder Atresie einer AV-Klappe, prä- oder postduktale Atresie oder Stenose der Aorta;
2) abnormes Einmünden oder Entspringen größerer Gefäße, z. B.: Transposition der großen Arterien (TGA); partielle oder totale Pulmonalvenenfehlmündung;
3) abnorme Kurzschlußverbindungen zwischen großem und kleinem Kreislauf, z. B. Vorhofseptumdefekt (ASD), Ventrikelseptumdefekt (VSD), Ductus arteriosus apertus, Truncus arteriosus communis;

4) kombinierte Anomalien, z. B. Morbus Fallot: Ventrikelseptumdefekt, Stenose des pulmonalen Ausflußtraktes, rechtsventrikuläre Hypertrophie und reitende Aorta.

Kardiochirurgische Eingriffe bei Früh- und Neugeborenen

Vitien, welche bei Frühgeborenen und Neugeborenen besonders häufig zu einem operativen Vorgehen zwingen, sind:

1) der Ductus arteriosus (Botalli) apertus *(PDA)*,
2) die Coarctatio aortae, insbesondere bei ausgeprägter Aortenstenose *(CA);*
3) alle Vitien, bei denen durch palliative Eingriffe im Neugeborenen- bzw. Kleinkindesalter ein Aufschub der Totalkorrektur erreicht werden kann, z. B.
   - bei Pulmonalstenose durch Erhöhung der pulmonalen Durchblutung mit Hilfe eines poststenotischen Links-rechts-Shunts;
   - bei extremen Links-rechts-Shunts durch Drosselung der pulmonalen Durchblutung mit pulmonalem Banding;
   - bei vollständiger Trennung des großen und kleinen Kreislaufs, etwa bei TGA ohne oder mit zu kleinem Septumdefekt durch Anlegen eines großen Vorhofseptumdefekts und vermehrte arteriell-venöse Durchmischung auf Vorhofebene, sofern eine Ballon-Septostomie nicht ausreichend ist und der Ductus arteriosus nicht pharmakotherapeutisch offen gehalten werden kann.

Der Ductus arteriosus apertus schließt sich normalerweise, initial durch Kontraktion seiner glatten Gefäßmuskulatur, innerhalb von 2–3 Wochen postpartal. Hypoxie und Azidose reduzieren die Tendenz der Gefäßmuskulatur des Ductus zur Kontraktion, so daß unter diesen Bedingungen eine verstärkte Tendenz zum offenen Ductus Botalli besteht. Aus diesem Grunde ist der PDA besonders bei Frühgeborenen und intensivtherapiebedürftigen Neugeborenen häufig. Er resultiert in einem großen Links-rechts-Shunt mit vermehrter pulmonaler Durchströmung und kardialer Dekompensation. Metaboliten des Arachidonsäuremetabolismus, insbesondere Prostaglandin E_1, tragen dazu bei, den Ductus offen zu halten. Deshalb kann primär der Versuch unternommen werden, durch Hemmstoffe des Zyklooxygenaseweges in der Prostaglandinbiosynthese, wie etwa Indomethazin, eine Abnahme der Konzentration von Prostaglandin E_1 und F zu erreichen und somit den Ductus pharmakotherapeutisch zu verschließen. Mißlingt dies, was insbesondere bei Frühgeborenen mit extrem niedrigem Geburtsgewicht vorkommt, so ist die operative Ligatur und Durchtrennung des Ductus indiziert.

Der Transport eines Frühgeborenen oder intensivpflegebedürftigen Neugeborenen von der Intensivstation in den Operationssaal kann erhebliche Probleme bereiten. Zum Vermeiden eines Auskühlens wird der Transport im Inkubator durchgeführt, die Umgebungstemperatur im OP wird auf die neutrale Umgebungstemperatur für das jeweilige Lebensalter angehoben. Des weiteren wird das Kind auf eine Wärmematte gelagert, ein Wärmestrahler wird in Position gebracht. Die Temperatur wird rektal und pharyngeal überwacht. Primär werden der Kreislauf und die Oxigenierung durch einen EKG-Monitor sowie durch transkutane pO_2 und pCO_2 Elektroden und/oder ein Pulsoximeter überwacht. Kinder, die von der Intensivstation kommen, sind in der Regel intubiert. In diesem Fall ist die Position des Tubus erneut zu überprüfen. Muß das Kind erst intubiert werden, so ist trotz der Gefahr der Blutung die nasotracheal Intubation vorzuziehen, da der Tubus auf diese Weise erheblich besser in Position gehalten werden kann als bei orotrachealer Intubation.

Die Ventilation wird entweder mit Hilfe eines Kindernarkoserespirators (z. B. Babylog-N, Fa. Dräger oder Servoventilator-C, Fa. Siemens) oder von Hand mit Hilfe eines Kuhn-Systems durchgeführt. Die kapnometrische Überwachung des endexspiratorischen CO_2 erleichtert die Narkoseventilation, verliert aber unter den Bedingungen von Seitenlage und Ventilation nur einer Lunge an Zuverlässigkeit.

Ein sicherer venöser Zugang ist essentiell. Liegt von der Intensivstation her noch keiner vor, so kann die perkutane Punktion einer Vene an Arm, Bein oder Kopfschwarte versucht werden. Im Zweifelsfall ist eine Vene freizulegen.

Das Einlegen eines zentralvenösen Katheters, etwa über die Vena jugularis interna, gelingt bei Kindern unter 3–4 kg KG nicht selten nur schwer. Die Punktion ist durch schwere mögliche Komplikationen wie Pneumo- und Hämatothorax belastet. Wird ein solcher Katheter benötigt, so kann er auch nach Thorakotomie direkt in den rechten Vorhof eingelegt und neben der Operationsnarbe durch die Haut geführt werden.

Die direkte arterielle Druckmessung ist bei der Ligatur des Ductus arteriosus nicht unbedingt erforderlich. Die engen Arterien erlauben allenfalls das Einlegen von nur kleinkalibrigen Kathetern, was die Qualität der Druckmessung beeinträchtigt. Dagegen sind arterielle Kanülen, die in diesem Alter meist nach Freilegen der Arterie implantiert werden müssen, durch die Möglichkeit der wiederholten Blutgasanalyse eine erhebliche Erleichterung, insbesondere wegen der durch das meist gleichzeitig vorliegende "respiratory distress syndrome" und die laterale Thoraktomie beeinträchtigten Oxigenierung. Die Blutdruckmessung mit Hilfe einer Doppler-Sonde ergibt jedoch in diesen Fällen meist bessere Werte als die intraarteriellen Drücke.

Besonders unter den Bedingungen eines "respiratory distress syndrome" mit eingeschränkter Oxigenierung bereitet die Seitenlagerung zur linkslateralen Thorakotomie und die mit der Freilegung des Operationsfeldes verbundene Manipulation der linken Lunge unter Umständen erhebliche Schwierigkeiten im Hinblick auf die Oxigenierung. Aufgrund der Seitenlage allein wird durch das Gewicht des Mediastinums die untenliegende rechte Lunge, welche während der eigentlichen Operation die Oxigenierung fast ausschließlich allein zu übernehmen hat, komprimiert. Die funktionelle Residualkapazität der untenliegenden Lunge nimmt ab. Es erscheint deshalb sinnvoll, während der Narkose mit leicht positiv endexspiratorischem Druck zu beatmen. Bereitet die maschinelle Ventilation in dieser Phase Probleme, so ist auf manuelle Ventilation überzugehen. Da es zu einer Kompression von Teilen des Herzens oder von großen Gefäßen kommen kann, welche zu einer Hypotension führt, ist der arterielle Druck mit Hilfe der Doppler-Sonde häufig zu kontrollieren.

Zur Anästhesie werden repetitive Dosen Fentanyl verwendet, ggf. mit niedrigen Konzentrationen eines volatilen Anästhetikums kombiniert. Die Relaxation wird durch ein nichtdepolarisierendes Muskelrelaxans wie Pancuronium durchgeführt. Die Infusion von Flüssigkeit und Elektrolyten entspricht der errechneten Bilanz. Darüber hinaus werden Blutverluste durch Humanalbumin und, wenn sie einige wenige Milliliter überschreiten, durch Erythrozytenkonzentrat ausgeglichen.

Für kurze Zeit nach der Ligatur des Ductus und der daraus resultierenden Unterbindung des Links-rechts-Shunts kann es zu einer relativen arteriellen Hypertension und in deren Folge zur zerebralen Einblutung kommen. Durch vorsichtige Applikation eines volatilen Anästhetikums oder eines Vasodilators läßt sich diese Hypertension jedoch meist gut beherrschen.

Die *Coarctatio aortae* bzw. die Aortenisthumustenose wird untergliedert in den präduktalen oder infantilen und in den postduktalen oder adulten Typ. Bei extremer präduktaler Aortenstenose ist die Durchblutung der unteren Körperhälfte und insbesondere der Nieren stark reduziert und wird nur durch venöses Blut aus der Arteria pulmonalis durch den offenen Ductus arteriosus aufrechterhalten. Erstsymptom ist entsprechend oft die Anurie. In diesem Fall kann durch Infusion von Prostaglandinanaloga und damit Offenhalten des Ductus die Nierenfunktion bis zur Operation erhalten bzw. wiederhergestellt werden. Dabei ist zu beachten, daß die hierfür verwendeten Analoga von Prostaglandin E_1 Auswirkungen auf die respiratorische Funktion haben. Bei mindestens 10% der behandelten Kinder tritt eine Apnoe auf. Bei Erwachsenen kann unter Prostaglandininfusion eine Aufhebung der pulmonalen hypoxischen Vasokonstriktion und damit unter Umständen eine Zunahme des intrapulmonalen Rechts-links-Shunts mit Verschlechterung der Oxigenierung beobachtet werden. Inwieweit dieser Mechanismus bei Kindern eine Rolle spielt, ist jedoch unklar. Die durch Prostaglandin E_1 induzierte Apnoe zwingt jedenfalls häufig zur Intubation und Beatmung des Kindes.

Die speziellen anästhesiologischen Probleme bei der Operation der präduktalen Aortenisthmusstenose oder bei Palliativoperationen sind denen bei der Ligatur eines offenen Ductus arteriosus ähnlich.

Herzchirurgische Eingriffe bei Säuglingen, Kleinkindern und im späteren Kindesalter

Vitien mit *Links-rechts-Shunt* sind der Vorhofseptumdefekt (ASD) und der Ventrikelseptumdefekt (VSD). Ohne eine zusätzliche Anomalie führen sie ebenso wie ein bis ins ältere Kindesalter persistierender Ductus arteriosus zur vermehrten Lungendurchblutung und einer Mehrbelastung beider Ventrikel. Folge ist die pulmonale Hypertension, welche bei längerem Bestehen des Zustandes morphologisch fixiert wird und dann zu einer Umkehr des Shunts führt (Eisenmenger-Syndrom). Daneben kann die Mehrbelastung des Herzens zur behandlungsbedürftigen kardialen Dekompensation führen.

Vitien mit primärem *Rechts-links-Shunt* und damit zentraler Zyanose sind unter anderem der Morbus Fallot, die Transposition der großen Arterien und der "single ventricle". Das Ausmaß des Shunts bzw. die Menge der venösen Beimischung zum arteriellen Blut und damit der Grad der Zyanose ist unter anderem abhängig von dem Verhältnis des totalen peripheren Widerstandes (TPR) zum pulmonalen Gefäßwiderstand (PVR). Sinkt aufgrund einer peripheren Vasodilatation der TPR, so steigt die venöse Beimischung und damit das Ausmaß der Hypoxie an. Aufgrund der hypoxischen pulmonalen Vasokonstriktion kann es nun zu einem weiteren Anstieg des PVR kommen und damit zu einer weiteren Zunahme der venösen Beimischung im Sinne eines Circulus vitiosus. Gründe für das Absinken des TPR können körperliche Aktivität sein, etwa bei einem Kind, welches im Rahmen der Voraussetzungen ungenügend prämediziert ist und sich der Narkoseeinleitung heftig widersetzt, oder die vasodilatorischen Auswirkungen von intravenösen (Barbiturate, Dehydrobenzperidol) oder volatilen (Halothan, Isofluran) Anästhetika. Kommt es während der Narkose oder des Eingriffs zu einer solchen Zunahme der zentralen Zyanose und zur ausgeprägten Hypoxie, so ist das Anheben des TPR durch die Injektion einer vasokonstriktorischen Substanz wie etwa Noradrenalin und damit die Verkleinerung des Rechts-links-Shuntes die Therapie der Wahl.

Beim Vorliegen eines Rechts-links-Shunts können kleine Luftbläschen oder Partikel, welche sonst gefahrlos injiziert bzw. infundiert werden können, über den Shunt unmittelbar die arterielle Strombahn erreichen und somit arterielle Gefäße wie etwa kleine Hirnarterien embolisieren und so zu entsprechenden Ausfällen führen. Es ist daher sorgfältig darauf zu achten, daß das Infusionssystem bzw. die Injektionsspritzen blasen- und partikelfrei sind. Am besten ist dies zu erreichen, wenn nicht in einen Dreiwegehahn, sondern durch einen Gummistopfen hindurch mit einer dünnen Nadel in das laufende Infusionssystem injiziert wird. Hierzu sind Y-Stücke besonders geeignet.

Anästhesiologisches Vorgehen

Die Prämedikationsvisite gibt Gelegenheit zur ausführlichen Fremdanamnese, in den meisten Fällen mit Hilfe der zusammen mit dem Kind stationär aufgenommenen Mutter. Obgleich Kinder, die zur herzchirurgischen Eingriffen kommen, in der Regel pädiatrisch gut voruntersucht sind, ist bei der körperlichen Untersuchung speziell auf Zeichen einer dekompensierten Herzinsuffizienz (feinblasige feuchte Rasselgeräusche über den Unterfeldern) und auf Zeichen eines Infekts des Respiratrionstraktes zu achten. Liegt eine Herzinsuffizienz vor, so ist sie entsprechend zu behandeln, ggf. mit Digitalisglykosiden. Beim geringsten Zeichen einer Infektion ist ein elektiver Eingriff abzusetzen.

Bei Kindern mit kardialen Erkrankungen sind präoperativ ein Thoraxbild und das EKG ebenso zu fordern wie Laborparameter inklusive Elektrolyten, Hb und Gerinnungsstatus. Vor herzchirurgischen Eingriffen muß selbstverständlich auch der Befund der invasiven kardiologischen Diagnostik inklusive Angiogramm vorliegen.

Als präanästhetische Medikation ist ein Vagolytikum wie Atropin erforderlich, bei Kindern unter 6 Monaten kann auf ein Sedativum verzichtet werden. Wir bevorzugen die intramuskuläre Injektion von Atropin, bei Kindern über 6 Monaten mit Midazolam kombiniert. Beim Vorliegen eines Vitiums mit Rechts-links-Shunt sollte auf ein vasodilatierendes Medikament in der Prämedikation ebenso verzichtet werden wie auf eine stark atemdepressive Komponente. Die hochdosierte Applikation von Dehydrobenzperidol-Fentanyl-Gemischen sollte bei diesen Kindern nicht in betracht kommen.

Ebenso wie beim Neugeborenen ist für eine adäquate Umgebungstemperatur und Wärmequellen in Form von Heizmatten und Wärmestrahlern Sorge zu tragen. Das minimale Kreislaufmonitoring bis zur Implantation invasiver Überwachungssysteme besteht in der EKG-Ableitung, die Narkoseeinleitungsphase wird aber durch zusätzliche Maßnahmen wie Pulsoximetrie, transkutane Messung von pO_2 und pCO_2 sowie Kapnometrie ganz erheblich sicherer für den Patienten.

Sofern die Disposition gegeben ist, ist der intravenösen Narkoseeinleitung in jedem Fall aus Sicherheitsgründen der Vorzug zu geben. Bei Vitien mit ausschließlichem Links-rechts-Shunt ist allerdings die Einleitung über Inhalation in der Regel problemlos. Die vermehrte Lungendurchblutung bei diesen Patienten führt dazu, daß das volatile Anästhetikum eher etwas schneller aufgenommen wird als normal. In solchen Fällen neigen wir dazu, der Mutter die Begleitung des Kindes in den Narkoseeinleitungsraum anzubieten, bis das Kind eingeschlafen ist. Nach unserer Erfahrung wird die Narkoseeinleitungsphase hierdurch erleichtert.

Probleme kann die Einleitung über Inhalation bei Kindern mit Rechts-links-Shunt und reduzierter pulmonaler Durchblutung machen. In diesen Fällen ist die Aufnahme des volatilen Anästhetikums verlangsamt. Auf der anderen Seite kann ein stark vasodilatierendes volatiles Anästhetikum wie etwa Isofluran zumindest theoretisch zu der beschriebenen Zunahme der venösen Beimischung und damit Hypoxie führen. Dennoch kann in Einzelfällen die Einleitung über Inhalation versucht werden, sofern sie von dem Kind gut toleriert wird. Ist dies nicht der Fall, so ist die Einleitung durch intramuskuläre Injektion von Ketamin angezeigt. Alle parenteral zugeführten Pharmaka erreichen aufgrund des Rechts-links-Shunts ihren Wirkungsort sehr schnell. Bei dem zunächst durch Inhalation oder durch Ketamininjektion in den Schlaf versetzten Kind kann sodann in üblicher Weise unter fortgesetzter Maskenbeatmung ein venöser Zugang geschaffen, relaxiert und intubiert werden. Außer bei kleineren Eingriffen in Rückenlage, bei denen frühzeitig postoperativ extubiert werden kann, bevorzugen wir die nasale Intubation. Auf diese Weise kann der Tubus wesentlich besser fixiert werden und eine postoperative Beatmung wird besser toleriert. Um während der zur extrakorporalen Zirkulation notwendigen Heparinisierung die Aspiration von Blut aus der Nase zu vermeiden, wird pharyngeal sorgfältig abgestopft und intraoperativ mehrfach aus dem Mund abgesaugt. Es muß allerdings festgehalten werden, daß es nach entsprechendem sorgfältigem Vorgehen bei Kindern eher selten zu Blutungen aus der Nase kommt.

Kann primär intravenös eingeleitet werden, so wird Fentanyl und Pancuronium, eventuell in Kombination mit einem Benzodiazepinderivat wie Diazepam, gegeben. Die Anästhesie wird fortgeführt durch repetitive Dosen von Fentanyl und Pancuronium sowie durch Sauerstoff-Lachgas bis zu einem Lachgasanteil von 50%, sofern die Oxigenierung dies erlaubt, und zusätzlich eine niedrige Dosis eines volatilen Anästhetikums wie Halothan oder Isofluran. Bei pulmonaler Hypertension sollte auf Lachgas verzichtet werden.

Bei Eingriffen mit Hilfe der extrakorporalen Zirkulation ist ein invasives hämodynamische Monitoring inklusive Messung des zentralvenösen Drucks und der blutigen arteriellen Druckmessung angezeigt. Auch bei nicht kardiochirurgischen Eingriffen sollte bei Kindern mit Herzfehlern die Indikation für ein invasives hämodynamisches Monitoring, allerdings in Abhängigkeit von der Ausdehnung des Eingriffes, großzügig gestellt werden. Der Zugang der Wahl für einen Cava-Katheter ist die Punktion der Vena jugularis interna im seitlichen Halsdreieck. Die Verwendung von neuerdings angebotenen Mehrfachlumenkathetern, welche über eine Seldinger-Technik implantiert werden, erleichtert die postoperative Intensivtherapie. Das intraoperative Einlegen von zusätzlichen Kathetern zur Überwachung der Drücke und ggf. auch der Sauerstoffsättigung in den rechten und linken Vorhof und in die Arteria pulmonalis sowie von Thermistoren zur Messung des Herzzeitvolumens kann insbesondere nach größeren Eingriffen von größtem Vorteil sein, da sich hierdurch die Pharmakotherapie adäquat steuern läßt.

Zur blutigen Druckmessung sollte in der Regel eine Arteria radialis punktiert oder freigelegt werden. Während bei Neugeborenen nach Punktion der Arteria femoralis die Gefahr einer Ischämie der unteren Extremität besteht, ist dies bei größeren Kindern nicht mehr der Fall.

Insbesondere bei Einsatz der extrakorporalen Zirkulation und Hypothermie ist die Überwachung der Körpertemperatur im Pharynx und im Rektum erforderlich, ebenso die kontinuierliche Messung des Harnzeitvolumens. Dieses sollte eine Menge von 1 ml/kg KG/h nicht unterschreiten. Unabhängig vom Blutverlust ist die errechnete Menge an Flüssigkeit und Elektrolyten zuzuführen. Bei Blutverlusten ist zu beachten, daß insbesondere Kinder mit zyanotischen Vitien an einen sehr hohen Hämatokrit adaptiert sind und eine erhebliche Abnahme desselben schlecht tolerieren. Besonders in diesen Fällen müssen Blutverluste deshalb meist frühzeitig durch Blut und Komponenten ausgeglichen werden.

Besondere Problematik der extrakorporalen Zirkulation (ECC) im Kindesalter

Das "Priming volume" des Oxigenators zusammen mit den Schläuchen zum Anschluß der ECC ist im Vergleich zum intravasalen Volumen des Kindes groß und kann dieses sogar übersteigen. Deshalb muß dem "priming volume" häufig primär Blut bzw. Erythrozytenkonzentrat beigefügt werden. Auf diese Weise wird eine zu extreme Hämodilution während der ECC vermieden, welche durch ein Absinken der Viskositätskomponente des totalen peripheren Widerstandes zu einem zu ausgeprägten Absinken des arteriellen Druckes führen würde.

Vor Kanülierung zum Anschluß der ECC wird mit einer Dosis von 375 IE/ kg KG heparinisiert. Die Wirksamkeit der Heparinisierung wird überprüft mit Hilfe der "activated coagulation time", zu deren Durchführung Blut aus einer Kanüle abgenommen wird, in welche das Heparin nicht vorher injiziert wurde.

Auch nach Beginn der ECC wird solange beatmet, bis die Durchblutung der Lunge durch Festziehen der Tourniquets um die Kanülen in der oberen und unteren Hohlvene unterbrochen wird. Während dieser Phase („totaler Bypass") werden die Lungen mit Luft unter einem leichten PEEP ausgedehnt gehalten. Eine Beatmung am totalen Bypass ist nicht erforderlich.

Sofern an den Oxigenator kein Verdampfer angeschlossen ist, der die Zufuhr eines volatilen Anästhetikums über die ECC erlaubt, wird die Narkose durch wiederholte Injektionen von Fentanyl und einem Benzodiazepinderivat aufrechterhalten. Die Relaxation ist kurz vor Beginn der ECC zu erneuern, da das Relaxans durch die ECC-bedingte Hämodilution gerade bei Kindern sehr stark verdünnt werden kann, so daß es zu unerwünschten Spontanbewegungen kommt.

Während der ECC steigen die Serumkatecholaminspiegel bei Kindern bis auf das 35fache des Ausgangswertes an. Zusammen mit einer vermehrten Insulinsekretion, welche insbesondere bei glukosehaltigen Prime-Lösungen auftritt, führt dies zu einer Verschiebung von extrazellulärem Kalium nach intrazellulär, so daß die Zufuhr von Kalium notwendig wird. Diese ist bei Kindern jedoch besonders vorsichtig unter Kontrolle der Nierenfunktion zu handhaben. Zur Aufrechterhaltung einer adäquaten Diurese kann dem "priming volume" Mannitol zugegeben werden. Wird die Aorta abgeklemmt und kardioplegische Lösung gegeben, so ist der meist hohe Kaliumgehalt dieser Lösungen bei der Substitution zu berücksichtigen.

Während der ECC sollte der arterielle Druck 50–70 mm Hg betragen. Wird dieser Wert bei sonst adäquaten Perfusionbedingungen nicht erreicht, so kann er durch Applikation von Vasodilatoren wie Nitroglyzerin oder Vasokonstriktoren wie Noradrenalin korrigiert werden. Bei ausgedehnten Totalkorrekturen schwerer Anomalien ist die Operation im blutfreien Feld nicht zu umgehen. Sie wird dadurch erreicht, daß bis 18 °C gekühlt und sodann in tiefer Hypothermie bei Kreislaufstillstand operiert wird. Unter diesen Bedingungen kann für etwa 40 bis maximal 60 min der Kreislauf unterbrochen werden. Nach Wiederaufnahme des Kreislaufes sollte langsam wiedererwärmt werden, damit die im kalten Perfusat gelösten Gase keine Bläschen bilden und auf diese Weise kleine Gefäße embolisieren können. Der Gradient zwischen dem Blut und der Flüssigkeit im Wärmeaustauscher sollte keinesfalls größer sein als 10 °C. Nach einer längeren Phase Kreislaufstillstand muß mit einer korrekturbedürftigen metabolischen Azidose gerechnet werden. Ist ein Kreislaufstillstand geplant, so kann bereits zum Beginn der ECC ein Kortikosteroid zur Hirnödemprophylaxe appliziert werden.

Hat die Körpertemperatur Normalwerte erreicht und sind unter den Verhältnissen des totalen Bypass befriedigende Kreislaufverhältnisse gegeben, so wird durch Öffnen der Tourniquets um die Kanülen in der oberen und unteren Hohlvene auf den partiellen Bypass übergegangen. Bereits in dieser Phase der beginnenden Lungendurchblutung wird die Beatmung mit einem hohen F_IO_2, aber noch relativ geringen Atemzeitvolumen begonnen. Zur Beendigung der extrakorporalen Zirkulation wird mit dem errechneten Atemzeitvolumen bei einem F_IO_2 von 1,0 beatmet. Kann erfolgreich von der ECC entwöhnt werden, so sollten die Blutgase frühzeitig kontrolliert und auf einen niedrigeren F_IO_2 übergangen werden.

Liegen schwierige Kreislaufverhältnisse beim Abgang von der Herz-Lungen-Maschine vor, so kann eine Verbesserung durch die Zufuhr von Sympathikomimetika erreicht werden. Da das Herzzeitvolumen bei Kindern zu einem großen Anteil über die HR reguliert wird, ist hierbei Isoprenalin oder auch Orciprenalin als Katecholamin der ersten Wahl besonders beliebt. Da heute die Möglichkeit des passageren sequentiellen Pacing besteht, kann in Analogie zum Vorgehen bei Erwachsenen nun Dopamin oder Dobutamin als Katecholamin der ersten Wahl appliziert werden.

Nach Entfernen der Kanülen wird das im Serum vorhandene Heparin durch die Infusion von Protamin antagonisiert. Insbesondere bei Kindern mit zyanotischen Vitien und hohem Ausgangshämatokrit liegen nicht selten Gerinnungsstörungen vor, welche die Blutstillung vor dem Thoraxverschluß erschweren.

Nach sorgfältiger Blutstillung und Thoraxverschluß wird das Kind in aller Regel intubiert auf die Intensivstation verlegt und dort den Umständen angemessen entweder kurz nach Ende der Operation oder später elektiv extubiert.

Anästhesie bei Kindern mit Lebererkrankungen*

T. Fösel, U. Schirmer, C. Wick und H. Wiedeck

Die Leber ist das zentrale Stoffwechselorgan des Organismus. Für die Beurteilung der Leberfunktion und ihre anästhesiologische Relevanz benötigt man Kenntnisse über die Leistung der Leber sowie mögliche pathologische Veränderungen. Bei den Leberfunktionen können wir unterscheiden in Synthesefunktion, Entgiftungsfunktion und Speicherung, wobei diese Leistungen in der Neugeborenenperiode physiologischerweise herabgesetzt sein können. In der Fetalzeit findet außerdem noch die Blutbildung in der Leber statt. Die Synthesefunktion durchläuft innerhalb des intra- und auch extrauterinen Lebens einen Reifeprozeß. Für den perioperativen Bereich ist dabei relevant, daß die schnell mobilisierbare Kohlenhydratreserve, das Glykogen, erst ab der 36. Gestationswoche in größeren Mengen zur Verfügung steht. Bei einem reifen Neugeborenen beträgt der Glykogenvorrat etwa 11 g/kg KG und macht damit ein Drittel der gesamten Kohlenhydratreserve aus. Früh- und Mangelgeborene sind deshalb sehr schnell der Gefahr einer Hypoglykämie ausgesetzt. Hypoglykämien können ebenfalls bei den Glykogenspeicherkrankheiten auftreten, insbesondere bei Glykogenose Typ I, die Glykogenspeicherkrankheiten können auch mit anderen Leberfunktionsstörungen verbunden sein [6].

Einen wichtigen Aspekt nimmt die Proteinsynthese ein, da mit Ausnahme der Immunglobuline nahezu alle Funktions- und Transportproteine in der Leber synthetisiert werden. Die Proteinsynthese beginnt bereits in der 13. Woche [12] mit der Produktion des Proteins Alpha-1-Fetoprotein. Diese Produktion sistiert normalerweise kurz nach der Geburt. Die Albuminsynthese beginnt um die 20. Gestationswoche und steigt kontinuierlich bis zum Geburtstermin an. Frühgeborene können deshalb einen erniedrigten Albuminspiegel aufweisen. Auch die Synthese der Gerinnungsfaktoren ist abhängig vom Reifegrad der Kinder. Besonders die Vitamin-K-abhängigen Faktoren sind in den ersten Lebenstagen auch beim Reifgeborenen noch erniedrigt.

Die Entgiftungsfunktion der Leber unterliegt einer altersabhängigen Entwicklung. Vereinfacht kann man dabei den Medikamentenabbau in der Leber in 2 Phasen einteilen.

* Für die Unterstützung bei der Erstellung dieser Arbeit sei Frau Oberärztin Dr. Leupold, Kinderklinik/Abteilung I und Herrn Oberarzt Dr. Limmer, Abteilung für allgemeine Chirurgie der Universität Ulm ganz herzlich gedankt.

Medikamentenabbau in der Leber

Phase I: Demethylierung, Oxidation, Reduktion
           Enzymsystem: Zytochrom P 450
Phase II: Bindung an Glukuron, Sulfat, Gluthation
           Spezifisches Enzymsystem

Die Zytochrom-P-450-Aktivität nimmt bis zur Geburt zu. Sie kann aber auch durch Beanspruchung sehr schnell induziert werden. So hat bei gleichem Gestationsalter ein Frühgeborenes gegenüber einem Reifgeborenen eine wesentlich höhere Aktivität [8]. In der Phase II werden die Substrate an Glukuron, Sulfat oder Glutathion gebunden, um sie in wasserlösliche Form überführen zu können und damit ausscheidungsfähig zu machen. Auch dieser Prozeß unterliegt einem Reifungsprozeß, der durch Enzyminduktion beschleunigt wird. Als Beispiel dafür ist die Hyperbilirubinämie des Neugeborenen zu nennen.

Neben diesen physiologischen Adaptationsvorgängen können auch pathologische Veränderungen die Leber in Teil- oder Vollfunktionen beeinflussen. Die Störungen der Leberfunktion sind in folgender Übersicht systematisch zusammengefaßt [4].

Störungen der Leberfunktion

Lokalisation	*Ursachen*	*Beispiele*
– Hepatozellulär	– Hypoxie	
	– Toxine	– Chloroform, Paracetamol
	– Allergie	– Halothan
	– Entzündung	– Hepatitis
	– pathologische Speicherung	– z. B. Glykogenose
– Intrahepatische Cholestase	– Reaktion auf Medikamente	– Phenothiazine
	– Entzündung	– Cholangitis
– Extrahepatische Cholestase	– Atresie	– Gallengangsatresie
	– Okklusion	– Tumor, Stein
	– Entzündung	– Cholangitis

Dabei sind in der Regel die extrahepathischen Gallengangsveränderungen die Domäne der operativ zu versorgenden Störungen [4].

Häufig werden auch Eingriffe an der Leber vorgenommen, wie bei Tumoren oder bei Traumata, ohne daß die Leberfunktion primär gestört ist.

Anamnese und Voruntersuchung

Vor jeder Anästhesie sollte eine gründliche Anamnese und körperliche Untersuchung durchgeführt werden. Die Palpation der Leber kann eine Aussage über die Lebergröße geben, in den ersten 4 Monaten darf physiologischerweise der

Rippenrand um 2 cm überschritten werden [6], ohne daß eine Hepatomegalie vorliegt. Zur Diagnose einer Hepatomegalie muß jedoch auch der Oberrand der Leber bestimmt werden, um eine definitive Aussage über die Lebergröße machen zu können. Als weiteres sichtbares Zeichen einer Lebererkrankung kann auch ein Ikterus auftreten, der im Neugeborenenalter noch physiologisch sein kann, im späteren Lebensalter jedoch immer ein pathologisches Zeichen ist. Andere Zeichen einer chronischen Lebererkrankung wie Aszites, Palmarerythem oder Spider-nevus sind nur bei chronischer Leberzirrhose zu finden. Bei schweren chronischen Leberfunktionsstörungen treten auch Zeichen einer Mangelernährung und von Portalumgehungskreisläufen auf.

Treten Hinweise für eine Lebererkrankung auf, so sind weitere Laboruntersuchungen erforderlich, die in folgender Übersicht zusammengefaßt sind.

Labormethoden zur Erfassung von Leberkrankheiten (modifiziert nach Koch [5])

Permeabilität der Leberzelle: GPT, GOT;
Exkretionsleistung: AP, GT, Bilirubin;
Syntheseleistung: Albumin, Gerinnungsfaktor, Cholinesterase;
Stoffwechselleistung: Bilirubinkonjugation (direktes Bilirubin);
Entgiftungsleistung: Ammoniak.

Zur Frage der Struktur der Leber kommen außerdem sonographische oder radiologische Untersuchungen wie das Computertomogramm zur Anwendung.

Auswahl des Narkoseverfahrens

Eine aktive Hepatitis stellt eine Kontraindikation für jeden Wahleingriff dar. Diese Aussage begründet sich auf eine Publikation von Powell-Jackson [9], die bei 36 Patienten, die wegen einer anderen präoperativen Diagnose laparotomiert wurden, eine Lebererkrankung feststellten. Alle Patienten, die eine virale oder alkoholische Hepatitis hatten, starben innerhalb von 1–31 Tagen postoperativ; bei allen Patienten kam es zu einem Leberversagen.

Oberstes Ziel einer Narkose muß die Vermeidung einer Leberzellhypoxie sein. Alle bekannten Anästhetika, auch Fentanyl oder Barbiturate, verstärken im Tierversuch die Zellennekrosen bei einer ausgeprägten Hypoxie [10].

An dieser Stelle wird natürlich die Frage zur Verwendung von Halothan bei Lebererkrankungen auftauchen. Es scheint festzustehen, daß Halothan in seltenen Fällen schwere Leberzellennekrosen mit Leberzerfall verursacht. Es kann weder eine exakte Angabe über die Gesamthäufigkeit noch über den Entstehungsmechanismus gemacht werden. Auf der einen Seite werden toxische Abbauprodukte für den Leberschaden verantwortlich gemacht, andererseits werden immunologische Mechanismen diskutiert [11]. Das Auftreten von Leberschäden bei Kindern ist extrem selten. In 2 Studien [13, 15] wird die Häufigkeit zwischen 1:80000 und 1:120000 angegeben, wobei in diesen Studien kein letaler Ausgang zu verzeichnen war. Bis 1983 wurden insgesamt 19 Fälle von tödlichem Leberversagen in Verbindung mit einer Halothananästhesie dokumentiert, von denen bei mindestens 13 Fällen andere Ursachen herangezogen werden müssen [14]. In einer Kasuistik von Whittacker und Sumner wurde der Nachweis von spezifischen Antikörpern bei einer Halothanhepatitis bei einem 9 Monate alten Kind dokumentiert [17]. Bei Kindern ist auch das Risiko einer Halothanhepatitis bei Wiederholungsnarkosen nicht erhöht, dies konnte sowohl an den retrospektiven Studien [13, 15] als auch an einer prospektiven Studie [14] gezeigt werden. Ebenso ist bei einer vorbestehenden chronischen Lebererkrankung nicht mit einem höheren Risiko für einen halothanbedingten Leberschaden zu rechnen [11].

Auch für Enfluran liegen Fallbeschreibungen mit Leberschäden in Verbindung mit der Anwendung dieses Inhalationsanästhetikums vor [3]. Allerdings ist die Häufigkeit bei Erwachsenen um den Faktor 10 niedriger. Es werden auch 2 Kasuistiken von Leberschäden nach Isofluran diskutiert, wobei aber andere Ursachen für das Auftreten des Leberschadens verantwortlich gemacht werden [3].

Faßt man die Argumente für die Auswahl des Inhalationsanästhetikums bei Kindern mit Lebererkrankungen zusammen, so läßt sich keine wissenschaftliche Begründung gegen den Einsatz von Halothan finden. Um aber medikolegalen Schwierigkeiten aus dem Wege zu gehen, erscheint es sinnvoll, bei Vorliegen von alternativen Narkoseverfahren auf das Halothan zu verzichten. Bei schweren Leberfunktionsstörungen ist auch mit einer Wirkungsverlängerung von lipophilen Pharmaka wie Barbituraten, Opiaten oder Ketamin zu rechnen. Von den nichtdepolarisierenden Muskelrelaxanzien zeigen Pancuronium und v. a. Vecuronium eine verlängerte Wirkdauer bei Patienten mit Lebererkrankungen [2]. Dies führt bei Cholestase oder bei unreifer Leberfunktion, wie sie bei Neugeborenen vorliegen kann, dazu, daß aus dem mittellang wirksamen Vecuronium ein langwirksames Muskelrelaxanz wird.

Bei schwerer Leberfunktionsstörung mit erniedrigter Cholinesteraseaktivität ist auch mit einer Wirkungsverlängerung von Succinylcholin zu rechnen [17].

Praktisches Vorgehen bei Anästhesien von Kindern mit Lebererkrankungen

Bei Eingriffen an der Leber mit und ohne Störungen der Leberfunktion ist mit größeren Blutverlusten zu rechnen. Unser Vorgehen ist in folgender Übersicht zusammengefaßt.

Durchführung einer Narkose bei einer Operation an der Leber

Narkoseeinleitung: Thiopental oder Midazolam/Fentanyl;
Narkoseführung: Midazolam/Fentanyl;
Relaxierung: Pancuronium;
Beatmung: Lachgas/Sauerstoff, niedrig dosiertes Inhalationsanästhetikum;
Monitoring: ZVK, kontinuierliche arterielle Blutdruckmessung, endexspiratorisches CO_2;
Intraoperative
Laborkontrolle: Hk, BGA, Na^+, K^+, BZ, evtl. Gerinnung und Thrombozyten, evtl. Ca^{++}.

Die darauffolgende Darstellung zeigt mögliche Probleme auf, die sich während Eingriffen an der Leber ereignen können.

Mögliche Probleme während Eingriffen an der Leber

- Blutverlust,
- Gerinnungsstörungen,
- Hypokalzämie durch „Zitratintoxikation",
- Hypoglykämie,
- Hypothermie,
- Luftembolie.

Mit einer Hypokalzämie aufgrund eines mangelnden Zitratabbaus muß insbesondere bei Massivtransfusionen im Neugeborenen- und Säuglingsalter sowie beim ausgekühlten Patienten gerechnet werden, da in diesen Fällen das im Konservenblut oder Frischplasma enthaltene Zitrat nicht schnell genug verstoffwechselt wird. Mit Hypoglykämien ist nur bei Leberausfall zu rechnen, da dann einerseits die Glykogenmobilisation und die Glukoneogenese nicht mehr möglich sind und andererseits das Insulin nicht inaktiviert wird. Aber selbst in der anhepatischen Phase einer Lebertransplantation spielt die Hypoglykämie eine untergeordnete Rolle [1]. Bei Patienten mit ausgeprägter Cholestase, wie sie unter anderem bei Gallengangsatresie vorhanden ist, ist mit einer erhöhten Insulinextraktion in der Leber zu rechnen [7], so daß dieser Faktor zusätzlich zu der während einer Operation auftretenden Erhöhung der antiinsulinären Faktoren eher zu einer Hyperglykämie führt. Bei Operationen, die sich im Bereich der Lebervenen oder der Vena cava abspielten, können Luftembolien auftreten. Zur frühzeitigen Überwachung eignet sich sehr gut die Überwachung und Registrierung des endexspiratorischen CO_2. Ein plötzlicher Abfall ist nahezu pathognomisch.

Kurzfristige Eingriffe bei Kindern mit Lebererkrankungen

Auch bei diesen Eingriffen gilt das Hauptaugenmerk der Vermeidung einer Leberzellhypoxie. Als Narkose werden meist Inhalationsanästhesien durchgeführt. Für die Auswahl des Inhalationsanästhetikums sollte, wie bereits erwähnt, eine Alternative für Halothan gesucht werden, um eventuellen medikolegalen Auseinandersetzungen aus dem Wege zu gehen. Alternativ können kurzfristige i.v.-Anästhesien mit z. B. Midazolam und Ketanest durchgeführt werden.

Zusammenfassend läßt sich sagen, daß bei Vorliegen einer schweren Lebererkrankung eine gute präoperative Abklärung in Zusammenarbeit mit dem behandelnden Pädiater und dem Kinderchirurgen erfolgen muß.

Die Narkoseverfahren richten sich nach Größe des Eingriffs und der Schwere der Vorerkrankung, wobei das Hauptaugenmerk auf stabile Kreislaufverhältnisse und eine gute Oxigenation gerichtet werden muß.

Literatur

1. Borland LM, Roule M, Cook DR (1985) Anesthesia for pediatric orthopic liver transplantation. Anesth Analg 64:117
2. Duvaldestin P, Lebrault C, Chauvin M (1985) Pharmacocinetics muscle relaxants in patients with liver desease. Clin Anesthesiol 3:293
3. Egep EI. II (1986) Anesthetic induced hepatitis. Int Anesth Res Soc Rev Course Lect 116
4. Kamath RK (1986) Abnormalities of the biliary tree. Clin Gastroenterol 15:157
5. Koch CD (1975) Diagnostik akuter und chronischer Lebererkrankungen. Intern Prax 19:643
6. Mowat I (1979) Liver disorders in childhood. Butterworth, London Boston Sydney Wellington Durbin Toronto
7. Naito K, Suita S, Ikeda K, Doki T, Handa N (1987) Carbohydrate metaboism in infants with biliary atresia. Z Kinderchir 42:26
8. Okey AB, Nebert B (1983) Hepatic drug – metabolizing enzyms during embryonic and fetal development. In: Fischer MM, Roy CC (eds) Pediatric liver disease. Plenum Press, New York
9. Powell-Jackson P, Greenway B, Williams R (1982) Adverse effects of exploratory laparotomy in patients with unsuspected liver disease. Br J Surg 69:449
10. Shingu K, Eger E I II, Johnson BH, Dyke RA van, Harper MH, Lurz FW, Chena A (1983) Hepatic injury induced by anesthetic agents in rats. Anesth Analg 62:140
11. Stock JGL, Strunin L (1985) Unexplained hepatitis following halothane. Anesthesiology 63:424
12. Tarlow MJ, Anderson CH (1979) Hepatic function. In: Chandra RK (ed) The liver and biliary system in infants and children. Churchill-Linvingston, Edinburgh London New York
13. Wark HJ (1983) Postoperative jaundice in children. Anaesthesia 38:237
14. Wark HJ, O'Haloran M, Overton J (1986) Prospective study of liver function in children following multiple halothane anesthetics at short intervals. Br J Anesth 558:1224
15. Warner LO, Beach TP, Garvin JP Warner EJ (1984) Halothane and children – the first quarter century. Anesth Analg 63:838
16. Whitburn RH, Sumner E (1986) Halothane hepatitis in an 11 months old child. Anaesthesia 41:611
17. Whittacker M (1980) Plasmacholinesterase variance and the anesthetics. Anaesthesia 35:174

Anästhesie bei Kindern mit Sepsis

B. Kuss

Die Sepsis ist eine bakterielle Allgemeininfektion, bei welcher von einem Herd ausgehend ständig oder intermittierend Bakterien in die Blutbahn gelangen und zu schweren Krankheitserscheinungen führen.

Neben Atemstörungen, Hirnblutungen und Asphyxie gehören septische Infektionen zu den Hauptursachen neonataler Morbidität und Mortalität. Ihre Inzidenz beträgt je nach Spektrum der Abteilung 0,2 bis 1,5%, die Letalität beläuft sich in Extremfällen auf 13 bis 80%. Trotz neuer Therapiemöglichkeiten nahm die Inzidenz des septischen Schocks bei konstanter Letalität eher zu [6]. Verantwortlich dafür zeichnen [9, 26, 27]:

- die wachsende Komplexität der chirurgischen Maßnahmen,
- der häufig fehlerhafte Einsatz von Antibiotika,
- die längere Lebenserwartung für Kinder mit Immundefekten
- und der Gebrauch invasiver Überwachungstechniken.

Der Anästhesist kann jederzeit mit sepsiskranken Säuglingen konfrontiert werden [36]: sei es,

- daß ein chirurgischer Eingriff im Sinne einer Herdsanierung ansteht,
- daß eine Operation durchgeführt werden muß, obwohl gleichzeitig eine generalisierte Infektion vorliegt,
- daß durch intraoperative Manipulationen Septikämien entstehen, die aufgrund der schlechten Abwehrlage zur Sepsis führen,
- oder daß während der Operationszeit eine Neugeborenensepsis manifest wird, was ca. zwischen dem 1. und 11. Tag post partum am wahrscheinlichsten ist [1].

Hinkle [17, 22] berichtet z. B. über das verzögerte Aufwachen eines Kindes aus der Narkose bedingt durch eine Sepsis, die sich während der Operationszeit entwickelt hat.

Es gibt mannigfaltige Ausgangspunkte für sekundäre generalisierte Infektionen. Als Paradebeispiel sei die Peritonitis genannt, die beim Säugling so gut wie nie örtlich begrenzt bleibt, sondern immer als systemische Krankheit betrachtet werden muß [26]. Postoperativ erkranken 5% aller Neu- und Frühgeborenen an einer Sepsis und 2% aller operierten Neu- und Frühgeborenen versterben daran. Unter älteren Kindern erkranken nur ca. 1% [13].

Das Erregerspektrum ist stark abhängig vom Alter des Kindes, seiner Hospitalisation und der Vorgeschichte. Seit den 70er Jahren sind bis zu 60% der Neugeborenensepsisfälle durch beta-hämolysierende Streptokokken und Escherichia coli verursacht, häufig auch durch Staphylococcus aureus und Klebsiellen. Generell werden aber auch immer wieder an sich bei Erwachsenen nur fakultativ pathogene Keime beobachtet, die bei Säuglingen tödliche Erkrankungen hervorrufen [2, 3, 8, 23, 28].

Es spielt also neben der Virulenz der Keime die schlechte Abwehrlage des kleinen Organismus eine entscheidende Rolle. Als Risikofaktoren für die betroffenen Neugeborenen sind identifiziert:

- pränatal: Krankheiten der Mutter und operative Eingriffe;
- perinatal: Störungen des Geburtsablaufs, Frühgeburt, Untergewicht, Asphyxie;
- postnatal: Alle Maßnahmen, die Krankheitserreger in die Umgebung des Säuglings einbringen und/oder seine natürlichen Abwehrbarrieren durchbrechen.

Als wesentlicher ursächlicher Faktor für die Infektionsanfälligkeit des Neu- und mehr noch des Frühgeborenen ist die Unreife des zellulären und des humoralen Immunsystems zu sehen. Belohradsky [4, 5] beschreibt dies als „eine Diskrepanz zwischen der morphologisch-quantitativen Kompetenz und der funktionell-qualitativen Unreife des Immunsystems in den ersten Lebenswochen." Alle Funktionsqualitäten der Granulo- und Monozyten, wie chemotaktische, phagozytotische und bakterizide Fähigkeiten sind eingeschränkt, bei normalem oder vermindertem Knochenmarkspool. Die Lymphokinin-, Lymphotoxin- und Interferonproduktion der T-Lymphozyten ist ebenso vermindert wie die zytotoxische Reaktionsfähigkeit und, was besonders wichtig ist, die spezifische Antigenerkennung. Die Eigenproduktion der Immunglobuline ist stark vermindert oder fehlt, und da die transplazentare Übertragung von IgG erst ab der 20. Schwangerschaftswoche beginnt, liegt eine dem Gestationsalter entsprechende Hypogammaglobulinämie vor. Phagozytosefördernde Opsonine sind häufig ebenfalls vermindert [35]. Postoperativ wird vor allem ein Abfall der T-Lymphozyten auf ca. 50% des Ausgangswerts gefunden, der sich beim Neugeborenen erst nach ca. 4 Wochen normalisiert [20].

Das Heimtückische besonders der Neugeborenensepsis ist die typische Unspezifität ihrer Frühsymptome, auch die Unspezifität der sog. „klassischen" klinischen Zeichen bei aber bestehendem Handlungszwang. Da Neugeborene nur ganz begrenzte Möglichkeiten haben, auf Störungen der Homöostase zu reagieren, münden viele mögliche Störungen in ein gemeinsames unspezifisches klinisches Krankheitsbild. Bei Frühgeborenen kann alleine die Unreife der Organfunktionen sämtliche Symptome hervorrufen. Anlaß, an eine Sepsis zu denken, bietet meist mehr die Zustandsänderung als der Zustand selbst [32].

Besonders Storm [30, 32, 33] hat sich mit der Wertigkeit von Laborparametern zur Frühdiagnose, allerdings bei intensivpflegebedürftigen Kindern, umfassend beschäftigt. Sämtliche überprüfte Laboruntersuchungen, hämatologische Untersuchungen und Elektrolytbestimmungen sind einzeln zu wenig signifikant oder spezifisch oder zu langwierig.

Manroe [7, 21] fand das Verhältnis unreifer zur Gesamtzahl der Leukozyten bei 90% aller durch beta-hämolysierende Streptokokken verursachten Frühsep-

sen erhöht, in Kombination mit dem Parameter Neutropenie fand er in 100%
pathologische Werte. Als Screeninguntersuchung mit der höchsten Aussagekraft
erweist sich eine Kombination aus 5 Parametern [10, 14, 25]:

- Gesamtleukozytenzahl,
- Quotient Stabkernige : Gesamtneutrophilenzahl,
- C-reaktives Protein,
- Serumhaptoglobin,
- Minierythozytensedimentationsrate.

Der Beweis einer Sepsis durch positive Blutkulturen dauert für eine Akutdiagno-
stik zu lange. Als Sofortnachweis geeigneter ist die mikroskopische Beobachtung
von Bakterien am einfachen peripheren Blutausstrich mit einer Treffsicherheit
von ca. 70%; 2 weitere schnelle Nachweismethoden wären die Gegenstromim-
munelektrophorese und der Latexagglutinationstest.

Welche Veränderungen der physiologischen Organfunktion müssen wir nun
erwarten, wenn uns ein an einer Sepsis erkranktes Kind zur Operation angekün-
digt wird?

Mediatorsubstanzen verursachen kardiovaskuläre Effekte, und es treten Störungen der Mikrozirkulation auf. Zusätzlich droht ein Versagen der Sauerstoffextraktion auf zellulärem Niveau. Kompensationsmechanismen werden aktiviert
und die Effekte der zugrundeliegenden Krankheit kommen dazu. Endergebnis
ist ein unvorhersagbares Muster der Kreislaufinsuffizienz mit inadäquater Ge-
webeoxigenierung [24, 26]:

- Durch Mikrozirkulationsstörungen und bakterielle Toxine kann eine Verbrauchskoagulopathie herbeigeführt werden.
- Die Leberzellen reagieren auf Noxen mit Cholestase und einem Anstieg des
  direkten Bilirubins, verstärkt durch abnormale Gallensäuren, die bei Neugeborenen während einer Sepsis gebildet werden. Als Folge nimmt die Syntheseleistung der Leberzellen ab, Gerinnungsfaktoren (außer Faktor V) sind vermindert und auch AT III wird weniger synthetisiert.
- Massive Flüssigkeitsverluste in eröffnete dritte Räume führen zu peripherer
  Minderperfusion, die sich in grau marmorierter Haut, Lethargie, eingesunke-
  ner Fontanelle, Herzfrequenzanstieg und Blutdruckabfall äußert.
- Die Nierenfunktion ist einerseits gefährdet durch ein prärenales Nieren-
  versagen bei Hypovolämie und Hypotonie. Andererseits droht durch Zirkula-
  tionsstörungen, als Folge der Hypovolämie oder auch einer Verbrauchskoagulopathie oder direkt verursacht durch bakterielle Toxine ein intrarenales Nie-
  renversagen.
- Die Ventilation und Oxygenierung sind sowohl durch den häufig erhöhten
  intraabdominellen Druck als auch durch die behinderte Sauerstoffdiffusion
  bei interstitiellem Ödem und die verschlechterte Sauerstoffextraktion auf zel-
  lulärer Ebene beeinträchtigt. Dem steht gegenüber ein erhöhter Sauerstoffbe-
  darf des Organismus. Zusätzlich besteht die Gefahr von Apnoephasen und
  Aspiration.

Aus den pathophysiologischen Veränderungen ergeben sich die erforderlichen Maßnahmen zur Vorbereitung, Überwachung und Durchführung einer Narkose und die Therapiemaßnahmen.

Ganz entscheidend sowohl prä- als auch intraoperativ ist eine aggressive gezielte Kreislaufstabilisierung, die die massiven Flüssigkeitsverluste ins Interstitium ausgleicht und eine ständige normale Perfusion der Peripherie gewährleistet.

Die Flüssigkeitstherapie läßt sich in 3 Bereiche aufteilen [12, 16, 18, 19]·

1) Die Deckung des Basisbedarfs erfolgt mit ⅓–½-Elektrolytlösung und richtet sich grob nach den bekannten Überlegungen nach Körpergewicht, präoperativem Defizit durch Nüchternheit, Beatmung und Fieber, moduliert je nach Alter des Säuglings.
2) Als zweites kommt intraoperativ der Ersatz der Blutverluste dazu. Aus dem Blutvolumen in den verschiedenen Altersgruppen, dem Erythrozytenvolumen und dem postoperativ gewünschten Hämatokrit wird der tolerierbare Erythrozythenverlust und Blutverlust nach den bekannten Formeln errechnet. Der Ersatz erfolgt bei Verlusten bis zu 30% des tolerierbaren Blutverlustes mit Vollelektrolytlösung, bei Verlusten bis zu 100% des tolerierbaren Blutverlustes mit 5%iger Serumeiweißlösung und bei Verlusten von über 100% des tolerierbaren Blutverlustes mit Erythrozytenkonzentraten plus Plasmaproteinlösung oder mit Vollblut. Verluste von über 50% des Blutvolumens werden mit Erythrozytenkonzentraten plus Fresh-frozen-Plasma plus Thrombozytenkonzentraten oder mit Warmblut ersetzt.
3) Der dritte schon präoperativ sehr wesentliche Bereich ist der Ersatz der Flüssigkeitsverluste in die dritten Räume. Diese Verluste sind schwer kalkulierbar. Die erforderlichen Gesamtinfusionsmengen können durchaus über 100 ml/kg KG/h betragen.

Zur Erfolgskontrolle ist bei diesen schwerstkranken Kindern ein zentralvenöser Zugang schon präoperativ neben sicheren periphervenösen Zugängen wünschenswert. Die Kontrolle der Rekapillarisierungszeit, die unter 1–2 s liegen sollte, der Urinausscheidung (über 1 ml/kg KG/h), des ZVD, der Natriumkonzentration (über 130 mval/l) und des Hämatokrit geben Auskunft über die intravasale Füllung. Zusätzlich zur direkten Blutdruckmessung ist die nichtinvasive Pulsoxymetrie nützlich.

In Schocksituationen ist die kontinuierliche Zufuhr von Dopamin (2–4 µg/kg/KG/min) zur Verbesserung der Nierenperfusion und, bei Beeinträchtigung der myokardialen Leistungsfähigkeit, die Verabreichung von Dopamin auch in höherer Dosierung oder auch anderer positiv inotrop wirkender Substanzen frühzeitig zu erwägen [15].

Zur Operationsvorbereitung, als Aspirationsprophylaxe und zur Entlastung des Magens sollte eine Magensonde gelegt werden. Die orale Ernährung wird zugunsten der parenteralen Flüssigkeitszufuhr gestoppt.

Die Aspirationsgefahr wird zusätzlich vermindert durch die Intubation, die bei jedem Kind mit Sepsis angezeigt ist. Maskenbeatmung sollte vermieden werden. Durch die gesicherte Ventilation – evtl. mit erhöhter F_IO_2 – kann dem erhöhten O_2- und CO_2-Umsatz Rechnung getragen werden. Eine optimale Oxygenierung und Ventilation sind sichergestellt. Die Atemarbeit wird gesenkt und Apnoephasen wird vorgebeugt. Die Beatmung wird mit dem üblichen Monitoring überwacht und eingestellt.

Zur Erhaltung der Normothermie sind alle nur möglichen Maßnahmen der Wärmekonservierung unter Monitoring der Körperkerntemperatur angebracht.

Die Narkose selbst wird bei uns mit Fentanyl initial 5–10 µg/kg KG i.v., Erhaltungsdosis 1 µg/kg KG und Norcuron durchgeführt. Beatmet wird mit Sauerstoff/Lachgas oder Sauerstoff/Luft [19, 31, 34]. Am Operationsende bleibt das Kind intubiert und beatmet und wird sorgfältig überwacht im Transportinkubator auf die operative oder pädiatrische Intensivstation verlegt.

Wegen der ernsten Prognose ist prä- oder intraoperativ stets eine Antibiotikatherapie in Form einer Kombinationsbehandlung zu beginnen [29], nach Abnahme verschiedener Kulturen auch ohne Keimnachweis. Die Behandlung richtet sich nach dem vermuteten Ausgangspunkt der Sepsis, dem regionalen Keimspektrum und bekannten Resistenzen. Sie muß gut verträglich sein, breit wirken, resistente Staphylokokken einschließen und die besonderen Ausscheidungsverhältnisse des Neugeborenen berücksichtigen. Die Nierenunreife erzwingt längere Dosierungsintervalle, Blutspiegelbestimmungen sind bei potentiell toxischen Mitteln zwingend. Mögliche Kombinationen wären: ein Cephalosporin (Cefuroxim, Cefotoxin) und ein Acylaminopenicillin (Azlozillin, Piperacillin) evtl. ergänzt durch ein Aminoglykosid (Gentamycin, Amikacin). Wir verabreichen die Kombination Metronidazol, Mezlocillin und Netilmicin.

Ich möchte weitere Therapiemöglichkeiten vorstellen: Wenn nötig, ist zum Ersatz der beim Neugeborenen schon physiologischerweise erniedrigten Gerinnungsfaktoren II, VII, IX, X, XI und XII die Gabe von FFP am besten geeignet. 10 ml/kg KG werden die minimale Substitution der Gerinnungsfaktoren gewährleisten. Da die Faktoren II, VII, IX und X Vitamin-K-abhängig sind, wird Vitamin K routinemäßig postpartum verabreicht (1 mg i.m.). Die Gabe von Immunglobulinen kann die Opsonierungs- und Phagozytosefähigkeit verbessern, durch FFP werden Immunglobuline und Komplementfaktoren ersetzt [5, 35].

Mit der passiven Zufuhr von Immunglobulinen in Form von Konzentraten wird die transplazentare Übertragung von mütterlichem IgG nachgeahmt. Dosen von 0,5–1 g/Tag über je 3 h 6 Tage lang verabreicht, erzeugen IgG-Spiegel im Normbereich und verbessern nach Sidiropulous [27] die Überlebensrate.

Granulozytentransfusionen haben sich bei Septitiden, die mit konventionellen Maßnahmen nicht zu bekämpfen waren, als erfolgreich erwiesen. Die Erfahrungen sind jedoch noch nicht sehr groß, gravierende Nebenwirkungen sind bekannt.

Cairo [9] berichtet in einer prospektiven, randomisierten Studie über eine Senkung der Mortalität. Die Neugeborenen erhielten durch Leukophorese hergestellte Granulozytenkonzentrate von 15 ml mit je 10^9 Granulozyten über je 12 h für 5 Tage. Die zugrundeliegenden Überlegungen sind, daß eine Neutropenie bei Neugeborenensepsis besonders häufig vorkommt, Säuglinge mit Neutropenie aber eine erhöhte Sterberate haben und daß die Granulozytenfunktion bei Frühgeborenen noch unvollkommen ist, transfundierte weiße Blutkörperchen aber durchaus zur Migration fähig sind.

Als letzte Therapiemöglichkeit möchte ich noch die Austauschtransfusion mit 150–180 ml heparinisiertem (200 IE/100 ml) Frischblut/kg KG anführen [4, 5]. Die Gabe von Hyperimmunseren und Impfstoffen gegen Hepatitis wird empfohlen. Zweck dieser Maßnahme ist die Zufuhr aller zellulären und humoralen Blutbestandteile, die Dilution oder Entfernung toxischer Substanzen und die Verbesserung der peripheren und pulmonalen Perfusion. Die Ursache für ein verbessertes „outcome" der behandelten Kinder wurde einer erhöhten Opsonierungsaktivität und der Zufuhr funktionsfähiger Granulozyten zugeschrieben. Gravierende Nebenwirkungen sind auch hier bekannt.

Über sämtliche hier aufgeführten immuntherapeutischen Maßnahmen liegt meines Wissens keine prospektive, kontrollierte, randomisierte Doppelblindstudie vor.

Zusammenfassend möchte ich noch einmal betonen: Es ist von entscheidender Bedeutung, daß der präoperative kardiorespiratorische, metabolische und hämatologische Status genau analysiert und möglichst normalisiert wird. Die Operationsvorbereitung ist dann optimal, wenn sichergestellt ist, daß ein schwerwiegender Zwischenfall durch Schockfolgen ausgeschlossen ist.

Besondere Sorgfalt ist während des Transportes und der Operation nötig, um alle eingeleiteten Therapien weiterzuführen und zusätzlichen Streß, wie z. B. durch Kälte, Hypoglykämie oder Überinfusion zu vermeiden. Zusätzlich muß bei allen mit der Anästhesie verbundenen Maßnahmen, wie Intubation oder Venenpunktion, auf strenge Asepsis geachtet werden, um nicht durch diese Maßnahmen neue Infektionsquellen zu setzen [11].

Literatur

1. Alojipan LC, Andrews BF (1975) Neonatal sepsis. Clin Pediatr 14:181–185
2. Baumann W, Emmrich P (1974) Tödliche Neugeborenensepsis durch angeblich „apathogene" Keime. Monatschr Kinderheilk 122:478–479
3. Baumann W, Emmrich P (1974) Sepsis und andere Infektionen durch Serratia marcescens im Neugeborenen- und Säuglingsalter. Dtsch Med Wochenschr 99:1755–1760
4. Belohradsky BH (1978) Austausch-Transfusion bei Neugeborenen-Sepsis. Fortschr Med 96:2052
5. Belohradsky BH, Roos R (1981) Offene Fragen zur Anwendung der Austauschtransfusion bei der Neugeborenensepsis. Monatsschr Kinderheilk 129:307–308
6. Bennet R, Eriksson M, Zetterström R (1981) Increasing incidence of neonatal septicemia: Causative organisms and predisposing risk factors. Acta Paediatr Scand 70:207–210
7. Benuck J, David RJ (1983) Sensitivity of published neutrophil indexes in identifying newborn infants with sepsis. J Pediatr 103:961–963
8. Bergquist G, Eriksson M, Zetterström R (1979) Neonatal septicemia and perinatal risk factors. Acta Paediatr Scand 68:337–339
9. Cairo MS, Rucker R, Bennets GA, Hicks D, Worcester C, Amlie R, Johnson S, Katz J (1984) Improved survival of newborns receiving leucocyte transfusions for sepsis. Pediatrics 74:887–892
10. Christensen RD, Rothstein G (1981) The leucocyte left shift in clinical and experimental neonatal sepsis. J Pediatr 98:101–105
11. Collins RN, Braun PA, Zinner SH, Kass EH (1968) Risk of local and systemic infection with polyethylene intravenous catheters. N Engl J Med 279:340–343

12. Crone RK, O Rourke PP (1986) Pediatric and neonatal intensive care. In: Miller RD (ed) Anesthesia, 2 nd edn, vol 3. Churchill Livingstone, New York Edinburgh London Melbourne, pp 2392–2396

13. Daschner F, Belohradsky BH, Gutjahr A, Engert J, Marget W (1974) Sepsis in der Kinderchirurgie. Disposition, Ursachen und klinische Besonderheiten. MMW 116:1225–1230

14. Duncan MH, Watterberg KL (1984) Neonatal sepsis screening re hemolytic disease. J Pediatr 105:337

15. Gregory GA (1983) Anesthesia for premature infants. In: Gregory GA (ed) Pediatric anesthesia, 1st edn, vol 1. Churchill Livingstone, New York Edinburgh London Melbourne, pp 579–606

16. Haselby KA, Dierdorf SF, Krishna G, Rao CC, Wolfe TM, McNiece WL (1982) Anesthetic implications of neonatal necrotizing enterocolitis. Can Anaesth Soc J 29:255–259

17. Hinkle AJ (1982) Neonatal sepsis presenting as delayed emergence from general anesthesia. Anesthesiology 57:412–414

18. Holl JW (1983) Anesthesia for gastrointestinal and abdominal wall disorders. In: Gregory GA (ed) Pediatric anesthesia, 1st edn, vol 1. Churchill Livingstone, New York Edinburgh London Melbourne, pp 707–726

19. Kraus G (im Druck) Narkoseführung bei neonataler Peritonitis. (Kinderanästhesiologisches Expertengespräch, Ulm)

20. Kurz R, Pfeiffer KP (1980) Veränderungen der zellulären und humoralen Immunität in der postoperativen Phase. Z Kinderchir 30:37–40

21. Manroe BL, Weinberg AG, Rosenfeld CR, Browne R (1979) The neonatal blood count in health and disease. I. Reference values for neutrophilic cells. J Pediatr 95:89–98

22. Mayhew J, Taylor B (1983) Neonatal sepsis and anesthesia. Anesthesiology 59:77

23. Menzel K, Opitz B, Linke M (1979) Aktuelle Probleme unspezifischer neonataler Infektionen. Pädiatr Grenzgeb 18:157–164

24. Parker M, Parillo J (1983) Septic shock. JAMA 250:3324–3327

25. Philip AGS, Hewitt JR (1980) Early diagnosis of neonatal sepsis. Pediatrics 65:1036–1041

26. Segerer (im Druck) Die neonatale Peritonitis – präoperative Vorbereitung. (Kinderanästhesiologisches Expertengespräch, Ulm)

27. Sidiropulous D, Böhme U, von Muralt G, Morell A, Barandeen S (1981) Immunglobulinsubstitution bei der Behandlung der neonatalen Sepsis. Schweiz Med Wochenschr 111:1649–1655

28. Siegel JD, McCracken GH (1981) Sepsis neonatorum. New Engl J Med 304:642–647

29. Simon C, Stille W (1985) Antibiotika-Therapie in Klinik und Praxis, 6., neubearb. u. erw. Aufl. Schattauer, Stuttgart New York, S 508–516

30. Squire E, Favarar B, Todd J (1979) Diagnosis of neonatal bacterial infection: Hematologic and pathologic finding in fatal and nonfatal cases. Pediatrics 64:60–64

31. Stanley TH, Reddy P (1979) Fentanyl oxygen in spetic shock. Anesthesiology 51:100

32. Storm W (1984) Neugeborenensepsis und Intensivpflege. Perimed, Erlangen

33. Storm W, Lemburg P (1981) Sepsis im Kindesalter. Diagnostik 14:154–161

34. Wölfel D (1985) Neuroleptanalgesie: Indikation und Durchführung im Neugeborenen- und Säuglingsalter. In: Kretz FJ, Eyrich K (Hrsg) Anästhesie im Kindesalter. Springer, Berlin Heidelberg New York, S 63–70

35. Yoder MC, Polion RA (1986) Immunotherapie of neonatal septicemia. Pediatr Clin North Am 33:481–501

36. Zideman DA, Steward DJ (1978) Infectious diseases. In: Katz J, Steward DJ (eds) Anesthesia and uncommon pediatric diseases. Saunders, Philadelphia London Toronto, pp 34–48

Anästhesie bei Kindern mit Atemwegserkrankungen

W. Schaffartzik

Einleitung

Kinder mit Erkrankungen der Atemwege sind in der peri- und intraoperativen Phase einem erhöhten Risiko gegenüber gesunden Kindern ausgesetzt. Voraussetzung für einen normalen alveolären Gasaustausch sind eine unbehinderte Ventilation und Distribution der Atemluft. Eine bereits präoperativ bestehende Störung im Bereich der Atemwege kann während und nach einer Narkose zu einer drastischen Verschlechterung der Lungenfunktion führen. Geringste Zeichen einer Behinderung im Bereich der Luftwege müssen ernstgenommen werden und Anlaß zur Ursachenklärung sein [11]. Ein Kind, das eine Rhinitis und Husten aufweist, ist krank, auch wenn manche Eltern dies für einen Normalzustand halten.

Bei Erhebung der Anamnese hat der Anästhesist eingehend nach früheren Auffälligkeiten und Krankheiten der Atemwege zu fahnden [4]. Der Anästhesist sollte seine Untersuchung hinsichtlich der Atemwege unmittelbar vor Einleitung der Narkose wiederholen, um eine möglicherweise zirkadian auftretende Symptomatik, wie zum Beispiel beim Asthma bronchiale, nicht zu übersehen.

Infektionen im Bereich der Luftwege

Sie sind im Kindesalter überwiegend viral ausgelöst und stellen die häufigste Erkrankung von Kindern bis zum fünften Lebensjahr dar [10]. Der Infekt führt zu einer Beeinträchtigung des Epithels im Tracheobronchialsystem [9]. Im Rahmen dieser Veränderungen kommt es zu einem Ödem der Schleimhaut und zu einer Störung der mukoziliaren Clearance mit einem Sekretstau [34]. Damit erhöht sich die Gefahr einer bakteriellen Superinfektion. Es kann bei bereits physiologisch gegenüber dem Erwachsenenalter relativ engeren Luftwegen zu einer starken Obstruktion kommen. Hinzu tritt eine tracheobronchiale Hyperreaktivität, die auch noch Wochen nach Verschwinden der Infektsymptomatik vorhanden sein kann. Es kommt auf Grund der Epithelzerstörung zu einem schnelleren Ansprechen der in der Tracheal- und Bronchialschleimhaut liegenden sogenannten „irritant receptors". Die Erregung dieser Rezeptoren führt zu einer Konstriktion der Atemwege [9, 27]. Tait et al. [37] zeigten in einer Studie, in der über 3500 Kinder erfaßt wurden, daß perioperativ respiratorische Komplikationen bei Kindern mit manifesten Infektionen im Bereich der Luftwege zum Zeitpunkt der

Operation nicht häufiger auftraten als bei infektfreien Kindern. Ein Laryngospasmus oder ein Stridor nach Beendigung der Narkose trat häufiger bei Kindern auf, die zwar am Operationstermin symptomlos waren, in den zurückliegenden 2 Wochen aber einen Infekt durchgemacht hatten. Nach einem Infekt der Luftwege ist davon auszugehen, daß auch nach Abklingen der Symptome eine Hyperreaktivität für mindestens 3 Wochen besteht [14].

Die Veränderung der Immunität

Nach einem Infekt muß die veränderte Immunität bei der Planung des Operationszeitpunktes berücksichtigt werden. Im Respirationstrakt sind sämtliche Komponenten des Immunsystems, T- und B-Lymphozyten, Phagozyten und Komplement vorhanden. Schleim, der mukoziliare Transport und Husten stellen weitere, unspezifische Abwehrmechanismen dar [19]. In der Infektabwehr spielen sekretorisches IgA im oberen, IgG und Makrophagen im unteren Respirationstrakt eine dominierende Rolle [13, 20, 31, 35]. Desweiteren sind lymphatisches Gewebe im Bereich der Atemwege und mononukleäre Zellen in der bronchoalveolären Flüssigkeit beteiligt [35]. Eine Virusinfektion führt zu einer Verminderung der Immunglobuline unterschiedlichen Ausmaßes [3]. Außerdem werden die unspezifischen Abwehrmöglichkeiten durch die Schleimhautveränderungen gestört. Bei Neugeborenen und Säuglingen ist die Situation besonders problematisch. Sie verfügen nur über transplazentar übergetretene IgG. Neue und spezifische Antikörper können erst nach entsprechendem Antigenkontakt gebildet werden. Der Schutz durch die IgA-Globuline der Muttermilch ist durch die perioperativ vorhandene Still- und Trinkpause ebenfalls vermindert [24].

Unter Anästhesie- und Operationsbedingungen müssen zusätzliche Veränderungen der humoralen Immunität erwartet werden. Die Immunglobuline IgG, IgA und IgM sind in den ersten 7 postoperativen Tagen vermindert [1, 6, 22, 25]. Außerdem tritt eine mit dem Eingriff verbundene Verminderung der Lymphozytenaktivierung auf [22].

Die mukoziliare Clearance nimmt mit steigender Halothankonzentration ab, womit ein weiterer wichtiger Abwehrmechanismus gestört wird [6].

Interferone, ein Basisschutzmechanismus gegen virale Infetionen, sind bei Kindern mit rezidivierenden Infekten der Luftwege vermindert.

Elektive Eingriffe sollten bei Kindern mit einer akuten Infektion nicht durchgeführt werden. Die Zeit, die das Atemwegsystem benötigt, um sich von einer Infektion vollständig zu erholen, ist nicht genau definiert [27]. Hirshman [14] gibt eine Zeit von 3 Wochen an. Tait et al. [37] gehen von einer Hyperreaktivität von bis zu 8 Wochen nach Verschwinden der Infektsymptomatik aus. Büttner [4] empfiehlt, zwischen dem Verschwinden der Symptome und dem Operationstermin mindestens 4 Wochen verstreichen zu lassen.

Chronische Erkrankungen der Atemwege

Sie zeigen in aller Regel eine obstruktive Funktionsstörung. Die Atemwegsbehinderung kann durch ein Ödem der Schleimhaut, einen Sekretstau und durch eine Hyperreaktivität verursacht werden.

Das Asthma bronchiale ist durch eine Entzündung und Hyperreaktivität des Tracheobronchialsystems gekennzeichnet, wobei es zu einer anfallsartigen, reversiblen Obstruktion kommen kann [2]. Die exogene Allergie ist im Kindesalter von wesentlich größerer Bedeutung als im Erwachsenenalter. Die Allergie als Ursache kindlichen Asthmas wird auf 70–90% geschätzt [5, 14, 32]. Ungefähr 7–10% der Schulkinder in der Bundesrepublik Deutschland leiden an Asthma [39].

Asthma führt zu einer inhomogenen Ventilation der Lungen, wobei überblähte und minderbelüftete Bezirke nebeneinander anzutreffen sind. Die konsekutive Hypoxie führt zu einer Tachypnoe und in deren Folge zu einem Abfall des pH durch die gesteigerte Atemarbeit (metabolisch). Erst in weiter fortgeschrittenen Fällen tritt eine respiratorische Azidose hinzu. Bereits eine geringe Hyperkapnie zeigt einen schweren Krankheitszustand an [36].

Präoperative Behandlung

Abgesehen von der Planung eines optimalen Operationszeitpunktes muß der Operation auch die bestmögliche Therapie vorangehen. Bei einer entzündlich bedingten, obstruktiven Erkrankung der Atemwege mit gleichzeitig bestehender Hyperreaktivität muß durch eine Sekretolyse mit unterstützender Physiotherapie und medikamentöser Behandlung eine der Krankheit des Kindes angemessene Therapie durchgeführt werden.

Sekretolyse kann durch Inhalation isotonischer Kochsalzlösung erreicht werden. Inhalation mit IPPB bringt gegenüber der Atmung unter normalen Drücken keine wesentlichen Vorteile. Entscheidend für die Partikeldeposition sind der Luftfluß und die Partikelgröße. Kinder mit hyperreaktivem Atemwegsystem und Asthma bronchiale müssen nach einem abgestuften Therapieplan behandelt werden [39]:

1) Dinatrium cromoglicicum,
2) zusätzlich β_2-Mimetika,
3) zusätzlich Theophyllin,
4) zusätzlich inhalierbares Kortikosteroid,
5) zusätzlich systemisches Kortikosteroid.

Das Dinatrium cromoglicicum wird als Prophylaktikum eingesetzt und hemmt die Freisetzung des Histamins aus der Mastzelle und den Kontakt des Allergens mit dem IgE [38]. Neben dem Histamin blockiert es auch die Wirkung der Leukotriene [26]. Für das Ketotifen ist eine Wirksamkeit beim kindlichen Asthma nicht nachgewiesen [39].

Die Beta-2-Mimetika stimulieren die Betarezeptoren und führen zu einer Bronchodilatation. Außerdem verbessern sie die mukoziliare Clearance. Jüngere

Kinder werden Beta-2-Mimetika entweder über eine Maske inhalieren oder wenn sie älter sind, als Dosieraerosol verwenden können. Bei einer hochgradigen Obstruktion muß jedoch damit gerechnet werden, daß es zu einer ungenügenden Partikeldeposition kommt. Betaadrenerge Medikamente haben einen schnelleren Wirkungseintritt als das Theophyllin und sie bedürfen keiner Spiegelkontrolle.

Anticholinergika entfalten ihre Wirkung an den großen, vaguskontrollierten Bronchien und haben darüber hinaus einen mastzellprotektiven Effekt [7].

Theophyllin ist ein stark wirksames Medikament. Blutspiegelkontrollen sind allerdings unerläßlich. Eine Therapie ohne Kontrolle des Plasmaspiegels muß als obsolet angesehen werden. Der angestrebte Spiegel liegt zwischen 10 und 20 μg/ml.

Extreme Vorsicht ist bei Säuglingen, die jünger als 6 Monate sind, bei der Behandlung mit Theophyllin geboten. Wegen der in diesem Lebensalter geringen Plasmaclearance sind sie besonders gefährdet [40].

Fieber, Virusinfekte und andere Medikamente, wie zum Beispiel das Cimetidin, können die Plasmaclearance ebenfalls reduzieren.

Kortikosteroide führen zu einer Bronchospasmolyse, einer Reduktion des Schleimhautödems, einer Verminderung der Viskosität, einer Verbesserung der mukoziliaren Clearance und einer Verminderung entzündlicher Prozesse. Das Beclotethason-17-dipropionat ist das wirksamste Inhalationsmittel. Eine Verminderung der Obstruktion tritt bereits 15 min nach Applikation ein [29, 30]. Orale Pilzinfektionen, die bei Erwachsenen häufig auftreten, sind bei Kindern selten [41].

Eine differenzierte Untersuchung der Lungenfunktion sollte durchgeführt werden, um das Ausmaß und die Lokalisation der Störungen festzustellen. Für die Verlaufskontrolle der Obstruktion eignet sich die Anwendung eines Peakflow-Messers.

Prämedikation

Die notwendige Diagnostik und Behandlung sollte bereits vor Aufnahme des Kindes in das Krankenhaus ambulant erfolgt sein und das Kind sollte in bestmöglichem Zustand zur operativen Behandlung kommen. Die Kinder können mit Atropin, Promethazin und Pethidin intramuskulär prämediziert werden, wobei die orale Prämedikation eine Alternative wäre. Die Diskussion um das Atropin wird kontrovers geführt. Das Hauptargument gegen seine Anwendung stellt das Eintrocknen der Sekrete und die damit verbundene Mukostase dar. Außerdem kann dieser Effekt des Atropins durch die Verminderung der tracheobronchialen Clearance verstärkt werden [12]. Die Sekretstase kann dadurch vermindert werden, daß das Kind sekretolytisch und physiotherapeutisch gut vorbehandelt ist. Atropin kann die durch die Mediatoren verursachte Bronchokonstriktion nicht verhindern. Da die größeren Bronchien vaguskontrolliert sind, kann es eine Konstriktion, wie sie durch einen Endotrachealtubus hervorgerufen werden kann, mildern [15].

Promethazin sollte wegen seiner antagonistischen Wirkung auf die H_1-Rezeptoren nicht fehlen. Zu bedenken ist dabei, daß die sog. klassischen Antihistaminika nicht die Magensäureproduktion vermindern. Insbesondere mit Theophyllin behandelte Kinder können einen stark sauren Magen-pH aufweisen.

Auch für das Pethidin gibt es keine Kontraindikationen bei Kindern mit Erkrankungen der Atemwege. Es hat eine peripher parasympathikolytische Wirkung und führt zu einem Überwiegen des Sympathikotonus in den Atemwegen.

Einleitung der Narkose

Die Einleitung stellt eine sehr kritische Phase dar. Unser Hauptanliegen muß es sein, alles das zu vermeiden, was zu einer Irritation des Tracheobronchialsystems führen und so eine Obstruktion verursachen oder verstärken kann. Prinzipiell sollte Halothan über eine Maske in ansteigender Konzentration zugeführt werden. Toleriert das Kind die Maske nicht, kann mit Thiopental, Methohexital oder Ketamin die Narkose intravenös eingeleitet werden. Thiopental ist von den genannten Substanzen in bezug auf die Histaminliberation die ungünstige, bei Methohexital ist sie deutlich weniger ausgeprägt [18]. Allgemein wird Ketamin empfohlen, weil es eine bronchialdilatierende Wirkung entfaltet [15]. Es unterdrückt die vagalen Reflexwege [28]. Nachteil dieses Medikaments ist seine starke sekretionssteigernde Wirkung im Bereich der Speichel- und Tracheobronchialdrüsen, so daß es eine starke intrabronchiale Sekretansammlung verursachen kann und daher in Kombination mit Atropin gegeben werden sollte.

Die Laryngoskopie und die endotracheale Intubation stellen einen potenten Refexstimulus dar und können die Freisetzung bronchoaktiver Mediatoren provozieren. Da die Mediatoren die Hauptrolle bei der Auslösung einer Bronchokonstriktion spielen, sollte die Intubation nur in tiefer Narkose erfolgen [14]. Barbiturate erfordern eine hohe Dosierung, um die Luftwegsreflexe während der Intubation zu verhindern [15]. Eine absolute Kontraindikation für die Anwendung von Barbituraten ist daraus nicht abzuleiten. Ist eine schnelle Intubation nicht erforderlich, so kann nach Gabe eines Barbiturates die Narkose mit einem Inhalationsanästhetikum bis zur Intubation vertieft werden.

Succinylcholin sollte zur Relaxierung nur benutzt werden, wenn die Intubation sehr schnell erfolgen muß. In anderen Fällen ist dem Vecuronium der Vorzug zu geben.

Das Inhalationsanästhetikum der Wahl bei Kindern mit hyperreaktivem Bronchialsystem oder bronchospastischen Erkrankungen ist Halothan. Dessen Hauptwirkung besteht in der Depression der Atemwegsreflexe [17, 23].

Die Anwendung des Halothans ist zu überlegen, wenn Kinder mit Theophyllin behandelt sind, ein Plasmaspiegel nicht bekannt und klinisch eine Überdosierung nicht auszuschließen ist. Die Kombination eines über den therapeutisch erwünschten Bereich erhöhten Theophyllinspiegels mit Halothan kann zu erheblichen Herzrhythmusstörungen führen. In diesen Fällen sind Ethrane oder auch Isoflurane dem Halothan vorzuziehen [16, 21].

Ist intraoperativ endotracheales und -bronchiales Absaugen erforderlich, sollten nach jedem Absaugvorgang unbedingt die Lungen des Kindes gebläht werden. Insgesamt sollte das Absaugen zurückhaltend durchgeführt werden. Das bei Kindern mit Erkrankungen der Atemwege ohnehin schon veränderte Tracheal- und Bronchialepithel kann durch den Sog und durch den Absaugkatheter selbst weiter geschädigt werden.

Die Atemgase müssen angewärmt und angefeuchtet werden. Inhalierte trockene Gase können der Schleimhaut exzessive Mengen Wasser entziehen. Dadurch kommt es zu einer gesteigerten Viskosität des Schleims [8].

Schlußbemerkungen

Bei Kindern mit akuten oder chronischen Erkrankungen der Atemwege kommt der präoperativen Phase eine entscheidende Bedeutung zu.

Während eines akuten Infektes der oberen Luftwege, der nicht durch pathologische Veränderungen im oberen Atemwegsbereich begünstigt wird, sollte ein elektiver Eingriff nicht durchgeführt werden. Das Kind sollte erst nach einer mindestens 4wöchigen Symptomfreiheit operiert werden. Allerdings ist bei der Planung der Operation die Umgebung des Kindes zu berücksichtigen (zum Beispiel kreisende Infektionen im Kindergarten).

Besteht eine chronische Atemwegserkrankung, sollte vor Aufnahme das Ausmaß der Funktionsstörung geklärt und eine der Erkrankung des Kindes adäquate Behandlung durchgeführt worden sein.

Literatur

1. Alieff A (1974) Immunglobulinspiegel nach Operationen. Gelbe Hefte XIV:62
2. Brown TCK, Fisk GC (1985) Kinderanästhesie. Fischer, Stuttgart
3. Bruce DL (1975) Immunology and anesthetic practice. ASA 3:39–49
4. Büttner W (1985) Klinisch-ambulantes Operieren von Kindern aus anästhesiologischer Sicht. Thieme, Stuttgart New York (Intensivmedizin, Notfallmedizin, Anästhesiologie, Bd 51)
5. Debelić M (1982) Asthma bronchiale im Kindes- und Jugendlichenalter. Prax Pneumol 36:49
6. Doenicke A (1981) Immunologische Aspekte in der Anaesthesiologie. In: Haid B, Mitterschiffthaler G (Hrsg) Zentraleuropäischer Anaesthesiekongreß. Springer, Berlin Heidelberg New York, S 185–191
7. Dorow P (1987) Bronchospasmolytika. (6. Charlottenburger Pneumonologisches Gespräch 9. Mai 1987, Berlin)
8. Downes JJ, Godinez RI (1980) Acute upper-airway obstruction in the child. In: Hershey SG (ed) Refresher course in anaesthesiology. ASA 8:29–48
9. Empey DW, Laitinen LA, Jacobs L, Gold WM, Nadel JA (1976) Mechanisms of bronchial hyperreactivity in normal subjects after upper respiratory tract infection. Am Rev Respir Dis 113:131–139
10. Fleming DW, Cochi SL, Hightower AW, Broome CV (1987) Childhood upper respiratory tract infections: To what degree is incidence affected by day-care attendance? Pediatrics 79/1:55–60
11. Fritsche P (1985) Risikosteigerung durch pathologische Veränderungen im oberen Respirationstrakt. Anästhesiol Intensivmed 26:7–12

12. Geiger K (1984) Atemwegs- und Lungenerkrankungen als Risikofaktoren. In: Ahnefeld FW, Seeling W (Hrsg) Der Risikopatient in der Anaesthesie. Ergebnisse Deutscher Anaesthesiekongreß 1984. Springer, Berlin Heidelberg New York, S 23–30
13. Green GM, Jakob GJ, Low RB et al (1977) Defense mechanisms of the respiratory membrane. Am Rev Respir Dis 115:479–514
14. Hirshman CA (1983) Airway reactivity in humans. Anesthesiology 58:170–177
15. Hirshman CA (1985) Anesthesia and bronchospastic disease. In: Barach PG (ed) Refresher course in anesthesiology. ASA 13:81–95
16. Hirshman CA (1986) Hyperreactive airway. In: Racz G (ed) Problems and advances in respriatory therapy. Int Anesthesiol Clin 24/1:21–29
17. Hirshman CA, Edelstein G, Peetz S, Wayne R, Downes H (1982) Mechanisms of action of inhalation anesthesia on airways. Anesthesiology 56:107–111
18. Hirshman CA, Edelstein RA, Ebertz JM, Hanifin JM (1985) Thiobarbiturate-induced histamine release in human skin mast cells. Anesthesiology 63:353–356
19. Hosephs SH (1984) Immunologic mechanisms in pulmonary disease. Pediatr Clin North Am 31/4
20. Kaltreider HB (1976) Expression of immune mechanisms in the lung. Am Rev Respir Dis 113:347–379
21. Kingston HGG, Hirshman CA (1984) Perioperative management of the patient with asthma. Anesth Analg 63:844–855
22. Koenig A, Stoeckel H, Schlebusch H, Koenig UD (1981) Das Verhalten der Immunglobuline IgG, IgM, IgA unter Operation, Anaesthesie und im postoperativen Verlauf. In: Haid B, Mitterschiffthaler G (Hrsg) Zentraleuropäischer Anaesthesiekongreß. Springer, Berlin Heidelberg New York, S 217–220
23. Korenaga S, Takeda K, Ito Y (1984) Differential effects of halothane on airway nerves and muscle. Anesthesiology 60:309–318
24. Kurz R, Kainz J (1985) Überwachung und Behandlung der Infektion beim Neugeborenen. In: List WF, Mayrhofer O, Schalk HV (Hrsg) Spezielle Anaesthesieprobleme, Bd 2. Zentraleuropäischer Anaesthesiekongreß Graz 1985. Springer, Berlin Heidelberg New York Tokyo, S 149–156
25. Lackner F (1981) Immunologische Aspekte in der postoperativen Phase (Intensivmedizin). In: Haid B, Mitterschiffthaler G (Hrsg) Zentraleuropäischer Anaesthesiekongreß. Springer, Berlin Heidelberg New York, S 205–213
26. Lanser K (1987) Antiallergika und Antihistaminika. (6. Charlottenburger Pneumonologisches Gespräch, 9. Mai 1987, Berlin)
27. McGill WA, Coveler LA, Epstein BS (1979) Subacute upper respiratory infection in small children. Anesth Analg 58:331–333
28. McGrath JC, MacKenzie JE, Millar RA (1975) Effects of ketamine on central sympathetic discharge and the baroreceptor reflex during mechanical ventilation. Br J Anaesth 47:1141–1147
29. Möllmann HW (1987) Corticosteroide. (6. Charlottenburger Pneumonologisches Gespräch, 9. Mai 1987, Berlin)
30. Möllmann HW, Barth J, Schmidt EW, Rohdewald P (1986) Glucocortikoidtherapie bei chronisch obstructiven Atemwegserkrankungen. Atemwegs Lungenerkr 12/4:158–168
31. Mewhouse M, Sanchis J, Bienenstock J (1976) Lung defense mechanism. N Engl J Med 295:900–907, 1045–1052
32. Nolte D (1980) Asthma. Urban & Schwarzenberg, München
33. Nolte D (1987) Hyperreagibilität. (6. Charlottenburger Pneumonologisches Gespräch, 9. Mai 1987, Berlin)
34. Pavia D, Bateman JRM, Sheahan NF, Agnew JE, Clarke SW (1985) Tracheobronchial mucociliary clearance in asthma: Impairment during remission. Thorax 40:171–175
35. Reynolds HY, Merrill WW (1981) Pulmonary immunology: Humoral and cellular immune responsiveness of the respiratory tract. In: Simmons DH (ed) Current pulmonology, vol 3. Wiley & Sons, New York, pp 381–422
36. Ruppert V (1985) Asthma-Fibel. Schwarzeck, München
37. Tait AR, Ketcjam TR, Klein MS, Knight PR (1983) Perioperative complications in patients with upper respiratory tract infections. Anesthesiology 59/3

38. Von der Hardt H (1982) Therapie des Asthma bronchiale im Kindesalter. Schweiz Rundsch Med 71
39. Wahn U (1987) Asthma im Kindesalter. (6. Charlottenburger Pneumonologisches Gespräch, 9. Mai 1987, Berlin)
40. Weinberger MM (1981) A review of theophyllin. In: Berman BA, MacDonnell KF (eds) Differential diagnosis and treatment of pediatric allergy. Little Brown, Boston, p 233
41. Willson DF (1986) The child with asthma. In: Berry FA (ed) Anesthetic management of difficult and routine pediatric patients. Churchill Livingstone, New York Edinburgh London Melbourne

Anästhesie bei operativen Eingriffen mit großem Blutverlust

U. Hofmann, S. Kellnar und D. Reindl

Einleitung

Seit dem Bekanntwerden der ersten Übertragung einer HIV-Infektion durch Fremdblut ist der in der operativen Medizin tätige Arzt gezwungen, die Indikation zur homologen Bluttransfusion noch gründlicher zu prüfen und alternativen Methoden zur Verminderung und dem Ersatz des intraoperativen Blutverlustes größeres Gewicht einzuräumen.

Am Dr.-von-Hauner-Kinderspital der Universität München führen wir seit nunmehr 3 Jahren die präoperative Eigenblutspende bei Kindern durch, die für einen Elektiveingriff vorgesehen sind, bei dem mit einem größeren Blutverlust zu rechnen ist. Seit einem Jahr wird zusätzlich bei Kindern unter 6 Jahren, denen durch die einmalige Blutspende nur ein relativ geringes Blutvolumen abgenommen werden kann, eine intraoperative normovolämische Hämodilution durchgeführt.

Probandenauswahl und Methode

Die folgenden Ausführungen stützen sich auf eine Studie bei Patienten mit ausgeprägter Kiel- oder Trichterbrust, die zur operativen Brustwandkorrektur vorgesehen waren.

Bei diesen Patienten wurden 4 Wochen präoperativ einmalig 10–15% des Blutvolumens oder maximal 450 ml entnommen. Die Berechnung erfolgte anhand eines geschätzten Blutvolumens von 80 ml/kg KG.

Der eigentlichen Blutentnahme gehen folgende Maßnahmen voraus:

1) Die Entnahmesysteme werden bei Kindern mit einem Körpergewicht unter 40 kg modifiziert.
   Hierbei wird unter Laminar-air-flow-Bedingungen ein Dreiwegehahn mit einer Perfusorspritze und einer 19-gg.-Butterflynadel an das Beutelsystem konnektiert.
   Vor der Entnahme wird zunächst das Volumen der Stabilisatorlösung (CPD) auf ein Verhältnis 1:7 angepaßt. Bei der Blutentnahme ist durch die primäre Aspiration in die Perfursorspritze eine exakte Volumenkontrolle möglich. Bei größeren Kindern erfolgt die Messung des Blutvolumens mit Hilfe einer Federwaage (1 ml ≙ 1 g).

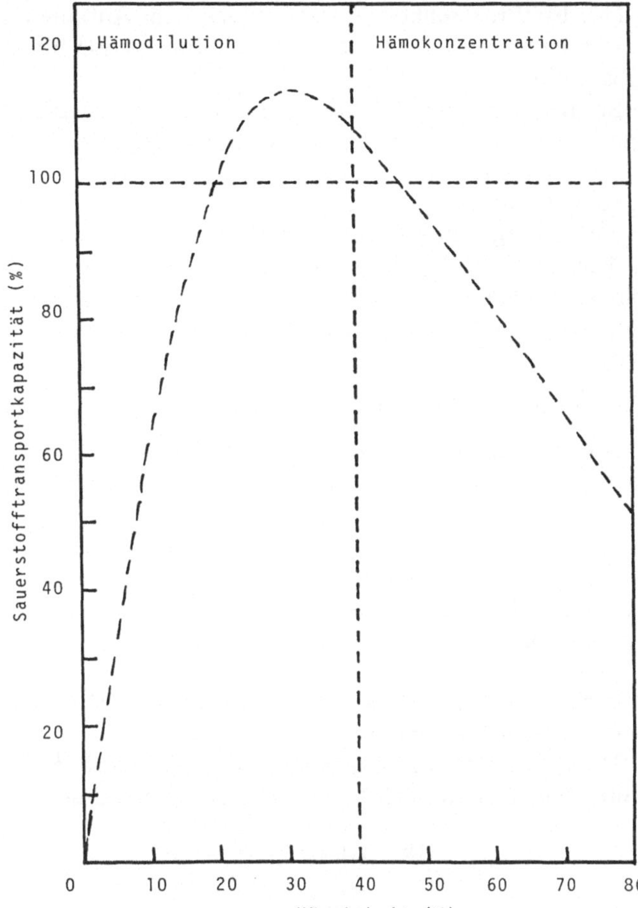

Abb. 1. Sauerstofftransportkapazität in Abhängigkeit vom Hämatokrit (%). (Nach [18])

2) Um das Trauma der Blutentnahme bei kleinen Kindern möglichst gering zu halten, wird am Punktionsort etwa 30 min vor der Blutentnahme eine Lokalanästhetikumsalbe aufgetragen.

3) Zur Vermeidung einer hypovolämischen Reaktion wird bei Bedarf eine Infusion mit Ringer-Glukose-Lösung angelegt.

Unmittelbar nach Entnahme wird die Eigenblutkonserve in das Transfusionszentrum im Klinikum Großhadern transportiert, wo sie längstens 3 h nach Abnahme durch Zentrifugieren in Plasma und Erythrozytensediment aufgetrennt wird. Das Plasma wird bei ca. −40°C konserviert, das mit 18% Glyzerin versetzte Erythrozytensediment wird nach Einfrieren bei −196°C in der Dampfphase des flüssigen Stickstoffs bis zum Op.-Termin gelagert.

Am Operationstag werden die Erythrozytenkonzentrate aufgetaut und nach Auswaschen des Glyzerins mit dem ebenfalls aufgetauten autologen Plasma in die Kinderchirurgische Klinik transportiert, wo sie dann für die Operation zur Verfügung stehen.

Das Erythrozytenkonzentrat ist nach dem Auftauen maximal 24 h haltbar.

Alle Kinder erhalten nach der Eigenblutspende bis zur Operation eine Eisensubstitution.

Bei Kindern unter 6 Jahren, wo durch die einmalige Eigenblutspende nur ein relativ geringes Blutvolumen gewonnen werden kann, führen wir, um eine psychische Traumatisierung durch eine mehrmalige Eigenblutspende zu vermeiden, zusätzlich intraoperativ eine normovolämische Hämodilution durch.

Unser Vorgehen sei im folgenden geschildert:

Nach einer ausführlichen Prämedikationsvisite wird entschieden, ob ein Patient für die Hämodilution geeignet ist. Die Hämodilution (HD) wird nur durchgeführt, wenn die präoperativen Untersuchungen einen unauffälligen Befund ergeben.

Diagnostik vor Hämodilution:

1) eingehende körperliche Untersuchung,
2) Röntgenaufnahme des Thorax,
3) EKG,
4) großes Blutbild,
5) Elektrolyte, Harnstoff, Kreatinin,
6) großer Gerinnungsstatus,
7) Urinstatus.

Alle wichtigen prä-, intra- und postoperativen Werte werden in ein von uns erarbeitetes Formblatt eingetragen.

Durch die HD wird der Hämatokrit initial auf 25% gesenkt. Das abnehmbare Blutvolumen wird nach folgender Formel errechnet:

$$V' = \frac{Hk_i - Hk_d}{\left(\dfrac{Hk_i + Hk_d}{2}\right)} \cdot V$$

Dabei sind: Hk_i = initialer Hk; Hk_d = Hk nach Dilution; V = angenommenes Blutvolumen (80 ml/kg KG); V' = abnehmbares Blutvolumen.

Das gewonnene Blut wird in speziellen Abnahmebeuteln mit CPD-Stabilisator im Verhältnis 1:7 versetzt und bei Raumtemperatur bis zur Retransfusion gelagert. Das entnommene Blutvolumen wird zur Hälfte durch Humanalbumin 5%, die andere Hälfte durch die 3fache Menge einer Ringer-Glukose-Lösung ersetzt. Intraoperativ erfolgt die Substitution des aktuellen Blutverlustes im gleichen Verhältnis. Der Basisbedarf wird als 0,3%ige NaCl-Lösung mit 5% Glukose (2:1-Lösung) kontinuierlich verabreicht. Dieser Infusion wird 1 mval/kg KG KCl und 0,1 g/kg KG Kalziumglukonat zugesetzt.

Intraoperativ wird ein absinken des Hämatokrit bis auf 15% toleriert. Ist der Blutverlust größer, so wird zuerst das Erythrozytenkonzentrat und das durch die Eigenblutspende gewonnene FFP retransfundiert. Erst danach erfolgt die Gabe des durch die Hämodilution erhaltenen Warmblutes, da es außer Erythrozyten und Gerinnungsfaktoren auch Thrombozyten enthält.

Nach Beendigung des Hauptblutverlustes bekommen die Kinder 1 mg/kg KG Furosemid injiziert und nach Einsetzen der Diurese das Blut retransfundiert. Jeder Patient wird postoperativ nachbeatmet, bis sich die Laborparameter im Normbereich befinden und die Körpertemperatur normale Werte erreicht hat.

Narkose und Überwachung

Nach oraler Prämedikation mit Midazolam und Atropin wird die Narkose per inhalationem mit Halothan eingeleitet. Es wird ein periphervenöser Zugang gelegt und die Kinder nach Relaxation mit 1–1,5 mg/kg KG Succinylcholin intubiert. Nun wird ein weiterer großlumiger (16–18 gg.) Zugang, sowie eine arterielle Kanüle (22 gg.) in die Arteria radialis gelegt, über die auch die Blutentnahme durchgeführt wird. Nach Abschluß der Hämodilution wird die Anästhesie als Kombinationsnarkose mit Halothan und Fentanyl fortgeführt.

Die Relaxation erfolgt mit Alloferin; Pancuroniumbromid ist weniger geeignet, da es durch eine sympathomimetische Wirkung zu einer Steigerung des kardialen Sauerstoffverbrauchs führen kann.

Durch die Hämodilution kommt es i. allg. zu einer mäßigen Hypothermie, die wegen der dadurch bedingten Senkung des Sauerstoffverbrauchs auch wünschenswert ist. Die Körpertemperatur sollte jedoch nicht unter 33 °C absinken, da sonst vermehrt mit Herzrhythmusstörungen zu rechnen ist. Der F_IO_2 wird auf 0,5 eingestellt und bei Bedarf anhand der Blutgasanalysen angepaßt. Der arterielle pO_2 sollte 150 bis 200 Torr nicht unterschreiten.

Zur Überwachung dienen die kontinuierliche inspiratorische Sauerstoffmessung, die Kapnometrie sowie die Pulsoxymetrie zur Messung der Sauerstoffsättigung.

Während der Blutentnahme wird der arterielle Blutdruck mit Hilfe der oszillatorischen Druckmessung in kurzen Intervallen überwacht, während der Operation erfolgt dann eine kontinuierliche blutige Druckmessung über die arterielle Kanüle; der arterielle Mitteldruck sollte, um einen ausreichenden Perfusionsdruck sicherzustellen, Werte von 40–50 mmHg nicht unterschreiten.

Alle Patienten erhalten einen Blasenkatheter zur Kontrolle der Urinausscheidung, des weiteren wird die Körpertemperatur mit einer Ösophagussonde überwacht.

Intraoperativ werden Hb und Hk in halbstündlichen Intervallen bestimmt, in stündlichen Abständen zusätzlich die Elektrolyte und die Blutgase. Ein zentalvenöser Zugang wird nur gelegt, wenn er für die geplante Operation und die postoperative Phase ohnehin notwendig ist.

Ergebnisse

Die präoperative Eigenblutspende mit zwischenzeitlicher Tiefgefrierung wurde bisher bei 186 Patienten angewandt, die zur operativen Korrektur einer Kiel- oder Trichterbrust in unsere Klinik kamen. Hiervon wurde bei 14 Kindern unter

6 Jahren zusätzlich eine intraoperative normovolämische Hämodilution durchgeführt. Die Ergebnisse wurden mit einem Kontrollkollektiv von 263 Patienten verglichen, die sich in den Jahren 1977 bis 1984 einer Brustwandkorrektur unterzogen hatten. Für die Hämodilutionsgruppe wurden 10 Patienten, die kleiner als 6 Jahre waren, bei denen nur die Eigenblutspende durchgeführt worden war, nachuntersucht. Seit der Einführung der präoperativen Eigenblutspende konnte die Frequenz an homologen Bluttransfusionen bei dem untersuchten Kollektiv von früher 18,6% auf 2,8% gesenkt werden.

Bis zur Operation war es bei allen Kindern zu einer vollständigen Kompensation des Blutverlustes gekommen. Bei über 80% der Patienten lag das präoperative Hb sogar um mehr als 0,5g% höher als vor der Eigenblutspende, was für eine gewisse Überkompensation, als weiteren positive Auswirkung, spricht.

Komplikationen bei der Entnahme waren selten. Bei 5 Kindern kam es zu vasovagalen Reaktionen wie Übelkeit und Erbrechen, Schweißausbruch oder auffallende Blässe. Bei 2 Kindern mußte die Abnahme wegen erheblichem emotionalem Streß abgebrochen werden. Während und nach der Retransfusion wurden keine Nebenwirkungen beobachtet.

In der Hämodilutionsgruppe lag das postoperative Hb mit einem Mittelwert von 11,0 g% um 0,56 g% höher als in der Kontrollgruppe. Der Hk war mit 33,16% um 3,54% höher. Die plasmatische Gerinnung zeigt in der Hämodilutionsgruppe eine geringe Tendenz zu besseren Werten, jedoch ist die Beurteilbarkeit durch das häufige Fehlen eines postoperativen Gerinnungsstatus in der Kontrollgruppe eingeschränkt.

Die Serumelektrolyte zeigen bis auf das Kalium intra- und postoperativ ein unauffälliges Verhalten. Bei den Kaliumwerten gab es, bedingt durch die Verdünnung und die Furosemidgabe vor Retransfusion, signifikante Abfälle bis auf Werte von 2,3 mval. Aus diesem Grunde substituieren wir bei allen Patienten intraoperativ Kalium mit durchschnittlich 1 mval/kgKG. Eine Kalziumgabe führen wir ebenfalls mit 0,1 g/kgKG durch, um einen Abfall des freien Kalziums nach Retransfusion des CPD-Blutes zu vermeiden.

Bei mehreren Kindern wurde vor und nach der Hämodiltion das Herzminutenvolumen dopplersonographisch gemessen. Dabei zeigte sich abhängig vom Dilutionsgrad ein Herzzeitvolumenanstieg auf bis zu 170% des Ausgangswertes bei einer nur geringen Herzfrequenzzunahme. Bei allen Kindern wurde eine Zunahme der Auswurffraktion sowie der prozentualen systolischen Durchmesserverkürzung beobachtet, wahrscheinlich als Folge der Senkung des peripheren Widerstandes durch die Hämodilution.

Auf der postoperativen Röntgenthoraxaufnahme wurde häufig eine vermehrte pulmonale Gefäßzeichnung und ein großes Herz gesehen. Es wurden jedoch in keinem Fall Veränderungen der Blutgase beobachtet, die Hinweis auf eine eingeschränkte Sauerstoffdiffusion hätten sein können; auch waren diese Veränderungen nach Abschluß der Hämodilution immer voll reversibel. Keines der Kinder zeigte negative Auswirkungen in der postoperativen Phase.

Der zusätzliche Zeitaufwand für die Hämodilution ist relativ gering. Im Mittel wurden 15 min benötigt, um die Blutabnahme durchzuführen und die Kinder durch die Infusion kreislaufmäßig zu stabilisieren. Die Narkoseeinleitung verlängerte sich damit von 21 min in der Kontrollgruppe auf 38 min.

Diskussion

Die Indikation für den Einsatz der präoperativen Eigenblutspende und die intraoperative normovolämische Hämodilution ergibt sich aus den Vorteilen, die diese Techniken gegenüber der homologen Bluttransfusion bieten.

Vorteile der autologen Transfusion:

1) Reduktion des Fremdblutbedarfs,
2) keine Übertragung von Infektionserkrankungen,
3) keine Antikörperbildung,
4) Frisch- oder Warmblutqualität,
5) bei Tiefkühlkonservierung: Lagerung über Jahre möglich,
6) Transfusion auch bei seltenen Blutgruppen gewährleistet.

Trotz Testung aller Blutkonserven auf mögliche Infektionserreger liegt auch heute die Inzidenz der Übertragung einer Serumhepatitis noch immer bei 0,5–2% für die ikterische Verlaufsform, zwischen 5 und 10% für der anikterischen Verlauf [10]. Über die Wahrscheinlichkeit einer HIV-Infektion existieren noch keine genauen Zahlen, jedoch ist auch hier durch eine Testung keine 100%ige Sicherheit zu gewährleisten. Hochrechnungen für den Bereich der Bundesrepublik bewegen sich in einer Größenordnung von 1:30 Mio, so daß das Risiko einer HIV-Infektion bei uns zur Zeit noch als sehr gering eingeschätzt werden kann [3].

Weit wichtiger ist, besonders bei pädiatrischen Patienten, daß durch die Fremdbluttransfusion eine Antikörperbildung gegen bestimmte Blutbestandteile induziert werden kann, was bei Kindern aufgrund ihrer noch höheren Lebenserwartung und der Wahrscheinlichkeit, daß in ihrem späteren Leben noch weitere Bluttransfusionen notwendig werden können, besonders hervorzuheben ist.

Durch das Tiefgefrieren ist die Qualität der Erythrozyten besser als bei konventionell gelagerten Blutkonserben, da der Gehalt an 2,3-Diphosphoglycerat kaum abfällt und dadurch die Sauerstofftransportkapazität unbeeinflußt bleibt. Außerdem kann das Blut über Jahre gelagert werden. Das bei der Hämodilution gewonnene Blut hat Warmblutqualität, es sind außer den Sauerstoffträgern auch Gerinnungsfaktoren und Thrombozyten enthalten. Bei Patienten mit seltenen Blutgruppen oder bereits vorhandenen Antikörpern gegen Fremdblut kann durch die mehrmalige Eigenblutspende ausreichend Blut gewonnen werden, um intraoperativ von homologem Blut unabhängig zu sein.

Die Nachteile dieser Verfahren liegen besonders im organisatorischen Bereich und bei den anfallenden Kosten. Der personelle Aufwand bei der Eigenblutspende ist, bezieht man die Aufbereitung mit ein, deutlich größer als bei normalen Blutspenden und wird zum großen Teil mit in den täglichen Routinebetrieb der Klinik verlagert, was organisatorische Probleme aufwirft.

Ist das Blut nach der Tiefgefrierung einmal aufgetaut, so ist es maximal 24 h verwendbar, was bei unvorhersehbaren Zwischenfällen wie plötzlicher Erkrankung des Patienten oder Verschiebung des Op.-Termins zum Verfall der Blutkonserve führt. Außerdem ist das Verfahren bei Notoperationen nicht einsetzbar und die Hämodilution alleine nach unseren Erfahrungen zu wenig effektiv, um einen ausreichenden Blutgewinn zu erbringen. Bei den von uns durchgeführten Hämodilutionen errechneten wir einen effektiven Gewinn von etwa 5–7% des Blutvolumens. Dies ist eine Größenordnung, die bei dem Vorhandensein von Eigenblut den positiven Effekt vergrößern kann, die jedoch alleine eingesetzt die Notwendigkeit einer Transfusion bei größeren Blutverlusten wohl nur sehr selten zu ersetzen vermag.

Der Anämie, die durch die Hämodilution erzeugt wird, wirken mehrere Kompensationsmechanismen entgegen.

Als wichtigstes führt die Verdünnung des Blutes zu günstigeren Fließeigenschaften und damit zu einer Senkung des peripheren Widerstandes. Die Senkung der Viskösität hat vor allem eine gesteigerte Kapillardurchblutung zur Folge und führt über einen vermehrten vernösen Rückfluß zu einer Steigerung des Herzzeitvolumens. In der Anfangsphase der Hämodilution, bis etwa zu einem Hk von 30%, ist die Zunahme des Herzzeitvolumens größer als die Hk-Abnahme und es kommt dadurch zu einer Steigerung der Sauerstofftransportkapazität (Abb. 1). Erst bei einem Hk von 20–25% wird der Ausgangswert erreicht [12].

Bei weiterer Dilution kommt es dann zu einem Absinken der Sauerstofftransportkapazität; dies bedeutet jedoch noch nicht, daß es in der Peripherie zur Hypoxie kommt, da weitere Kompensationsmechanismen zur Verfügung stehen.

In den Geweben kommt es zu einer erhöhten Sauerstoffausschöpfung, was sich in einem Abfall des zentralvenösen pO_2 bemerkbar macht. Die $D_{av}O_2$ steigt. Weiter kommt es in den Erythrozyten innerhalb von 30–60 min zu einem Anstieg des 2,3 Diphoshoglyceratgehalts und damit zu einer verbesserten Sauerstoffabgabe an das Gewebe. Die Sauerstoffbindungskurve wird nach rechts verschoben [2].

Durch eine mäßige Hypothermie und eine konsequente Relaxation läßt sich der Sauerstoffverbrauch senken. Die Körpertemperatur sollte jedoch 33 °C nicht unterschreiten, da sonst mit vermehrten Herzrhythmusstörungen zu rechnen ist. Als letztes läßt sich noch die inspiratorische Sauerstoffkonzentration erhöhen.

Schaller et al. dilutieren bei ausgedehnten Tumorresektionen bis zu einem Hk von 9% bei gleichzeitiger Hypothermie von 31,3 °C. Erst bei diesen extremen Werten kam es zu einem Anstieg des Serumlaktats, das jedoch postoperativ nach Retransfusion des Eigenblutes schnell wieder auf normale Werte abfiel. Bis zu Hk-Werten von 14% wurden auch von anderen Untersuchern [4, 12] keine negativen Auswirkungen beobachtet. Auch bei unseren Patienten sahen wir bis zu Hk-Werten von 16% keine Komplikationen. Bei einer so ausgeprägten Hämodilution ist es besonders wichtig, daß das intravasale Volumen adäquat aufrecht erhalten bleibt. Sonst kann es durch einen verminderten Perfusionsdruck zu einem Abfall der Gewebedurchblutung kommen, was über ein vermindertes Sauerstoffangebot zu einer anaeroben Energiegewinnung führt. Aus diesem Grund sollte der arterielle Mitteldruck nicht unter Werte von 40–50 mm Hg absinken [15].

Die Indikation für die Eigenblutspende, eventuell in Kombination mit einer normovolämischen Hämodilution, ist bei allen Eingriffen gegeben, die einen Blutverlust von mehr als 20–30% erwarten lassen. Hierzu gehören ausgedehnte

Tumorresektionen, große Bauchoperationen, insbesondere Rezidiveingriffe, Hämangiom- und Lymphangiomresektionen, große orthopädische Eingriffe, besonders bei kleinen Kindern. Als Kontraindikationen gelten alle Erkrankungen, die die Adaptationsvorgänge bei einer Verdünnungsanämie verhindern, wie schwer kardiopulmonale Erkrankungen, vorbestehende Anämien, Gerinnungsstörungen oder eine Leberinsuffizienz. Auch bei zerebralen Durchblutungsstörungen oder Hämoglobinopathien ist von einer Eigenblutspende und Hämodilution abzusehen.

Faßt man die Ergebnisse zusammen, so sind wir der Meinung, daß die präoperative Eigenblutspende in Verbindung mit einer normovolämischen Hämodilution eine wirksame Möglichkeit darstellt, um die Transfusion von homologem Blut einzuschränken. Der Gewinn durch die alleinige Hämodilution ist unserer Auffassung nach zu gering, um als Methode allein sinnvoll zu sein. Um jedoch, insbesondere bei kleinen Kindern, eine psychische Traumatisierung durch mehrfache Eigenblutspenden zu vermeiden, stellt die Hämodilution eine gute und ohne großen Aufwand durchführbare Möglichkeit dar, um den intraoperativen Blutverlust zu vermindern.

Literatur

1. Adzick NS, deLorimier AA, Harrison MR, Philip PL, Fisher DM (1985) Major childhood tumor resektion using normovolemic hemodilution anesthesia and hetastarch. J Pediatr Surg 20:372–375
2. Bergmann H, Blauhaut B, Brücke P, Necek S, Vinazzer H (1976) Frühe Gerinnungsveränderungen bei akuter präoperativer Hämodilution mit Humanalbumin und Ringerlaktat. Anaesthesist 25:175–180
3. Blenk H (1985) Transfusion von Blutbestandteilen: Können Risiken ausgeschaltet werden? Notfallmedizin 800–805
4. Buckley MJ, Austen WG, Goldblatt A, Laver MB (1971) Severe hemodilution and auto-transfusion for surgery of congenital heart disease. Surg Forum 21:160–162
5. Coburg AJ (1977) Die akute normovolämische Hämodilution in klinischer Anwendung. Springer, Berlin Heidelberg New York (Anästhesie und Wiederbelebung, Bd 104)
6. Dubousset AM, Dubousset J, Loose JP (1981) Auto-transfusion peropératoire et hémodilution aigue en chirurgie orthopédique. In: Revue die chirurgie orthopédique. Masson, Paris New York Barcelone Milan
7. Gregory GA (1983) Acute normovolemic hemodilution. In: Pediatric anesthesia. Churchill Livingstone, New York Edinburgh London Melbourne, pp 564–577
8. Henling CE, Carmichel MJ, Keats AS, Cooley DA (1985) Cardiac operation for congenital heart disease in children of Jehovah's witnesses. J Thorac Cardiovasc Surg 914–920
9. Klövekorn WP, Pichlmaier H, Ott E, Bauer H, Suder-Plassmann L, Meßmer K (1974) Akute präoperative Hämodilution – Eine Möglichkeit zur autologen Bluttransfusion. Chirurg 45:452–458
10. Kraatz J, Ackern K van, Glocke H, Martin E, Peter K, Schmitz E (1975) Kreislaufveränderungen bei präoperativer isovolämischer Hämodilution mit einer gemischten Lösung aus Hydroxyäthylstärke und Humanalbumin 5%. Anaesthesist 24:210–215
11. Meßmer K (1976) Zusammenfassung des Round-Table-Gesprächs über präoperative Hämodilution. Anaesthesist 25:185–188
12. Meßmer K, Sunder-Plassmann L, Jesch F, Görnandt L, Sinagowitz E, Kessler M (1973) Oxygen supply to the tissues during limited normovolemic hemodilution. Res Exp Med 159:152–166

13. Salem MR, Bennett EJ (1980) Anesthetic care of pediatric surgical patients. Crit Care Med 8:541–546
14. Schaller RT, Schaller J, Morgan A, Furman EB &1983) Hemodilution anesthesia: A valuable aid to major cancer surgery in children. Am J Surg 146:79–84
15. Schaller RT, Schaller JJ, Furman EB (1984) The advantages of hemodilution anesthesia for major liver resection in children. J Pediatr Surg 19:705–710
16. Schricker KT, Schricker E (1983) Autologe Bluttransfusion. Z Kinderchir 38:139–144
17. Suder-Plassmann L (1984) Hämodilution. In: Hämodilution und Autotransfusion in der perioperativen Phase. INA 49:23–48
18. Suder-Plassmann L, Kloevekorn WP, Meßmer K (1971) Blutviskosität und Hämodynamik bei Anwendung kolloidaler Volumenersatzmittel. Anaesthesist 20:172–180
19. Weidring G, Hasselbring H, Steinlein H (1976) Wie groß ist der Nutzeffekt der präoperativen Hämodilution wirklich? Anaesthesist 25:189–192

Besonderheiten bei der Primärversorgung von schwerverletzten Kindern

J. Goecke und H.-J. Gramm

Etwa 80% der lebensbedrohlichen kindlichen Unfälle sind durch ein stumpfes Trauma bedingt. Es hinterläßt häufig nur geringe äußere Spuren, auch wenn schwerste innere Verletzungen vorliegen. Einen Überblick über das Verletzungsmuster von 448 mehrfachverletzten Kindern gibt Abb. 1 von Hofman et al. [4].

Von 1978 bis 1983 behandelten wir auf der operativen Intensivstation unserer Klinik insgesamt 140 polytraumatisierte Kinder; die Letalität betrug 25,7%. Bei näherer Betrachtung der Primärversorgung dieser Kinder fiel auf, daß nur 11 am Unfallort durch einen Notarzt versorgt wurden. Von diesen 11 Kindern waren 8 aus einem Fenster gestürzt. 122 Kinder kamen ohne Arzt mit einem Rettungswa-

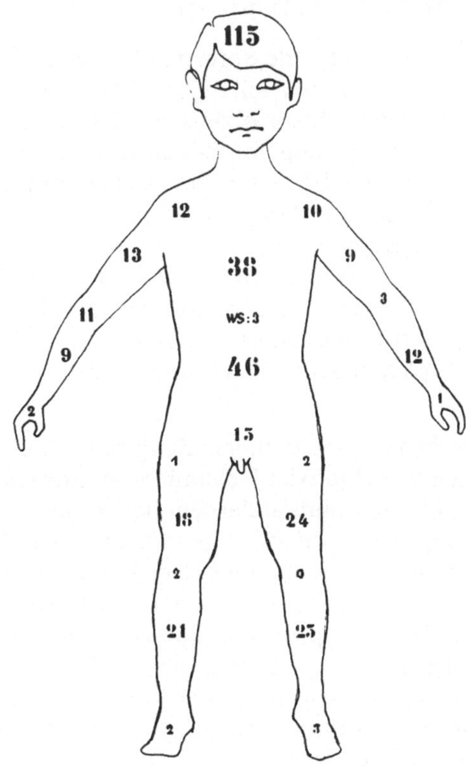

Abb. 1. Häufigkeit und Lokalisation von Verletzungen bei schwerverletzten Kindern. (Nach [4])

gen der Feuerwehr bzw. des DRK; 7 wurden von Laien, meist ihren Eltern eingeliefert:

Präklinische Versorgung der später im Klinikum Steglitz der Freien Universität Berlin intensivmedizinisch behandelten polytraumatisierten Kinder (1978–1983)

1) Polytraumatisierte Kinder: n = 140
   (Letalität: 25,7%)
2) Ärztliche Versorgung am Unfallort (Notarztwagen): n = 11 (7,9%)
   (8 Fensterstürze)
3) Transport ohne präklinische ärztliche Versorgung:
   Feuerwehr/DRK: n = 122
   Laien (Eltern): n = 7

Eine der Ursachen für diese traurige Bilanz scheint uns vor allem in Mängeln bei der Organisation des Rettungswesens zu liegen. Unserer Meinung nach berücksichtigt der derzeitige Katalog der Alarmierungsstichworte die Unfallverletzten nicht hinreichend genug. Dies gilt leider auch für traumatisierte Kinder.

Der Notarzt hat für die Primärversorgung eine entscheidende Funktion. Schwerverletzte, besonders schwerverletzte Kinder brauchen bereits am Unfallort eine schnelle ärztliche Betreuung. Der Arzt muß zum Patienten, nicht umgekehrt.

Präklinische Aufgaben des Notarztes

1) Lebensrettende Sofortmaßnahmen:
   – Wiederherstellung von Atmung und Kreislauf, ggf. Blutstillung.
2) Präklinische medizinische Versorgung:
   – Verhütung von Sekundärschäden durch Hypoxie, Ischämie und intrakranielle Hypertension: Sicherung von Kreislauf und Gasaustausch, Senkung des intrakraniellen Drucks;
   – Schmerzbehandlung;
   – lokale Wundbehandlung (Verbände, Reposition);
   – Vermeidung von zusätzlichen Wärmeverlusten.
3) Festlegung eines Transportziels mit adäquaten Versorgungseinrichtungen (pädiatrisches Traumazentrum).

Neben der Wiederherstellung vitaler Funktionen gilt es, sekundäre Komplikationen wie Hypoxie, Ischämie und intrakranielle Hypertension zu verhüten.

Ein Arzt muß außerdem bereits am Unfallort anhand des vorliegenden Verletzungsmusters darüber entscheiden, welche Klinik für die Behandlung des Patienten in Frage kommt. Der schnellstmögliche Transport in die nächstgelegene Klinik ist nicht immer der kürzeste Weg zur notwendigen Behandlung, sondern er führt häufig zu zeitraubenden und u. U. zu für den Patienten nachteiligen Umwegen. Für schwerverletzte Kinder muß die Behandlung in einem Zentrum gefordert werden. In diesem Zentrum muß die chirurgische und intensivmedizinische Versorung speziell durch Kinderchirurgen, Traumatologen, Neurochirurgen, Kieferchirurgen und Anästhesisten gewährleistet sein. Darüber hinaus müssen bei Bedarf auch Ärzte anderer operativer Disziplinen wie der Augen- und HNO-Heilkunde verfügbar sein.

Schließlich und endlich besteht u. U. bereits am Unfallort die Notwendigkeit der Schmerztherapie oder auch der Narkose, deren Durchführung von der speziellen Situation des Patienten abhängig gemacht und daher von einem Anästhesisten durchgeführt werden muß.

Der erste Schritt in der Behandlung des unfallverletzten Kindes ist die Beurteilung des Allgemeinzustandes unter Berücksichtigung des Unfallhergangs. Gleichzeitig müssen die erforderlichen Maßnahmen zur Abwendung lebensbedrohlicher Situationen eingeleitet werden.

Diese Maßnahmen sind grundsätzlich dieselben wie die für die Behandlung unfallverletzter Erwachsener.

Dennoch können Kinder gerade in einer Unfallsituation nicht als „kleine Erwachsene" angesehen werden. Der Notarzt muß um eine Reihe anatomischer und physiologischer Besonderheiten wissen:

Beurteilung von Alter, Gewicht und Blutvolumen

Probleme bereitet oft schon die Einschätzung des Lebensalters. Altemeyer [1] hat dazu einige nützliche Hilfen zusammengestellt:

Orientierung über das Alter kindlicher Notfallpatienten

- Säugling ohne Zähne: <6–8 Monate,
- Fontanelle geschlossen: 12–18 Monate,
- Kind mit Windeln: <4 Jahre,
- Fahrradunfall: >5–6 Jahre,
- Lücken im Milchgebiß: 6–8 Jahre.

Daraus lassen sich Hinweise über das Gewicht ableiten, welches eine Grundlage für die Dosierung von Medikamenten und Infusionslösungen darstellt:

Körpergewicht in Abhängigkeit vom Alter

Neugeborenes: 3–4 kg
6monatiges Kind: 6 kg
1jähriges Kind: 10–15 kg
4jähriges Kind: 16 kg (¼ des Erwachsenengewichts)
6jähriges Kind: 20–30 kg
10jähriges Kind: 35 kg (½ des Erwachsenengewichts)

Störungen der Atmung

Störungen der Atmung mit nachfolgender Hypoxie sind vielfach die Ursache deletärer Verläufe bei schweren Verletzungen. Sie erfordern das sofortige Freimachen der Atemwege und können oft allein schon durch den Esmarch-Handgriff beseitigt werden. Andernfalls sind die Absaugung von Speichel und Erbrochenem, die Beatmung mit der Maske und ggf. die Intubation erforderlich. Bei Verdacht auf eine Halswirbelsäulenverletzung erfolgt die Intubation unter Verzicht auf die verbesserte Jackson-Position bei gleichzeitigem Zug am Kopf in Richtung der Längsachse des Körpers.

Für die Intubation sind allerdings die speziellen Größenverhältnisse bei Kindern zu bedenken (Angabe des Tubusinnendurchmessers in mm):

Neugeborenes: (2,5) 3,0 (ohne Cuff)
6 Monate: 3,5 (ohne Cuff)
1jähriges Kind: 4,0 (ohne Cuff)
4jähriges Kind: 5,0 (ohne Cuff)
6jähriges Kind: 5,5 (ohne Cuff)
10jähriges Kind: 6,5 (mit Cuff)
12jähriges Kind: 7,0 (mit Cuff)

Für Kleinkinder kann der passende Tubus grob orientierend im Vergleich mit der Stärke des kleinen Fingers oder der Größe des Nasenlochs ausgewählt werden.

Der Kehlkopf liegt bei Säuglingen und Kleinkindern mehr kopfwärts als beim Erwachsenen. Die Intubation kann für den Ungeübten erschwert sein.

Die Gefahr der einseitigen endobronchialen Intubation ist bei Säuglingen und Kleinkindern besonders groß. Da der Auskultationsbefund nicht immer eindeutig ist, empfiehlt es sich, Tuben zu benutzen, die an ihrer Spitze mit einer Längenmarkierung versehen sind. Die Tubusspitze sollte bei Neugeborenen und Kleinkindern nicht mehr als 2 bzw. 3 cm über die Stimmritze in die Trachea hineinreichen. Bis zu einer Tubusgröße von 6 mm Innendurchmesser sollen nur Tuben verwendet werden, die nicht mit einer Blockung versehen sind.

Bis zu einem Durchmesser von 6 mm sollten keine Tuben mit Cuff verwendet werden, um subglottische Schädigungen zu vermeiden.

Das intubierte Kind sollte immer auch eine Magenablaufsonde haben, um dem Erbrechen und der Aspiration vorzubeugen.

Kreislaufinsuffizienz

Hypoxie und protrahierter hypovolämischer Schock sind bei Kindern weit häufiger die Ursache eines Kreislauf- und Atemstillstand als etwa eine vorbestehende Herzinsuffizienz. Blutverluste können gerade bei Kindern oft recht lange aufgefangen werden, was dann zu Fehleinschätzungen der Situation führt (Abb. 2) Da geeignete Manschettengrößen für die Blutdruckmessung nach Riva-Rocci am Notfallort meist nicht zur Verfügung stehen, wird man die Hämodynamik orientierend anhand der Pulsqualität der A. radialis oder der A. brachialis beurteilen müssen. Der fehlende Brachialispuls bei erhaltenem Karotispuls deutet auf eine schwere Kreislaufinsuffizienz hin.

Bei Hypovolämie ist die frühzeitige Anlage eines oder mehrerer periphervenöser Zugänge erforderlich. Im äußersten Notfall wird bei extremer Zentralisation nur der zentralvenöse Zugang über die V. subclavia übrig bleiben. Die Volumensubstitution wird mit Hydroxyäthylstärke 10% (max. 10 ml/kg KG)

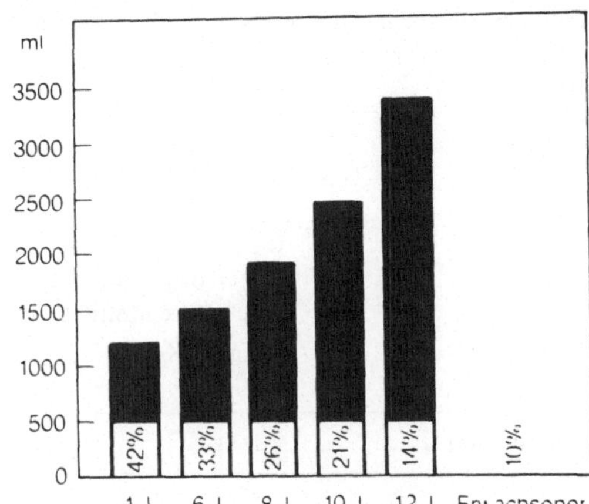

Abb. 2. Blutverlust in Relation zum Lebensalter. (Nach [5])

oder 5%iger Eiweißlösung vorgenommen, bis der Kreislauf stabilisiert ist oder bis Blut zur Verfügung steht.

Richtlinien zur initialen Schocktherapie mit Blut, Blutderivaten und Plasmaersatzmitteln

Plasmaersatzmittel: 20 ml/kg KG
Eiweißlösung 5%: 20 ml/kg KG
Albuminlösung 20%: 5 ml/kg KG
Vollblut: 20 ml/kg KG
Erythrozytenkonzentrat: 10 ml/kg KG

Es sei nochmals daran erinnert, daß das Blutvolumen beim Kleinkind etwa 80 ml/kg KG beträgt. Aus Abb. 2 ist zu ersehen, welchen Anteil der Verlust von 500 ml Blut am gesamten Blutvolumen in verschiedenen Lebensaltersstufen hat.

Der kindliche Organismus kann auch hohe Volumenverluste relativ lange auffangen. Der Kreislaufstillstand tritt bei Dekompensation allerdings dann sehr plötzlich ein. Eine wirksame Reanimation setzt eine kontrollierte Beatmung und effektive Herzmassage voraus.

Das Verhältnis Herzmassage:Beatmung beträgt beim Kind 5:1. Der Druckpunkt für die extrathorakale Kompression liegt im mittleren Drittel des Sternums. Die Massage erfolgt beim Säugling mit 2 oder 3 Fingern. Die Frequenz liegt für Säuglinge bei 100–120/min und für Kinder bei 80/min.

Eine Bradykardie wird mit Atropin in einer Dosierung von 10–30 µg/kg KG i.v. behandelt. Kommt es zur Asystolie, ist die Applikation von Adrenalin in einer Dosierung von 10 µg/kg KG i.v. indiziert.

Die Defibrillation erfolgt bei Kammerflimmern mit 2–3 J/kg KG.

Als Antiarrhythmikum kommt Lidocain 1% in einer Dosierung von 1 mg/kg KG i.v. in Frage.

Besteht kein venöser Zugang, können die genannten Medikamente ggf. auch in doppelter Dosierung mit guter Wirkung durch den Tubus endotracheal verabreicht werden.

Medikamente zur kardiopulmonalen Reanimation von Kindern. (Nach [2])

Medikament	Dosierung	Bemerkungen
Adrenalin	10 µg/kg KG (i.v. oder endotracheal)	0,1 ml der Verdünnung 1:10000/kg KG
NaHCO$_3$ 8,4%	1–2 mmol/kg KG (i.v.)	1 mmol = 1 ml
Atropin	0,01–0,03 mg/kg KG (i.v. oder endotracheal)	0,1–0,3 ml der Verdünnung 1:10/kg KG
Lidocain 1%	1 mg/kg KG (i.v.)	1 ml = 10 mg
Defibrillation	2 J/kg KG	

Zur Blindpufferung verwenden wir Natriumbikarbonat 8,4% in einer Dosierung von 1 mmol/kg KG langsam i.v. Eine Repetition kann nach 5–10 min erforderlich werden.

Das Schädel-Hirn-Trauma

Für die Versorung des Schädel-Hirn-Traumas mit Koma gelten dieselben Grundsätze wie bei der Versorgung erwachsener Patienten.

Diese sind im einzelnen:

- Oberkörperhochlagerung 30° (Voraussetzung: stabiler Kreislauf).
- Intubation und kontrollierte Hyperventilation ($p_a CO_2$ 25–30 mm Hg = 3,3–4,0 kPa)
- Ruhigstellung (Sedativa, Analgetika).
- Medikamente zur intrakraniellen Drucksenkung:
- – Thiopental: 2–4 mg/kg KG,
- – Mannitol 20%: 1–3 g/kg KG.

Wärmeverluste

Im Verhältnis zu Erwachsenen haben Kinder eine größere Körperoberfläche bezogen auf die Körpermasse. Dies bedeutet – vor allem im Säuglingsalter, in dem subkutane Fettpolster praktisch nicht zur Isolierung zur Verfügung stehen und Kompensationsmöglichkeiten nicht vorhanden sind, – daß sie gegenüber Wärmeverlusten besonders empfindlich sind. Dies wird im klinischen Alltag oft viel zu wenig beachtet. Eine Hypothermie führt zu einer erheblichen, zusätzlich zum Streß durch Trauma auftretenden Belastung, weil die Gegenregulation den Sauerstoffverbrauch auf das 3fache steigern kann. Unzureichender Gasaustausch und Kreislaufinsuffizienz führen zur Azidose des Gewebes. In der Unfallsituation kommt es meist schnell zur Unterkühlung, wenn das Kind zur Untersuchung und für therapeutische Maßnahmen entkleidet wird. Die intravenöse Applikation von nicht vorgewärmten Infusionen verstärkt die Hypothermie.

Das Kind muß durch Kleidung oder Decken vor Wärmeverlusten geschützt werden.

Spätestens bei der Aufnahme in der Ersten Hilfe sollte bei dieser Risikogruppe die Temperatur gemessen werden.

Verbrennungen/Verbrühungen

Bei Verbrennungen oder Verbrühungen im Kindesalter sind neben der Gefahr der Unterkühlung, die z. B. durch Eiswasserbehandlung verursacht werden kann, folgende Faktoren zu berücksichtigen:

1) Die Körperproportionen weichen bis etwa zum 7. Lebensjahr erheblich von der bekannten 9er-Regel ab. Das Ausmaß einer Verbrennung muß zur Vermeidung von Therapiefehlern etwa folgendermaßen beurteilt werden:
   Kopf und Arme, der Rumpf und die Beine machen jeweils etwa ein Drittel der Körperoberfläche aus.
2) Das Verhältnis von Körperoberfläche zu Körpermasse:
   Ähnlich wie bei den Wärmeverlusten kommt es schneller zu hohen Flüssigkeitsverlusten als beim Erwachsenen. Zu bedenken sind dabei die relativ geringeren Flüssigkeitsreserven des Kindes. Die über den Erhaltungsbedarf hinausgehende notwendige zusätzliche Flüssigkeitssubstitution liegt über 4 ml/kg/% verbrannter Körperoberfläche. Die Harnausscheidung sollte dabei 1–2 ml/kg KG h betragen.

Der Vergleich des Verbrennungsschemas von Kindern und Erwachsenen ist in Abb. 3 dargestellt.

Das stumpfe Bauchtrauma

Ein stumpfes Bauchtrauma hat fast immer einen paralytischen Ileus zur Folge. Schluckt das verängstigte Kind zusätzlich Luft, kommt es rasch zu einer Auftreibung des Abdomens mit Zwerchfellhochstand und Einschränkung der Vitalkapazität.

Bereits vor der Untersuchung des Abdomens sollte die Sondierung des Magens erfolgen, weil sie die Beurteilung des Abdomens verbessert. Außerdem beugt sie dem Erbrechen und der Aspiration von Mageninhalt vor.

Das Thoraxtrauma

Rippenfrakturen sind im Kindesalter wegen der Elastizität des Brustkorbes relativ selten. Palpatorisch wird eine Instabilität des Brustkorbes meist leicht erkannt. Da die Beurteilung der Atemgeräusche beim Kind stark erschwert sein kann, ist ein Pneumothorax nicht immer zu differenzieren. Eine Stauung der

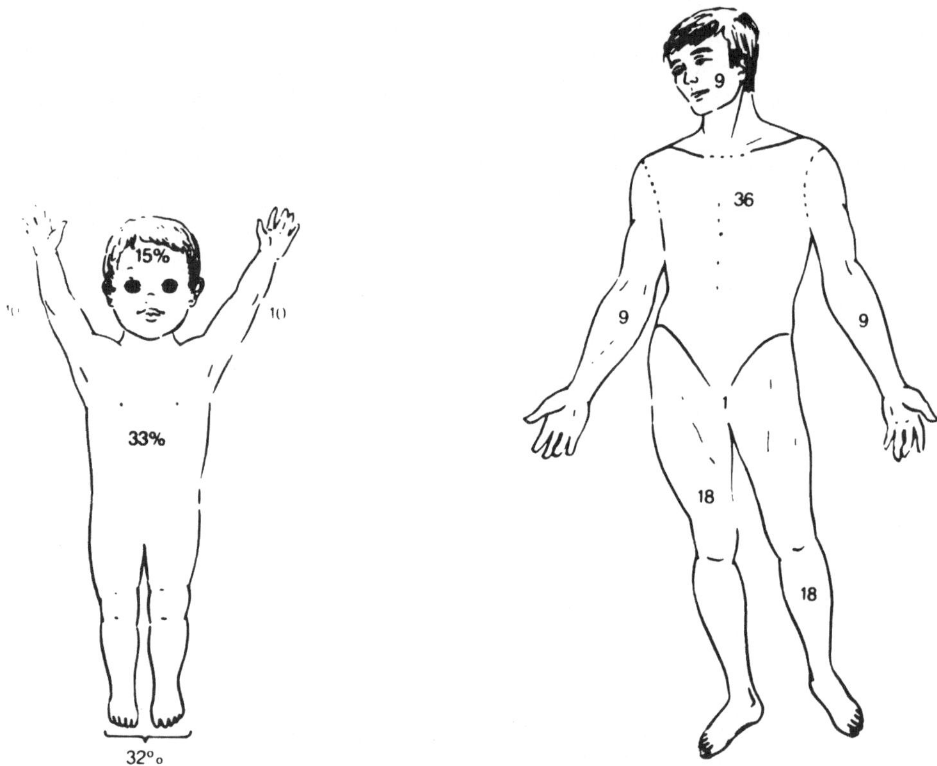

Abb. 3. Vergleich des Verbrennungsschemas von Kindern und Erwachsenen. (Nach [7])

Halsvenen und gleichzeitige Hypotension sollten an einen Spannungspneumothorax oder einen Hämatothorax denken lassen. Eine Drainage ist immer erforderlich. Liegen die Blutverluste über 4 ml/kg KG h besteht eine Indikation zur Thorakotomie.

Die Beurteilung schwerer kindlicher Verletzungen und ihre Primärversorgung müssen für das Kindesalter typische Verhältnisse berücksichtigen und fordern daher spezielle Kenntnisse vom behandelnden Arzt. Der Anästhesist ist durch seine tägliche Arbeit im Operationsaal sowohl mit der Behandlung des Erwachsenen wie auch des Kindes gut vertraut. Er beherrscht auch lebensbedrohliche Situationen, wie sie auch während elektiver Eingriffe immer wieder auftreten. Er ist für die Primärversorgung des unfallverletzten Kindes bestens qualifiziert.

Die Erstbehandlung des traumatisierten Kindes muß am Unfallort beginnen und soll möglichst nahtlos in die weitere Betreuung durch ein Zentrum übergehen, in dem eine umfassende kindgerechte chirurgische und intensivmedizinische Versorgung durch eine gute Zusammenarbeit aller notwendigen Spezialisten gewährleistet werden kann.

Literatur

1. Altemeyer KH (1986) Notfälle im Kindesalter: Verletzungen. In: Ahnefeld FW, Dick W, Kilian J, Schuster HP (Hrsg) Notfallmedizin. Springer, Berlin Heidelberg New York Tokyo, S 266
2. American Heart Association (1980) Standards and guidelines for cardiopulmonary resuscitation and emergency cardiac care. JAMA 244:453
3. Eichelberger MR, Randolph JG (1983) Pediatric trauma: An algorithm for diagnosis and therapy. J Trauma 23:91
4. Hofmann S, Reismann D, Dick W, Voth D, Emmrich P, Lill G (1972) Probleme der Mehrfachverletzungen beim Kind. In: Rehbein F (Hrsg) Der Unfall im Kindesalter. Hippokrates, Stuttgart, S. 345
5. Hofmann v Kap-Herr S (1984) Polytrauma. In: Sauer H (Hrsg) Das verletzte Kind. Thieme, Stuttgart New York, S 102
6. Joyce M (1986) Initial management of pediatric trauma. In: Marcus RE (ed) Trauma in children. Aspen, Rockville, p 13
7. Pochon JP (1984) Verbrennungen und Verbrühungen. In: Sauer H (Hrsg) Das verletzte Kind. Thieme, Stuttgart New York, S 146
8. Ramenofsky ML, Lutersman A, Quindlen E, Riddick L, Curreni PW (1984) Maximal survival in pediatric trauma: The ideal system. J Trauma 24:818

Probleme der Narkose bei behinderten Patienten – Erfahrungen mit 110 Allgemeinanästhesien bei Behinderten

C. Linge

Nach und nach erhält der behinderte Mensch in unserer Gesellschaft die notwendige Beachtung.

Im Bereich der Medizin bestehen zahlreiche Initiativen, die sich die besondere Betreuung der Behinderten zum Ziel gesetzt haben.

Auch in der Anästhesie stehen solche Patienten immer häufiger zur Behandlung an. Zum einen sind viele kleinere Eingriffe bei nicht gegebener Einsicht und Kooperation nur unter Allgemeinanästhesie durchzuführen. Andererseits besteht die Tendenz, operativ angehbare begleitende somatische Mißbildungen zu einem frühen Zeitpunkt zu versorgen, bevor es zur Ausbildung des Vollbildes mit dann gravierenden Störungen der Körperfunktionen kommt; womit der Schwerpunkt vornehmlich bei den jüngeren Patienten liegt.

Im Rahmen der anästhesiologischen Versorgung wird für geistig behinderte Patienten ein erhöhtes Risiko beschrieben [6, 7]. Mangelnde Einsicht in die Notwendigkeit des Eingriffs erschwert durch unkooperatives Verhalten bei der Erstellung der präoperativen Untersuchungsbefunde die Vorbereitung und vor allem die Einleitung der Narkose. Dabei muß aus denselben Gründen mit nichtbestehender Nüchternheit und damit der erhöhten Gefahr des Erbrechens unter der Einleitung gerechnet werden.

Bei vielen Krankheitsbildern und Syndromen stehen neben der geistigen Behinderung organische Fehlbildungen und Störungen der Körperfunktion. Bei der Trisomie 21 sind kardiale Abnormitäten neben der typischen Makroglossie häufig zu finden [5]. Thoraxdeformitäten und beeinträchtigte respiratorische Funktionen liegen bei den Syndromen der Mukopolysaccharidosen vor und lassen Schwierigkeiten unter der Beatmung und in der postoperativen Phase erwarten. Aufgrund kraniofazialer Mißbildungen können Beatmung und Intubation erschwert sein. Letztere gelingt oft erst nach wiederholten Versuchen, wobei darunter ein traumatisierendes Vorgehen nicht immer zu vermeiden ist. Muskelerkrankungen, oftmals mit geistiger Behinderung einhergehend, können zu ernsten Narkosezwischenfällen prädisponieren. Unverträglichkeitsreaktionen auf Relaxantien sind neben der Gefahr der Entwicklung einer malignen Hyperthermie beschrieben [2, 3]. Ein zerebrales Krampfleiden stellt besondere Anforderungen an die Narkoseführung; verschiedenen Anästhetika wie Enfluran oder Ketamin wird eine krampfbegünstigende Wirkung zugeschrieben.

Anhand einer Untersuchung über 110 Allgemeinanästhesien, die wir im Verlauf der letzten 2 Jahre bei behinderten Patienten durchgeführt haben, sollen unsere Ergebnisse und Erfahrungen mit der Narkose bei geistig behinderten Patienten vorgestellt werden.

Bei der Verteilung dieser Patienten auf die Altersgruppen ist eine Häufung im Bereich des Kinder- und Jugendalters zu erkennen (Abb. 1). Die Indikation zur Anwendung von Narkose wurde vor allem bei Eingriffen auf dem Gebiet der Zahnheilkunde gestellt. Der Ausprägungsgrad der geistigen Behinderung wurde

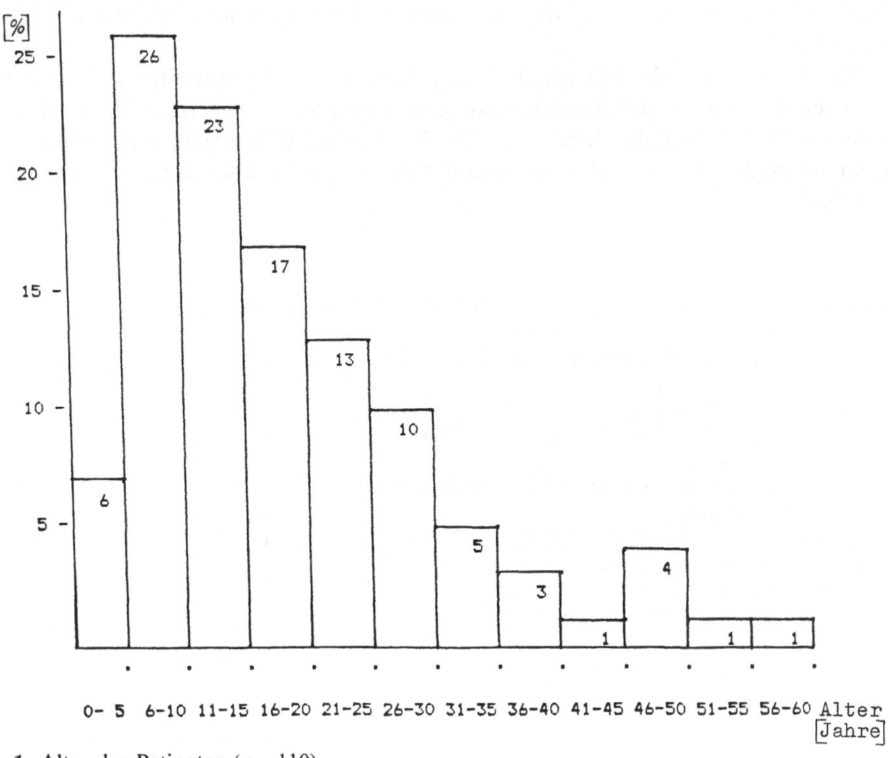

Abb. 1. Alter der Patienten (n = 110)

Tabelle 1. Grunderkrankungen bei geistiger Behinderung (n = 107)

Frühkindlicher Hirnschaden	44
„Angeboren"	28
Morbus Down	17
Primäres zerebrales Krampfleiden	7
Angeborene Hypothyreose	4
Morbus Hunter	2
Huntington-Chorea	1
Prader-Willi-Syndrom	1
Deletion Chromosom 17	1
Apallisches Syndrom (nach SHT)	1
Phenylketonurie	1

vorwiegend (bei 42% der Patienten) als schwer beschrieben. Die Krankheitsbilder, die der geistigen Behinderung zugrunde lagen, sind in Tabelle 1 wiedergegeben.

Spastischen Fehlstellungen lag eine ausschließlich körperliche Behinderung zugrunde, für 42 Patienten wurden begleitende anästhesierelevante Krankheitsmerkmale zusätzlich neben den genannten Grunderkrankungen beschrieben (Tabelle 2).

Aus beiden Bereichen der Grund- und Begleiterkrankungen lassen sich mehrere Gruppen potentieller Risiken im Zusammenhang mit der Anwendung von Narkose zusammenstellen, die auf verschiedene funktionelle Bereiche zielen (Tabelle 3).

Bei der Planung der Narkoseführung wird man nicht von einem idealen Narkoseverfahren oder Narkosemittel ausgehen, sondern deren Auswahl an den verschiedenen Krankheitsbildern, die für die geistige Behinderung ursächlich sind oder sie begleiten sowie der Art und der Ausdehnung des operativen Eingriffes, ausrichten.

Tabelle 2. Begleiterkrankungen, teilweise mehrfach bestehend (n = 42)

Thoraxdeformation bei Kyphoskoliose	4
Hypoplastischer Kehlkopf	2
Kraniofaziale Mißbildungen	4
Offener Ductus arteriosus mit Rechts-links-Shunt	1
Unklarer „Herzfehler"	6
Voroperierter Ventrikelseptumdefekt mit Pulmonalstenose	2
Voroperierte Fallot-Tetralogie	1
Begleitendes zerebrales Krampfleiden	21
Längerfristige Immobilisation	10
Extreme Adipositas	3

Tabelle 3. Potentielle Risiken

Anzahl der betroffenen Patienten (n = 52)	Risikofaktor	Potentielle Komplikationen
28	Zerebrales Krampfleiden als Grund- oder Begleiterkrankung	Zerebrale Krampfanfälle
15	Thoraxdeformation Kehlkopfhypoplasie Kraniofaziale Mißbildungen Morbus Hunter Extreme Adipositas	Störungen im respiratorischen Bereich
9	Offener Ductus arteriosus Unklarer „Herzfehler" Zustand nach kardiochirurgischen Eingriffen	Störungen der kardiovaskulären Funktionen

Tabelle 4. Durchführung der Kombinationsnarkosen

Narkosemittel	Einleitung			Weiterführung
	i.m.-Injektion	i.v.-Injektion	Inhalation	
Ketamin	8	6		
Methohexital		8		
Thiopental		50		
Halothan/N_2O			25	92
Enfluran/N_2O			3	7
Fentanyl/N_2O				1
Gesamt	8	64	28	100

Eine Prämedikation wurde grundsätzlich nicht vorgenommen, wie dies in der Literatur bei ambulanten Verfahren weitgehend übereinstimmend angeraten wird [7, 11].

10 Kurzeingriffe wurden unter Mononarkosen mit Injektionen von Ketamine durchgeführt. Einen Überblick über die zur Durchführung der angewandten Verfahren und Narkosemittel gibt Tabelle 4.

Das Vorliegen bestimmter Krankheitsbilder wurde bei der Auswahl der Narkoseführung berücksichtigt:

- 10 Patienten waren aufgrund schwerer körperlicher Behinderung langfristig immobilisiert. Hier wurde auf die Anwendung von Succinylcholin verzichtet, die Intubation erfolgte ohne Relaxierung in tiefer Narkose.
- Bei 2 Patienten war aufgrund schwerster kraniofazialer Mißbildung mit erheblichen Intubationsschwierigkeiten zu rechnen. Um die spontane Atmung nicht zu beeinträchtigen, erfolgte nach Lokalanästhesie der Schleimhäute und der Glottis die „Wachintubation".
- Bei Patienten mit zerebralem Krampfleiden wurde v. a. auf eine antikonvulsive Einstellung geachtet, die Medikation mit Antiepileptika am Morgen der Operation fortgeführt.

Die im Zusammenhang mit den untersuchten Narkosen aufgetretenen Komplikationen verteilen wir wie in Tabelle 5 dargestellt. Insgesamt waren 29,9% der untersuchten Narkosen von Komplikationen begleitet.

Als einziger der von Komplikationen betroffenen Patienten mußte das Kind mit abortiv verlaufender maligner Hyperthermie auf die Intensivstation übernommen werden.

Bei allen übrigen Patienten konnte auch trotz aufgetretener Komplikationen nach evtl. Therapie und angemessener postoperativer Überwachung am geplanten ambulanten Verfahren festgehalten werden. Um die Bedeutung möglicher Einflußgrößen darstellen zu können, sollen die aufgetretenen Komplikationen im Zusammenhang mit dem Alter der Patienten, dem Ausprägungsgrad der geistigen Behinderung, dem präoperativ gezeigten Verhalten und der Narkoseführung betrachtet werden.

Tabelle 5. Verteilung der Komplikationen

	Einleitung	Weiterführung	Ausleitung
Respiratorisch			
– Intubation	2		
– Laryngospasmus	1		1
Kardiovaskulär			
– kurzfristige Asystolie		1	
– langanhaltende Tachy- kardie > 150/min		1	
Erbrechen	1		2
Gesamt	4	2	3

	Im Aufwachraum aufgetreten/behandelt	Stationär aufgenommen
Respiratorisch		
– Atemdepression	3	
– Stridor	1	
Unruhezustände	12	
Erbrechen	5	
Abortive maligne Hyperthermie	1	1
Gesamt	22	1

Tabelle 6. Komplikationen im Kindes- und Erwachsenenalter

Lebensalter	Patienten	Komplikationen
0–15 Jahre	55	15
16–60 Jahre	55	17
Gesamt	110	32

Tabelle 7. Rate der Komplikationen abhängig vom Grad der geistigen Behinderung

Grad der Behinderung	Betroffene Patienten	Patienten insgesamt	Prozentualer Anteil
Leicht	4	25	16,0%
Mittel	11	38	28,9%
Schwer	17	44	38,6%
Gesamt	32	107	29,9%

Die Bedeutung des Lebensalters und des Ausprägungsgrades der Behinderung geben die Tabellen 6 und 7 wieder.

Zwischen postoperativen Unruhezuständen und präoperativ als ablehnend oder unruhig beschriebenen Verhalten läßt sich ein positiver Zusammenhang herstellen: 10 von 11 Patienten, die postoperativ als sehr unruhig imponieren, waren so schon vor der Einleitung als ablehnend agressiv oder unruhig beschrieben worden.

Bezüglich der angewandten Narkosemittel besteht eine signifikante Häufung postoperativer Unruhezustände bei Patienten, die während der Narkose Ketamine erhalten haben.

Im Falle der malignen Hyperthermie müssen Halothan bzw. Succinylcholin als für die Triggerung dieser Komplikation verantwortliche Narkosemittel angesehen werden.

Darüber hinaus läßt sich kein Zusammenhang zwischen bestimmten Komplikationen und der Anwendung bestimmter Narkosemittel herstellen. Ein zerebraler Krampfanfall trat weder bei Anwendung von Ketamin noch von Enfluran auf.

Bezüglich der bestehenden Grund- und Begleiterkrankungen lassen sich zu den Komplikationen „Erbrechen", „Unruhezustände", „kardiovaskuläre Auffälligkeiten" und „maligne Hyperthermie" keine Zusammenhänge herstellen. Im Gegensatz hierzu bestand bei 7 von 8 Patienten, die respiratorische Störungen entwickelten, eine Grund- oder Begleiterkrankung, die mit anatomischen oder funktionellen Beeinträchtigungen des respiratorischen Systems einhergeht. Abbildung 2 verdeutlicht im Vergleich mit Tabelle 3 den Zusammenhang zwischen potentiellem Risiko und tatsächlich aufgetretenen Komplikationen. Eine signifikante Häufung ergibt sich für den respiratorischen Bereich. Hingegen kam es bei keinem Patienten, der durch ein zerebrales Krampfleiden oder Besonderheiten im kardiovaskulären Bereich vorbelastet waren, zur Entwicklung einer entsprechenden Komplikation.

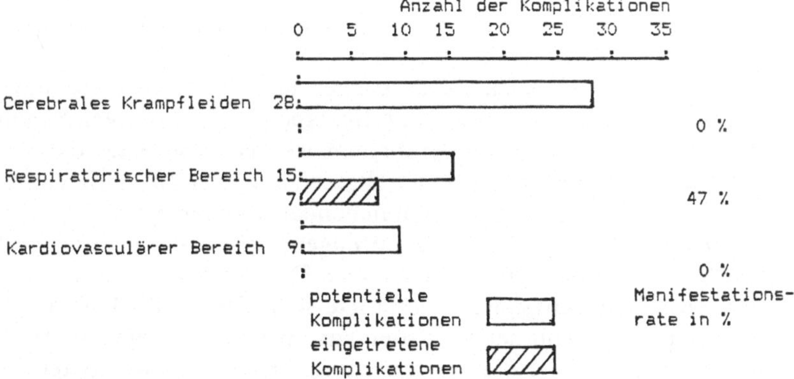

Abb. 2. Perioperative Manifestation potentieller Komplikationen bei Vorliegen dazu prädisponierender Krankheitsbilder

Die Dauer der Narkosen, die von Komplikationen begleitet waren, lag im Mittel nahe dem Wert der durchschnittlichen Dauer aller Narkosen und hatte daher keinen Einfluß auf das Auftreten von Besonderheiten.

Das Vorliegen einer geistiger Behinderung wird übereinstimmend als Risikofaktor angesehen, der die Gefahr des Auftretens von Komplikationen im Zusammenhang mit der Anwendung von Anästhesie mit sich bringt. Diese Einschätzung drückt sich auch dadurch aus, daß deshalb viele Autoren zur Narkose nur im Rahmen eines stationären Aufenthaltes raten [6, 8].

In der vorliegenden Untersuchung ergaben sich bei etwa 30% der Patienten Besonderheiten im Zusammenhang mit der Anästhesie. Sie sind nach ihrer Häufigkeit, dem Schweregrad der resultierenden Gefährdung der betroffen Patienten und dem Auftreten in den einzelnen Risikogruppen aus verschiedenen Blickwinkeln zu betrachten.

Unter dem Gesichtspunkt der Häufigkeit stehen mit Unruhezuständen Besonderheiten des Verhaltens der Patienten an erster Stelle. Ablehnendes Verhalten kann sich vor allem auf den Ablauf der Einleitung der Narkose auswirken. Obwohl im Rahmen der vorliegenden Untersuchung bei 45 und damit bei fast der Hälfte der Patienten präoperativ ein solches Verhalten beschrieben wurde, mußte nur in 8 Fällen von ausgeprägter Unzugänglichkeit auf intramuskuläre Injektion von Ketamin zur Einleitung zurückgegriffen werden. Dies zeigt, daß es durch ruhiges und bestimmtes Auftreten und Vorgehen des Anästhesisten möglich ist, mit der Inhalation über Maske oder der intravenösen Injektion auch bei solchen „Problemfällen" Formen der Einleitung anzuwenden, die doch ein bestimmtes Maß an Kooperation oder zumindest Tolerierung von seiten der Patienten voraussetzen.

Ein Zusammenhang postoperativer Unruhezustände mit der Anwendung bestimmter Narkosemittel läßt sich nur für Ketamin herstellen. Die Inzidenz postoperativer Unruhezustände von 26% nach Gabe von Ketamin im Rahmen der vorliegenden Untersuchung stimmt mit den bekannten Angaben der Literatur überein. Besonders häufig tritt postoperative Unruhe jedoch bei den Patienten auf, die schon präoperativ bei als ablehnend-agressiv beschriebenem Verhalten Ketamin zur Einleitung erhielten. Die Folgerung, bei der gegebenen Konstellation deshalb auf diese Narkosemittel grundsätzlich zu verzichten, bliebe jedoch theoretisch, da in einem bestimmten Teil solcher Fälle eben nur die intramuskuläre Injektion von Ketamin als „ultima ratio" bleibt.

Postoperative Unruhezustände machen die besondere Betreuung dieser Patienten im Aufwachraum notwendig. Bei einem Drittel mußten Sedativa in Form von Diazepamsuppositonen verabreicht werden. Von einer daraus resultierenden längeren Überwachungsdauer abgesehen gaben Zustände von Unruhe nach Ausleiten der Narkose keine weitreichenden Probleme auf.

Erbrechen und respiratorische Störungen lagen in der Häufigkeit der aufgetretenen Komplikationen an zweiter Stelle. Die generell als unsicher anzusehende präoperative Nahrungskarenz bestätigte sich hier als Risikofaktor bei der Narkose bei geistig behinderten Patienten: Auf nicht eingehaltene Nüchternheit müssen wenigstens 2 Fälle perioperativen Erbrechens, wo später die Aufnahme von Nahrung vor der Narkose zugegeben wurde, zurückgeführt werden. Ob dies darüber hinaus für weitere Patienten zutrifft, ist möglicherweise von deren Begleitperson verschwiegen worden oder diesen selbst nicht bekannt gewesen.

Die aufgetretenen respiratorischen Störungen lassen sich vor allem auf vorbestehende morphologische und funktionelle Besonderheiten zurückführen. Fehlbildungen der Anatomie der oberen Luftwege ziehen schwierige Verhältnisse bei der Intubation nach sich.

Bei voraussichtlich schwieriger Intubation bietet sich die Anwendung von Ketamin zur Einleitung an, um die Spontanatmung des Patienten zu erhalten. Gerade bei längerfristiger Manipulation unter den sich anschließenden Intubationsversuchen ist aber die Hyperreflexie des Rachens als Folge der Gabe von Ketamin zu bedenken. So muß ein Zusammenhang zwischen der Anwendung dieses Narkosemittels und den Fällen von danach aufgetretenem Laryngospasmus diskutiert werden.

Vorbestehende Risiken aufgrund bestimmter Grund- oder Begleiterkrankungen ließen das Auftreten der jeweiligen Komplikation erwarten.

Im Ergebnis der vorliegenden Untersuchungen traten zerebrale Krampfanfälle im perioperativen Zeitraum nicht auf. Dies schließt Patienten mit einer Epilepsie ein, bei denen bei einem Drittel Ketamin oder Enfluran angewendet wurde, für die eine Senkung der zerebralen Krampfschwelle beschrieben wird. Als wichtigste Maßnahme zur Vermeidung dieser Komplikation ist die präoperative Fortführung einer antiepileptischen Medikation anzusehen. Unter dieser Voraussetzung können dann auch Anästhetika Anwendung finden, denen zwar eine Steigerung der Krampfbereitschaft zugeschrieben wird, die aber gerade für Patienten mit zerebralem Krampfleiden Vorteile bieten. So ist die unter der Narkose zusätzliche Belastung der Leber aufgrund langfristiger Gabe von Antiepileptika durch die Verwendung von Enfluran im Vergleich zu Halothan gering zu halten, ohne daß die Auslösung von Krampfanfällen befürchtet werden müßte. Das Ausbleiben dieser Komplikation spricht überdies für die Ansicht, wonach unter antikonvulsiver Medikation keine absolute Kontraindikation für die Anwendung von Enfluran und Ketamin bei Patienten mit zerebralem Krampfleiden besteht [9, 12].

Auch gravierende kardiale Komplikationen waren nicht zu beobachten. Dies bestätigt das gewählte Vorgehen, wonach bei Bestehen einer kardialen Anamnese in erster Linie aufgrund des klinischen Gesamteindrucks und der körperlichen Belastbarkeit des Patienten über seine Zulassung zur Narkose und deren Durchführung entschieden wurden. Gerade bei Vorliegen eines unkomplizierten Herzvitiums bietet sich dabei die ambulante Narkose an, wodurch die Gefährdung durch nosokominale Infektionen verringert werden kann. Durch eine adäquate Narkoseführung läßt sich die Entwicklung kardialer Komplikationen auch bei Patienten mit entsprechender Vorbelastung verhindern.

Bei vorbestehenden Risiken im respiratorischen Bereich trifft dies nicht zu. Komplikationen entwickelte hier jeder zweite Patient mit entsprechender Vorbelastung. Morphologische und funktionelle Besonderheiten des respiratorischen Bereiches wirkten sich unmittelbar aus: So hatten schwierige Verhältnisse bei der Intubation aufgrund der in diesen Fällen längerfristigen Intubationsversuche mit unvermeidbarer Traumatisierung das Auftreten eines Laryngospasmus und Stridor zur Folge. Insgesamt waren die Probleme, die sich aufgrund solcher morphologischer und funktioneller Besonderheiten boten, zu bewältigen; letztlich war die Durchführung der Narkose als Voraussetzung für die operative Behandlung in jedem Fall möglich. Das dazu erforderliche Vorgehen kann allerdings Auswirkungen haben, die ihrerseits eine Gefährdung des Patienten mit sich bringen. Daher ist es nicht möglich, die Entwicklung respiratorischer Komplikationen von vornherein zu verhindern.

Bei der Bewertung perioperativer Komplikationen steht vor allem das jeweilige Ausmaß der Gefährdung für den Patienten im Vordergrund. In diesem Zusammenhang wiegen 2 bzw. 3 Fälle von Laryngospasmus bzw. Erbrechen in der Phase der Ein- und Ausleitung wegen unmittelbar drohender Asphyxie oder Aspiration schwerer als die zahlenmäßig häufiger aufgetretenen Unruhezuständen oder das Erbrechen nach beendigter Narkose. Damit ergaben sich 5 Komplikationen, die aufgrund ihrer unmittelbaren Gefährdung der Patienten die sofortige Intervention von seiten des Anästhesisten notwendig machten. Zusammen mit dem Fall der malignen Hyperthermie, deren Entstehung im Zusammenhang mit der geistigen Behinderung als zufällig anzusehen ist, läßt sich daraus ein Anteil von 5,5% für schwerwiegende Komplikationen, die zwingend therapiebedürftig waren, errechnen. Als Hinweis auf den Schweregrad einer aufgetretenen Komplikation kann die sich daraus ergebende Notwendigkeit der postoperativen stationären Aufnahme beim primär als ambulant vorgesehenen Vorgehen gelten. Im Rahmen der vorliegenden Untersuchung mußte die Therapie und Nachsorge nur für den Patienten, der die maligne Hyperthermie entwickelt hatte, stationär erfolgen.

Alle anderen Komplikationen waren unmittelbar nach ihrem Auftreten erfolgreich zu beherrschen und standen nach einer angemessenen Überwachungsdauer der Entlassung der Patienten nicht im Wege.

Aus diesem Ergebnis kann der Schluß gezogen werden, daß das anästhesiologische Vorgehen, das den beschriebenen Narkosen zugrunde liegt, sowohl den Besonderheiten, die sich aus dem Vorliegen einer Behinderung ergeben als auch den Anforderungen, die das ambulante Vorgehen stellt, gerecht wird.

Aufgrund der guten Steuerbarkeit und der Gewährleistung eines sicheren postoperativen Wachheitsgrades bewährte sich hierbei das Verfahren der Inhalationsnarkose. Das ambulante Vorgehen eignet sich gerade für Patienten, die den Aufenthalt im Krankenhaus als bedrohlich empfinden und diese Situation aufgrund ihrer Behinderung schwer verarbeiten können. Es konnte gezeigt werden, daß die im Zusammenhang mit der Anästhesie stehenden Komplikationen auch im Rahmen dieses ambulanten Vorgehens sicher beherrschbar sind.

Die zahlreichen Berichte der Literatur [1, 4, 10] über die besondere Eignung des Halothans als Inhalationsanästhetikum gerade bei schwer handzuhabenden Patienten und ambulantem Vorgehen werden durch den in fast allen Fällen komplikationslosen Verlauf untermauert. Offensichtliche Vorteile bietet die Verwendung des Enfluran nur in besonderen Fällen, so zur möglichst geringen Belastung der Leber bei Patienten mit zerebralem Krampfleiden.

Die maligne Hyperthermie, die möglicherweise durch Halothan getriggert worden ist, ist als lebensbedrohliche, seltene Nebenwirkung dieses Inhalationsnarkotikums anzusehen. Sie weist gleichzeitig auf die unabdingbare Notwendigkeit stationärer Behandlungsmöglichkeiten hin, die das ambulante Vorgehen absichern.

Als Schlußfolgerung bleibt festzuhalten:

- Für behinderte Patienten besteht ein erhöhtes potentielles Risiko im Zusammenhang mit der Anwendung von Narkose. Diese Patienten sind um so mehr durch Komplikationen gefährdet, je stärker ihre Behinderung ausgeprägt ist.
- Bei Bestehen von Risikofaktoren bei bestimmten Grund- und Begleiterkrankungen ist vor allem im respiratorischen Bereich mit der Entwicklung von entsprechenden Komplikationen zu rechnen. Diese sind jedoch, wie die übrigen aufgetretenen Komplikationen, beherrschbar. Auch das ambulante Vorgehen gewährleistet dabei das notwendige Maß an Sicherheit.
- Durch ein adäquates anästhesiologisches Vorgehen kann das Auftreten von Komplikationen in Häufigkeit und Schweregrad, gemessen an den bestehenden potentiellen Risiken der behinderten Patienten, gering gehalten werden.

Literatur

1. Cattermole R, Verghese C, Blair I, Jones C, Flynn P, Sebel P (1986) Isoflurane and halothane for outpatient dental anaesthesia in children. Br J Anaesth 58:385–389
2. Cunitz G (1980) Muskuläre Erkrankungen und Anwendung von Muskelrelaxantien. In: Ahnefeld F et al (Hrsg) Muskelrelaxantien. Springer, Berlin Heidelberg New York (Klinische Anästhesiologie und Intensivtherapie, Bd 22, S 252–264)
3. Ellis F (1974) Neuromuscular disease and anaesthesia. Br J Anaesth 46:603–612
4. Fisher DM, Robinson S (1984) Comparison of enflurane, halothane and isoflurane for outpatient pediatric anesthesia. Anesthesiology 61/3A:A4
5. Katz J, Benumof J, Kadis L (1981) Anesthesia and uncommon diseases, 2nd edn. Saunders, Philadelphia, pp 496–501
6. Kleemann P, Wahlmann V, Kuleszynski P, Halmagyi M (1981) Erfahrungen mit der Allgemeinanaesthesie zur Zahnsanierung zerebral geschädigter Kinder – Versuch einer kritischen Wertung aus anaesthesiologischer Sicht. Dtsch Zahnärztl Z 36:372–375
7. Larsen R, Buchardi H (1983) Anästhesiologische Gesichtspunkte bei der ambulanten zahnärztlichen Versorgung zerebral behinderter Kinder. ZWS 10:40–45
8. Libmann R (1975) Principles of general anesthesia for the handicapped dental patient. J Hosp Dent Pract 9/1:12–16
9. Libman R, Coke J, Cohen L (1974) Complications related to the administration of general anesthesia in 600 developmentally disabled dental patients. J Am Dent Assoc 99:190–193
10. McAteer P, Carter J, Cooper G, Prys-Roberts C (1986) Comparison of isoflurane and halothane in outpatient paediatric dental anaesthesia. Br J Anaesth 58:390–393
11. Steward DJ (1980) Anaesthesia for paediatric out-patients. Can Anaesth Soc J 27/4:412–416
12. White P, Way W, Trevor A (1982) Ketamine – its pharmacology and therapeutic uses. Anesthesiology 56:119–136

Anästhesiologische Aspekte bei kraniofazialen Eingriffen

B. Schockenhoff, G. Melichar und E. D. Voy

Einleitung

Die operative Versorgung kraniofazialer Mißbildungen ist nur speziellen Zentren vorbehalten. Selten ist das Auftreten dieser Dysostosen in Form eines Apert- oder Crouzon-Syndroms. Erstmals beschrieben wurden diese Krankheitsbilder in den Jahren 1906 bzw. 1912 [1, 3]. Die Inzidenz liegt in der Bundesrepublik Deutschland bei durchschnittlich 60 Fällen pro Jahr. Uneinigkeit besteht über den optimalen Zeitpunkt für ein operatives Vorgehen. Die Empfehlungen bewegen sich in einer Größenordnung zwischen 6 und 36 Monaten [7–9, 11]. Um bei in der Regel normaler Intelligenz eine Hirndrucksteigerung zu verhindern und ein normales Wachstum zu gewährleisten, wird operativ die Sprengung der Synostosen versucht. Vitale Operationsindikationen sind gegeben bei Störungen, die eine suffiziente Atmung verhindern oder die eine normale enterale Ernährung unmöglich machen. Hier ist dann eine Operationsindikation in jeder Altersgruppe gegeben. Entsprechend groß können die Probleme sein, denen sich bei diesen ausgedehnten Eingriffen Kieferchirurg, Neurochirurg und Anästhesist intraoperativ gegenüberstehen und mit denen postoperativ der Pädiater konfrontiert wird.

Bei den sogenannten „Advancement"-Operationen („frontoorbitales Advancement", „frontofaziales Advancement") wird der Schädelinnenraum durch Mobilisierung und stabile Verlagerung der frontalen, frontobasalen und gegebenenfalls frontofazialen Hirnschädel-, Schädelbasis- und Gesichtsschädelanteile erweitert. Anhand der in einem Jahr an der RWTH Aachen durchgeführten Eingriffe bei Kindern mit einem Apert- oder Crouzon-Syndrom soll die spezielle Problematik, der sich der Anästhesist gegenüber sieht, besprochen werden.

Methodik

Das Alter der Kinder, die sich einem operativen Eingriff unterziehen mußten, lag im Durchschnitt bei 12 Monaten (Median) bei einer Schwankungsbreite zwischen 5 Wochen und 27 Monaten. Die Indikation für das operative Vorgehen war vital wie bei unserem jüngsten Patienten oder rein ästhetisch wie bei den anderen Patienten begründet, wobei versucht wurde, eine weitgehende Normalisierung des Aussehens der Kinder zu erreichen.

Entsprechend der Ausdehnung des operativen Eingriffs waren die Operationsvorbereitungen denen bei großen Operationen im Erwachsenenalter vergleichbar. Neben einem kompletten Laborstatus (Serumelektrolyte, Blutbild mit Thrombozyten, Gerinnungsstatus, Leber- und Nierenwerten) sind ein Elektrokardiogramm und eine Röntgenaufnahme der Thoraxorgane obligat. Die Prämedikation der kleinen Patienten erfolgt oral, entweder mit Chlorprothixen-Saft oder mit Midazolam. Nicht prämediziert wurde der vital gefährdete 5 Wochen alte Säugling.

Das für die Narkoseeinleitung zu fordernde Monitoring muß gegenüber dem für die Weiterführung der Narkose erforderlichen Monitoring differenziert werden. Falls keine die Vitalparameter beeinträchtigenden Mißbildungen vorliegen, sind EKG, präkardiales Stethoskop und Blutdruckmessung (Dinamap) für die Narkoseeinleitung ausreichend.

Nach erfolgter Narkoseeinleitung, die bei uns meist per inhalationem vorgenommen wird, muß das Monitoring erweitert werden. Neben der Schaffung zweier peripher-venöser Zugänge ist die Anlage eines zentralen Venenkatheters wünschenswert. Die Punktion einer Arterie mit einer Verweilkanüle ist in Anbetracht der notwendigen Kontrollen der Blutgase sinnvoll. Magensonde und Urindauerkatheter sind ebenfalls obligat. Zur kontinuierlichen Überwachung der Körpertemperatur ist die rektale Temperaturmessung unabdingbar. Eine sinnvolle Erweiterung stellt der Einsatz der endexpiratorischen CO_2-Messung bzw. der transkutanen pO_2-/CO_2-Messung dar.

Die Einleitung der Anästhesie erfolgt, abhängig vom Vorhandensein eines intravenösen Zuganges, intravenös oder per inhalationem. Zur i.v.-Einleitung erhielten die Patienten Etomidat 0,2–0,3 mg/kg KG oder Hexobarbital 3–5 mg/kg KG. Die Narkoseeinleitung per inhalationem erfolgte mit Halothan in aufsteigender Dosierung von 0,5 bis maximal 2 Vol.-% mit einem Lachgas-Sauerstoff-Gemisch im Verhältnis 60:40%. Die Kinder werden grundsätzlich nach Relaxierung mit Succinylcholin 1 mg/kg KG mit einem weichen Polyvinyltubus (Vygon) orotracheal intubiert. Nach Einlegen der Magensonde muß der Rachenraum sorgfältig austamponiert werden, um ein mögliches Hinabfließen von Blut oder Sekret in den Magen oder in die Trachea zu verhindern.

Der Körpertemperatur der kleinen Patienten sollte zu jeder Phase der Operation und der Anästhesie ungeteilte Aufmerksamkeit zuteil werden. Entsprechend dem großen Operationsgebiet muß mit starker Auskühlung der Kinder gerechnet werden. Die Aufrechterhaltung einer konstanten Körpertemperatur muß mit Heizstrahlern, Wärmematten, durch das Aufheizen des Operationssaales, die Gabe von vorgewärmten Infusionslösungen und ggf. durch Einhüllen in warme Tücher gewährleistet werden. Auch muß darauf geachtet werden, daß die seitens der Operateure verwendete Spülflüssigkeit ebenfalls vorgewärmt ist.

Wegen der Nähe des Operationsgebietes zu den Luftwegen der Kinder und wegen der möglichen totalen Mobilisation des Gesichtsschädels ist eine gute Fixation und Sicherung des Tubus gegen Abscheren oder Abknicken notwendig. Die Beatmung erfolgt altersentsprechend in einem I:E-Verhältnis von 1:1 mit einem positiv endexpiratorischen Druck von 4 cm H_2O in einer milden Hyperventilation (p_aCO_2 35 mmHg). Die Atemfrequenz wurde auf etwa 20 Atemzüge/

min eingestellt. Die Beatmung erfolgte in allen Fällen mit dem Servo-Ventilator 900 C (Fa. Siemens).

Zur Erreichung und Aufrechterhaltung einer adäquaten Analgesie erhielten alle Kinder bei Operationsbeginn Fentanyl in einer Dosis von 0,005 mg/kg KG mit entsprechenden Repetitionsdosen von 0,001 mg/kg KG. Die Relaxierung erfolgte mit 0,08 mg/kg KG Pancuroniumbromid, Diazepam wurde in einer Dosis von 0,2 mg/kg KG gegeben. Bei Vorliegen eines erhöhten Hirndrucks wird auf die Gabe von Inhalationsanästhetika verzichtet, sonst wird Halothan in einer Dosis von 0,2–0,4 Vol.-% gegeben.

Da die endexpiratorische CO_2-Messung bzw. die pulsoxymetrische O_2-Messung nur Trendcharakter haben, sind intraoperative Blutgasanalysen bei den in der Regel sehr langen Operationszeiten unbedingt notwendig.

Unserem üblichen Infusionsregime entsprechend erhielten die Kinder Glukose 5% zusammen mit einer Drittel-Elektrolytlösung. Der Volumenersatz erfolgte mit Humanalbumin 5%, der Blutverlust wurde mit Erythrozytenkonzentrat und Frischplasma ausgeglichen. Die zusätzliche Elektrolytgabe erfolgte entsprechend den intraoperativ erhobenen Laborbefunden.

Ergebnisse

Das Alter unserer Patienten lag bei einem Medianwert von 12 Monaten. Die weiteren biometrischen Daten der Patienten sind der folgenden Übersicht zu entnehmen.

Morphometrische Daten (Median)

- Alter (Monate)   12   (5 Wochen–27 Monate)
- Gewicht (g)   7500   (4800–8600)
- Größe (cm)   75   (50–76)
- Anästhesiedauer (min)   455   (435–525)

Auch hier sind auf Grund der sehr unterschiedlichen Ausgangswerte bei unseren Patienten und der kleinen Fallzahl die Medianwerte angegeben.

Die Dauer der Anästhesieeinleitung betrug wegen des erweiterten Monitorings im Mittel 55 min. Die gesamte Anästhesiedauer lag im Durchschnitt bei 455 min mit einer Spannbreite von 435–525 min. Der Anästhetikaverbrauch betrug bei Fentanyl 0,0026 mg/kg KG/h und bei Pancuronium 0,04 mg/kg KG/h. An Wasser- und Elektrolytlösungen wurden 9,3 ml/kg KG/h und an Eiweißlösungen 2,2 ml/kg KG/h gegeben.

Hauptaugenmerk muß bei allen Eingriffen der notwendigen Blutsubstitution geschenkt werden. Der Blutverlust lag durchschnittlich bei 152% des rechnerischen Gesamtblutvolumens, wobei hier die Spannweite mit 54–246% sehr groß war. Umgerechnet auf die Anästhesiezeit war die Gabe von 19,2 ml/kg KG/h Erythrozytenkonzentrat notwendig. Dies bedeutet eine Gesamtflüssigkeitszufuhr von 26,4 ml/kg KG/h. Postoperativ lag der Hb-Wert bei allen Patienten zwischen 100 und 120 g/l. Bei 2 Patienten war ein zusätzlicher Elektrolytersatz mit

2 mVal KCl 7,45% und 300 mg Calcium notwendig. Nach den Ergebnissen der Blutgasanalysen war bei einem Patienten eine Pufferung mit 10 mVal $NaHCO_3$ 8,4% notwendig. Die Veränderungen der Körpertemperatur lagen unter 1,5°C, wobei hier ein Extremwert festzustellen war, der bei einem Patienten erhoben werden mußte, bei dem sich die Anästhesieeinleitung besonders schwierig gestaltete und daher besonders viel Zeit in Anspruch nahm.

Diskussion

Bei den sehr ausgedehnten und für die kleinen Patienten sehr belastenden Eingriffen stellt die Volumensubstitution aus anästhesiologischer Sicht das größte Problem dar. Entsprechend hoch ist auch die Mortalitätsrate auf Grund von Hypovolämien bei diesen Eingriffen [2, 10]. Verdeutlicht werden soll diese Problematik anhand eines Beispieles. In Abb. 1 ist das pathologische Schädelwachstum bei einem Kind mit Crouzon-Syndrom in Skizzenform dargestellt. Das dazugehörende klinische Beispiel ist in Abb. 2 wiedergegeben. Es handelt sich um ein 2jähriges, geistig völlig normal entwickeltes Kind. Abbildung 3 zeigt die geplanten Osteotomielinien in Skizzenform und Abb. 4 den intraoperativen Befund. Auf der linken Seite sind die Osteotomielinien intraoperativ aufgetragen, die rechte Seite der Abbildung zeigt die totale Mobilisation des Schädels. Durch diese Abbildung wird das ganze Ausmaß des Wärme-, Flüssigkeits- und Blutverlustes deutlich.

Bei Patienten mit Hirndrucksteigerung wird als Anästhesieverfahren eine Neuroleptanästhesie (NLA) durchgeführt, ansonsten eine „balanced anaesthesia" in Form einer modifizierten NLA und einer Beatmung mit einem Sauerstoff-Lachgas-Halothan-Gemisch in einer Dosierung von 40:60% mit 0,2–0,4

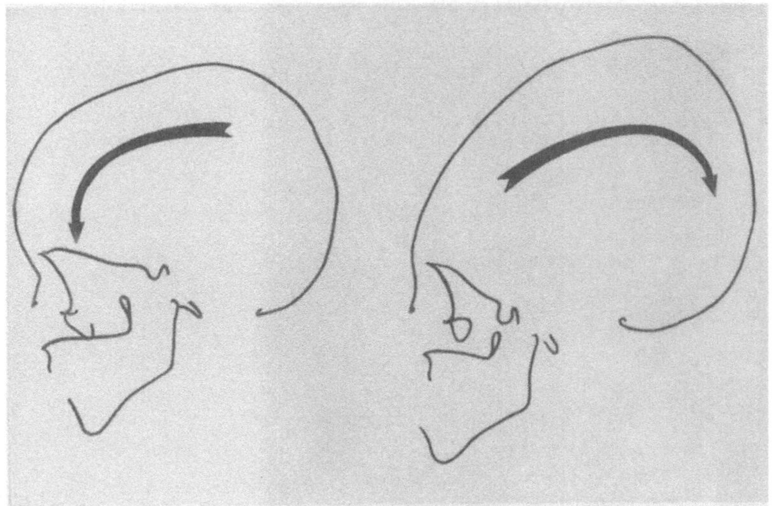

Abb. 1. Graphische Darstellung des normalen Schädelwachstums *(links)* im Gegensatz zum dargestellten Fall. (Foto: ED Voy)

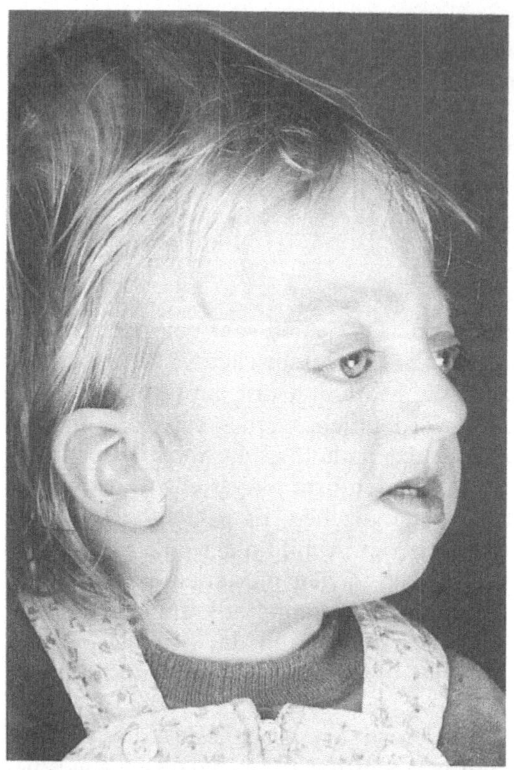

Abb. 2. Zweijähriges Mädchen mit einem Crouzon-Syndrom. (Foto: ED Voy)

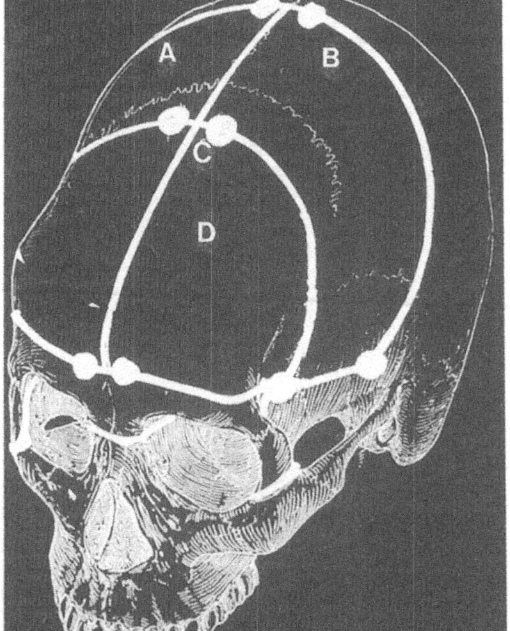

Abb. 3. Graphische Darstellung der geplanten Osteotomien. (Foto: ED Voy)

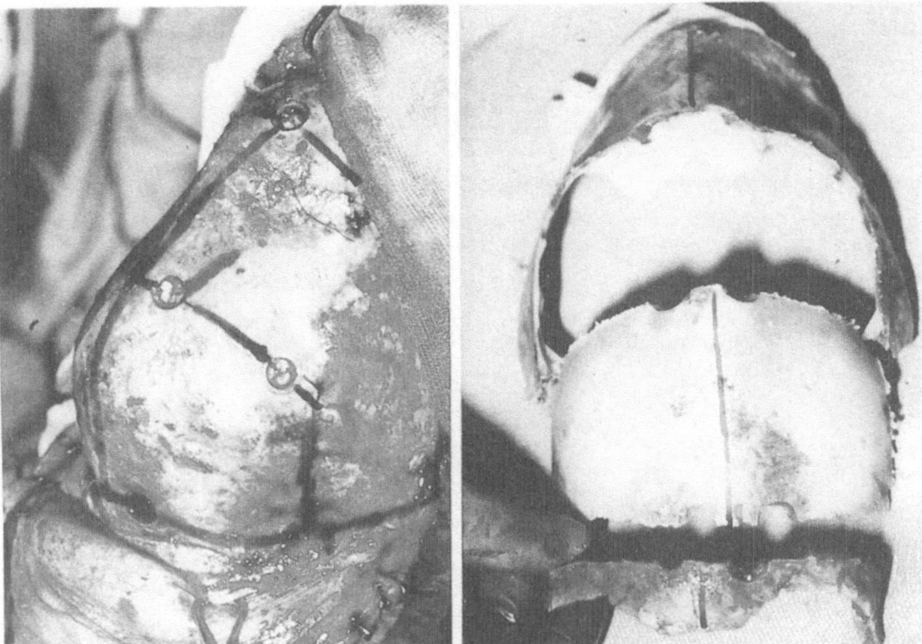

Abb. 4. Intraoperativer Befund vor (links) und nach durchgeführten *(rechts)* Osteotomien. (Foto: ED Voy)

Vol.-% Halothan. Wie bereits erwähnt, sollte die Intubation auf Grund der Gefahr von Abknicken oder Abscheren grundsätzlich orotracheal erfolgen. Im Gefolge der immer zu erwartenden großen Blutverluste muß auch mit Gerinnungsproblemen gerechnet werden. Auch Thrombozytenabfälle werden nicht selten beobachtet. Häufige Kontrollen des Hämatokrits und des Hämoglobins und die genaue Beobachtung des operativen Verlaufes sind für die Abschätzung des Blutverlustes wichtiger als die Messung des zentralen Venendruckes, die durch Lagerung und PEEP-Beatmung noch zusätzlich verfälscht wird. Der Ersatz der Blutverluste sollte frühzeitig erfolgen, ohne einen Abfall der Blutwerte in den pathologischen Bereich abzuwarten. Kinder und besonders Kleinkinder oder Säuglinge sind im Vergleich zum Erwachsenen nur schlecht in der Lage, einen Volumenmangel oder eine Überinfusion zu tolerieren, so daß sich der Anästhesist bei dieser Art operativer Eingriffe einer „Gratwanderung" gegenübersieht. Daher erscheint uns der Einsatz der kontrollierten Hypotension zur Begrenzung der intraoperativen Blutverluste zu gewagt. Die Gaben von Erythrozytenkonzentrat und Frischplasma konnten bei unseren Patienten meist die Gerinnung normalisieren. Die Gabe von Thrombozytenkonzentraten war in keinem Fall notwendig. Bei einem Kind sahen wir einen Thrombozytenabfall auf 40 000, der jedoch nach 2 Tagen ohne Therapie reversibel war. Besonders wichtig erscheint uns die Forderung nach möglichst reinem Erythrozytenkonzentrat (z. B. „buffy-

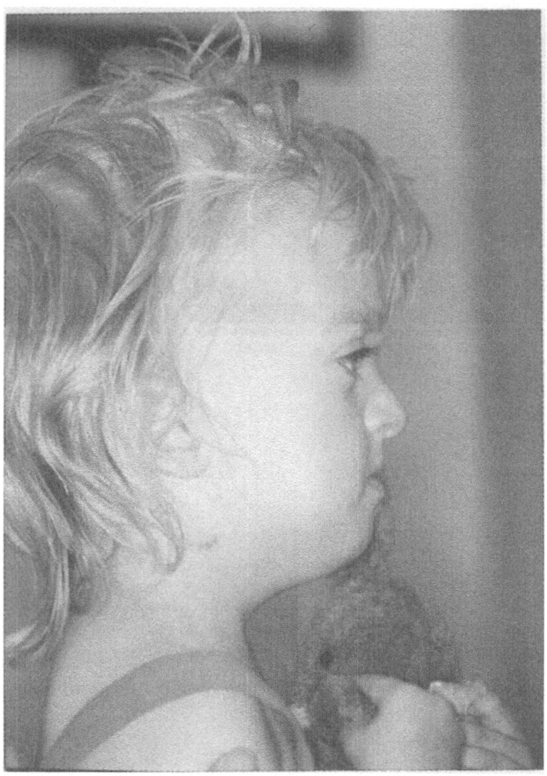

Abb. 5. Ergebnis nach erfolgreicher Behandlung eines Crouzon-Syndroms. (Foto: ED Voy)

coat" – frei), da den Kindern das Blut oftmals ohne Zwischenschaltung eines Mikrofilters transfundiert wird.

Vor Beginn eines solchen Eingriffes müssen 200% des errechneten Blutvolumens und die entsprechende Menge Frischplasma zur Verfügung stehen. Postoperativ ist eine dem Erwachsenen vergleichbare und in der Regel gemeinsam mit dem Pädiater durchzuführende intensivmedizinische Überwachung zu gewährleisten. Derartige Operationen bedingen einen hohen personellen und technischen Aufwand, und um Ergebnisse zu erhalten, wie sie in Abb. 5 dargestellt sind, ist eine exakte Planung und Durchführung und vor allem eine funktionierende interdisziplinäre Zusammenarbeit notwendig.

Zusammenfassend soll nochmals die besonders den Anästhesisten betreffende Problematik bei dieser Art von operativen Eingriffen dargestellt werden:

- Intubationsschwierigkeiten und Beatmungsprobleme während der Anästhesie,
- Abfall der Körpertemperatur,
- Störungen des Wasser- und Elektrolythaushaltes,
- großer Blutverlust,
- Gerinnungsstörungen und
- Thrombozytenabfälle.

Literatur

1. Apert ME (1906) De l'acrocéphalosyndactylie. Bull Soc Med Hop (Paris) 23:1310
2. Converse JM, Woddsmith D, McCarthy JG (1975) Report on a series of 50 craniofacial operations. Plast Reconstr Surg 55:283
3. Crouzon O (1912) Dysostose crâniofaciale héréditaire. Bull Soc Med (Paris) 33:545
4. Davies DW, Munro IR (1975) The anesthetic management and intraoperative care of patients undergoing major facial osteotomies. Plast Reconstr Surg 55:50
5. Delegue L, Guilbert M (1981) L'Anesthésie et la réanimation des interventions correctrices des mal formations crânio-faciales chez l'enfant. Ann Chir Plast 21:25
6. Hazeaux C, Laxenaire MC, Montaut J, Stricker M (1980) Anesthésie-réanimation dans la chirurgie reparatrice des dysmorphies crânio-faciales de l'enfant. A opropos des 100 cas. Anest Anal Reanim 37:141
7. Mühlbauer W, Anderl D, Marchac D (1983) Totale Hirn- und Gesichtsschädelmobilisierung im Säuglingsalter. In: Mühlbauer W, Anderl D (Hrsg) Kraniofaziale Fehlbildungen und ihre Behandlung. Thieme, Stuttgart New York
8. Tessier P (1967) Ostéotomies totales de la face. Syndrome de Crouzon, Syndrome d'Apert, Oxycéphalies, Scaphocéphalies, Turicéphalies. Ann Chir Plast 12:273
9. Voy ED, Tok S, Hörnchen H, Melichar G (1985) Totale einzeitige Hirn- und Gesichtsschädelmobilisierung (fronto-facial advancement) im frühen Säuglingsalter zur Beseitigung einer postnatalen Asphyxie beim Apert Syndrom. Dtsch Z Mund Kiefer Gesichtschir 9:108–112
10. Withaker LA, Munro IR, Salyer KE, Jackson IT, Ortiz-Monasterio F, Marchac D (1979) Combined report of problems and complications. Plast Reconstr Surg 64:198
11. Withaker LA, Boennle AM, Kerr LD (1980) Improvements in craniofacial reconstruction, methods evoled in 235 concecutive patients. Plast Reconstr Surg 65:581

Anästhesie bei Kindern mit Osteogenesis imperfecta

C. Wick, T. Fösel, O. Wörsdorfer und U. Vetter

Bei der Osteogenesis imperfecta handelt es sich um ein relativ seltenes Krankheitsbild mit einer Inzidenz von etwa 1:30000. Sie ist gekennzeichnet durch eine erhöhte Knochenbrüchigkeit mit daraus resultierenden multiplen Skelettdeformitäten [15].

Mittlerweile wird zunehmend versucht, durch Korrekturosteotomien und Marknagelungen mittels eines Teleskopnagels zumindest eine funktionelle Besserung des Krankheitsbildes zu erreichen [1, 9]. Dadurch werden auch wir Anästhesisten häufiger mit diesen seltenen Erkrankung konfrontiert.

Bei der Durchsicht der anästhesiologischen Literatur fällt auf, daß alle Empfehlungen überwiegend auf Falldarstellungen beruhen. Es liegen nur wenig Erfahrungsberichte mit einem größeren Patientenkollektiv vor [2, 10–12]. Insgesamt zeigt sich jedoch, daß es sich bei der Osteogenesis imperfecta nicht nur um eine Erkrankung mit erhöhter Knochenbrüchigkeit handelt, sondern daß insbesondere auch Stoffwechselstörungen vorhanden sind, die für die anästhesiologische Betreuung von besonderer Bedeutung sind [3, 4, 8, 14, 16].

Probleme bei der Anästhesie

Auffällig sind zunächst natürlich die anatomischen Besonderheiten. Der überproportional große und häufig auch deformierte Kopf sowie die sehr brüchigen Zähne lassen Intubationsschwierigkeiten erwarten. Vor der Gefahr einer HWS-Luxation während der Intubation wird in mehreren Berichten gewarnt [2, 10, 12]. Auch die Lagerung der Extremitäten, insbesondere mit venösen und arteriellen Kanülen muß mit großer Vorsicht erfolgen. Aufgrund der z.T. schwerwiegenden Thoraxdeformitäten muß mit pulmonalen Problemen in der postoperativen Phase gerechnet werden. Nach Untersuchungen von Falco et al. [5] korreliert die Lungenfunktionseinschränkung zwar mit dem Ausprägungsgrad der Kyphoskoliose, eine Verteilungsstörung hinsichtlich des Ventilations-Perfusions-Verhältnisses konnte jedoch nicht gefunden werden.

Das besondere Augenmerk gilt jedoch den metabolischen Besonderheiten bei diesem Krankheitsbild. Im Vordergrund steht hier die auffällige Neigung zu Schwitzen, Hyperthermie und Entwicklung einer metabolischen Azidose bei geringsten Streßreaktionen [3, 14, 16]. Die Hyperthermieneigung ist besonders ausgeprägt im Zusammenhang mit Anästhesien. In der Regel handelt es sich hierbei aber nicht um eine echte maligne Hyperthermie. Der Verlauf ist meist günstig, die Temperaturanstiege können mit äußerer Kühlung beherrscht werden [16]. Es liegen jedoch auch mehrere Fallberichte über echte maligne Hyperthermien bei Kindern mit Osteogenesis imperfecta vor [13, 16]. Die genaue Ursache dieser Hyperthermieneigung ist nicht bekannt. Es besteht eine Störung des Energiestoffwechsels mit erhöhtem oxydativen Zellmetabolismus [8]. Crop u. Myers [4] fanden 1972, daß Kinder mit Osteogenesis imperfecta einen um 50% erhöhten Grundumsatz mit erhöhten Thyroxinspiegeln aufweisen. Eine akut auftretende Hyperthyreose kann die Symptome einer malignen Hyperthermie mit Temperaturanstieg, Tachykardie und metabolisch respiratorischer Azidose durchaus vortäuschen. Bei unseren Patienten konnte das Vorliegen einer hyperthyreoten Stoffwechsellage bisher nicht bestätigt werden. Eine systematische Untersuchung steht jedoch noch aus.

Neben den metabolischen Problemen sollte darauf geachtet werden, daß die Osteogenesis imperfecta in seltenen Fällen mit Herzklappenfehlern wie Aorteninsuffizienz oder Mitralprolaps assoziiert sein kann [17, 18].

Mit einer erhöhten Blutungsneigung bei Thrombozytenfunktionsstörungen [7] muß ebenfalls gerechnet werden.

Wichtige Punkte für die Anästhesie

Aufgrund dieser Überlegungen sollte bei der Anästhesie folgendes beachtet werden:

- Die Narkoseeinleitung sollte möglichst schonend durchgeführt werden, um eine Streßreaktion als Auslöser einer malignen Hyperthermie zu vermeiden.
- Auf die bekannten Triggersubstanzen einer malignen Hyperthermie wie die halogenierten Kohlenwasserstoffe Halothan, Enfluran oder Isofluran sowie depolarisierende Muskelrelaxantien sollte verzichtet werden.
- Die OP-Temperatur sollte 22 °C nicht übersteigen, auf eine Wärmematte sollte natürlich verzichtet werden. Die Körpertemperatur muß kontinuierlich gemessen werden und intra- und postoperativ sollten in kurzfristigen Abständen Blutgasanalysen sowie Elektrolyt- und Blutzuckerkontrollen durchgeführt werden.

Vorgehen

Um den Streß der Narkoseeinleitung so gering wie möglich zu halten, bevorzugen wie die rektale Einleitung mit Methohexital in einer Dosierung von 30 mg/ kg KG. Die Narkoseeinleitung wird in der Regel in Anwesenheit der Eltern durchgeführt, die Kinder schlafen dann innerhalb von 5–15 min nach Applikation ein. Mit einer Versagerquote bis zu 10% muß jedoch gerechnet werden.

Da auf Triggersubstanzen für eine maligne Hyperthermie verzichtet wird, erfolgt die Narkoseführung als modifizierte Neuroleptanästhesie mit dem Benzodiazepin Midazolam, dem Opiat Fentanyl und als Muskelrelaxans Vecuronium. Die Beatmung erfolgt mit einem Lachgas-Sauerstoff-Gemisch.

Die intraoperative Überwachung der Patienten besteht immer aus dem EKG, dem präkordialen Stethoskop, der Temperatursonde und der nichtinvasiven Blutdruckmessung sowie der Messung des endexspiratorischen CO_2. Bei längeren Eingriffen und zu erwartenden größeren Blutverlusten wie bei Oberschenkelnagelungen wird eine kontinuierliche intraarterielle Druckmessung installiert.

Von den bis jetzt durchgeführten Anästhesien bei diesen Kindern haben wir die Unterlagen von 69 Narkosen aus den Jahren 1984 bis 1986 retrospektiv analysiert.

Die Narkosen wurden bei 36 Kindern im Alter von 1,5–13 Jahren und einem Körpergewicht von 5,6–35 kg durchgeführt. 46 Operationen wurden am Oberschenkel, 11 an der Tibia, 5 am Humerus und 2 am Unterarm ausgeführt. Dazu kamen noch bei 5 Patienten Korrektur oder Entfernung eines Nagels.

Erfahrungen

Die Intubation verursachte entgegen den Erwartungen keine wesentlichen Probleme. Einstellung des Kehlkopfes und Einführen des Tubus waren meist sogar leicht durchzuführen. Für die Auswahl der geeigneten Tubusgröße eignet sich eher das Alter als das Gewicht der Kinder.

Besonders auffallend war der hohe Verbrauch an Anästhetika bei diesen Kindern. Als Beispiel sei hier der Bedarf an Fentanyl aufgezeigt (s. Abb. 1). Nach einer initialen Bolusgabe von 20 µg/kg KG erfolgte die Repetition nach klinischen Kriterien bei Puls- oder Blutdruckanstieg. Um zu vergleichbaren Ergebnissen zu gelangen, haben wir den Fentanylverbrauch auf Gewicht und Anästhesiezeit in min bezogen. Dabei wurden bei der überwiegenden Zahl der Kinder 200–400 ng/kg KG/min benötigt. Vergleichsangaben für gesunde Kinder fehlen.

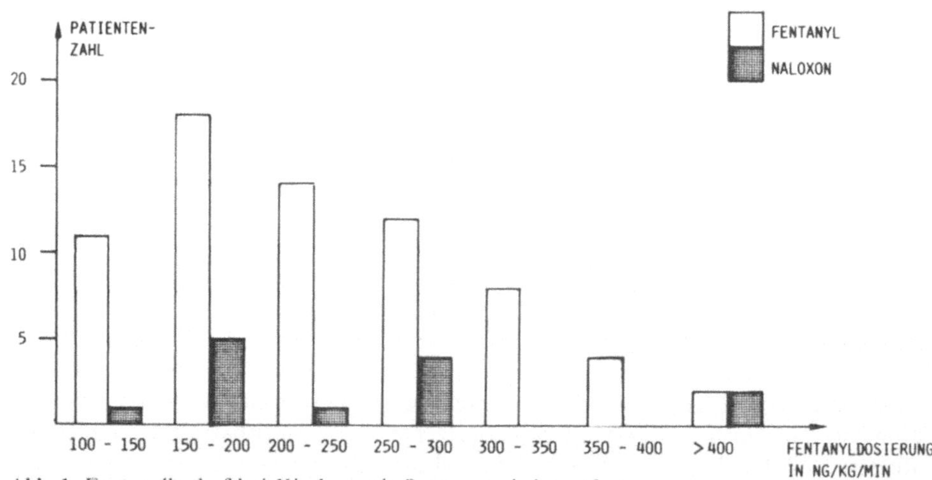

Abb. 1. Fentanylbedarf bei Kindern mit Osteogenesis imperfecta

Für Erwachsene liegen die Angaben zwischen 50 und 150 ng/kg KG/min. Trotz dieser hohen Opiatgaben erhielten am Op.-Ende nur 13 Kinder eine Antagonisierung mit Naloxon in der Dosierung von 1 µg/kg KG als Einzeldosis. Ein Kind mußte noch für 1 h wegen Atemdepression nachbeatmet werden. Eine engmaschige postoperative Überwachung der Atmung ist sicherlich erforderlich. Alle bei unseren Patienten bestimmten postoperativen CO_2-Partialdrücke lagen jedoch unter 45 mm Hg.

Diese hohe Opiatgabe bewirkte auch in der ersten postoperativen Phase eine gute Analgesie, so daß fast ausschließlich nur noch peripher wirksame Analgetika gegeben werden mußten.

Ein ähnlich hoher Bedarf war auch bei den Muskelrelaxantien zu beobachten. Eine Erklärung für dieses Phänomen kann nicht gegeben werden. Möglicherweise liegt ein rascherer Medikamentenmetabolismus bei dieser Grundkrankheit vor.

Ernsthafte respiratorische Probleme traten nur bei einem Kind auf. Dieser 4jährige Junge kam mit einem abklingenden Infekt der oberen Luftwege zur Aufnahme. Nach einer Woche Vorbehandlung war die Infektion klinisch abgeklungen, die Leukozytenzahl im Normbereich. Während der Operation kam es zu einer ausgeprägten Bronchialsekretion mit Verlegung der kleinen Atemwege. Am Operationsende mußte das Kind mit einem F_IO_2 von 1,0 beatmet werden. Unter physikalischer Therapie, Lagerung und Antibiotikagabe besserte sich der Zustand des Kindes innerhalb von 24 h, so daß es dann extubiert werden konnte. Der weitere Verlauf war unauffällig, so daß das Kind nach 8 Tagen nach Hause entlassen werden konnte. Bei 2 folgenden Operationen traten keine pulmonalen Probleme auf.

Von den metabolischen Problemen war die Neigung zur Azidose sehr auffällig. Fast die Hälfte der Kinder zeigte eine Azidose mit einem pH unter 7,30 oder einem Basenüberschuß unter −6 mmol/l. Die genaue Ursache dieser Azidose ist nicht bekannt, eine Schocksymptomatik als Ursache kann ausgeschlossen werden. Unter symptomatischer Therapie mit Natriumbikarbonat, die teils intraoperativ, teils im Aufwachraum durchgeführt wurde, besserte sich die Azidose, ohne daß ein Rebound auftrat.

Temperaturanstiege über 38°C konnten bei 16 von 69 Anästhesien beobachtet werden. Darunter befand sich auch ein Kind, das Symptome einer malignen Hyperthermie zeigte.

Dieser türkische Junge entwickelte innerhalb von 30 min nach Narkoseeinleitung einen Temperaturanstieg bis 39,9°C, dazu war er tachyarrhythmisch mit einer Frequenz von 220/min trotz ausreichender Gabe von Anästhetika. Die Blutgasanalyse zeigte einen pH von 7,17 und einen BE („base excess") von − 13,1 bei normalem pCO_2. Unter der sofort eingeleiteten Therapie mit Dantrolen normalisierte sich die Temperatur und die Herzfrequenz. Eine Erhöhung der Kreatinphosphokinase konnte nicht gefunden werden. Der weitere postoperative Verlauf war unauffällig. Für 2 folgende Operationen wurde das Kind mit Dantrolen per os vorbehandelt. Bei diesen Narkosen zeigten sich keine Auffälligkeiten.

Bei den 69 Anästhesien war ein Fall mit tragischem Ausgang zu beklagen. Dabei handelte es sich um einen Jungen von knapp 4 Jahren, der zu einer ausgeprägten hyperplastischen Kallusbildung neigte. Pulmonal oder kardial zeigte er keine Auffälligkeiten. Während der ersten Operation war es aufgrund der Knochenstruktur zu einem exzessiven Blutverlust gekommen, so daß über 100% des geschätzten Blutvolumens ersetzt werden mußte. Deshalb sollte eine geschlossene Einführung des Nagels durchgeführt werden. Nach unauffälliger Narkoseeinleitung kam es kurz nach Einführung des Nagels zu einer momentanen Tachykardie, gefolgt von einer Asystolie. Trotz sofortigem Beginn der kardiopulmonalen Reanimation konnte erst nach 20 min wieder ein suffizienter Kreislauf hergestellt werden. Die Operation wurde abgebrochen, zur Stabilisierung der Extremität wurde eine Oberschenkelgipsschiene angelegt. Während des Anlegens dieser Gipsschiene trat eine erneute Asystolie auf, die nach 5 min unter Herzmassage und Adrenalingabe beherrscht wurde. Das Kind wurde dann auf die pädiatrische Intensivstation verlegt. Eine dort durchgeführte Röntgenaufnahme des Thorax sowie Echokardiographie zeigten keine Auffälligkeiten. Leider verblieb das Kind in einem apallischen Zustand. Da chronische kardiale oder pulmonale Ursachen für diesen Zwischenfall ausgeschlossen werden konnten, vermuten wir, auch wegen des plötzlichen Auftretens, daß es sich um eine Embolie von Luft oder Fett aus dem Knochenmark handelte.

Zusammenfassung

Das Narkoserisiko bei Kindern mit Osteogenesis imperfecta ist wegen der anatomischen und metabolischen Besonderheiten erhöht. Trotz Vermeidung von Triggersubstanzen kann das Bild einer malignen Hyperthermie auftreten. Dennoch halten wir aufgrund des funktionellen Gewinns dieser Kinder durch eine Operation das Narkoserisiko für vertretbar. Voraussetzung dafür aber ist eine völlige Infektfreiheit präoperativ sowie eine sorgfältige intra- und postoperative Überwachung.

Literatur

1. Bailey RW (1981) Further clinical experience with the extensible nail. Clin Orthop 159:171–174
2. Bullard RJ, Alpert CC, James WF (1977) Anesthetic management of a patient with osteogenesis imperfecta undergoing Cesarean section. J South Carol Med Assoc 73:417–419
3. Cole NL, Goldberg MH, Lattus M, Kwok U (1982) Surgical management of patients with osteogenesis imperfecta. J Oral Maxillofac Surg 40:578–584
4. Cropp GJA, Myers DN (1972) Physiological evidence of hypermetabolism in osteogenesis imperfecta. Pediatrics 49:375–391
5. Falvo KA, Klain DB, Krauss A, Root L, Auld P (1973) Pulmonary function studies in osteogenesis imperfecta. Am Rev Respir Disease 108:1258–1260
6. Freedus MS, Schaaf NG, Ziter WD (1976) Orthognatic surgery in osteogenesis imperfecta. J Oral Surg 34:830–834
7. Hathaway WE, Solomons CC, Ott JE (1972) Platelet function and pyrophosphates in osteogenesis imperfecta. Blood 39:500–509
8. Humbert JR, Solomons CC, Ott JE (1971) Increased oxidative metabolism by leukocytes of patients with osteogenesis imperfecta and of their relatives. Pediatrics 78:648–653

 9. Lang-Stevensson AJ, Sharrard WJW (1984) Intramedullary rodding with Bailey-Dubow extensible rods in osteogenesis imperfecta. J Bone Joint Surg 66:227-232
10. Libman RH (1981) Anesthetic considerations for the patient with osteogenesis imperfecta. Clin Orthop 159:123-125
11. McCarthy Sauer AR, Joyce TH (1981) Management of patient with osteogenesis imperfecta: A case study. J Am Assoc Nurse Anesth 580-581
12. Oliverio RM (1972) Anesthetic management of intramedullary nailing in osteogenesis imperfecta: Report of a case. Anesth Analg 52:233-263
13. De Pinna GA (1978) A case of osteogenesis imperfecta, malignant hyperthermia susceptible ß Anesthetic management. Sec Int Symp on Maligment Hyperthermia, New York. Grune & Stratton, New York, pp 409-418
14. Sadat-Ali M, Sankaran-Kutty M, Adu-Gyamfi Y (1986) Metabolic acidosis in osteogenesis imperfecta. Eur J Pediatr 145:325
15. Sillence D (1981) Osteogenesis imperfecta. Clin Orthop 159:11-25
16. Solomons CC, Myers DN (1973) Hyperthermia of osteogenesis imperfecta and its relationsship to malignant hyperthermia. (Int. Symposium on Malignant Hyperthermia, Toronto, pp 319-330)
17. Stein D, Kloster FE (1977) Valvular heart disease in osteogenesis imperfecta. Am Heart J 94:637-641
18. Waters DD, Clark DW, Panagiotis NS, Schlaut RC (1977) Aortic and mitral valve replacement in a patient with osteogenesis imperfecta. Chest 72:363-364

Anästhesie bei Kindern
mit Duchenne-Muskeldystrophie

H. Huttarsch

Die Duchenne-Muskeldystrophie (DMD), eine primär degenerative erbliche Muskelerkrankung, ist mit ⅔ aller Fälle die am häufigsten vorkommende Muskeldystrophie. Etwa 75 Neugeborene sind pro Jahr in der Bundesrepublik betroffen. In etwa ⅓ der Erkrankungsfälle sind Neumutationen die Ursache. Der Erbgang ist X-Chromosomal rezessiv, d. h. es erkranken nur Knaben (von wenigen Ausnahmen abgesehen).

Die Kreatinphosphokinase (CPK), aber auch andere Muskelenzyme, sind insbesondere in frühen Krankheitsstadien stark erhöht und somit hinweisend. Gesichert wird die Diagnose durch ein EMG und eine Muskelbiopsie, die typischerweise Kalibervariationen der Muskelfasern bei zentralständigen Kernen neben Zonen degenerativer Veränderungen bis zur Nekrose, aber auch regenerative Vorgänge mit Vermehrung des extrazellulären Binde- und Fettgewebes zeigt [17, 18, 33, 34].

Die Klinik der Erkrankung ist zu Beginn, etwa um das 2.–5. Lebensjahr, gekennzeichnet durch die noch diskrete isolierte Schwäche der Beckengürtel- und Oberschenkelmuskulatur. Verzögertes Laufenlernen, Ungeschicklichkeit, Fallneigung, Watschelgang, Hyperlordose der Lendenwirbelsäule, erschwertes Treppensteigen und eine besondere Technik beim Aufstehen aus dem Liegen sind typische Zeichen. Eine Pseudohypertrophie der Wadenmuskulatur durch Fett- und Bindegewebseinlagerung, sog. Gnomenwaden, findet sich häufig.

In rasch fortschreitendem Verlauf wird auch die Rumpf-, Schultergürtel- und proximale Armmuskulatur erfaßt, gefolgt von sekundären Skelettveränderungen wie Skoliose, Thoraxdeformierungen und Spontanfrakturen an den Extremitäten [18, 33, 34].

Die Einbeziehung des Herzens in den Krankheitsprozeß zeigt sich früh in der Neigung zu Tachykardien [17]. Im EKG sind hohe, schmale R-Zacken rechtspräkardial, inkompletter, später kompletter Rechtsschenkelblock, Q-Zacken linkspräkardial, im weiteren Verlauf diffuse Erregungsausbreitungs- bzw. Rückbildungsstörungen hinweisend. Sie können jedoch auch fehlen. Klinische Zeichen einer kongestiven Herzerkrankung treten jedoch recht selten auf, wohl aufgrund der gleichzeitig zunehmenden Immobilität des Betroffenen [11, 14, 17, 28, 39].

Beugekontrakturen der großen Gelenke, Fußdeformitäten und die progressive Muskelschwäche führen etwa 8–12 Jahre nach Erstmanifestation zur Gehunfähigkeit. Nach einigen Jahren im Rollstuhl wird der Patient schließlich bettlägerig [33, 34].

Schluckstörungen, Tonusminderung der Speiseröhrensphinkter mit Aspirationsgefahr und die Hypomotilität des gesamten Magen-Darm-Traktes mit gelegentlichen Durchfällen kennzeichnen nun den Befall auch der glatten Muskulatur des Intestinums.

Eine Exazerbation der bis dahin durch Befall auch der Interkostal- und Zwerchfellmuskulatur schleichend aufgetretenen respiratorischen Insuffizienz in Form einer Pneumonie [41] oder ein manchmal akut auftretendes Herzversagen beendet das Leben des Betroffenen meist um das 20. Lebensjahr.

Die pathophysiologischen Zusammenhänge der Erkrankung sind noch weitgehend ungeklärt. Möglicherweise liegt ein Membrandefekt der Muskelzellen zugrunde [26].

Ein therapeutischer Ansatz besteht vielleicht in der Gabe eines Wachstumshormoninhibitors [48].

Der sehr viel seltenere Becker-Kiener-Typ der progressiven Muskeldystrophie unterscheidet sich vom Duchenne-Typ durch spätere Erstmanifestation und die erheblich langsamere Progredienz des Leidens [18].

Bei der Prämedikationsvisite kann die DMD im Frühstadium neben vagen anamnestischen Hinweisen wie allgemeine Muskelhypotonie, verspätetes Laufenlernen nur eine diskrete Symptomatik zeigen und somit leicht übersehen werden [13].

Anamnese bei PMD

- Allgemeine Hypotonie im 1. Lebensjahr.
- Laufen lernen verspätet, mit etwa 18 Monaten.
- Ungeschicklichkeit, Fallneigung beim Laufen.
- *Konsequenz:* CPK-Bestimmung.

Dies erklärt Berichte über lebensbedrohende Zwischenfälle bei einer dann zwangsläufig inadäquaten Narkoseführung [1, 2, 21, 36, 43]. Bei entsprechendem Verdacht bringt die CPK-Bestimmung mehr Klarheit.

Die klinische Untersuchung bei Betroffenen wird ergänzt durch EKG und Echokardiographie. Insbesondere bei fortgeschritten Erkrankten muß zusätzlich zur Thoraxübersichtsaufnahme eine Lungenfunktionsuntersuchung durchgeführt werden, um die respiratorischen Reserven des Patienten besser einschätzen zu können und um fallweise eine gezielt vorbereitende medikamentöse Atemtherapie zusätzlich zu den perioperativ obligaten physikalischen Maßnahmen zu ermöglichen [30, 40, 41].

Anästhesievorbereitung

- Anamnese,
- allgemeine klinische Untersuchung,
- EKG, Echokardiographie,
- Röntgen-Thorax,
- Lungenfunktion, Atemtherapie,
- Blutbild, Elektrolyte, Retentionswerte, CPK.

Eine Anämie ist wegen möglicher negativer Auswirkung bei eingeschränkter kardiorespiratorischer Leistung präoperativ zu korrigieren. Gleiches gilt für Störungen im Wasser-, Elektrolyt- und Eiweißhaushalt [35, 46]. Die CPK ist präoperativ erneut zu bestimmen.

Die medikamentöse Prämedikation muß den klinischen Gegebenheiten, einem reduzierten Allgemeinzustand beispielsweise, angepaßt werden. Meist reicht eine milde Sedierung aus, evtl. ergänzt durch ein Opioid, um postoperativ ein ruhiges, schmerzfreies Erwachen zu gewährleisten [6, 30, 47]. Vagolytika sind wegen der Tachykardieneigung der Patienten nicht indiziert [15, 17, 47].

Lokale oder regionale, auch rückenmarksnahe Anästhesieverfahren sind, soweit vom Eingriff her möglich und dem Patienten zumutbar, der Narkose vorzuziehen [16, 23, 38].

Die Allgemeinanästhesie, immer in Form einer Intubationsnarkose, wird intravenös eingeleitet. Nach Präoxygenierung sind Barbiturate oder auch Benzodiazepine, nach Wirkung dosiert und unter Überwachung von EKG und Blutdruck, gut geeignet.

Anästhesieüberwachung

- EKG, Blutdruck,
- Relaxationsgrad,
- Endexspiratorischer CO_2-Gehalt,
- Temperatur.

Bei unkooperativen Kindern ohne Zugang – einige DMD-Patienten sind mental deutlich retardiert – kann auch die rektale Applikation eines Barbiturates erfolgen. Zu beachten ist immer die Aspirationsgefährdung. Eventuell kann auch bereits vor der Einleitung in Lokalanästhesie eine nasogastrale Sonde eingeführt werden, die dann belassen wird, um einer postoperativen Magendilatation vorzubeugen [46].

Depolarisierende Muskelrelaxanzien können beim Gesunden, insbesondere bei Kindern, Zeichen der Muskelschädigung in Form einer CPK-Erhöhung und konsekutiver Myoglobinämie hervorrufen [20, 42]. Entgegen früheren Empfehlungen [45, 46] sind sie bei DMD-Patienten kontraindiziert, da mit dem Auftreten eines „foudroyant" verlaufenen malignen Hyperthermie-Syndroms, teils mit, teils ohne Temperatursteigerung und nachfolgendem durch Hyperkaliämie und Hypocalcämie bedingtem Herzkreislaufstillstand gerechnet werden muß. DMD-Patienten sind offenbar doch, entgegen früherer Ansicht [8] „at risk" [31] für diese Komplikation, wie durch verschiedene Fallberichte und die entsprechenden in-vitro-Untersuchungen gezeigt wurde [2, 27]. Im Widerspruch hierzu stehen jedoch Berichte über die in zahlreichen Fällen komplikationslose, zum Teil sogar wiederholte Anwendung von Succinylcholin bei DMD-Patienten [6, 30, 46].

Die Überwachung von endexspiratorischem CO_2-Gehalt, der Körpertemperatur und von Fall zu Fall die Durchführung von Blutgasanalysen einschließlich Kaliumbestimmung ist in diesem Zusammenhang unerläßlich [12].

Ein der malignen Hyperthermie ähnliches Syndrom, die anästhesieinduzierte Rhabdomyolyse mit vergleichbar bösartigem Verlauf, jedoch ohne den Nachweis einer Disposition zur malignen Hyperthermie, konnte ebenfalls beobachtet werden [1, 10, 13, 21, 22, 24, 25, 44]. Es besteht keine Klarheit darüber, inwieweit die anästhesieinduzierte Rhabdomyolyse bei DMD als inkomplette Form der malignen Hyperthermie oder als eine exazerbierte Reaktion der dystrophen Muskulatur auf ein depolarisierendes Relaxans angesehen werden muß, zumal die Abgrenzung mittels in-vitro-Tests wegen deren unsicherer Validität bei DMD-Patienten nicht eindeutig möglich ist [2, 12, 24, 31].

Ebenfalls wurde eine erst nach Stunden auftretende extrapulmonale respiratorische Insuffizienz bei zuvor unauffällig verlaufender Allgemeinanästhesie unter Verwendung von Succinylcholin und Halothan mit zum Teil letalem Ausgang beschrieben [3, 21, 40, 44]. Bei einem überlebenden Patienten verliefen weitere Inhalationsnarkosen ohne Verwendung von Succinylcholin unauffällig [40]. Die Zusammenhänge sind nicht klar. Eine erhöhte Vulnerabilität der dystrophen Muskulatur gegenüber dergleichen Relaxanzien muß angenommen werden.

Unproblematischer ist die Verwendung mittellang wirksamer, nicht depolarisierender Muskelrelaxanzien. Wir haben bei 2 Patienten in frühen Krankheitsstadien Vecuronium mehrfach angewendet und fanden eine normale Empfindlichkeit bei 3–6fach verlängerter Erholungszeit. Die Titration der individuell erforderlichen Dosis mit einem Nervstimulator ist unerläßlich [5]. Über die problemlose Anwendung von d-Tubocurarin [47] sowie von Atracurium, dessen Vorteil in der fehlenden Vagolyse und im schnellen Abbau zu unwirksamen Metaboliten bestehen soll, wurde ebenfalls berichtet [32].

Gasförmige Anästhetika mit Ausnahme des N_2O gelten als Triggersubstanzen der malignen Hyperthermie, insbesondere auch in Kombination mit Succinylcholin. Sie sind somit kontraindiziert. Die Notwendigkeit, neben dem Verzicht auf diese Substanzen weitere Vorsichtsmaßnahmen wie O_2-Spülung des Kreissystems oder die Verwendung von Einmalsystemen zu ergreifen, wird durch verschiedene Berichte über zum Teil nur durch Spuren von Halothan ausgelöste intra- oder postoperative maligne Hyperthermie-Syndrome unterstrichen [37, 43]. Andererseits wurde kürzlich noch immer die Anwendung von halogenierten Volatila bei Kindern mit DMD wegen ihrer langjährig sicheren Anwendung empfohlen [9].

Bei bereits in vitro nachgewiesener Anfälligkeit für eine maligne Hyperthermie kann vor der Narkoseeinleitung die Anwendung einer intravenösen Dantrolenprophylaxe erfolgen [12]. Wir selbst haben in Übereinstimmung mit anderen bei einem unserer Patienten mit positivem Halothankontrakturtest unter Verwendung „sicherer" Medikamente ohne Probleme darauf verzichtet [7, 12].

„Sichere" Medikamente

- Barbiturate, Benzodiazepine,
- Opiate,
- nichtdepolarisierende Muskelrelaxanzien,
- N_2O.

Dantrolen sollte jedoch zur Verfügung stehen und ohne Zeitverlust eingesetzt werden können [37].

Zur Fortführung der Narkose eignet sich ein N_2O-O_2-Gemisch, supplementiert durch kleine wiederholte Dosen eines Opoids unter kontrollierter, evtl. assistierter Ventilation [15]. Der intraoperative Flüssigkeits- und Blutersatz erfolgt nach den allgemein gültigen Kriterien.

Zum Operationsende wird der Patient nur nach völligem Abklingen der Relaxation, bei suffizienter Spontanatmung und bei adäquatem Hustenstoß wach extubiert. Ein potentieller Relaxansüberhang sollte wegen der Gefahr einer Akkumulation von Acetylcholin an der Muskelendplatte nach Gabe eines Cholinesterasehemmers wegen der möglichen Triggerung einer malignen Hyperthermie bzw. Rhabdomyolyse nicht antagonisiert werden [5, 8, 12].

Je nach Allgemeinzustand des Patienten, Art und Dauer des operativen Eingriffs, Medikamentenüberhang, Körpertemperatur muß die Indikation zur Nachbeatmung großzügig gestellt werden.

Eine mindestens 24stündige Überwachung auf einer Intensiv- bzw. Aufwacheinheit muß sich an jede Narkose anschließen [3, 21, 40].

Die Frühmobilistion ist nicht nur zur Vermeidung pulmonaler Komplikationen sondern auch zur Begrenzung des durch Inaktivität bedingten Motilitätsverlustes unbedingt erforderlich.

Zusammenfassung

- Bei anamnestischen und/oder klinischen Hinweisen auf eine noch undiagnostizierte DMD: Kreatinphosphokinasebestimmung.
- Operative Eingriffe, soweit möglich, in Lokal- oder Regionalanästhesie. Auch rückenmarksnahe Verfahren können angewandt werden.
- Allgemeinanästhesie wegen der Gefahr einer malignen Hyperthermie bzw. anästhesieinduzierten Rhabdomyolyse, nur unter Beachtung der entsprechenden Vorsichts- und Überwachungsmaßnahmen. Evtl. intravenöse Dantrolenprophylaxe.
- Großzügige Indikationsstellung zur Nachbeatmung, insbesondere bei fortgeschritten Erkrankten. Keine Antagonisierung von Muskelrelaxanzien.
- Postoperativ mindestens 24stündige Überwachung auf einer Intensiv- oder Aufwacheinheit.
- Frühmobilisation.

Literatur

1. Boltshauser E et al (1980) Anaesthesia-induced rhabdomyolysis in DMD. Br J Anaesth 52:559
2. Brownell AKW et al (1985) Malignant hyperthermia in DMD. Anesthesiology 58/2:180
3. Bush GH (1979) Anaesthesia in progressive muscular dystrophy. (Proc. Ann. Meeting Assoc. Paed. Anaesth., Manchester)
4. Bush GH (1983) Suxamethonium-associated hypertonicity and cardiac arrest in unsuspected pseudohypertrophic muscular dystrophy. Br J Anaesth 55:923
5. Buzello W, Huttarsch H (in press) Muscle relaxation in patients with Duchenne's muscular dystrophy. Br J Anaesth
6. Cobham JG, Davis HS (1964) Anesthesia for muscle dystrophy patients. Anesth Analg 43:22

7. Cunliffe M et al (1986) Is prophylactic dantrolene indicated for MHS patients undergoing elective surgery? p 113
8. Ellis FR (1980) Inherited muscle disease. Br J Anaesth 52:153
9. Flewellen EH (1984) Refresher course lectures 1984. Meeting IARS, p 81
10. Genever EE (1971) Suxamethonium-induced cardiac arrest in unsuspected pseudohypertrophic muscular dystrophy. Br J Anaesth 43:984
11. Gilroy J et al (1963) Cardiac and pulmonary complications in Duchenne's progressive muscular dystrophy. Circulation 27:484
12. Gronert GA (1986) Malignant hyperthermia. In: Miller RD (ed) Anesthesia. Churchill Livingstone, New York, p 1971
13. Henderson WAV (1984) Succinylcholin-induced cardiac arrest in unsuspected DMD. Can Anaesth Soc J 31/4:444
14. Hunsacker RH (1982) Cardiac function in DMD. Am J Med 73:235
15. Kelfer HM et al (1983) Malignant hyperthermia in a child with DMD. Pediatrics 71/1:118
16. Kepes ER et al (1972) Anesthetic problems in hereditary, muscular abnormalities. NY State J Med p 1051
17. Kuhn E (1971) Myokardiopathien bei Myopathien. Verh Dtsch Ges Inn Med 77:289
18. Kuhn E (1979) Muskeldystrophie: Duchenne- und Becker-Kiener-Typ. 104:1817
19. Kuhn E (1982) A propos progressive Muskeldystrophie. Dtsch Med Wochenschr 107:709
20. Lewandowski KB (1981) Rhabdomyolysis, Myoglobinuria and hyperpyrexia caused by suxamethonium in a child with increased serum CK concentrations. Br J Anaesth 53:981
21. Linter SPK (1982) Suxamethonium associated hypertonicity and cardiac arrest in unsuspected pseudohypertrophic muscular dystrophie. Br J Anaesth 54:1331
22. Mackall LL (1982) Anesthetic complications in patients with DMD. Anesth Rev 9/3:31
23. McClelland RMA (1960) The myasthenic state and the myotonic syndrome. Br J Anaesth 32:81
24. McKishnie JD et al (1983) Anaesthesia-induced rhabdomyolysis. A case report. Can Anaesth Soc J 30/3:295
25. Miller ED et al (1978) Anesthesia-induced rhabdomyolysis in a patient with DMD. Anesthesiology 48/2:146
26. Nagy B, Samaha FJ (1986) Membrane defects in DMD. Ann Neurol 20:50
27. Oka S et al (1982) Malignant hyperthermia and DMD: A case report. Can Anaesth Soc J 29/6:627
28. Perloff JK (1967) The distinctive ECG of Duchenne's progressive muscular dystrophy. Am J Med 42:179
29. Read CS, Galasko B (1986) Delay in diagnosing DMD in orthopaedic clinics. J Bone Joint Surg 68/3:481
30. Richards WC (1972) Anaesthesia and serum CPK levels in patients with DMD. Anaesth Intensive Care 1:150
31. Rosenberg H et al (1983) DMD and malignant hyperthermia: Another warning. Anesthesiology 59:362
32. Rosewarne FA (1986) Anaesthesia, atracurium and DMD. Can Anaesth Soc J 33/2:250
33. Scheid W (1983) Lehrbuch Neurologie. Thieme, Stuttgart, S 1023
34. Schulte, Spranger (1985) Lehrbuch Kinderheilkunde. Fischer, Stuttgart New York, S 888
35. Schwaiger M et al (1961) Die nichtmechanischen postoperativen Darmunwegsamkeiten. Dtsch Med Wochenschr 86:579
36. Seay AR et al (1978) Cardiac arrest during induction of anaesthesia in DMD. J Pediatr 93/1:88
37. Sethna NF, Rockoff MA (1986) Cardiac arrest following inhalation induction of anaesthesia in a child with DMD. Can Anaesth Soc J 33/6:799
38. Sethna NF et al (1986) Anesthesia related complications in children with DMD. Neurology [Suppl 1]/36:152
39. Slucka C (1968) The ECG in Duchenne progressive muscular dystrophy. Circulation 38:933
40. Smith CL, Bush GA (1985) Anaesthesia and progressive muscular dystrophy. Br J Anaesth 57:1113

41. Smith PEM, Dalverley PMA et al (1987) Practical problems in the respiratory care of patients with muscular dystrophy. N Engl J Med 316/19:1197
42. Tammisto T, Airaksinen M (1966) Increase of CK-activity in serum as a sign of muscular injury caused by intermittendly administered sucamethonium during halothane anaesthesia. Br J Anaesth 38:510
43. Wang J, Stanley TH (1986) Duchenne muscular dystrophy and malignant hyperthermia – two case reports. Can Anaesth Soc J 33/4:492
44. Watters G et al (1977) Post-anaesthetic augmentation of muscle damage as a presenting sign in three patients with DMD. Can J Neurol Sci p 228
45. Wise RP (1963) Muscle disorders and the relaxants. Br J Anaesth 35:558
46. Wislicki L (1962) Anaesthesia and postoperative complications in progressive muscular dystrophy. Anaesthesia 17/4:482
47. Yamashita M et al (1976) General anaesthesia for a patient with progressive muscular dystrophy. Anaesthesist 25:76
48. Zatz M et al (1986) Treatment of DMD with growth hormon inhibitors. Am J Med Genet 24:549

Muskelerkrankungen im Kindesalter: Pathogenese und anästhesiologisches Procedere

P. Heine

Zu den angeborenen Muskelerkrankungen des Kindesalters gehört neben den Muskeldystrophien eine Reihe anderer mehr oder minder gut definierter Erkrankungen. Die Abgrenzung der einzelnen Gruppen ist, entsprechend der nicht in jedem Fall geklärten Pathogenese und dadurch abhängig vom Schwerpunkt des jeweiligen Autors, fließend. Akzeptable Aufstellungen geben z. B. Miller u. Lee (1981) und Ellis (1980, 1981):

Myotonien:
- Myotonia dystrophica,
- Myotonia congenita,
- Paramyotonia congenita.

Familiäre paroxysmale Lähmung:
- hypokaliämischer Typ,
- hyperkaliämischer Typ,
- normokaliämischer Typ.

Speicherkrankheiten:
- Glykogen,
- Lipide.

Angeborene Myopathien:
- kongenitale Myopathie,
- Myopathien infolge von Defekten sarkoplasmatischer Strukturen:
    Nemalin-Myopathie,
    Mitochondropathien,
    „Central-core"-Krankheit;
- Rhabdomyolysis,
- maligne Hyperthermie.

Das Anästhesierisiko ist für diese Patientengruppen bedingt durch die Erkrankung selbst sowie auch durch die sekundären Veränderungen deutlich erhöht. Obwohl die Inzidenz gering ist, stellen sie nichts destoweniger den Anästhesisten bezüglich der Wahl der Anästhesiemittel und des perioperativen Monitorings vor einige Probleme. Nur auf die Erkrankungen, bei denen anästhesiologische Erfahrungen vorliegen, soll hier eingegangen werden.

Myotonien

Dystrophia myotonica (D.m.)

Bei der D.m., bekannt als Steinert- oder Batten-Curshmann-Erkrankung, ist die Abgrenzung zu den Muskeldystrophien fließend, wobei bei diesen aber keine myotone Reaktionen auftreten. Die Häufigkeit wird mit 1:20000 angegeben.

Bei Neugeborenen (50%) sowie bei allen Frühgeborenen fällt neben der Muskelhypotonie eine ausgeprägte Atemschwäche bzw. leichte Ermüdbarkeit der Atemmuskulatur auf. Diese Symptomatik kann Tage bis Wochen anhalten und ggf. längere Respiratorunterstützung erforderlich machen.

Die Diagnose einer bereits frühkindlich manifesten D.m. ist aber nur möglich, wenn entweder bei einem Elternteil, häufig der Mutter, diese Erkrankung vorliegt (Bray u. Inkster 1984), oder wenn gleichzeitig noch andere Symptome, z.B. Klumpfüße (ca. 50%), vorkommen (Harper 1975).

Typisch kommt es ab ca. dem 10. Lebensjahr bei kühler Umgebungstemperatur zu myotonen Reaktionen; diese können auch direkt durch mechanische Stimulation ausgelöst werden. Die Kontrakturen, die ohne weitere Stimulalation bestehen bleiben – im EMG findet sich eine Nullinie (Gasser 1930) –, hören spontan wieder auf. Pathognomonisch ist die Kombination von präsenilem Katarakt, „Facies myopathica" infolge Gesichtsmuskelatrophie mit Ptosis, „Schwanenhals" infolge Atrophie besonders des M. sternocleidomastoideus und frontaler Glatze sowie Inferilität. Auch emotionale und intellektuelle Retardierung kommen vor.

Im Rahmen der langsam progredienten Muskelatrophie kommt es durch die zunehmende Schwäche der Atemmuskulatur zur respiratorischen Insuffizienz. Erschwerend kommt der Befall der pharyngealen Muskulatur mit der Gefahr der Regurgitation und Aspiration von Mageninhalt hinzu. Sekundär auftretende Skoliosen beeinflussen ebenfalls die pulmonale Situation. Das Auftreten von Bronchopneumonien ist häufig, der Verlauf bei diesen Patienten langwierig und meist schwerwiegend. Erst im frühen Erwachsenenalter treten kardiale Komplikationen in den Vordergrund. Typisch ist eine zunehmende Verlängerung des PR-Intervalls. Andere Rhythmusstörungen wie Vorhofflattern, Kammerbrady- oder -tachykardien werden beschrieben.

Die im EMG spontan auftretende und spontan wieder aufhörende hochfrequente Entladungen sind zwar typisch, aber nicht spezifisch für Myotonien.

Myotonia congenita (M.c.)

Bereits im frühen Kindesalter tritt die M.c. in Erscheinung. Bei dieser Erkrankung unterscheidet man 2 Formen: Die dominante Form, die erstmals 1876 von Dr. Thomsen an sich und anderen Familienmitgliedern festgestellt wurde (Häufigkeit ca. 1:200000). Die zweite rezessive Variante wurde erst Ende der 40er Jahre erkannt. Sie kommt erheblich häufiger vor und ist in ihrer klinischen Manifestation schwerwiegender.

Klinische Symptome können ab der Geburt festgestellt werden mit der Tendenz einer allmählichen Ausbreitung auf alle muskulären Partien. Säuglinge fallen durch wie erstickt klingendes Schreien auf. Auch beim Füttern gibt es erhebliche Probleme. Typischerweise sind die Symptome der Muskelsteifigkeit besonders deutlich bei Kälteexposition oder in Ruhe, bei Bewegung gehen die Symptome zurück („warm-up-Phänomen"); abrupte Muskelanspannungen können allerdings eine sog. „Intentionsmyotonie" auslösen.

Pathogenetisch liegt bei der M.c. eine starke Muskelentwicklung vor, was histologisch mit einer starken Variabilität der Muskelfaserdurchmesser und teilweise erheblicher Hypertrophie der einzelnen Muskelfasern korreliert. Sekundär treten bei den Kindern Skelettanomalien auf, die orthopädische Korrekturen erforderlich machen.

Paramyotonia congenita (P.c.)

Die P.c. ist charakterisiert durch eine der myotonen Reaktion folgende ausgeprägte Parese, ausgelöst typischerweise nur durch Kälteexposition. Diese seltene Form tritt daher in der Kindheit vorwiegend im Bereich von Gesicht und Nakken wie auch der Extremitäten in Erscheinung. Charakteristisch ist die Beobachtung, daß es nach dem Lutschen von Eis vorübergehend zu einer Dysphagie kommt. Die Muskelschwäche kann bis zu mehreren Tagen bestehen.

Der Anästhesist hat bei den Myotonien eine Reihe von Vorsichtsmaßnahmen zu beachten, wobei die meisten Erfahrungsberichte sich aber auf die D.m. beziehen:

1) Inital können sich bereits bei der Narkoseeinleitung Schwierigkeiten ergeben. Infolge Masseter-Spasmus kann eine gesicherte Beatmung, erst recht eine Intubation problematisch werden. Auch nach erfolgreicher Intubation kann ein myotoner Spasmus der Atemmuskulatur die Beatmung erschweren (Duncan 1987).
2) Depolarisierende Muskelrelaxantien sollen nicht verwendet werden, da die Reaktion nicht vorhersehbar ist. Im EMG wird ein dualer Effekt nach Succinylcholin beobachtet (Abb. 1):
Neben der Abnahme der Kontraktionskraft nach elektrischer Stimulation entwickelt sich gleichzeitig eine dosisabhängige Kontraktur, was sich als Anhebung der Basislinie darstellt. Die Kontraktur besteht so lange, wie die Succinylwirkung anhält (Rosenberg 1984/85). Die durch Succinyl ausgelöste Hyperkaliämie ist bei der oft gleichzeitig bestehenden Kardiomyopathie unerwünscht (Ellis 1974).
Auf nichtdepolarisierende Muskelrelaxanzien reagieren Myotoniepatienten unauffällig. Wegen der erfahrungsgemäß längeren Wirkungsdauer sollen dies Pharmaka aber unter Überwachung der neuromuskulären Funktion in reduzierter Dosierung gegeben werden (Azar 1987). Eine Antagonisierung mit Cholinesterasehemmern wird wegen der Gefahr einer cholinergen Überreaktion als Kontraindikation angesehen (Buzello und Kiss 1981).

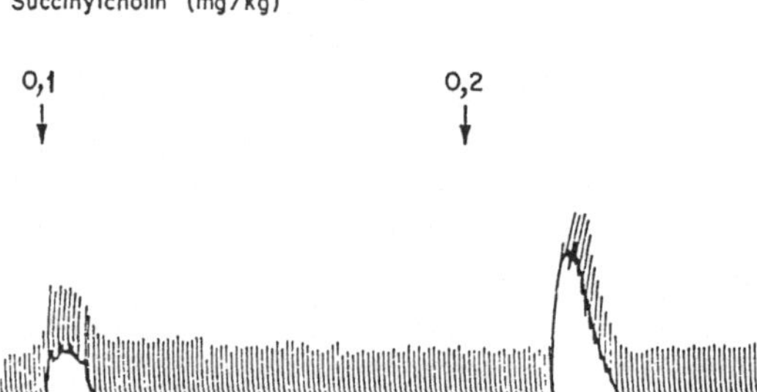

Abb. 1. Mechanogramm bei einem Patienten mit Dystrophia myotonica: dosisabhängige Abnahme der Einzelreizantwort und gleichzeitiges Auftreten einer Kontraktur (= Anhebung der Basislinie) nach niedrigen Succinyldosen (Zeitmarkierung 1 min). (Nach Mitchell et al. 1978)

3) Bei der D.m. können intraoperativ Manipulationen des Operateurs zu unvorhergesehenen Kontrakturen führen, eine Situation, die der Anästhesist weder durch nichtdepolarisierende Muskelrelaxantien noch durch Spinalanästhesie verhindern kann, da die Störung jenseits von Nerv und neuromukulären Synapse an der Muskelmembran vorliegt (Ellis 1980). Pharmaka, die die Muskelmembran direkt beeinflussen wie Lokalanästhetika, Chinindin, Phenytoin, volatile Anästhetika oder Steroide, können die myotone Reaktion reduzieren, aber nicht vollständig verhindern. Einzig lokale Procainamidinfiltration der Muskulatur im Operationsbereich könnte notfalls die Myotonie unterbrechen.

4) Auf zentral atemdämpfenden Pharmaka wie Opiate oder Diazepam reagieren diese Patienten ausgesprochen stark, was bei der Prämedikation oder postoperativen Analgesie zu beachten ist. Nach Einleitung mit Fentanyl und Etomidate wird die Aufrechterhaltung der Narkose mit Halothan empfohlen (Punt-van Manen et al. 1984). Als geeignete Muskelrelaxanzien werden die beiden nur kurz wirkenden Vecuronium und Atracurium (Stirt et al. 1985) angesehen. Als Alternanative wird auch bei kleinen Kindern die Regionalanästhesie beschrieben (Alexander et al. 1981).

5) Kälte ist ein weiterer Trigger für eine myotonen Reaktion. Durch geeignete Maßnahmen wie Abdeckung mit Folien, Wärmematte auf dem Op-Tisch und Wärmedecke im Bett, ggf. OP-Raumaufheizung, muß dafür Sorge getragen werden, daß die Körpertemperatur nur in engen Grenzen schwankt. Das postoperative Zittern ist ebenfalls zu vermeiden. Die Temperatur muß überwacht werden, besonders auch wegen der möglichen engen Beziehung zwischen Myotonien und maligner Hyperthermie (Fletcher et al. 1982).

Familiäre paroxysmale Lähmung (Paralyse)

Episodenhaft auftretende Muskelschwäche mit ausgeprägten Änderungen der Kaliumserumspiegel finden sich bei der Gruppe der familiären paroxysmalen Lähmungen (FpL). Entsprechend den jeweils gefundenen K^+-Serumwerten unterscheidet man eine hypo- und eine hyperkaliämische Variante. Es wird aber auch ein normokaliämischer Typ dieser Erkrankung erwähnt.

Hypokaliämische familiäre paroxysmale Lähmung

Die hypokaliämische Form tritt ab dem 10. Lebensjahr auf, bei Jungen wesentlich häufiger und im Verlauf auch schwerer, während die Erkrankung bei Mädchen sogar wieder völlig verschwinden kann (Häufigkeit 1:125000).

Bei Attacken werden K^+-Werte von <3 mmol/l gemessen (Tabelle 1). Warum diese Patienten aber auf diesen Kaliumabfall eine derart starke Reaktion, verglichen mit Normalpersonen, aufweisen, ist nicht endgültig geklärt.

Die Atem- und kraniale Muskulatur ist zunächst von der bis zu 2 Tagen anhaltenden schlaffen Parese weniger betroffen. Nur bei sehr schweren Verläufen kann es zu deutlichen respiratorischen Störungen und Aspirationspneumonien kommen. Im EKG finden sich QRS- und T-Wellenveränderungen, Sinusarrhythmien und Bradykardie sind keine seltene Erscheinung. Im EMG zeigt sich eine deutliche Verlängerung der Aktionspotentiale, die bei schweren Anfällen bis zur elektrischen Reaktionslosigkeit führen können.

Solche Attacken treten typischerweis nachts oder nach starker körperlicher Anstrengung auf, auch nach kohlenhydratreichen Mahlzeiten, Streßsituationen, schweren Infektionen und nach einem Trauma. Zahlreiche Pharmaka, die in die K^+-Homöostase eingreifen, sind als Auslöser bekannt: Insulin, besonders in

Tabelle 1. Familiäre paroxysmale Lähmung. (Nach Cutler 1980)

Typ	Auslöser	Serum-K^+ mmol	Weitere Symptome
Hypokaliämisch	Nachts, kohlenhydratreiche Mahlzeiten, Anstrengung, Insulin, etc.	<3	EKG-Veränderung, Rhythmusstörung, sensibel gegen nichtdepol. MR
Hyperkaliämisch	Morgens, Kälte, Streß, K^+-Gabe	$>5{,}5$	Sensibel gegen Succinylcholin, EKG-Veränderung
Normokaliämisch	Morgens, Anstrengung, Alkohol, Streß	3–5	Muskelschwäche (bis 14 Tage)

Kombination mit Glukose, Adrenalin, Schilddrüsenhormone, ACTH, Gluko- und Mineralokortikoide mit Ausnahme des Aldosterons.

Neben einem aktuellen präoperativen Elektrolytstatus sind auch perioperativ die K^+- und Na^+-Spiegel kurzfristig zu kontrollieren; häufig läßt sich ein normaler Spiegel nur mittels K^+-Substitution aufrechterhalten. Die Glukose- und Na^+-Zufuhr ist sehr restriktiv zu handhaben. EKG- und Temperaturmonitoring sind hier ebenso wie die Überwachung der neuromuskulären Funktion obligat.

Nach depolarisierenden und nichtdepolarisierenden Muskelrelaxanzien wird neben normalem Verhalten auch anhaltende Muskelschwäche beobachtet (zit. bei Ellis 1981), weshalb auf diese Pharmaka möglichst zu verzichten ist. Postoperativ sind die Patienten auch bei unauffälligem Narkoseverlauf längere Zeit zu überwachen.

Hyperkaliämische familiäre paroxysmale Lähmung

Bei der hyperkaliämischen Variante, 1957 zum ersten Mal beschrieben, halten die Attacken nur 1–2 h an. Sie treten tagsüber, nach Kälteexposition, schwerer körperlicher Anstrengung oder langer Nahrungskarenz auf. Der Krankheitsbeginn fällt ebenfalls ins erste Lebensjahrzehnt. Betroffen ist zunächst die distale Extremitätenmuskulatur; später führen schwere Anfälle zur Beeinträchtigung des Schluckaktes, auch Sehstörungen werden berichtet; die Atemmuskulatur ist immer ausgenommen. Bei manchen Patienten findet sich neben der schlaffen Lähmung auch eine myotone Reaktion. Die Serumkaliumspiegel steigen deutlich über 5,5 mmol/l an. Im EKG sieht man eine hohe T-Welle, die häufig vor der Muskelreaktion in Erscheinung tritt. Das EMG weist hochfrequente, z.T. fibrillationsartige Potentiale auf, was auf eine Hypersensibilität der Muskelmembran auf Acetylcholin oder mechanische Reizung zurückgeführt wird. Am Op.-Tag sollen frühzeitig kaliumfreie, glukose- und natriumreiche Infusionen verabreicht werden. Depolarisierende Muskelrelanzien sind kontraindiziert, anderen Muskelrelaxanzien sollen, wenn überhaupt, dosisreduziert gegeben werden. Auf Cholinesteraseinhibitoren ist wegen der Auslösung einer myotonen Reaktion zu verzichten. Auch bei dieser Form sind perioperativ K^+-, Temperatur- und EKG-Überwachung obligat.

Normokaliämische familiäre paroxysmale Lähmung

Die seltene normokaliämische Form ist durch eine Tage bis Wochen anhaltende Symptomatik gekennzeichnet. Das Auftreten wird häufig wie bei dem hyperkaliämischen Typ frühmorgens, nach Anstrengung, Kälte, Streß oder Alkoholexzeß beobachtet. Die kardiale Beteiligung mit Rhythmusstörungen ist häufig und schwerwiegend. das anästhesiologische Vorgehen entspricht dem bei der hypokaliämischen Variante.

Speicherkrankheiten

Eine weitere Gruppe angeborene Erkrankungen mit muskulären Beteiligung beruht auf biochemischen Störungen im Bereich des intrazellulären Stoffwechsels.

Glykogenspeicherkrankheiten

Glykogen, als Glukosereserve hauptsächlich in Leber, Skelett- und Herzmuskulatur gespeichert, wird mit Hilfe verschiedener Enzyme aus Glukose auf- und wieder zu Glukose abgebaut (Abb. 2). Bei dem Mangel eines der Enzyme resultiert daraus eine z.T. exzessive Speicherung von Glykogen, das 5–12% des totalen Muskelgewichts ausmachen kann.

Gemeinsame Symptome sind, biochemisch verständlich, eine Muskelhypotonie, leichte Erschöpfbarkeit bei Anstrengung infolge von Mangel an freier Glukose und sekundär auch eine Hypoglykämie. Körperliche Anstrengungen sind häufig mit dem Auftreten von Schmerzen verbunden; infolge Zerstörung der geschädigten Muskelfasern wird eine Myoglobinurie beobachtet. Histologisch imponiert eine Verdrängung der Myofibrillen nach peripher durch das zentral gespeicherte Glykogen; es resultiert eine mehr oder weniger komplette Veränderung der betroffenen Muskelfasern mit nachfolgender Degeneration.

Die Klassifikation der verschiedenen Formen wurde von Cori vorgeschlagen (Tabelle 2). Es sollen nur die Varianten erwähnt werden, die die Skelett- und Herzmukulatur betreffen:

Der Typ II ist zusätzlich gekennzeichnet durch eine ausgeprägte Kardiomegalie bereits des Neugeborenen. Schluckstörungen, Atemschwierigkeiten wegen stark vergrößerter Zunge und Schwäche der Atemmukulatur sowie Herzversagen führen im ersten Lebensjahr zum Tode.

Beim Typ III fallen neben der Muskelschwäche die frühkindliche Entwicklungsstörung, eine Hepatomegalie und ausgeprägte Hypoglykämien auf.

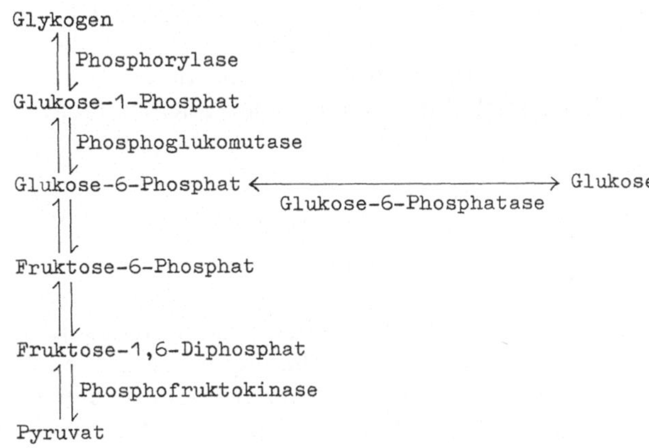

Abb. 2. Glykogenstoffwechsel. (Nach Ellis 1980)

Tabelle 2. Klassifikation der Glykogenspeicherkrankheiten nach Cori. (Zit. bei Ellis 1981)

Typ	Enzymdefekt	Organ
I	Glukose-6-phosphatase	Leber
II	α-1,4-Glukosidase	Muskel, Herz
III	Amylo-1,6-glukosidase	Leber, Muskel, Herz
IV	Amylo-1,4-1,6-glukosidase	Leber, Muskel, Herz
V	Muskelphosphorylase	Muskel
VI	Leberphosphorylase	Leber, Granulozyten
VII	Phosphoglukomutase	Muskel
VIII	Phosphofruktokinase	Muskel, Erythrozyten

Zirrhose oder Leberversagen steht beim Typ IV zwar im Vordergrund; aber Glykogenanreicherung im Diaphragma und anderen Muskelbereichen führen zu einer ausgeprägten Schwäche und Muskelatrophie.

Auffallend bereits im Kindesalter sind bei der von McArdle 1951 beschriebenen Variante V einerseits die Bewegungsarmut, zum anderen häufiges Auftreten von Muskelkrämpfen während körperlicher Anstrengung, gefolgt von erheblicher Schwäche. Weitere Bewegung führt häufig zu schmerzhaften Kontrakturen, wobei die Blutversorgung der betroffenen Bereiche reduziert und die metabolische Störung verstärkt wird. Neben erheblich erniedrigter Muskelphosphorylaseaktivität sichert der Abfall der venösen Laktat- und Pyruvatspiegel bei körperlicher Anstrengung die Diagnose.

Charakteristisch nimmt im EMG die Muskelrelaxation nach peripherer Nervenstimulation sehr rasch ab. Trotz bestehender Kontraktur läßt sich schließlich keine elektrische Aktivität mehr ableiten (Dyken et al. 1967). Myoglobinurie infolge Zerstörung schwer befallender Muskelfasern ist bei einem Teil der Patienten beschrieben.

Am Op.-Tag sind der eingeschränkte Hypoglykämie- und Ischämietoleranz durch frühzeitige, ausreichende Glukose- und Fruktosezufuhr und Oxygenierung Rechnung zu tragen. Das Anlegen einer Blutleere ist kontraindiziert, die Ischämie würde die Muskelatrophie verstärken. Die eingeschränkte muskuläre Belastbarkeit macht eine sorgfältige perioperative Überwachung der Atmung erforderlich. Begleitende kardiale und hepatische Funktionseinschränkungen sind bei der Wahl der Anästhesiemitel zu berücksichtigen. Perioperativer Wärmeverlust wie auch postoperatives Kältezittern sind zu vermeiden. Die Applikation von Succinylcholin ist bei diesem Patienten nicht indiziert.

Lipidspeicherkrankheiten

Bei eineren weiteren Krankheitsgruppe findet sich infolge Lipidstoffwechselstörungen eine exzessive Speicherung von Lipiden in der Skelettmuskulatur.

Ein myopathischer Carnitinmangel führt zu einer Abnahme der Fettsäureoxydation in der Muskulatur, es kommt zur Anreicherung von Lipiden im Zytoplasma. Klinisch resultiert daraus frühzeitig eine zunehmende Muskelschwäche, oft auch eine Kardiomyopathie.

Andere Formen, bei denen ein systemischer Mangel von Carnitin vorliegt, u. a. als Koenzym von Transferasen erforderlich um Transport von Fettsäuren in die Mitochondrien, imponiert durch das Auftreten von episodenartigen Stoffwechselentgleisungen mit Enzephalo- und Hepatopathie, Myalgien, Myoglobinurie sowie CPK-Anstieg nach stärkerer körperlicher Betätigung, Infektion oder langem Fasten (Schmidt-Sommerfeld u. Penn 1986). Die Muskelschwäche ist dagegen nicht so ausgeprägt. Als Folge der Störung sind Cholesterin-, Triglycerid- und FFA-Spiegel in Blut und Muskulatur erhöht.

Aufgrund anästhesiologischer Erfahrungen sind depolarisierende Relaxantien zu vermeiden und postoperativen Kältezitterns zu verhindern. Langes präoperatives Fasten muß durch frühzeitige Glukoseinfusion umgangen werden (Duncan 1987), da dieses Substrat die wesentliche Energiequelle dieser Patienten darstellt (Beilin et al. 1986).

Angeborene Myopathien

Sarkoplasmatische Myopathien: Mitochondropathien

Bei einer Reihe von Erkrankungen, gekennzeichnet durch generalisierte schwere Störungen des Energiestoffwechsels in den Mitochondrien, ist auch die Muskulatur mit betroffen. Die verschiedene Formen werden häufig in der Kindheit manifest.

Bei dem durch Luft et al. 1962 beschriebene Typ gehen die Vermehrung der auch morphologisch veränderten Mitochondrien klinisch mit den Zeichen eines Hypermetabolismus einher; entsprechend dem gesteigerten O_2-Verbrauch sind das Atemminutenvolumen und andere respiratorische Parameter ebenso wie der „cardiac output" erhöht. Bei den anderen Formen gehen die mitochondraler Veränderungen nicht mit einem erhöhten O_2-Verbrauch einher, biochemisch lassen sich aber an den verschiedensten Stellen des intrazellulären Stoffwechsels Störungen durch Fehlen z. B. bestimmter Enzyme nachweisen (DiMauro et al. 1985).

Motorische, körperliche und geistige Entwicklungsstörungen, ophthalmologische Auffälligkeiten, Skelettveränderungen, rezidivierende, schwere Infektverläufe mit Verschlechterung der motorischen Situation sowie multiple gravierende neurologische und internistische Symptome sind Ausdruck der generalisierten biochemischen Störungen dieser Mitochondropathien.

Der Anästhesist hat nicht nur bei Patienten mit Zeichen eines Hypermetabolismus auf eine gute perioperative Oxygenierung und ausgeglichenen Säure-Basen-Haushalt zu achten, was durch fortlaufende Blutgasanalysen zu kontrollieren ist. Zumindest bei größeren Eingriffen ist wegen oft vorliegender Kardiomyopathie ein erweitertes kardiozirkulatorisches Monitoring unumgänglich. Auch eine Temperaturüberwachung ist immer angezeigt. Bei kurzdauernden Eingriffen werden Halothannarkosen bei O_2/N_2-0-Gemisch 1:1 gut toleriert (eigene Beobachtung).

„*Central-core"-Krankheit*

Bei der sog. „Central-core"-Krankheit sichert das histologische Bild die Diagnose. Hier finden sich veränderte Myofibrillen in Paketen zusammengefaßt in fast allen Muskelfasern. In diesen Gebiete fehlen sarkoplasmatisches Retikulum und Mitochondrien, was biochemisch mit dem Fehlen der Phosphorylase korreliert. Die generalisierte Muskelschwäche führt zu einer verzögerten motorischen Entwicklung und auch hier zu sekundären Skelettveränderungen.

Da diese Form häufig nur mäßige Muskelschwäche aufweist, werden bei einer Anästhesie Muskelrelaxanzien erforderlich sein, allerdings sollen sie unter Kontrolle eines peripheren Nervenstimulators schrittweise appliziert werden. Die Patienten sind postoperativ wegen möglicher Einschränkung der Motilität von Diaphragma oder Thoraxmuskulatur längere Zeit zu überwachen. Auch Aspiration wird wegen Schluckbeschwerden gelegentlich beobachtet. Schwere Verläufe mit therapieresistenten Herzversagen, wie von Koch et al. (1985) beschrieben, sind selten.

Rhabdomyolysis

Unter dem Begriff Rhabdomyolysis wird eine Reihe von Symptomen verschiedener Ätiologien zusammengefaßt. Es treten Myoglobinurie, Muskelschmerzen und -schwäche auf. Durch Zellmembranveränderungen bedingte massive Muskelzellnekrosen imponieren histochemisch in einer exzessiven Freisetzung von intrazellulären Enzymen, Proteinen und Elektrolyten. Als Therapie besteht nur die Möglichkeit, die verschiedenen Komplikationen wie Nieren- oder Ateminsuffizienz sowie Herzstillstand zu verhindern. Ob diese Störung als eigenständige Muskelerkrankung angesehen werden kann, erscheint aufgrund der verschiedenartigen Ätiologien eher unwahrscheinlich (vgl. Übersicht nach Duncan 1987):

Enzymmangelkrankheiten:
- Muskelphosphorylase,
- Phosphofruktokinase,
- Carnitinpalmityltransferase.

Metabolische Störungen:
- familiäre paroxysmale Lähmung (hypokaliämische Variante),
- maligne Hyperthermie.

Zelluläre Stoffwechseltoxine:
- Alkohol,
- Heroin,
- Amphotericin B.

Mangel von Substrat oder Sauerstoff:
- ischämische Kompression,
- Crushsyndrom,

– exzessive Muskeltätigkeit,
– Hitzestreß.

Succinylcholin.
Muskelerkrankungen:
– Dermatomyositis,
– progressive Muskeldystrophien.

Maligne Hyperthermie (MH)

Auf diese schwerwiegendste Muskelerkrankung, die MH, soll nur kurz eingegangen werden, denn die Literatur über dieses vor 27 Jahren von Denborough und Lovell zum ersten Mal als Krankheitsbild beschriebene Geschehen ist inzwischen sehr umfangreich.

3 Gruppen der MH werden heute unterschieden (Ellis u. Jantzen 1986):

1) die „Klassische" MH mit foudroyantem Verlauf;
2) die häufigere Abortivform mit nur einzelnen Symptomen;
3) Episoden, die erst retrospektiv als MH gedeutet wurden.

Die MH wird u. a. durch eine Reihe von Pharmaka ausgelöst, von denen auch ein Teil in der Anästhesie Verwendung findet. Zusammengefaßt handelt es sich bei der Reaktion um die Folgen einer abnorm erhöhten Ca^{2+}-Konzentration im Myoplasma durch Freisetzung aus und wohl auch gestörten Aufnahme in die verschiedenen intrazellulären Organellen.

Bei den nachfolgend aufgeführten Symptomen muß der Verdacht auf das Vorliegen einer MH geäußert werden:

– abnorme Steigerung von Atemfrequenz und AMV bei spontaner Atmung, Anstieg des p_eCO_2 bei beatmeten Patienten;
– Tachykardie, Arrhythmie;
– Hypoxie, Zyanose, respiratorische-metabolische Azidose;
– Rigidität der Muskulatur nach Succinylcholin;
– Anstieg der Temperatur (oft Spätsymptom!);
– instabiler Kreislauf;
– Myoglobinämie und -urie;
– Anstieg der Muskelenzyme (CPK, GPT, GOT);
– Verbrauchskoagulopathie.

Prädestiniert für das Auftreten sind einmal Patienten mit Muskelerkrankungen, z. B. muskuläre Dystrophie, Myotonia congenita oder „Central-core"-Krankheit; der anderer, größerer Teil ist aber bis zu diesem Ereignis völlig unauffällig. Die Häufigkeit von 1:14000 bei Kindern, ca. 5 mal höher als bei Erwachsenen, mit Bevorzugung des männlichen Geschlechts (66%) in jüngerem Alter (50%) wird heute als zu niedrig angesehen (Mauritz et al. 1986).

Neben schnellstmöglicher Operationsbeendigung, Ausschaltung aller bekannten Triggersubstanten und sofortige symptomatischer Behandlung der verschiedensten Komplikationen gelten als Erstmaßnahmen die Erhöhung des Atemminutenvolumens auf das 4fache ($F_IO_2 = 1,0$) sowie die sofortige i.v. Gabe von Dantrolen. Durch dieses peripher wirksamen Muskelrelaxans kann die Erkrankung offenbar kausal behandelt werden (Schulte-Sasse u. Eberlein 1986). Die initiale Schnellinfusion von 1 bis zu 3 mg/kg KG zeigt häufig schon deutlichen Effekt, ggf. kann bis 10 mg/kg KG/Tag und mehr appliziert werden.

Bei bekannter MH-Empfindlichkeit soll nach starker Prämedikation ca. 45 min präoperativ 2,5 Dantrolen mg/kg KG per infusionem verabreicht werden, bei längeren Operationen Wiederholung nach 6 h. Die präoperative orale Dantrolenprophylaxe wird heute nicht mehr empfohlen, da hiernach trotzdem das Auftreten einer MH beobachtet wurde (Jantzen 1986).

Als Anästhesiemittel können Barbiturate, Etomidate, Opiaten, Benzodiazepine, Lachgas und die Muskelrelaxantien Pancuronium, Vecuronium und Atracurium als relativ sicher eingesetzt werden (Schulte-Sasse u. Eberlein 1986). Auch die Regionalanästhesie mit Lokalanästhetika vom Estertyp gilt als weitgehend sicher, vorausgesetzt der Patient ist ausreichend stark sediert, um ein „humanstress"-Syndrom, das ebenfalls zu einer MH führen kann, zu verhindern. Intraoperativ soll neben der Temperatur die endexpiratorische CO_2-Konzentration überwacht werden, da dieser Parameter als Frühzeichen der beginnenden Stoffwechselentgleisung am schnellsten und einfachsten überwacht werden kann. Der Temperaturanstieg, immer wieder als „Leitsymptom" beschrieben, muß heute als Spätsymptom der bereits einige Zeit bestehenden Stoffwechselstörungen angesehen werden.

Literatur

Alexander C, Wolf S, Ghia JN (1981) Caudal anesthesia for early onset myotonic dystrophy. Anesthesiology 55:597–598

Azar I (1987) Muscle relaxants in patients with neuromuscular disorders. In: Azar I (ed) Muscle relaxants – Side effects and a rational approach to selection. (Clinical pharmacology, vol 7, Dekker, New York Basel) pp 57–93

Beilin B, Shulman D, Schiffman Y (1986) Anaesthesia in myopathy of carnitine deficiency (letter). Anaesthesia 1:92

Bray RJ, Inkster JS (1984) Anaesthesia in babies with congenital dystrophia congenita (case report). Anaesthesia 39:1007–1011

Buzello W, Kiss J (1981) Die Aufhebung der neuromuskulären Blockade bei Patienten mit abnormer Empfindlichkeit gegen Muskelrelaxanzien. In: Buzello W (Hrsg) Muskelrelaxanzien – Neuere Konzepte ihrer Pharmakologie und klinischen Anwendung. Thieme, Stuttgart New York, S 226–231

Cutler RWP (1980) Neurology. In: Rubinstein E, Federman DD (eds) Scientific American medicine, vol 11. Scientific American, New York, pp 1–11

DiMauro S, Bonilla E, Zeviani M, Nakagawa M, DeVibo DC (1985) Mitochondrial myopathies. Ann Neurol 17:521–538

Duncan PG (1987) Neuromuscular diseases. In: Katz J, Steward DJ (eds) Anesthesia and uncommon pediatric diseases. Saunders, Philadephia, pp 509–525

Dyken ML, Smith DM, Peake RL (1967) An electromyographic diagnostic screening test in McArdle's disease and a case report. Neurology (Minneapol) 17:45

Ellis FR (1974) Neuromuscular disease and anaesthesia. Br J Anaesth 46:603–612

Ellis FR (1980) Inherited muscle disease. Br J Anaesth 52:153–164

Ellis FR (1981) Muscle disease. In: Ellis FR (ed) Inherited disease and anaesthesia. Elsevier/ North-Holland Biomedical Press, Amsterdam, pp 315–336

Ellis FR, Jantzen JPHA (1986) Maligne Hyperthermie: Genetik und Familienberatung. In: Jantzen JPHA, Gottmann S (Hrsg) Maligne Hyperthermie – Rückblick, derzeitiger Stand, Entwicklungen. Thieme, Stuttgart New York, S 83–86

Fletcher R, Blennow G, Olsson AK, Ranklev E, Törnebrandt K (1982) Malignant hyperthermia in a myopathic child. Prolonged postoperative course requiring dantrolene. Acta Anaesthesiol Scand 26:435–438

Gasser HS (1930) Contractures of skeletal muscle. Physiol Rev 10:35–109

Harper PS (1975) Congential myotonic dystrophy in Britain (I). Arch Dis Child 50:505–513

Jantzen JAPH (1986) Geschichte der malignen Hyperthermie. In: Jantzen JAPH, Gottmann S (Hrsg) Maligne Hyperthermie – Rückblick, derzeitiger Stand, Entwicklungen. Thieme, Stuttgart New York, S 1–5

Koch BM, Bertorini TE, Eng GD, Boehm R (1985) Severe multicore disease associated with reaction to anesthesia. Arch Neurol 42:1204–1206

Luft R, Ikkos D, Palmieri G, Ernster L, Afzdius B (1962) A case of severe hypermetabolism of non-thyroid origin with a defect in maintenance of mitchondrial respiratory control: correlated clinical, biochemical and morphological study. J Clin Invest 41:1776–1804

Mauritz W, Sporn P, Steinbereithner K (1986) Zur Epidemiologie der malignen Hyperthermie. In: Jantzen JPAH, Gottmann S (Hrsg) Maligne Hyperthermie – Rückblick, derzeitiger Stand, Entwicklungen. Thieme, Stuttgart New York, S 77–82

Miller J, Lee C (1981) Muscles diseases. In: Katz J, Benumof J, Kadis LB (eds) Anesthesia and uncommon diseases – pathophysiological and clinical correlations. 2nd edn. Saunders, Philadelphia, pp 530–561

Mitchell MM, Ali HH, Savarese JJ (1978) Myotonia and neuromuscular blocking agents. Anesthesiology 49:44–48

Punt-van Manen JA, Müller H, Kalenda Z (1984) Anaesthesie bei Dystrophia Myotonica mit Hilfe des Kapnogramm. Anaesthesist 55:597–598

Rosenberg H (1984/85) Neuromuscular blockade in the patients with neuromuscular disorders. In: Katz RL (ed) Muscle relaxants – basic and clinical aspects. Grune & Stratton, Orlando, pp 157–169

Schmidt-Sommerfeld E, Penn D (1986) Carnitinmangel. Monatsschr Kinderheilkd 134:224–231

Schulte-Sasse U, Eberlein HJ (1986) Neue Erkenntnisse und Erfahrungen auf dem Gebiet der malignen Hyperthermie (Übersicht). Anaesthesist 35:1–9

Stirt JA, Stone DJ, Weinberg G, Willson DF, Sternick CS, Sussman MD (1985) Atracurium in a child with myotonic dystrophy. Anesth Analg 64:369–370

Narkose bei Kindern
mit erhöhtem intrakraniellen Druck

J. Schäffer, B. Panning und S. Piepenbrock

Bis zu 10% aller neurochirurgischen Patienten sind Kinder [3]. Diese kleinen Patienten sind meist schwer erkrankt, was fast immer zu häufigen und sehr langen Krankenhausaufenthalten führt, häufig vom Säuglingsalter an. Damit verbunden sind meist eine Viehlzahl von operativen Eingriffen. Das führt nicht nur zu einer großen Belastung der Kinder selbst, sondern auch der Eltern und des behandelnden Personals.

Fast alle neurochirurgischen Erkrankungen im Kindesalter gehen mit einer intrakraniellen Raumforderung und damit mit einem Anstieg des intrakraniellen Drucks einher. Nach der Pathophysiologie und einem kurzen Aufzählen der wichtigsten Krankheitsbilder soll im folgenden das Vorgehen bei Narkosen bei Kindern mit erhöhtem intrakraniellen Druck besprochen werden.

Pathophysiologie

Vereinfachend kann die das Gehirn umgebende Schädelkapsel als geschlossener Raum angesehen werden. In ihm befinden sich Hirngewebe, Blutgefäße und das Liquorsystem. Wenn die Möglichkeiten zur Kompensation einer Volumenzunahme, die sogenannten „Reserveräume", aufgebraucht sind, kommt es zu einem volumenabhängigen Anstieg des intrakraniellen Drucks (Abb. 1). Bei Säuglingen, deren Schädelnähte noch nicht verschlossen sind, kann es jedoch auch zu einer erheblichen intrakraniellen Volumenzunahme kommen, ohne daß es zu einem nennenswerten Anstieg des intrakraniellen Drucks kommt.

Bei geschlossenem Schädel sind beim Erwachsenen intrakraniellen Drücke bis zu 15 mm Hg als normal anzusehen. Bei Kindern liegen diese Normalwerte etwas niedriger. Ab 20 mm Hg sollte mit einer hirndrucksenkenden Therapie begonnen werden, wobei diese kritische Schwelle von der Ätiologie und dem zeitlichen Ablauf, der Art der intrakraniellen Schädigung, aber auch den extrakraniellen Erkrankungen abhängig ist [4].

Die häufigste Ursache für den Anstieg des intrakraniellen Drucks bei Kindern ist der Hydrozephalus. Nach Arancibia et al. liegt die Häufigkeit in den ersten 3 Lebensmonaten bei 3–4‰ [3]. Einer solche Zunahme des Kompartiments Liquor liegt eine gestörte Liquorzirkulation mit einem durchblutungs- oder entzündungsbedingten Verschluß des Aquädukts (Hydrocephalus occlusus) oder eine gestörte Liquorresorption (Hydrochephalus aresorptivus) zugrunde.

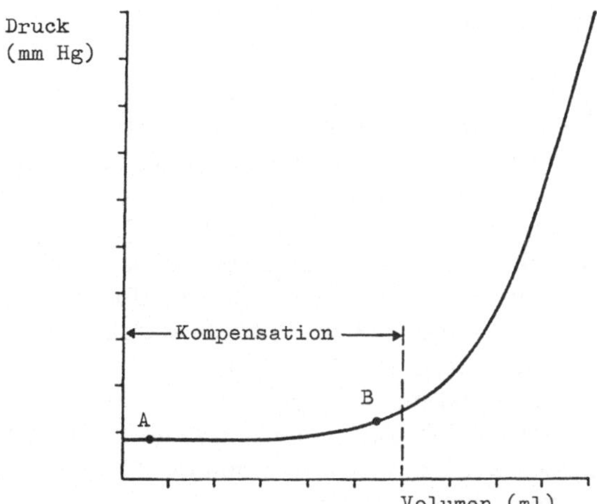

Abb. 1. Intrazerebrale Druckvolumenbeziehung. (Nach [4])

Intrakranielle Tumoren verursachen eine Zunahme des Hirngewebes. Sie sind nach der Leukämie die häufigsten Neoplasmen im Kindesalter und liegen bis zum Alter von 3 Jahren gleichhäufig supra- und infratentoriell. Erst im Adoleszentenalter verschiebt sich die Lokalisation zugunsten supratentorieller Tumoren. Auch das Hirnödem und der damit verbundene Anstieg des intrakraniellen Drucks beruht auf einer Zunahme des Kompartiments Hirngewebe. Hierbei muß jedoch von der bei Kindern häufigen, traumatisch bedingten intrakraniellen Volumenzunahme durch eine Vasodilatation unterschieden werden, die einen foudroyanten Verlauf haben kann.

Demgegenüber gehen intrakraniellen Blutungen vor allen Dingen bei Frühgeborenen, die häufig gleichzeitig ein kindliches Atemnotsyndrom haben, nur selten mit einem intrakraniellen Druckanstieg einher, da das Schädeldach bei diesen Patienten noch nicht fest verschlossen ist. Eine pathophysiologische Besonderheit bieten Kinder mit einer Kraniostenose, bei der der chronische Hirndruckanstieg aus dem physiologischen Wachstum des Gehirns resultiert, da dieses sich durch den pathologisch frühzeitigen Verschluß der Schädelnähte nicht ausdehnen kann.

Steigt der intrakranielle Druck über einen kritischen Wert an, so kommt es zur „Einklemmungssymptomatik" (Dekompensation). Durch die Massenverschiebung wird zunächst das Mittelhirn und der N. oculomotorius am Tentoriumschlitz, dann terminal die Medulla oblongata am Foramen ovale eingeklemmt, woraus die Weitstellung zunächst einer, dann beider Pupillen und die mechanischen Irritation des Atem- und des Kreislaufzentrums resultiert. Die Patienten werden bradykard und bekommen eine Bradypnose. Gleichzeitig kommt es zu einer zerebralen Minderperfusion, wenn der zerebrale Perfusionsdruck, der sich aus der Differenz des intrakraniellen und des mittleren arteriellen Drucks berechnet, einen kritischen Wert von 50 mmHg unterschreitet [7]. Als Kompensation kann nun eine Hypertonie auftreten (Cushing-Reflex). Der Anstieg des intrakraniellen Drucks bis auf Höhe des mittleren arteriellen Drucks bedeutet einen intrazerebralen Perfusionsstillstand und damit den Hirntod des Patienten.

Diagnostik

Erste Symptome des erhöhten intrakraniellen Drucks sind Kopfschmerzen, Übelkeit und Erbrechen. Damit verbunden sind häufig Antriebslosigkeit und Inappetenz. Erst im weiter fortgeschrittenen Stadium treten Bewußtseinsstörungen auf. Die Ursache dieser Symptome wird in der Regel durch die Computertomographie festgestellt, in der die Raumforderung durch die Erweiterung des Ventrikelsystems beim Hydrozephalus, durch Tumoren ein Ödem oder eine Blutung zu sehen sind. Die Röntgenaufnahme des Schädels hat nur bei der Diagnose des chronischen erhöhten intrakraniellen Drucks (Wolkenschädel, Sella) eine Bedeutung.

Die intrakranielle Druckerhöhung an sich muß mit invasiven Methoden festgestellt werden. Am genausten kann der Druck über eine Ventrikeldrainage gemessen werden, was jedoch mit der Gefahr einer Infektion verbunden ist. Diese ist wesentlich geringer, wenn extradural ein Druckmeßelement unter die Schädeldecke geschoben wird. Dazu werden elektromechanische Druckwandler (Gealtec-Sonde) oder fiberoptische Systeme (Ladd-Sonde) verwendet. Lediglich bei kleinen Kindern, bei denen die Fontanelle noch nicht verschloßen ist, kann der Druck mit einem elektromechanischen Druckwandler nicht invasis durch die Fontanelle gemessen werden.

Kinderneurochirurgische Eingriffe

Die Behandlung des Hydrozephalus mit ventrikuloperitonealen oder -atrialen Shunts steht bei den kinderneurochirurgischen Eingriffen an erster Stelle [16]. In der Häufigkeit stehen die Tumorchirurgie und die Resektion der Schädelnähte bei der Behandlung von Kraniostenosen erst danach. Sehr häufig wird der Anästhesist auch zu diagnostischen Eingriffen (Implantation von Ventrikelkathetern oder Druckmeßsonden zur Messung des intrakraniellen Drucks) oder aber zu neuroradiologischen Eingriffen (Angiographie, CT, Kernspintomographie) gerufen.

Wirkung der Anästhesie auf den intrakraniellen Druck

Für all diese Patienten besteht die Gefahr einer vitalen Gefährdung durch den Anstieg des intrakraniellen Drucks mit einer Einklemmungssymptomatik. Neben den allgemeinen kinderanästhesiologischen Regeln wird bei der Narkoseführung genauso vorgegangen wie bei Erwachsenen, um einen Anstieg des intrakraniellen Drucks zu vermeiden bzw. diesen zu senken. Neben der genauen Kenntnis der Pathophysiologie der zerebralen Perfusion gehört hier auch das Wissen um den Einfluß der verschiedenen Medikamente auf den intrakraniellen Druck (s. Tabelle 1). Ketamin [5, 9] und alle volatilen Anästhetika erhöhen den intrakraniellen Druck. Auch Isofluran kann ab einer inspiratorischen Konzentration von 1,0 Vol.-% zu einem Anstieg des intrakraniellen Drucks führen, wenn nicht

Tabelle 1. Wirkung von Medikamenten auf den intrakraniellen Druck (ICP) und den zerebralen Blutfluß (CBF). (Nach Pichlmayr et al. [15])

	ICP	CBF
Intravenöse Narkotika		
Barbiturate		
Thiopental	– –	– –
Methohexital	–	–
Etomidat	–	–
NLA		
DHB/Fentanyl	–	–
Ketamin	+ + +	+ +
Inhalationsnarkotika		
Lachgas	+	+
Halothan 0,8 Vol.-%	+ +	+ +
Enfluran 1,2 Vol.-%	+	+
Isofluran 1,0 Vol.-%	0	0
Muskelrelaxanzien	0	0

hyperventiliert wird [1]. Die volatilen Anästhetika sollten daher nur bei eröffneter Dura eingesetzt werden.

Aber auch eine Hyperkapnie [19] oder eine hypertone Kreislaufsituation kann zu einem Anstieg des ICP führen. Demgegenüber senken Barbiturate, Benzodiazepine, aber auch Etomidate den intrakraniellen Druck [15]. Den gleichen Effekt hat eine Hypokapnie [19] bzw. eine „tiefe Narkose".

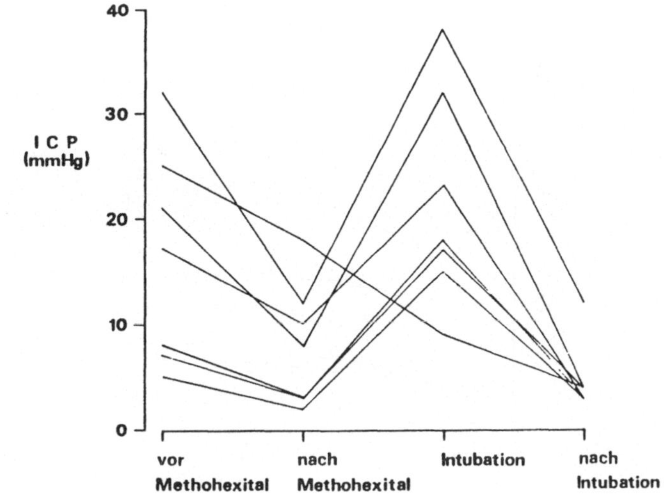

Abb. 2. Veränderung des intrakraniellen Drucks (ICP) nach Narkoseeinleitung mit 25 mg/kg KG Methohexital rektal und während der Intubation bei 7 Kindern

Einleitung der Narkose

Zur Narkoseeinleitung hat sich die rektale Applikation von Brevimytal bzw. Midazolam bewährt [10]. Auch wenn die rektale Einleitung normalerweise auf Kleinkinder beschränkt bleiben sollte [12], so kann sie u. E. bei neurochirurgischen Eingriffen auch bei Säuglingen durchgeführt werden, da die diese Eingriffe so lange dauern, daß ein Überhang nicht zu erwarten ist. Die rektale Applikation von Barbituraten kann zu einer mäßigen Hyperkapnie führen. Durch die einsetzende Sedierung und die direkte Wirkung der Barbiturate ist jedoch der Abfall des intrakraniellen Drucks zu erklären (s. Abb. 2).

Die Narkose wird nach Legen eines venösen Zugangs mit Fentanyl und einem Barbiturat vertieft. Nach Relaxierung mit Pancuronium bzw. Vecuronium werden die Patienten intubiert. Zur Intubation werden Spiraltuben ohne Blockung verwendet, um ein Abknicken des Tubus zu vermeiden [8]. Da der Kopf während der Operation in der Regel nicht zugänglich ist, bevorzugen wir die nasotracheale Intubation, um eine optimale Fixierung des Tubus zu garantieren.

Während der Intubation kann es zu einem erheblichen Anstieg des intrakraniellen Drucks kommen (Abb. 2). Dieses kann durch eine ausreichend tiefe Narkose und Relaxierung vermieden werden. So hatte das eine Kind, bei dem es nicht zu einem Anstieg kam, zur Vertiefung der Narkose 4 mg/kg KG Brevimytal bekommen.

Um einen guten Abfluß des venösen Blutes aus dem Gehirn zu erreichen und damit einen Anstieg des intrakraniellen Drucks zu verhindern, wird der Kopf leicht erhöht in Mittelstellung gelagert [14]. Allein die Seitenlagerung des Kopfes, wie sie z. B. zum Rasieren oder bei bestimmten Operationen notwendig ist, führt zum Anstieg des intrakraniellen Drucks (Abb. 3).

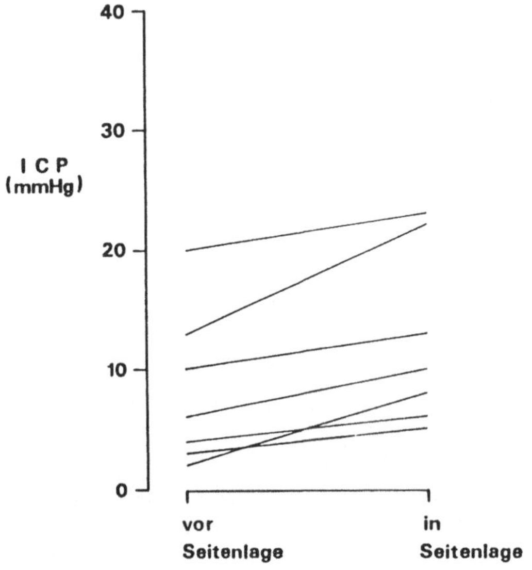

Abb. 3. Veränderung des intrakraniellen Drucks (ICP) durch die Lagerung des Kopfes bei 7 Kindern

Besonders zu beachten ist, daß Kinder mit erhöhtem intrakraniellen Druck ein erhöhtes Magensaftvolumen und einen erniedrigten Magensaft-pH haben können [13]. Werden die Kinder mit Cimetidin prämediziert, so läßt sich eventuell die Gefährdung durch eine Aspiration vermindern.

Fortführung der Narkose

Die Narkose wird in der Regel als Neuroleptanalgesie unter Relaxierung mit Pancuronium bzw. Vecuronium fortgeführt. Erst nach Eröffnen der Dura ist die Zusatz von volatilen Anästhetika zum Beatmungsgas gestattet. Dabei sollte Isofluran mit einer maximalen Konzentration von 1,0 Vol.-% verwendet werden [1].

Beatmung

Während der Narkose werden die Patienten kontrolliert, volumenkonstant und zeitgesteuert beatmet. Dabei hat sich bei Kindern mit einem Körpergewicht unter 15 kg das modifizierte Kreisteil (Ulmer System, [2]) bewährt. Es wird eine milde Hyperventilation mit einem pCO_2 zwischen 28 und 32 mm Hg durchgeführt.

Monitoring

Die Überwachung der Beatmung erfolgt mittels Kapnographie, wobei die Kontrolle mit kapillären bzw. arteriellen Blutgasanalysen, vor allen bei längeren Eingriffen, unerläßlich ist [17].

Als hämodynamisches Monitoring reicht bei kleinen Eingriffen die Ableitung des EKGs und die oszillometrische Blutdruckmessung aus. Bei Kraniotomien, besonders aber bei Operationen in sitzender Position sollte der Blutdruck direkt in der A. radialis und der zentralvenöse Druck gemessen werden.

Ein zerebrales Monitoring wird in der Regel intraoperativ nicht durchgeführt. Eine intrakranielle Druckmessung ist nur bis zum Eröffnen der Schädelkalotte möglich und elektrophysiologische Untersuchungen (EEG, evozierte Potentiale) sind nur bei speziellen Operationen (Gefäßchirurgie) indiziert.

Senkung des intrakraniellen Drucks

Trotz vorsichtiger Narkoseführung kann es intraoperativ oder in Notfällen notwendig werden, den intrakraniellen Druck zu senken. Dazu eignet sich zum einen die Vertiefung der Narkose. Besonders Barbiturate sind zur kurzfristigen Senkung des intrakraniellen Drucks geeignet, ohne daß mit Nebenwirkungen zu rechnen ist, sofern normale Kreislaufverhältnisse vorliegen. Die Langzeitbehandlung mit Barbituraten ist jedoch umstritten [21].

Da nicht auszuschließen ist, daß es unter der Therapie mit Barbituraten neben der Senkung des intrakraniellen Drucks auch zu einer Abnahme des zerebralen Perfusionsdrucks kommt, bevorzugen andere die Gabe von Osmodiuretika. Da Sorbit bei Kindern wegen der Möglichkeit einer Fruktoseintoleranz nicht angewendet werden sollte, bevorzugen wir Mannit, das in einer Dosierung von 1 mg/kg KG gegeben wird. Auch diese Lösungen enthalten Sorbit (z. B. Osmofundin 2,5 % Sorbit), so daß die Indikation zur Osmotherapie im Kindesalter sehr streng gestellt werden sollte. Wird sie dennoch durchgeführt, so ist auf die möglichen Elektrolytverschiebungen durch die nun einsetzende forcierte Diurese zu achten.

Narkose bei Shuntoperationen

Die hier dargestellten allgemeinen Regeln für die Narkoseführung bei erhöhtem intrakraniellen Druck bei Kindern gelten insbesondere bei Shuntoperationen. Die Probleme bei diesen Kindern fangen mit der Suche nach einem venösen Zugang an, da diese Kinder meist mehrfach voroperiert und infolge der besonderen psychischen Belastung meist gut genährt sind. Meist kommen die Kinder als Notfallpatienten und müssen auch unter Mißachtung der Nüchternheitsgrenze operiert werden. Vor allem bis zum Beginn der Operation können die Kinder sehr leicht auskühlen, da sich das Op.-Feld vom Kopf über den Hals bis zum unteren Abdomen ausdehnt und die Fläche somit auch abgewaschen wird. In jedem Fall sollte die dazu verwendete Flüssigkeit angewärmt sein.

Während von einigen Autoren [6, 11] für die Narkose bei Shuntoperationen im Kindesalter eine Narkose mit volatilen Anästhetika empfohlen wird, sind wir der Meinung, hier eine intravenöse Narkose durchzuführen, auch wenn dieses sehr viel Erfahrung und eine lange intensive postoperative Überwachung erfordert. Erst wenn der Ventrikel entlastet ist, kann auf volatile Anästhetika umgestiegen werden. Für den Eingriff, der außer beim Aufbohren der Schädeldecke nicht sehr schmerzhaft ist, wird jedoch dann eine sehr tiefe Narkose erforderlich, wenn der Verbindungskatheter zwischen dem Ventrikelkatheter und dem peritonealen Schenkel mit einem Throkar durch die Unterhaut gezogen wird. Bei diesem Manöver wird das Kind häufig auch bewegt, was zum Herausrutschen des Endotrachealtubus oder des venösen Zuganges führen kann, wenn diese nicht sicher fixiert werden.

Narkose bei Kraniostenoseoperationen

Kinder mit Kraniostenosen haben entweder einen normalen oder einen chronisch erhöhten intrakraniellen Druck. Die Ursache ist der vorzeitige Verschluß der Schädelnähte bei Neugeborenen. Das wachsende Gehirn hat keine Möglichkeit, sich auszudehnen. Um eine Störung der geistigen Entwicklung und eine Deformität des Schädels zu vermeiden, werden die Schädelnähte möglichst im ersten Lebenshalbjahr gesprengt.

Diese Operation wird in der Regel in sitzender Position durchgeführt. Anäs-thesiologisch relevant ist dabei die Gefahr der Luftembolie. Aus diesem Grunde versorgen wir die Kinder wie Erwachsene, die im Sitzen operiert werden, mit einem zentralvenösen Katheter, der unter EKG-Kontrolle in den rechten Vorhof vorgeschoben wird, um ggf. aspirierte Luft abzusaugen und mit einem Ultra-schalldopplersonographen als Detektor für die Luftembolie. Außerdem gehört die Kapnographie zum obligaten Monitoring, um Luftembolien zu erkennen. Zur Erkennung von kardiozirkulatorischen Veränderungen und zur Abnahme von Blutgasanalysen wird, wenn immer es möglich ist, die A.radialis punktiert.

Wegen des häufig chronisch erhöhten intrakraniellen Drucks wird die Nar-kose nach rektaler Einleitung zunächst intravenös fortgeführt. Erst nach der Sprengung der Schädelnähte wird auf ein Inhalationsnarkotikum umgestiegen. Hierdurch kann die Steuerung der Narkose vor allem am Schluß der Operation vereinfacht werden, da die sofortige Extubation angestrebt wird.

Aus den großen Wundflächen des Skalpes und der Schädelknochen kann es zu größeren Blutverlusten kommen [20], weswegen schon mit Beginn der Opera-tion mit der Blutsubstitution begonnen werden muß. In der Regel müssen bei einem 4–5 kg schwerem Kind intraoperativ mindestens 100 ml Blut transfundiert werden. Postoperativ bedürfen diese Kinder einer intensiven Überwachung. Die Therapie des Blutverlustes in das Wundgebiet steht dabei im Vordergrund [18].

Zusammenfassung

Voraussetzung für die Narkose bei Kindern mit erhöhtem intrakraniellen Druck ist die Kenntnis der Pathophysiologie der intrazerebralen Zirkulation. Im Vor-dergrund stehen bei der Narkoseführung die Sicherung einer ausreichenden Ventilation und Zirkulation. Medikamente, die den intrakraniellen Druck erhö-hen können, sind kontraindiziert. Spezielle Verfahren zu Senkung des intrakra-niellen Drucks stehen erst an zweiter Stelle.

Literatur

1. Adams RW, Cucchiara RF, Gronert GA, Messick JM, Michenfelder JD (1981) Isoflurane and cerebrospinal fluid pressure in neurosurgical patients. Anesthesiology 54:97–99
2. Altemeyer KH, Breucking E, Rintelen G, Schmitz JE, Dick W (1982) Vergleichende Unter-suchungen zum Einsatz verschiedener Narkosesysteme in der Kinderanästhesie. Anaesthe-sist 31:271–276
3. Arancibia CU, Shapiro K (1984) Pediatric neurologic surgery. In: Frost E (Hrsg) Clincal anesthesia in neurosurgery. Butterworth, Boston London Sydney Wellington Durban To-ronto
4. Brock M (1983) Pathophysiologie und Behandlung des erhöhten intrakraniellen Druckes. In: Ahnefeld FW, Bergmann H, Burri C, Dick W, Halmágyi M, Hossli G, Reulen HJ, Rüg-heimer E (Hrsg) Anästhesie in der Neurochirurgie, Springer, Berlin Heidelberg New York Tokoyo, S 33–49
5. Crumrine RS, Nulsen FE, Weiss MH (1975) Alterations in ventricular fluid pressure during ketamine anesthesia in hydrocephalic children. Anesthesiology 42:758–761

6. Cunitz G, Soerensen N (1978) Control of intracarnial pressure during pediatric neurosurgery anesthesia. Child Brain 4:205–215
7. Gaab MR, Bushe KA (1981) Die Behandlung der intracraniellen Drucksteigerung. Intensivbehandlung 6:34–52
8. Herden N (1972) Anästhesie-Fibel. Thieme, Stuttgart Neq York
9. Kaul HL, Jayalaxmi T, Gode GR, Mitra K (1976) Effect of ketamine on intracranial pressure in hydrocephalic children. Anaesthesia 31:698–701
10. Kretz FJ, Piepenbrock S (1983) Narkoseeinleitung bei Kleinkindern durch rektale Narkoseeinleitung. In: Kühn K, Hausdörfer J (Hrsg) Prämedikation im Kindesalter. Springer, Berlin Heidelberg New York Tokyo, S 40–44
11. Krumbholz S, Müller E (1968) Chirurgische und anästhesiologische Problematik der Behandlung des frühkindlichen Hydrocephalus. Beitr Neurochir 15:175–180
12. Kühn K, Hausdörfer J (1983) Rektale Narkoseeinleitung bei Kindern. In: Kühn K, Hausdörfer J (Hrsg) Prämedikation im Kindesalter. Springer, Berlin Heidelberg New York Tokyo, S 3–17
13. Kuse E, Panning B, Schäffer J, Piepenbrock S (1987) Magensaftazidität und -menge bei Kindern in einem allgemeinchirurgischen und neurochirurgischen Kollektiv. (Vortrag beim Kinderanästhesie Symposium, 29.–30. März 1987, Berlin)
14. Pfenninger E, Kilian J (1984) Die Oberkörper-Hochlagerung bei akutem Schädel-Hirn-Trauma. Anaesthesist 33:115–120
15. Pichlmayr I, Lips U (1983) Die intrakranielle Wirkung von Anästhetika und Anästhesieadjuvanzien. In: Ahnefeld FW, Bergmann H, Burri C, Dick W, Halmágyi M, Hossli G, Reulen HJ, Rügheimer E (Hrsg) Anästhesie in der Neurochirurgie. Springer, Berlin Heidelberg New York Tokyo, S 50–60
16. Pudenz RH (1965) Experiences with the ventriculo atrial shunt operation for hydrocephalus. Brain Nerve 17:345–350
17. Schäffer J (1985) Narkosebeatmung bei Säuglingen und Kindern. In: Kretz FJ, Eyrich K (Hrsg) Anästhesie im Kindesalter. Springer, Berlin Heidelberg New York Tokyo, S 84–98
18. Scontrini G, Boulard G, Phelippot M, Viallefont E, Pouguet P, Besse JL, Sabathié M (1984) Anesthésie-réanimation pour crâniosténose. Agressologie 25:839–841
19. Smith RB, Aass AA, Nemoto EM (1981) Intraocular and intracranial pressure during respiratory alkalosis and acidosis. Br J Anaesth 53:967–72
20. Vercauteren M, Vyve M van, Janssen L. Hanegreefs G, Selosse P (1985) Craniostenosis: The importance of the anesthesiologist. Acta Anaesthesiol Belg 36:168–175
21. Wiedemann K (1985) Barbiturattherapie beim schweren Schädelhirntrauma. In: Schürmann K (Hrsg) Der zerebrale Notfall – ein interdisziplinäres Problem. Urban & Schwarzenberg, München Wien Baltimore, S 128–135

Narkose, F_IO_2 und retrolentale Fibroplasie – Eine epidemiologische Untersuchung[*]

J. Link, F.-J. Kretz, F. Knobling und A. Hollauer

Einleitung

Der Begriff retrolentale Fibroplasie wurde nach Angaben von Patz u. Payne [8] 1942 von Terry eingeführt. Campell postulierte dann 1951 erstmals einen Zusammenhang zwischen inspiratorischer Sauerstoffkonzentration und dem Entstehen einer retrolentalen Fibroplasie. Die Diskussion, ob ein erhöhter F_IO_2 den alleinigen pathogenetischen Faktor darstellt, ist bis in die heutige Zeit nicht abgeschlossen.

Die Inzidenz der retrolentalen Fibroplasie wird von Patz u. Payne [8] in einer Literaturübersicht mit 4–65% angegeben. Sie nahm in den 50er und 60er Jahren nach Auffassung von Silverman [9] vor allem deshalb ab, weil die Früh- und Neugeborenen mit inadäquat niedrigen inspiratorischen Sauerstoffkonzentrationen behandelt wurden und aufgrund dieser protrahierten Hypoxie ihr Grundleiden nicht überlebten.

Diese Aussage macht besonders deshalb betroffen, weil man heute weiß, daß neben der inspiratorischen Sauerstoffkonzentration auch der Reife des Kindes Bedeutung als pathogenetischer Faktor zukommt. Flynn [3] und Kinsey et al. [5] konnte eine Beziehung zwischen retrolentaler Fibroplasie und dem Geburtsgewicht des Früh- und Neugeborenen aufzeigen, wobei nach Kinsey insbesondere die Kinder unter 1500 g gefährdet sind. Eine Beziehung zum arteriellen pO_2 konnten Kinsey et al [5] in ihrer Studie bei intensivtherapie-pflichtigen Säuglingen nicht feststellen, wohl aber eine Beziehung zwischen der Dauer der Sauerstoffexposition und der Ausbildung einer retrolentalen Fibroplasie.

Aber auch andere Faktoren, wie die abrupte Reduktion der inspiratorischen Sauerstoffkonzentration mit anschließender hypoxämischen Phasen, werden für die Entwicklung einer retrolentale Fibroplasie verantwortlich gemacht. Dies erklärt jedoch nicht, wie Säuglinge ohne erhöhte Sauerstoffexposition, ja sogar Totgeburten Zeichen der retrolentalen Fibroplasie aufweisen können.

Wesentlich für die Betrachtung der Zusammenhänge zwischen Sauerstoff und retrolentaler Fibroplasie ist jedoch, nicht von der inspiratorischen Sauerstoffkonzentration zu sprechen, sondern von der arteriellen Sauerstoffspannung. Der erhöhte p_aO_2 führt zu Veränderungen des Gefäßtonus der unreifen Gefäße der

---

[*] Die Autoren danken Frau cand. informat. A. Ostermann für engagierte Mitarbeit bei der Datenverarbeitung.

Retina und kann – wenn auch nicht als alleiniger Faktor – zur retrolentalen Fibroplasie führen.

Pathophysiologie

Die Vaskularisation der Netzhaut ist zur Geburt reifgeborener Kinder noch nicht abgeschlossen; vor allem die temporale Retina bleibt bis etwa zur 44. Gestationswoche unvollständig vaskularisiert. Die Einwirkung eines erhöhten p_aO_2 auf die unreifen Gefäße führt in den ersten min zur Vasokonstriktion, die jedoch bald wieder nachläßt [8]. Im Tierexperiment erzeugt erst fortgesetzte O_2-Zufuhr einen allmählich zunehmenden Vasospasmus, bis die Gefäße nach 4–6 h um ca. 80% kontrahiert sind. Nach einer Sauerstoffexposition von ca. 8–12 h verschließen sich einige Gefäße endgültig. Dieses akute Stadium läßt sich allerdings nur selten direkt beobachten.

In etwa 5% der Fälle kommt es dann mit abnehmender Wahrscheinlichkeit und abhängig vor allem von der Dauer der O_2-Exposition zu folgenden 5 Frühstadien [8]:

1) Frühe periphere Vasoproliferation.
2) Periphere Proliferation und vaskuläre Veränderung.
3) Zunehmende Vasoproliferation mit beginnendem vitroretinalem Zug; Hämorrhagien des Glaskörpers.
4) Beginnende retinale Ablösung.
5) Organisierte Netzhautablösung.

Bei 80% der Stadien 1 u. 2 erfolgt eine spontane Remission. Klinisch relevanter ist dann der Übergang in das Narbenstadium. Hierbei unterscheidet man ebenfalls 5 Grade [8], die von kleineren Veränderungen wie irregulärer Pigmentation, mikrovaskulären Anomalien, hoher Myopie bei normalem Visus und Makulaverziehung mit resultierender Heteropie über zunehmende Visusverschlechterung bei ausgeprägter Netzhautfältelung bis zur Blindheit infolge einer vernarbten, retrolentalen Masse reichen.

Umstritten ist besonders die Frage, nach welcher Expositionszeit sich eine retrolentale Fibroplasie entwickeln kann. Dies gewinnt gerade für den Anästhesisten große Bedeutung. Dangel [2] vertritt die Meinung, daß bereits kurzfristige Sauerstoffexpositionszeiten, wie sie während Narkosen vorkommen, zur retrolentalen Fibroplasie führen können. Allerdings relativiert er diese Aussage dadurch, daß er die Überwachung des p_aO_2 erst nach etwa einstündiger Sauerstofftherapie fordert. Altemeyer [1] ist der Auffassung, daß Narkosen bei Säuglingen bis zur 44. Schwangerschaftswoche nur mit einem F_1O_2 bis 0,25 durchgeführt werden dürfen, wenn kein Sauerstoffmonitoring erfolgt.

Durch diese Maßnahmen werden aber die Sicherheitsreserven für die Sauerstoffversorgung während der Narkose mit der möglichen Folge einer reduzierten Sauerstoffversorgung aller Organe verringert, insbesondere des Gehirns – und dies alles aufgrund von Überlegungen und Befürchtungen, für die es bislang keinen Beweis gibt. Deshalb sehen wir uns veranlaßt, in einer größeren epidemiologischen Studie festzustellen, wie häufig bei den seit 1979 in unserer Klinik anästhesierten Früh- und Neugeborenen Zeichen der persistierenden retrolentalen Fibroplasie nachgewiesen werden können.

Methodik

In unserem Dokumentations- und Informationssystem [5] identifizierten wir, zum Teil unter Zuhilfenahme der von Doz. Dr. Karkut (Frauenklinik und Poliklinik der FU Berlin) aufgebauten und betreuten geburtshilflichen Datei, alle Kinder, die bis zum Gestationsalter von 44 Wochen narkotisiert werden mußten. Die Adressen der Eltern wurden der Personenstammdatei entnommen, die Eltern daraufhin automatisch angeschrieben.

In dem Brief wurden die Eltern gefragt, ob ihnen

– der Begriff retrolentale Fibroplasie bekannt sei,
– bei ihrem Kind Augenschäden bekannt seien und ob
– das Kind in augenärztlicher Behandlung sei.

Es wurden 239 Eltern angeschrieben. Das Antwortverhalten gliedert sich wie folgt auf:

– Geantwortet haben 81 Eltern (33,9%).
– Überraschenderweise waren 94 Familien unbekannt verzogen (39%) – ein Zeichen für die Mobilität in unserer Gesellschaft.
– Nicht geantwortet haben 57 Eltern (23,9%), deren Adresse korrekt angegeben war.
– 7 Kinder waren zwischenzeitlich verstorben.

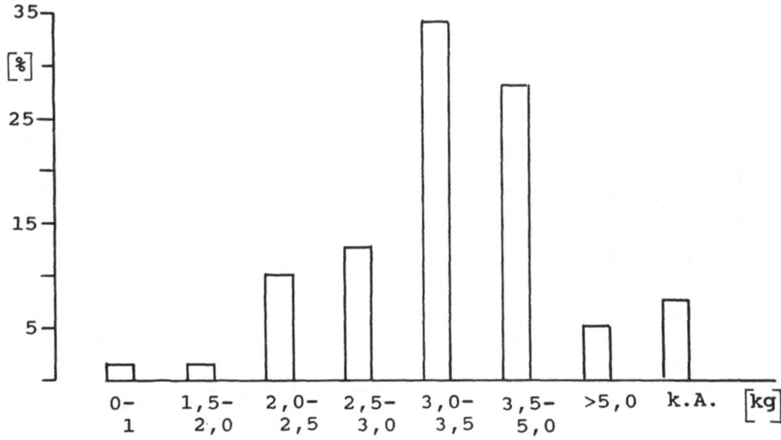

Abb. 1. Gewicht am Op.-Termin (n = 79)

Patienten

Das Gewicht der Kinder ist Abb. 1 zu entnehmen. 13% der Kinder wogen zum Operationstermin weniger als 2,5 kg. Das Gestationsalter zum Operationstermin ist im Histogramm in Abb. 2 dargestellt. 12% der Kinder wurden bei einem Gestationsalter unter 38 Wochen anästhesiert. Bei der Analyse des Lebensalters zum Zeitpunkt der Anästhesie ergibt sich, daß 62% der Kinder innerhalb der ersten 2 Wochen nach der Geburt anästhesiert werden mußten (Abb. 3).

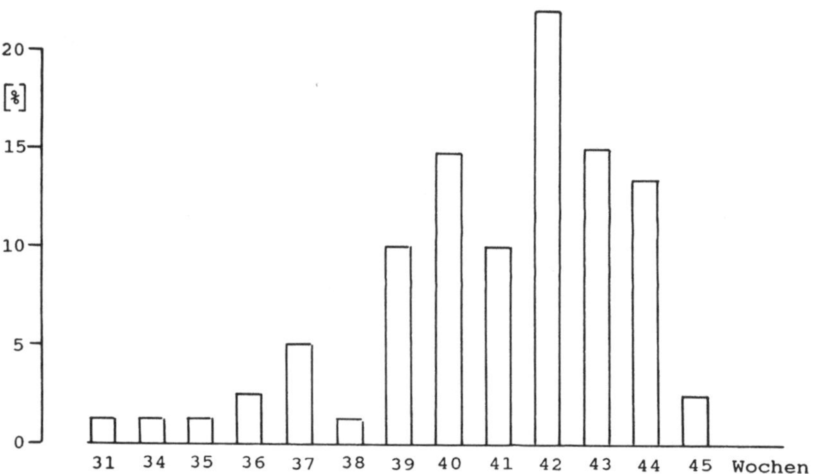

Abb. 2. Gestationsalter (Wochen) zum Op.-Termin (n = 79)

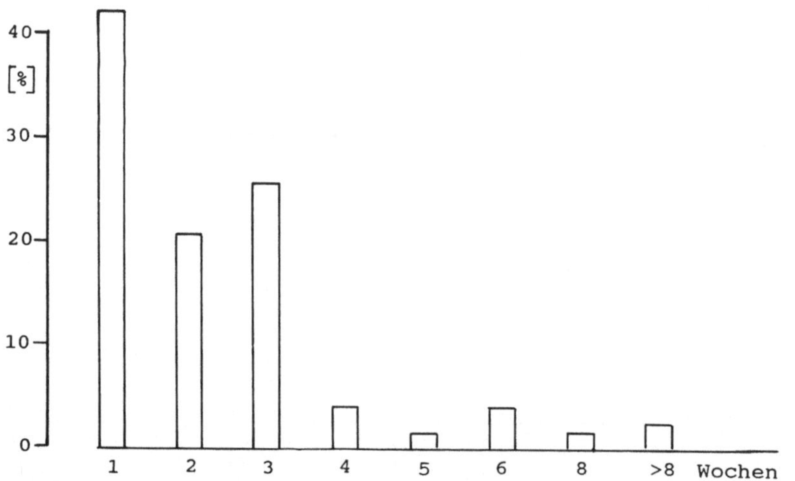

Abb. 3. Alter (Wochen) am Op.-Termin (n = 79)

Ergebnisse

Die Auswertung der Fragebogen ergibt im einzelnen folgende vorläufigen Ergebnisse. Von den 81 Eltern, deren Kind lebt, kannten 16 den Begriff retrolentale Fibroplasie (davon 2 aus dem medizinischen Wörterbuch). Bei 58 Kindern (71%) sind keinerlei Sehstörungen bekannt; es war auch keines dieser Kinder je bei einem Augenarzt. 5 Kinder waren bereits in augenärztlicher Kontrolle, ohne daß eine Sehschwäche festgestellt werden konnte. 1 Kind leidet an Hyperopie und Astigmatismus; der behandelnde Augenarzt schließt jedoch eine retrolentale Fibroplasie wegen fehlender Fundusveränderungen aus. 6 Kinder haben verschiedene Augenaffektionen („Augenwandern", Hornhautverkrümmung wie die Schwester, Folgen von Trisomie 21 bzw. Hydrozephalus, fragliches Schielen, „Augenschmerzen"). 3 Kinder waren wegen Bindehautentzündung, 1 Kind wegen einer nicht näher spezifizierten Augenentzündung in Behandlung. Bei diesen Kindern (insgesamt 91% der Antworten lebender Kinder) läßt sich eine Sehschwäche infolge retrolentaler Fibroplasie mit größter Wahrscheinlichkeit ausschließen. 7 Kinder (9%) müssen wegen theoretisch möglicher retrolentaler Fibroplasiefolgen kontrolliert werden: 5 haben verschiedene Kombinationen von Fehlsichtigkeit und Schielen, einmal wurden alle Fragen ohne Kommentar mit Ja beantwortet. 1 Kind hat mit 6,5 Jahren „seine volle Sehkraft noch nicht erreicht".

Diskussion

Epidemiologische Studien zur Inzidenz einer retrolentalen Fibroplasie nach Kurzzeitexposition eines erhöhten F_IO_2 wie z.B. während einer Narkose bei Kindern, die vor der 44. Gestationswoche anästhesiert werden mußten, sind nicht bekannt. Nach der vorliegenden Untersuchung ist nur mit sehr geringer Wahrscheinlichkeit zu befürchten, daß ein nur für Stunden erhöhter F_IO_2 zu einer retrolentalen Fibroplasie führt. Dies ist nach Patz und Payne auch nicht zu erwarten: Ein erhöhter p_aO_2 führt primär nicht zu einer irreversiblen Schädigung, sondern zu einem temporären Vasospasmus der unreifen Gefäße der Retina; dies hat jedoch nur in Einzelfällen das Narbenstadium der retrolentalen Fibroplasie zur Folge. Da das Sauerstoffdogma auch durch andere mögliche Variablen (vor allem Geburtsgewicht [5], aber auch Hypoxie (Naiman et al. [7]), Sepsis, Apnoe, Bluttransfusionen (James et al. [4]), etc.) relativiert wird, wäre es bedenklich und gefährlich, nur auf vagen Verdacht hin die in der modernen Anästhesie übliche und notwendige Sauerstoffreserve eines F_IO_2 von 0,3 zu reduzieren. Das dadurch gesteigerte Risiko einer zerebralen Hypoxie steht in keinem Verhältnis zur möglichen, aber höchst selten auftretenden retrolentalen Fibroplasie.

Selbstverständlich wird kein Anästhesist unnötig viel Sauerstoff geben. Dennoch ist auch bei Säuglingen eine Präoxygenierung notwendig und ein kurzzeitig hoher F_IO_2 ist ebenso am Ende der Operation zur Prophylaxe einer Diffusionshypoxie angezeigt.

Bei beatmungspflichtigen Neugeborenen mit einer schweren Störung des Gausaustausches wird man auch intraoperativ ein aufwendiges Monitoring betreiben (arterielle Blutgasanalyse; transkutaner pO_2) und die Narkose mit der minimal vertretbaren inspiratorischen Sauerstoffkonzentration führen. Für das lungengesunde Neugeborene erscheint dies jedoch übertrieben.

Zusammenfassend läßt sich sagen, daß das Risiko einer zerebralen Hypoxie bei kurzdauernden Narkosen im Früh- und Neugeborenenalter höher einzuschätzen ist als die Gefahr einer retrolentalen Fibroplasie durch Hyperoxie. Aus diesem Grund sollte man auch in diesem Lebensalter nicht auf die Sicherheitsreserve eines F_IO_2 von 0,3 verzichten und bei Neugeborenen mit einer schweren Störung des Gasaustausches den adäquat hohen F_IO_2 wählen. Ein aufwendiges Sauerstoffmonitoring ($p_{tc}O_2$, p_aO_2) erscheint nur bei Kindern mit schweren Gasaustauschstörungen, die sich während ihrer intensivmedizinischen Behandlung einer Operation unterziehen müssen, indiziert.

Literatur

1. Altemeyer KH (1985) In: Kretz FJ, Eyrich K (Hrsg) Anästhesie im Kindesalter. Springer, Berlin Heidelberg New York Tokyo, S 59
2. Dangel P (1982) Die kontinuierliche Überwachung der Blutgase beim Neugeborenen. Schweiz Med Wochenschr 112:990–992
3. Flynn JT (1984) Oxygen and retrolental fibroplasia: Update and challenge. Anesthesiology 60:397–398
4. James LS, Lanman JT et al (1976) History of oxygen therapy and retrolental fibroplasia. Pediatrics [suppl] 57:591–642
5. Kinsey VE, Arnold HJ, Kalina RE et al (1977) p_aO_2 Levels and retrolental fibroplasia. A report of the cooperative study. Pediatrics 60:655–668
6. Link J (1985) Das Anaesthesierisiko – Komplikationen, Herzstillstände und Todesfälle. VCH (Edition Medizin), Weinheim, Kap. 2
7. Naiman J, Green WR, Patz A (1979) Retrolental fibroplasia in hypoxic newborn. Am J Ophthalmol 88:55–58
8. Patz A, Payne JW (1985) Retinopathy of prematurity (retrolental fibroplasia). In: Duane TD (ed) Clinical ophthalmology, vol 3. Harper & Row, Philadelphia
9. Silverman WA (1982) Retinopathy of prematurity: oxygen dogma challenged. Arch Dis Child 57:731–733

Maligne Hyperthermie bei einem 10jährigen Kind – Diagnose und Therapie

C. Drost, E. Mützel und H. H. Hennes

Kasuistik

Ein 10jähriges Mädchen (134 cm, 31 kg Körpergewicht) war am 18. 06. 1986 zur operativen Entfernung eines kleinen Tumors unterhalb des linken Unterlides vorgesehen. Die Anamnese und der körperliche Befund ergaben zunächst keine Besonderheiten.

Die Prämedikation erfolgte mit 40 mg Dolantin, 20 mg Atosil und 0,35 mg Atropin i.m.

Die Narkose wurde per inhalationem mit O_2/N_2O-Isofluran eingeleitet; die rektale Temperatur betrug 36,5 °C. Zur Intubation wurden 30 mg Succinylcholin und nach mißlungenem Versuch weitere 10 mg i.v. appliziert.

Sofort traten folgende *klinische Symptome* auf:

– ausgeprägter Rigor der Kiefermuskulatur,
– rektaler Temperaturanstieg auf 38,2 °C,
– Tachykardie,
– massive Lippenzyanose.

Verdachtsdiagnose: „maligne Hyperthermie".

Unverzüglich wurden folgende Maßnahmen einer Soforttherapie eingeleitet:

– Abbrechen der Narkose;
– Hyperventilation (ca. 4faches AMV) mit reinem Sauerstoff;
– Wechseln des Narkosegerätes;
– Injektion von Dantrolen 40 mg i.v.,
– Injektion von Kortison 40 mg i.v.,
– Massivinfusion mit eisgekühlter Elektrolytlösung,
– Kühlung der Körperoberfläche mit Eisbeuteln.

Unter dieser Soforttherapie löste sich der Rigor der Kiefermuskulatur (Beatmung Maske – Tubus), die Körpertemperatur sank auf 37,3 °C rektal ab. Die Tachykardie (170/min) und eine Kreislaufstabilität ($RR_{syst.}$ 70–130 mm Hg) blieben zunächst weiter bestehen. Nach ca. 20 min setzte die Spontanatmung wieder ein. Eine ½ h nach Eintritt des Ereignisses war das Kind ansprechbar und bewußtseinsklar. Zur weiteren Überwachung wurde es auf die Intensivstation übernommen.

Im weiteren Verlauf bestätigte sich die frühzeitig gestellte Dignose einer malignen Hyperthermie. Die Serumvielfachanalyse zeigte die dafür typische Erhöhung der Kreatinphospho-Kinase auf 762 U/l, die am Folgetag auf 13 420 U/l anstieg und bei einer Kontrolle am Tag darauf mit 7410 U/l noch massiv erhöht war. Schon bald nach dem Auftreten des Ereignisses kam es zu einer Myoglobinausscheidung im Urin und einer Erhöhung des Myoglobinspiegels im Serum auf ca. 400 µg/l. Der Verlauf der untersuchten Laborparameter und der Temperatur- und Herzfrequenzverlauf sind in Abb. 1–3 dargestellt.

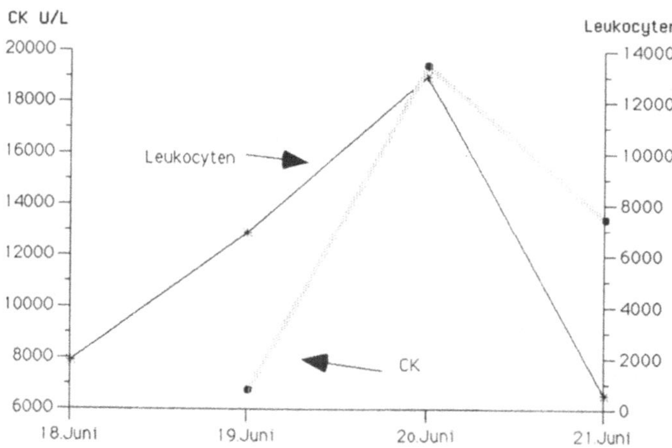

Abb. 1. Verhalten von Leukozyten und Kreatinkinasespiegel (CK)

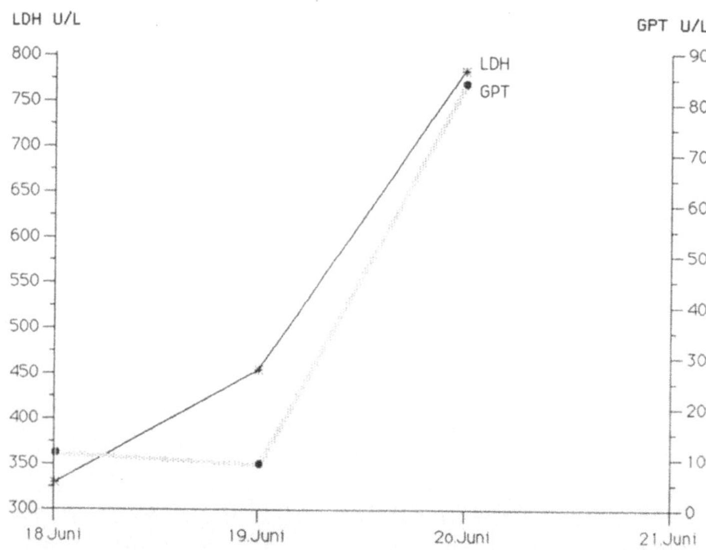

Abb. 2. Verhalten des LDH und der GPT

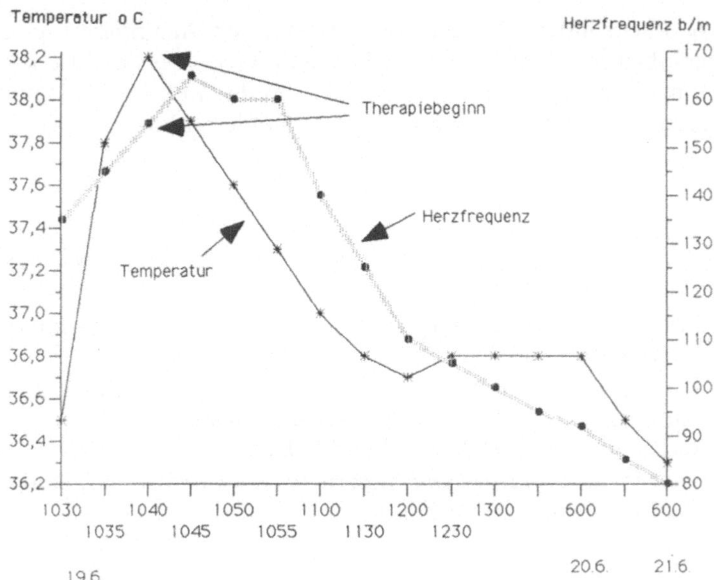

Abb. 3. Verlauf der Temperatur und der Herzfrequenz

Auf Befragen der Eltern – was durch mangelnde Sprachkenntnisse äußerst schwierig war – stellte sich heraus, daß bei dem Kind bereits mehrfach orale Okklusionskrämpfe bei Infektionskrankheiten und Fieber aufgetreten seien, die als pathognomonischer Hinweis auf eine maligne Hyperthermie gelten. Gegen ärztlichen Rat nahmen die Eltern das Kind am 2. Tag nach dem Ereignis aus der Klinik.

Weiterführende Untersuchungen (Labor, Koffein-Kontraktions-Test (KKT)) des Kindes und der 6 Geschwister wurden trotz intensiver Gespräche – auch mit Hilfe eines Dolmetschers – abgelehnt.

Folgerung

Derzeit existiert kein ausreichend sicheres, routinemäßig praktikables und preiswertes Screeningverfahren.

Hinweise auf erhöhte Gefährdung sind:

- Narkosezwischenfälle in der Familie;
- diskrete Abnormitäten des Skelett- und Muskelsystems;
- Fieberkrämpfe (wie in unserem Fall nachträglich eruierbar).

Die klinische Symptomatik ist zwar auffällig, aber nicht umwerfend, oft jedoch auch verzögert.

Die frühzeitige Erkennung und konsequente Soforttherapie ist die einzige Chance für eine vollständige Remission des ansonsten deletär verlaufenden

Krankheitsbildes. Die genaue Erhebung der Anamnese und eine enge Zusammenarbeit mit dem Pädiater sind unerläßlich. Der beschriebene Fall war die erste maligne Hyperthermie an unserem Institut seit 21 Jahren bei insgesamt 121 263 Anästhesien, darunter 14 049 Kindernarkosen.

Zusammenfassung

Maligne Hyperthermie:

- Wahrscheinlich *gefährlichste Komplikation* der Allgemeinnarkose vor allem im Kindesalter.
- Häufigkeit: 1:14 000 im Kindesalter, 1:52 000 bei Erwachsenen.
- Auftreten *meist plötzlich* und *unvorhersehbar.*
- Klassischer Verlauf hinreichend bekannt.
- Derzeit *kein ausreichend sicheres, routinemäßig praktikables* und *preiswertes Screeningverfahren* vorhanden.

Schlauchwandhernie eines „Ulmer Systems" als Ursache einer intraoperativen Ventilationsstörung

J. Biscoping, G. Michaelis und G. Hempelmann

Ein 5¹/₁₂ Jahre alter Junge (Körpergewicht 14 kg) wurde zur Entfernung eines benignen Tumors in der rechten Kniekehle unter Inhalationsanästhesie (Halothan/O_2/N_2O) und kontrollierter Beatmung in Bauchlage operiert. Nach 1stündigem, unauffälligen Narkoseverlauf kam es zu einem plötzlichen Ansteigen des endexspiratorischen CO_2 (von 35 mm Hg auf 48 mm Hg), ohne daß die eingestellten Beatmungsparameter (AMV 4,5 l, AF 20/min) verändert worden waren, ebenso blieben Puls und Blutdruck im wesentlichen unverändert (Abb. 1). Bei der Auskultation fiel ein leises, aber seitengleiches Atemgeräusch auf, der Atemwegsspitzendruck war angestiegen.

Unter der Annahme einer partiellen Tubusverlegung mit konsekutiver Hypoventilation wurde der Tubus steril sondiert, eine Beatmung über den AMBU-Beutel ergab normallaute, seitengleiche Atemgeräusche. Bei erneuter Konnektion an das Beatmungsgerät stiegen die endexspiratorischen CO_2-Werte bei aus-

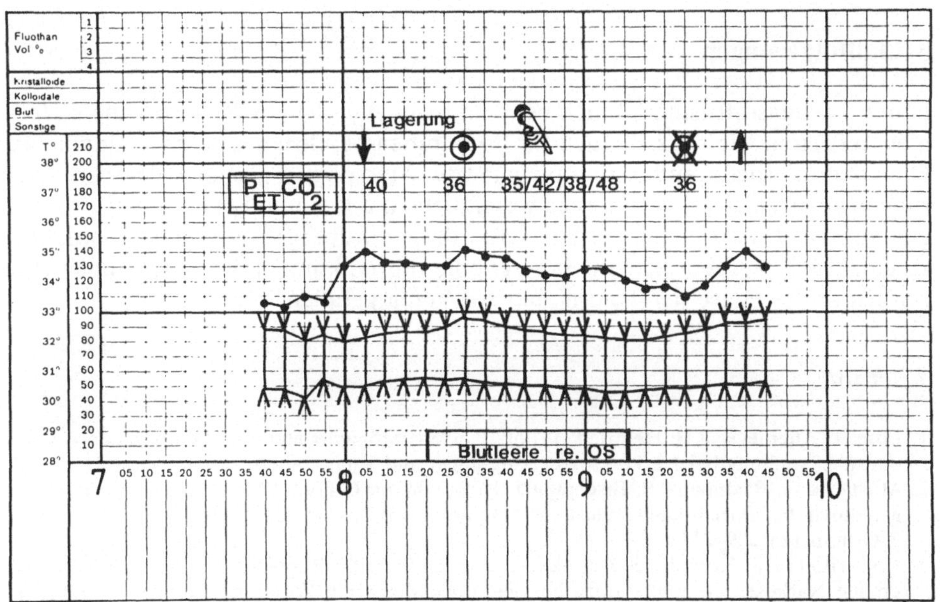

Abb. 1. Auszug aus dem Narkoseprotokoll vom 24. 10. 1985. (K. S., *17. 9. 1980) mit zeitlichem Ablauf der endexspiratorischen CO_2-Partialdrücke (p$_{ET}$$CO_2$)

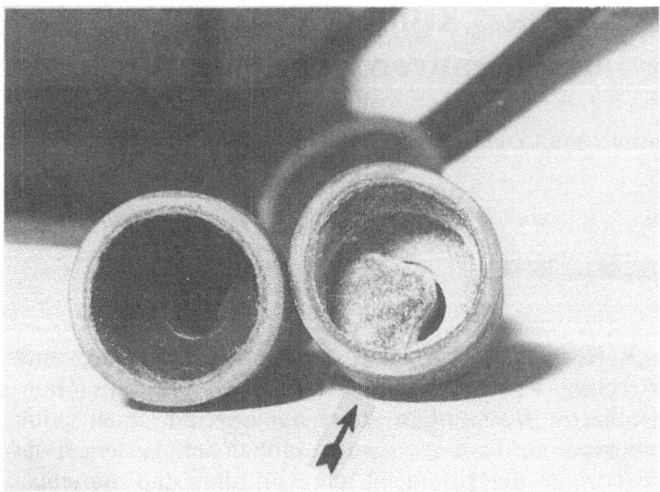

Abb. 2. Ansicht des beschriebenen Schlauchsystems mit der inneren Hernie (Pfeil), welche den Querschnitt im Inspirationsschenkel erheblich einengt. Das betroffene Lumen wurde mit Kreide bestäubt, um die Konturen hervorzuheben

kultatorischer Hypoventilation erneut an. Bei der Inspektion der Beatmungsschläuche fiel eine konnektornahe Schlauchwandhernie im Inspirationsschenkel auf (Abb. 2), welche das Lumen fast vollständig verlegt hatte. Nach dem Wechsel auf andere Schläuche konnte der Eingriff ohne Störungen beendet werden.

Schlußfolgerungen

Durch Lachgasdiffusion können bei dem benutzten Schlauchsystem innere Hernien auftreten, wie sie z. B. auch für Spiraltuben beschrieben worden sind [3, 4]. Die kontinuierliche, endexspiratorische CO_2-Messung ist geeignet, derartige Störungen anzuzeigen [1], bevor es zu wesentlichen, z. B. hämodynamischen, Störungen kommt. Im vorliegenden Fall hätte diese vorübergehende Hypoventilation zu einer noch ausgeprägteren Hyperkapnie führen können, wenn sie unbemerkt zeitlich in die Phase der Tourniquet-Eröffnung gefallen wäre [2].

Literatur

1. Fösel T, Altemeyer KH, Heinrich H, Lotz P (1984) Möglichkeiten und Grenzen der Ventilationsüberwachung bei Narkosen von Säuglingen und Kleinkindern. Anaesthesist 33:31–38
2. Michaelis G, Bachmann B, Biscoping J, Hempelmann G (1987) Metabolische Veränderungen durch das Extremitäten-Tourniquet und ihre Beeinflussung durch das Narkoseverfahren. Z Orthop 125:209–213
3. Roth HG (1978) Komplette Obstruktion eines Endotrachealtubus im Verlauf einer langdauernden Narkose. Komplikationen bei der Anwendung von Woodbridgetuben. Anaesthesist 27:44–46
4. Wendt M, Thy H, Reinhold P, Lawin P (1986) Komplikationen mit Woodbridge-Tuben (Spiralfedertuben). Anaesthesist 35:320–322

Transkutane pO_2-Messung bei Kindern während herzchirurgischer Eingriffe

H. Schmitt, G. Braun und M. Brunner

Fragestellung

Transkutane pO_2-Messung ($p_{tk}O_2$) bei Kindern ist auf pädiatrischen Intensivstationen als Routinemethode etabliert. Die Übereinstimmung zwischen dem $p_{tk}O_2$-Wert und dem arteriell bestimmten pO_2-Wert (p_aO_2) ist bei kreislaufstabilen Kindern sehr gut. Inzwischen wird die Methode auch zur Überwachung des Oxygenierungszustands während der Narkose empfohlen. In der vorliegenden Arbeit soll am Beispiel herzchirurgischer Eingriffe bei Kindern mit ihrer besonderen Problematik (z. B. Druckschwankungen und wechselnder inspiratorischer Sauerstoffanteil) untersucht werden, wie zuverlässig die $p_{tk}O_2$-Messung den Oxygenierungszustand des Patienten anzeigt.

Methode

Die Untersuchungen wurden an 20 herzchirurgischen Kindern während Neuroleptanästhesie vorgenommen (Alter: 9 Tage bis 11 Jahre, Gewicht: 3 kg bis 14 kg, Durchschnitt 9,7 kg). Die $p_{tk}O_2$-Werte wurden mit der $p_{tk}O_2$-Sonde der Fa. Radiometer nach Zweipunktkalibrierung bei einer Sondentemperatur von 43–44 °C (je nach Alter des Kindes) ermittelt. Für die p_aO_2-Referenzwerte wurden aus einer Radialiskanüle Blutproben für eine Blutgasanalyse entnommen (Blutgasanalysegerät Fa. Corning 178). Registriert wurden ferner Körpertemperatur, arterieller Mitteldruck (MAP) und inspiratorischer Sauerstoffanteil. Aufgenommen in die Untersuchung wurden nur Werte vor und nach extrakorporaler Zirkulation.

Ergebnisse

Gesammelt wurden 129 Wertepaare. Der Mittelwert für p_aO_2 betrug 149,8, für $p_{tk}O_2$ 82,8. Die Regressionsgerade lautet wie folgt: $p_{tk}O_2 = 0{,}41 \cdot p_aO_2 + 20{,}7$. Der Korrelationskoeffizient für die Gesamtwerte beträgt 0,71. Der $p_{tk}O_2$-Index ($p_{tk}O_2/p_aO_2$) variierte zwischen 1,08 und 0,02.

Zwischen MAP und $p_{tk}O_2$ ergab sich keine sinnvolle Korrelation. Der Trend wurde im Einzelfall gut wiedergegeben.

Schlußfolgerung

Aus den Ergebnissen lassen sich folgende Schlüsse ziehen:

1) Die $p_{tk}O_2$-Messung allein genügt nicht zum sicheren Abschätzen des Oxygenierungszustands während herzchirurgischer Eingriffe bei Kindern.
2) Der Trend der Oxygenierung wird im Einzelfall gut angezeigt.
3) Die Variationsbreite des $p_{tk}O_2$-Index kann auch im Einzelfall sehr groß sein.

Die Flowgeschwindigkeit in der Arteria cerebri anterior bei Prämaturen und ihre Relevanz für die Anästhesie

P. Reinhold, G. Jorch und J. Zander

Ein offener Ductus arteriosus kompliziert nicht selten die intensivtherapeutischen Bemühungen bei Frühgeborenen wegen seiner negativen Effekte auf den Gausaustausch und die Herzarbeit. Dies ist nicht nur auf eine erhebliche pulmonale Plethora und die sich daraus ergebende kardiale Belastung, sondern ebenfalls auf eine aufgehobene Windkesselfunktion der Aorta mit ihrer Auswirkung auf die periphere Durchblutung zurückzuführen, deren klinisches Korrelat in der großen Blutdruckamplitude und den springenden Pulsen besteht. Von Perlman et al. [13] und Ellison et al. [3] wurde auf die Zusammenhänge zwischen der durch den offenen Ductus arteriosus hervorgerufenen großen Blutdruckamplitude und intrazerebraler Blutungsneigung hingewiesen.

Vor diesen Hintergrund gewinnt die zerebrale Durchblutung der Frühgeborenen mit PDA besondere Bedeutung für den Anästhesisten. In einer prospektiven Studie wurde daher versucht, mittels Doppler-Sonographie die Durchblutung des Zerebrums beim prämaturen PDA-Patienten vor und nach Ligatur zu erfassen.

Methodik

Bei 15 Frühgeborenen mit idiopathischem Atemnotsyndrom (IRDS) wurde eine PDA-Ligatur durchgeführt. Prä- und postoperativ wurden mit dem gepulsten Doppler die Strömungsgeschwindigkeiten in der A. cerebri anterior ermittelt und mit den Werten eines Normalkollektivs (840–2110 g) ohne klinische Zeichen eines Ductus arteriosus verglichen; Patientenkollektiv:

- Gestationsalter: 15 (25–34) Wochen,
- Geburtsgewicht: 1250 (850–2110) g,
- Ductusligatur: 12 (5–42) Tage nach Op.

Die Messungen wurden mit einem ATL-Mark 500 Doppler-Sonographiegerät auf der pädiatrischen Intensivstation durchgeführt. Der 5-MHz-Schallkopf wird dabei auf die Fontanelle aufgesetzt, und kurze intermittierende Schallimpulse werden auf die Arteria cerebri anterior gerichtet. An den Erythrozyten werden diese Impulse mit einer Frequenzverschiebung im Sinne eines Doppler-Effektes reflektiert. Durch fortlaufende Aufzeichnung der Doppler-Verschiebungen entsteht eine Kurve, die den Linearflow darstellt (Abb. 1). Dieser läßt sich aufgrund

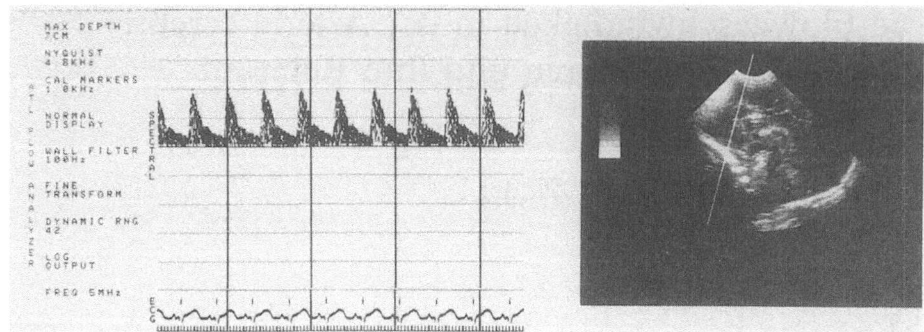

Abb. 1. Zerebrale Sonographie im B-Scan-mode *(rechts);* Darstellung der Flowgeschwindigkeit in der A. cerebri anterior *(links)*

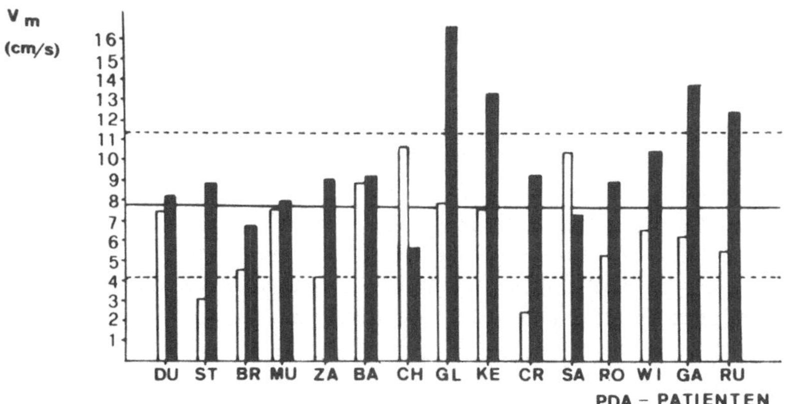

Abb. 2. Mittlere Flowgeschwindigkeit vor *(helle Säulen)* und nach *(dunkle Säulen)* Ligatur. Die Horizontallinie zeigt die Mittelwerte der Kontrollgruppe

eines internen Standards als maximale Lineargeschwindigkeit in cm/s angeben.

Die Ductusligatur wurde zwischen dem 5. und 42. postpartalen Tag bei linksseitiger posterolateraler Thorakotomie in Fentanyl-Rohypnol-Pancuronium-Kombinationsanästhesie und einer Beatmung mit einem Luft-Sauerstoff-Gemisch durchgeführt. Die dopplersonographischen Messungen wurden 4–6 h prä- und postoperativ durchgeführt.

Bei 12 der 15 Kinder wurde präoperativ eine verminderte mittlere Strömungsgeschwindigkeit (v_m) gegenüber der Kontrollgruppe ermittelt (Tabelle 1, Abb. 2). Der postoperative Wert liegt deutlich über dem des Normalkollektivs. Die Veränderungen der präoperativen diastolischen Flowgeschwindigkeit (v_d) nach Ligatur sind noch eindrucksvoller. Bei 5 der 15 Kinder wurde während der Diastole präoperativ ein negativer Flow nachgewiesen (Abb. 3). Dieses Phänomen wurde bei Patienten beobachtet, deren Ductusdurchmesser dem der deszendierenden Aorta entsprach. Bei 13 der 15 Kinder verbesserte sich die diastolische

Tabelle 1. Ergebnisse der Flowgeschwindigkeitsmessung (cm/s)

Meßparameter	PDA vor Operation	PDA nach Operation	Normalkollektiv
v_s	33 ± 12	32 ± 11	24 ± 6
v_d	-1 ± 6	7 ± 4	6 ± 2
v_m	$6,6 \pm 2,5$	$9,6 \pm 2,9$	$7,7 \pm 1,8$
PI	$1,01 \pm 0,15$	$0,76 \pm 0,11$	$0,75 \pm 0,05$

Strömungsgeschwindigkeit; bei keinem konnte während der Diastole ein negativer Flow nachgewiesen werden. Bei Verwendung der Pulsality Indices *(PI)* (systolische minus diastolische Flowgeschwindigkeit dividiert durch systolische Flowgeschwindigkeit) wird die Flowcharakteristik auch bei Patienten mit unterschiedlichen Gefäßquerschnitten gut vergleichbar. Bei Frühgeborenen mit klinisch manifestem Ductus arteriosus liegt der präoperative Wert über 1,0 und

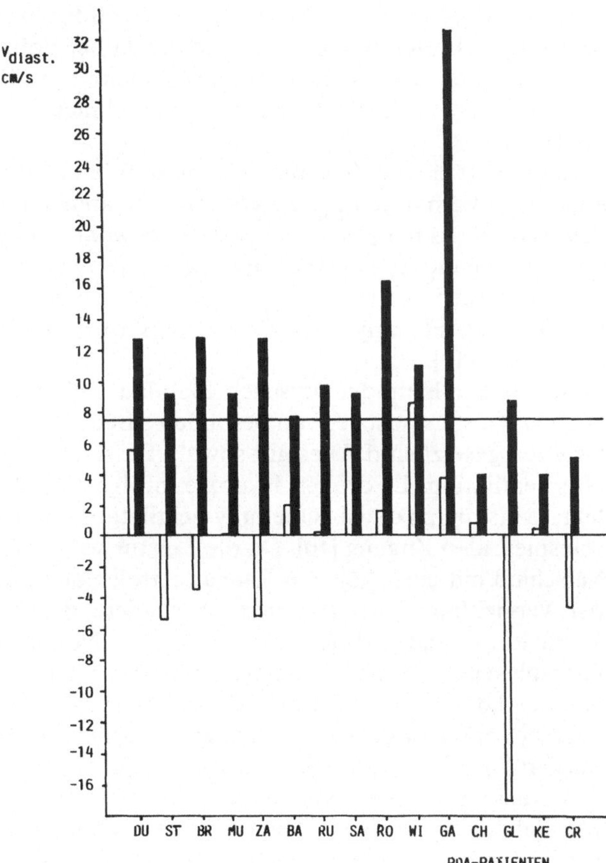

Abb. 3. Diastolische Flowgeschwindigkeit vor *(helle Säulen)* und nach *(dunkle Säulen)* Ligatur

damit deutlich über dem postoperativen Wert, der nahezu identisch mit dem des Kontrollkollektivs ist.

Bei keinem Kind wurde prä- oder postoperativ eine intrazerebrale Blutung nachgewiesen.

Die vorliegenden Meßergebnisse lassen folgende Überlegungen zu: Die Hirndurchblutung unterliegt in Abhängigkeit vom effektiven Links-rechts-Shunt erheblichen Schwankungen. Auch wenn durch kompensatorische Erhöhung der systolischen Geschwindigkeit (v_s) ein deutlicher Abfall der mittleren Geschwindigkeit mit der Gefahr der Ischämie vermindert wird, weist ein negativer Flow in der Diastole auf die Möglichkeit ischämischer Hirnschädigung durch einen großen BDA hin. Durch den Verlust der Windkesselfunktion der Aorta wird die arterielle Strömung diskontinuierlich. Dies kann für die zerebrale Durchblutung sogar eine Flowumkehr in der Diastole bedeuten, wenn sich in Abhängigkeit vom effektiven Links-rechts-Shunt ein Stealphänomen einstellt.

Im Hinblick auf kardiale und pulmonale Aspekte eines PDA besteht die häufigste symptomatische therapeutische Maßnahme in Flüssigkeitsrestriktionen und Steigerung der Diurese oft bis hin zur Dehydratation. Dabei dürfen jedoch nicht die Nebenwirkungen übersehen werden, nicht nur hinsichtlich der Nierenfunktion [4], sondern auch hinsichtlich der zerebralen und intestinalen Perfusion, wie anhand der linearen Strömungsgeschwindigkeit im Zerebrum und in der A. coeliaca bei Blutentnahmen und vice versa bei Volumensubstitution belegt werden konnte [6]. Auch weist die hohe Inzidenz von NEC („necrotizing enterocolitis") und PDA, wie der Literatur zu entnehmen ist, auf diese Zusammenhänge hin [8, 11].

Angesichts dieser Zusammenhänge muß eine Anästhesietechnik, welche eine erhebliche Verminderung der systemvaskulären Widerstände verursacht, vermieden werden. Es hat sich ein Verfahren bewährt, bei dem auf eine Vasodilatation und eine nennenswerte Inotropie verzichtet werden kann, nämlich eine Fentanyl-Luft-Sauerstoff-Pancuronium-Kombinationsanästhesie [14]. Bei einer Dosis von 0,01 mg Fentanyl/kg KG als Bolus wird eine suffiziente Narkosetiefe gewährleistet [15].

Neben der hämodynamischen Stabilität ist die Aufrechterhaltung eines adäquaten Gasaustausches von besonderer Bedeutung, zumal den Toleranzen enge Grenzen gesetzt sind. Dies gilt sowohl für die Oxygenierung als auch die alveoläre Ventilation. Es drohen Hypoxie infolge eingriffsbedingter linksseitiger Atelektase bis hin zu quasi „One-lung-ventilation"-Bedingungen, insbesondere beim transpleuralen Zugang [10]. Da die Ligatur verglichen mit dem medikamentösen Verschluß mit einer höheren Rate an retrolentaler Fibroplasie belastet ist [5], muß der Vermeidung einer Hyperoxie besondere Beachtung geschenkt werden. Der Kohlendioxydpartialdruck sollte in etwa im Normbereich liegen, denn bei der sonographischen Untersuchung der Strömungsgeschwindigkeit in der Arteria cerebri anterior konnte der Nachweis geführt werden, daß die zerebrale Durchblutung auch bei prämaturen Kindern äußerst sensibel auf Abfälle des CO_2-Partialdrucks reagiert [7], wie es von den erwachsenen Patienten bekannt ist.

In diesem Zusammenhang soll auch die Antwort der pulmonalvaskulären Muskulatur auf Hypoxie, Hyperkapnie oder Azidose mit resultierender persistierender fetaler Zirkulation nicht unerwähnt bleiben.

Die kontinuierliche Überwachung der transkutanen O_2- und CO_2-Partial-drücke erlaubt – eine adäquate Hämodynamik vorausgesetzt – eine angemessene Einstellung der inspiratorischen Sauerstoffkonzentrationen und der alveolären Ventilation.

Ein weiteres wichtiges Monitoring verdient die Körpertemperatur, da diese Prämaturen besonders durch Hypothermie mit konsekutiver Vasokonstriktion und Azidose gefährdet sind [2]. Bei diesen kleinen Patienten reichen Raumauf-wärmungen und Heizstrahler i. allg. kaum aus; hinzu kommen Temperaturab-fälle beim Transport und Umlagerung. Auch in Anbetracht der Problematik, die Respiratoreinstellung auf das Narkosegerät zu übertragen, sowie der Möglich-keit, auf Lachgas und volatile Anästhetika zu verzichten und das adaptierte Mo-nitoring der Intensivstation kontinuierlich weiter zu verwenden, sollte überlegt werden, ob die PDA-Ligatur nicht auch auf der Intensivstation durchzuführen ist. Nach eigener Erfahrung ist dies problemlos möglich.

Als Hauptargument gegen die Ligatur wird häufig die erhöhte Inzidenz von Keimlagerblutungen angeführt, die auf einen akuten Blutdruckanstieg durch Verschluß des Lecks nach der Ligatur zurückgeführt werden [1]. Die vorliegen-den Befunde sprechen ebenso wie die anderer Untersucher [12] gegen einen nen-nenswerten Einfluß der Ligatur an sich. Viel eher dürften intraoperativ auftre-tende Einblutungen in der Stratum germinativum einem zu niedrigen zerebralen Flow zuzuschreiben sein [9]. Dieser läßt sich durch eine dem Alter der Patienten und der Pathophysiologie des Krankheitsbildes angemessenen Anästhesiefüh-rung in aller Regel vermeiden.

Literatur

1. Bejar R, Schneider H, Osorno L, Edwards D, Coen R, Gluck L (1981) Association of early aortogrammus and PDA ligation with intraventricular hemorrhage. Pediatr Res 15:650
2. Dooley KJ (1984) Management of the premature infant with a patent ductus arteriosus. Pediatr Clin North Am 31:1159
3. Ellison P, Eichhorst D, Rouse M, Heimler R, Denny G (1983) Changes in cerebral hemo-dynamics in preterm infants with and without patent ductus arteriosus. Acta Paediatr Scand [Suppl] 311:23
4. Engelhardt W, Hörnchen H, Messmer BJ, Bernuth G von (1983) Indikation zur Ductus-Ligatur bei beatmeten Früh- und Neugeborenen. Monatsschr Kinderheilkd 131:645
5. Gersony WM, Peckham GJ, Ellison RC, Miettingen OS, Nadas AS (1983) Effects of indo-methacin in preterm infants with patent ductus arteriosus: Results of a national collabora-tive study. J Pediatr 102:895
6. Jorch G, Pfefferkorn J, Schneider W (1984) Flowmessung in der A. cerebri anterior mittels gepulster Dopplersonographie. Korrelation mit klinischen Faktoren. In: Kowalowski S (Hrsg) Pädiatrische Intensivmedizin VI. Thieme, Stuttgart New York
7. Jorch G, Reinhold P, Pfau E (1984) Einsatz der transcutanen pCO_2-Überwachung auf der pädiatrischen Intensivstation. Praktische Erfahrungen und Indikationen. In: Dudenhausen JW, Saling E (Hrsg) Perinatale Medizin X. Thieme, Stuttgart New York
8. Kitterman JA (1975) Effects of intestinal ischemia. In: Moore TD (ed) Necrotizing entero-colitis in the newborn infant. (Report of the 68th Ross Conference on Pediatric Research, Columbus, Ohio: Ross Laboratories)
9. Lou HC, Skov H, Pederson H (1969) Low cerebral flow: A risk factor in the neonate. J Pediatr 95:606

10. Metzler H, Hiotakis K, Rigler B, Tscheliessnig KH, Stenzel W (1982) Veränderungen des pulmonalen Gasaustausches bei der Ductusligatur Frühgeborener. Anästh Intensivther Notfallmed 17:92
11. Mickhail M, Lee W, Toews W et al (1982) Surgical and medical experience with 734 premature infants with patent ductus arteriosus. J Thorac Cardiovasc Surg 83:349
12. Mühler E, Wicher W, Hörnchen H (1986) Ductus Botalli und Ductusligatur als Risikofaktoren für die Entwicklung intrakranieller Blutungen bei Frühgeborenen. (XII. Symp. der Deutsch-Österreichischen Gesellschaft für Neonatologie und Pädiatrische Intensivmedizin, Kiel 1986)
13. Perlman JM, Hill A, Volpe JJ (1981) The effect of patent ductus arteriosus on flow velocity in the anterior cerebral arteries: Ductus steal in the premature newborn infant. J Pediatr 99:767
14. Robinson S, Gregory GA (1981) Fentanyl-air-oxygen anesthesia for patent ductus arteriosus in preterm infant. Anesth Analg 60:331
15. Yaster M (1987) The dose response of fentanyl in neonatal anesthesia. Anesthesiology 66:433